임상병리학 전공자를 위한

NEW 핵심 혈액·수혈학 실기

한국임상병리학과교수협의회 혈액·수혈학연구회

정문각 JMK

머리말

혈액·수혈 관련 검사는 진단검사학 분야에서 실제로 매우 중요한 분야를 차지하고 있습니다. 더구나 최근에는 이론을 기반으로 한 임상수행능력, 즉 현장직무에 전문적인 문제해결능력을 갖춘 임상병리사가 요구되고 있음에 따라 임상병리사 면허취득을 위한 실기실험에 대한 비중이 높아지고 있는 실정입니다. 이러한 흐름에 발맞추어 혈액·수혈학전공교수회에서는 현장중심의 실기교재 필요성에 대한 지속적인 요구가 있음에 따라서 혈액검사 업무의 실기분야를 중심으로 2017년에 「임상병리사 면허 취득을 위한 적중 혈액실기」라는 참고도서를 출판하였고, 그후 수혈 검사 실기 문제를 추가하여 「임상병리사 직무 중심 혈액·수혈학 실기」 교재를 출판하였으며, 2021년도는 수혈 검사 이론에 대한 내용을 정리한 「임상병리학 전공자를 위한 핵심 혈액·수혈학 실기」를 출간하였습니다. 2025년에는 최신 국가고시 출제 경향을 반영한 문제를 추가하여 「New 핵심 혈액수혈학 실기」 라는 이름으로 개정판을 출간하게 되었습니다. 본 개정판은 기존의 교재 구성을 유지하면서 2019년부터 2024년 까지 진행된 국가고시에 출제되었던 문제를 분석하여 각 파트의 문제 부분에 그 내용을 추가하였습니다. 시간에 따라 변화하는 국가고시 문제의 유형을 파악하고 대비할 수 있도록 했습니다.

본 개정판이 혈액·수혈학 공부를 시작하거나 국가시험을 앞둔 학생들과 임상에서 근무하는 임상병리사 선생님들께도 유용한 참고도서로 활용될 수 있기를 기대합니다. 아울러, 혈액·수혈학전공교수회에서 검토·수정 및 보완하였으나 일부 오류나 부족한 부분이 많이 있을 것으로 생각됩니다. 이는 앞으로 더 좋은 책을 만들 수 있는 초석이라 생각하고 지속적인 보완과 함께 수정해 나아가도록 하겠습니다.

그동안 바쁘신 중에도 본 개정판 출판을 위해 애써주신 한국임상병리학과교수협의회 혈액·수혈학전공교수회 교수님들의 노고에 깊은 감사를 드리며, 또한 JMK 대표님과 편집부를 비롯한 모든 임직원 여러분들께도 이번 기회를 통해 감사드립니다.

2025년 3월
저자 일동

차례

제 I 부

혈구 형태 실기

제 1 장

적혈구계의 기초적 지식

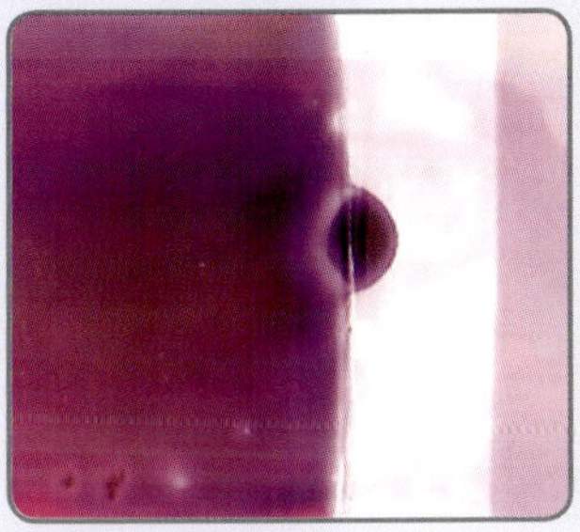

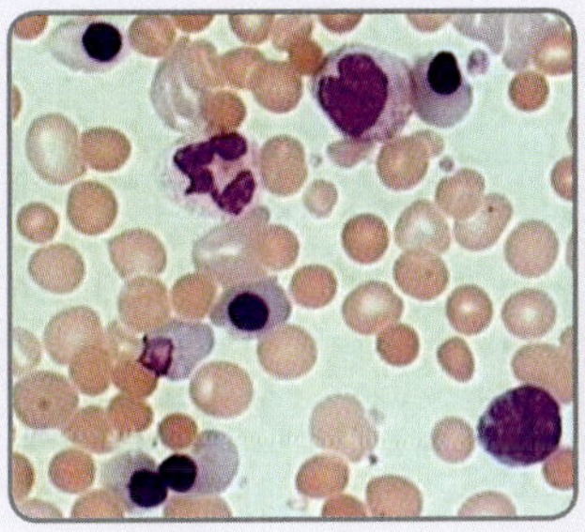

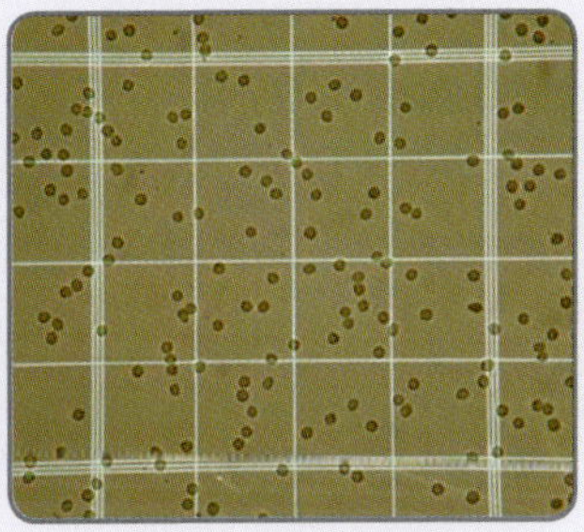

1-1 정상 적혈모구의 성숙과정과 형태

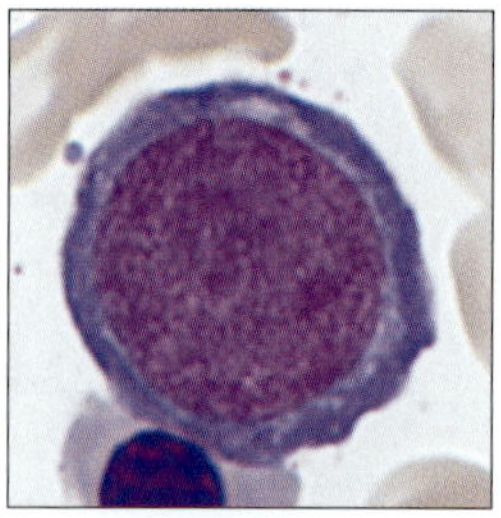
①

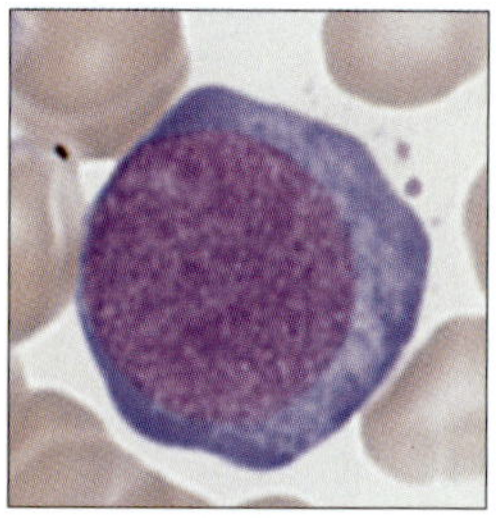
②

1) 전적혈모세포 (사진 ①, ②)

- 핵은 원형~계란형, 핵 염색질(chromatin) 구조는 섬세한 과립형이다.
- 핵소체는 1~2개 보이며 진하게 염색된다.
- 세포질은 적고 짙은 청색이다.
- 핵과 세포질의 경계는 선명하다.

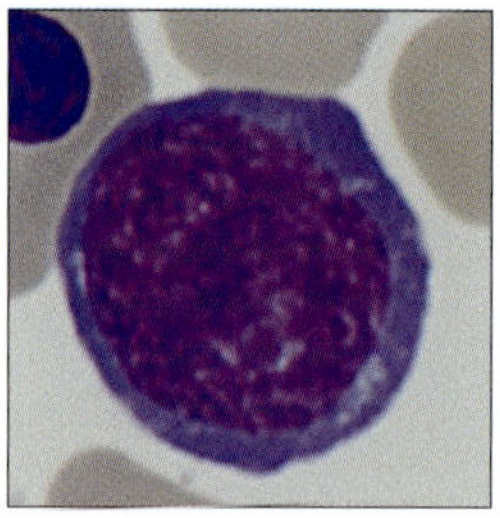
③

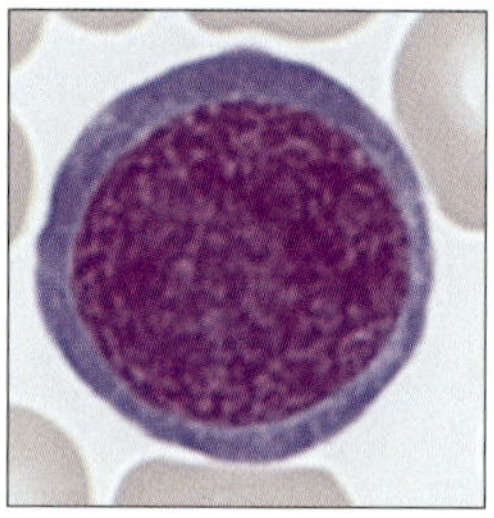
④

2) 호염기적혈모세포 (사진 ③, ④)

- 핵은 원형이며 전적혈모세포보다 핵 염색질 구조는 약간 엉성하고 부염색질(parachromatin)이 선명해진다.
- 핵소체는 볼 수 없다.
- 세포질은 짙은 청색으로 전적혈모세포보다 많다.
- 핵 주위에는 테두리가 있다. 때로는 세포질 외형에 작은 혀모양의 돌기를 볼 수 있다.

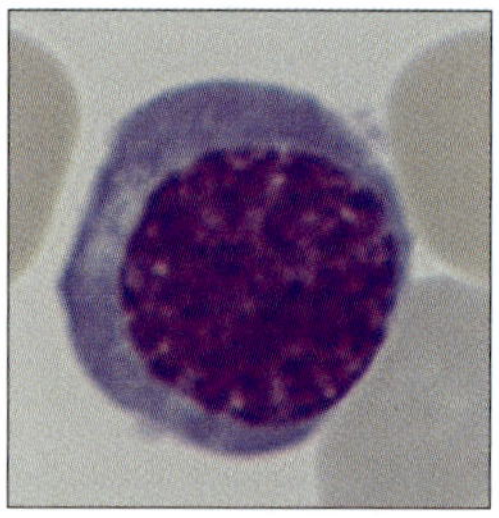
⑤

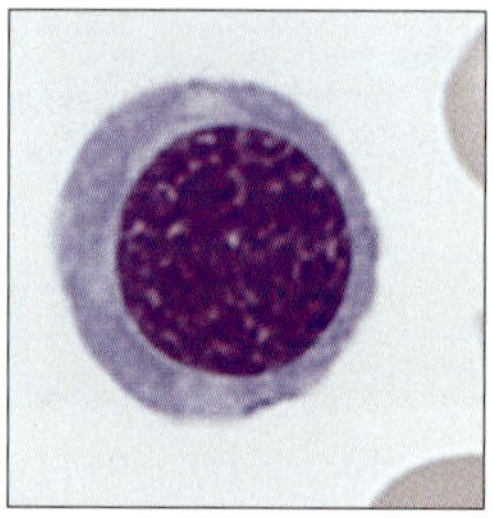
⑥

3) 다염적혈모세포 (사진 ⑤, ⑥)

- 핵은 원형이며 살짝 한쪽으로 몰려 있다.
- 핵 염색질 구조는 거칠고 진하며, 부염색질은 더욱 뚜렷해진다.
- 세포질은 풍부하고 청색~진한청색~핑크색을 나타낸다.

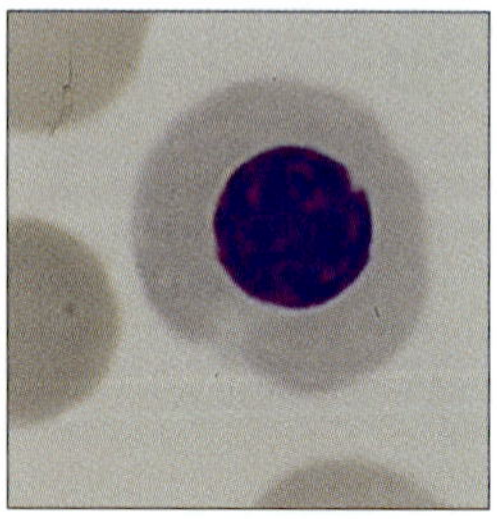
⑦

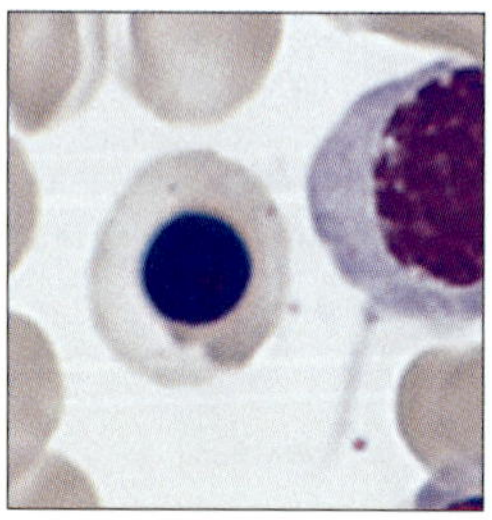
⑧

4) 정염적혈모세포 (사진 ⑦, ⑧)

- 핵은 소형이며 원형, 때로는 불규칙한 형태를 보인다. 핵 염색질 구조는 농축되어 있으며 균등하다. 부염색질은 보이지 않거나 미세하다.
- 세포질은 풍부하며 핑크~푸른빛을 띤 핑크색으로 보인다.

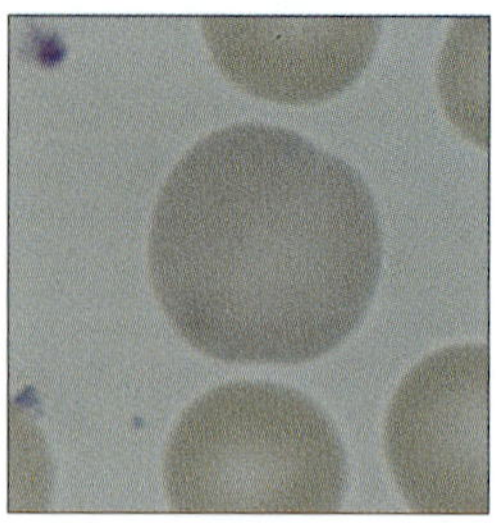
⑨

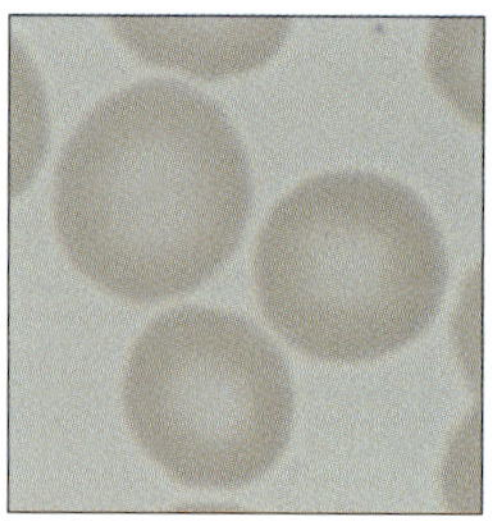
⑩

5) 그물적혈구 (사진 ⑨)

- 적혈모세포에서 탈핵한 적혈구에 RNA나 사립체(mitochondria)가 세포 속에 남아 있기 때문에 보통 염색법으로는 청색이 강한 적혈구로 관찰된다.

6) 성숙 적혈구 (사진 ⑩)

- 성숙 적혈구는 중앙부가 엷게 염색되며, 이 부위를 중앙 창백부위(central pallor)라고 부른다. 건강한 사람의 적혈구 지름은 약 1/3이다.

1-2 거대적혈모세포의 성숙과정과 형태

1) 전거대적혈모세포 (사진 ①, ②)

- 전거대적혈모세포는 전적혈모세포에 비해 세포형태가 대형이다.
- 핵은 대형으로 원형이며, 핵 염색질 구조는 미세한 과립형으로 나타난다.
- 핵소체는 1~3개로 암청색이다.
- 세포질은 짙은 청색이며, 전적혈모세포에 비해 세포질은 약간 넓다.

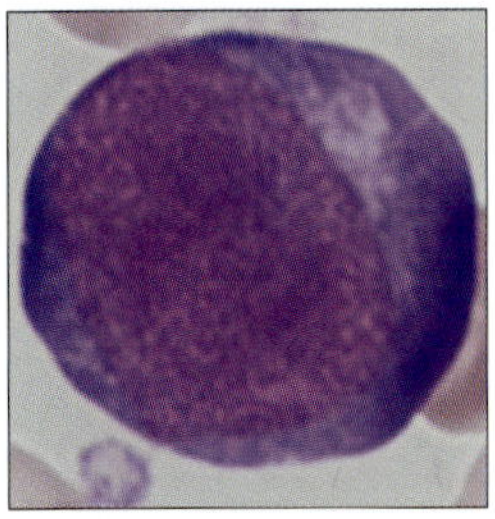

①

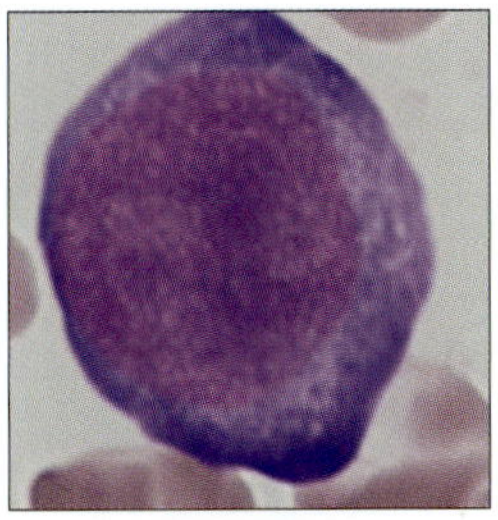

②

2) 호염기거대적혈모세포 (사진 ③, ④)

- 호염기거대적혈모세포는 호염기적혈모세포에 비해 대형이며, 핵소체는 관찰되지 않는다. 핵 염색질 구조는 섬세한 과립망 형태로 관찰된다.
- 세포질은 짙은 청색으로 약간 넓고 핵 주위에 테두리가 있다.
- 정상 세포의 성숙도와 비교하면 세포질의 푸른색도 더욱 진하다.

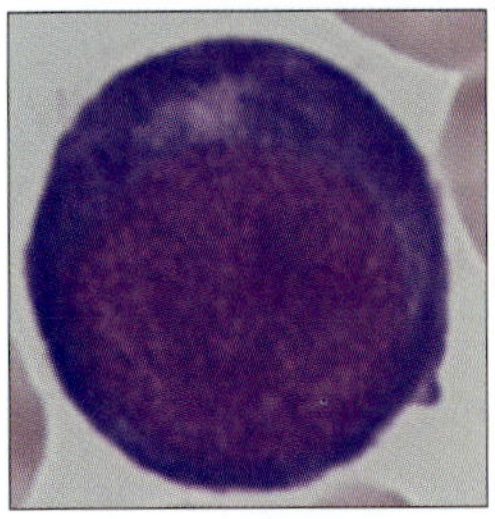

③

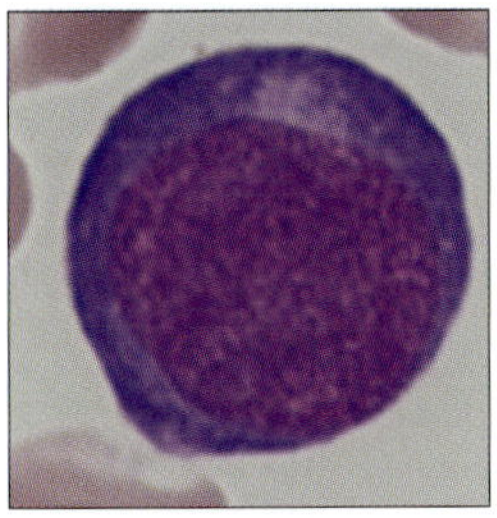

④

3) 다염거대적혈모세포 (사진 ⑤, ⑥)

- 호염기거대적혈모세포는 핵과 세포질의 성숙도가 다르게 관찰된다.
- 혈구의 크기는 큰 것이 눈에 띄지만 정상적인 크기도 있다.
- 세포질은 청자색부터 진한적자 색까지 나타난다.

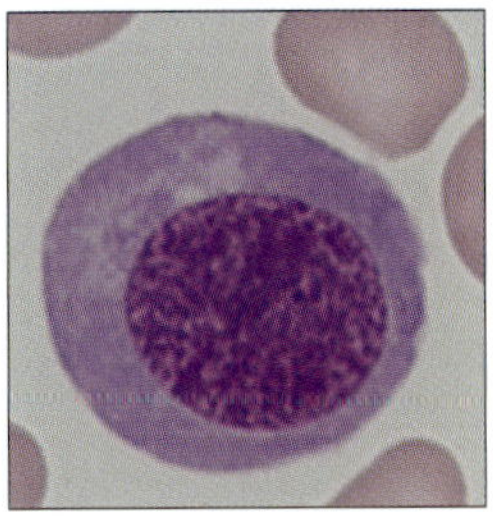

⑤

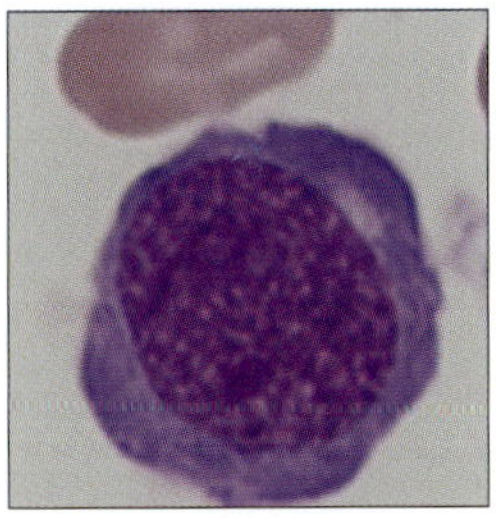

⑥

4) 정염거대적혈모세포 (사진 ⑦, ⑧)

- 정염거대적혈모세포는 정염적혈모세포에 비해 대형이다.
- 핵의 크기는 작은 경향이 있지만 큰 것도 볼 수 있다.
- 핵의 형태는 원형에서부터 형태가 일정치 않은 것까지 있다. 핵 염색질 구조는 덩어리 형태 또는 균등한 무구조 연속체이다.
- 세포질은 담홍색이다.

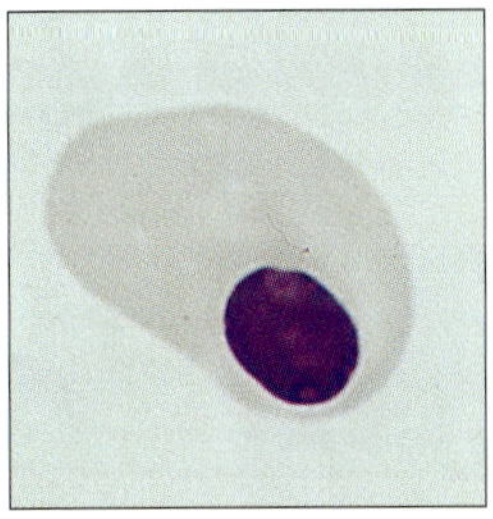

⑦

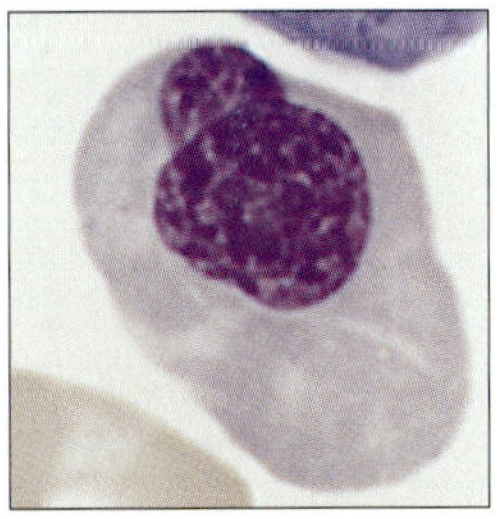

⑧

5) 거대적혈구 (사진 ⑨)

- 거대적혈구는 대형으로 타원형이다.
- 적혈구에 엷게 염색된 부분도 보이지 않는다.

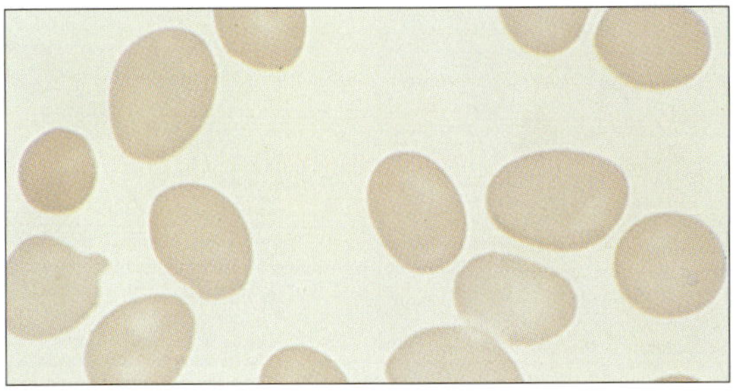

⑨

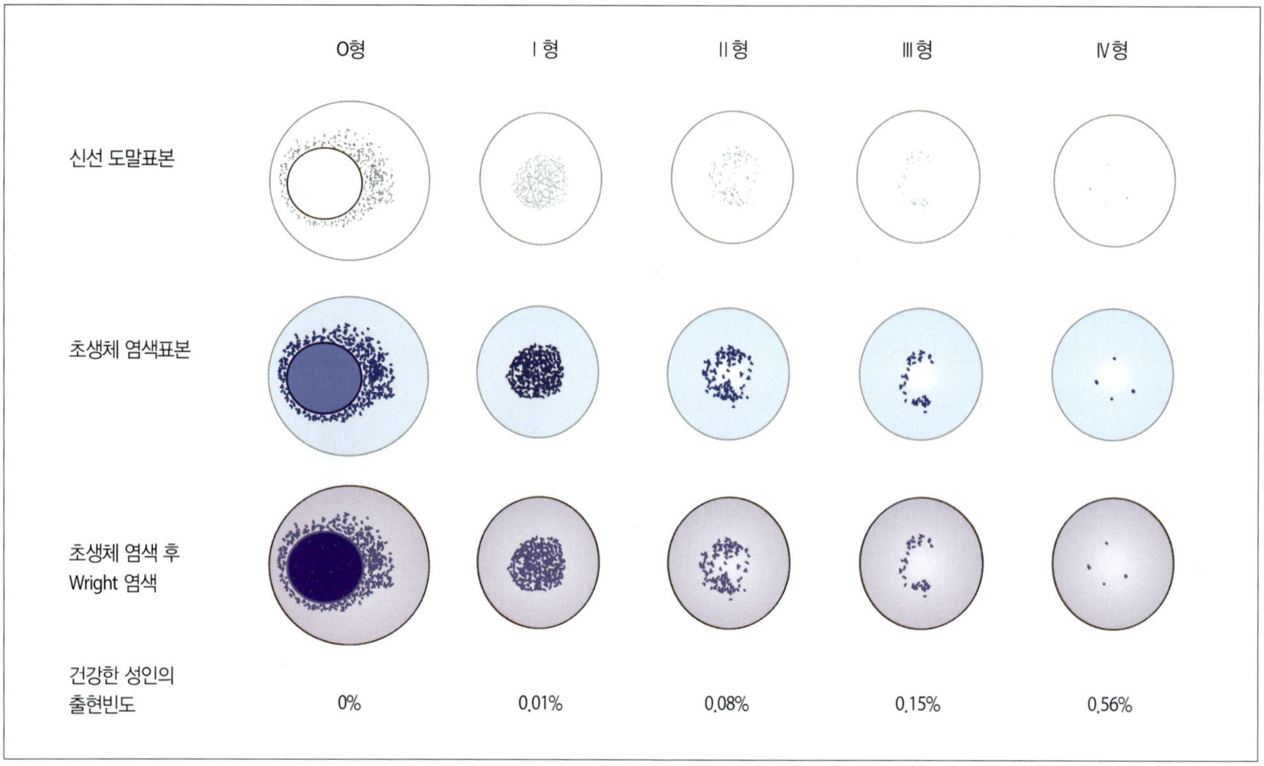

1) 초생체 염색

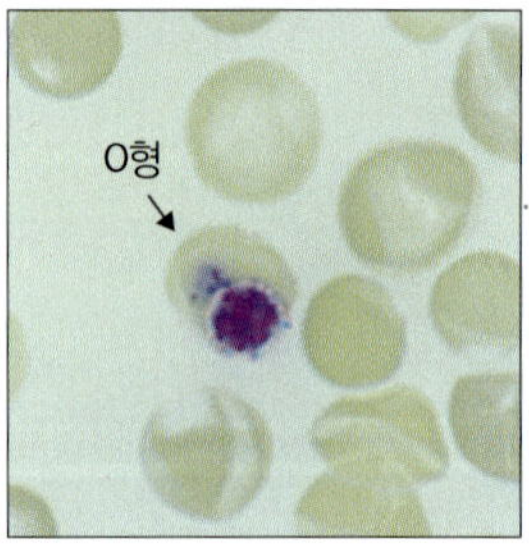

①

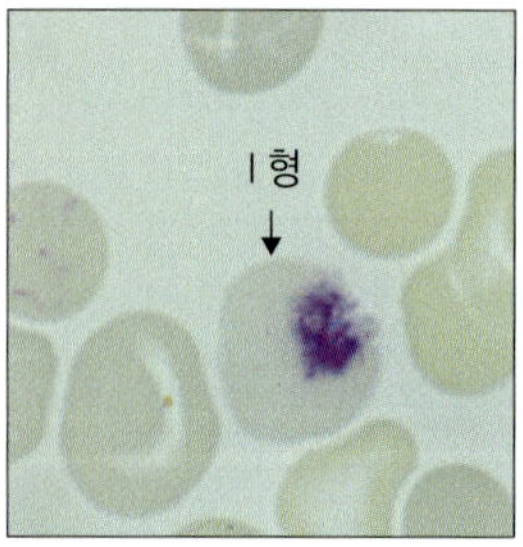

②

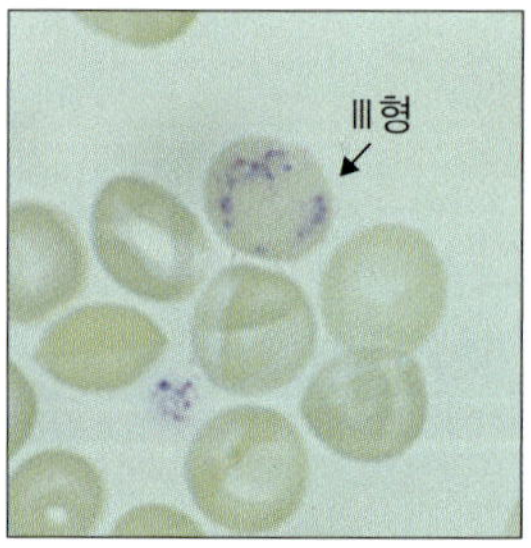

③

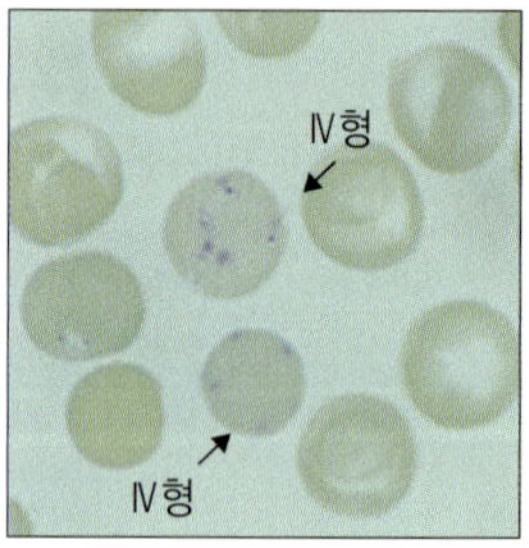

④

2) 초생체 염색 후 Wright 염색

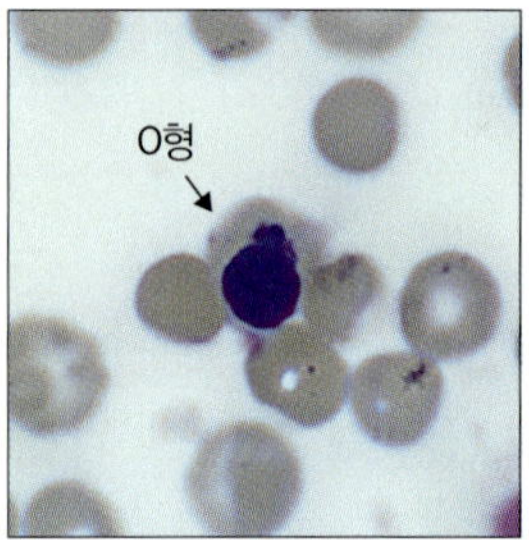

①

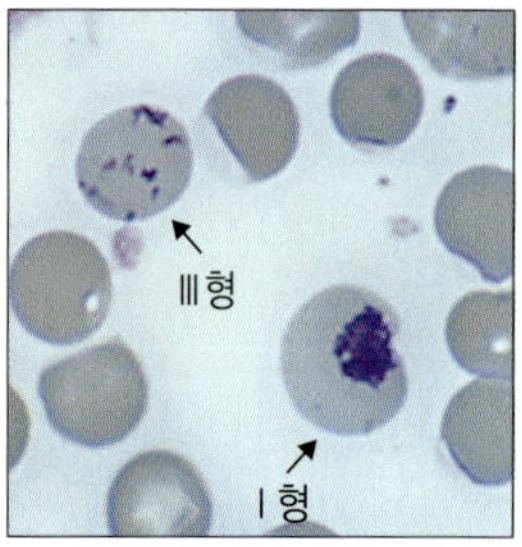

②

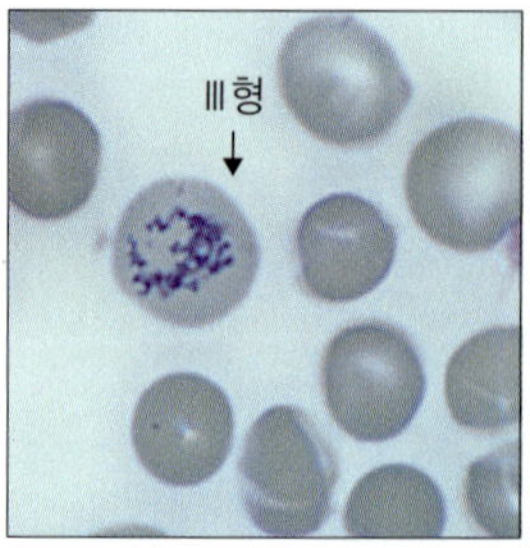

③

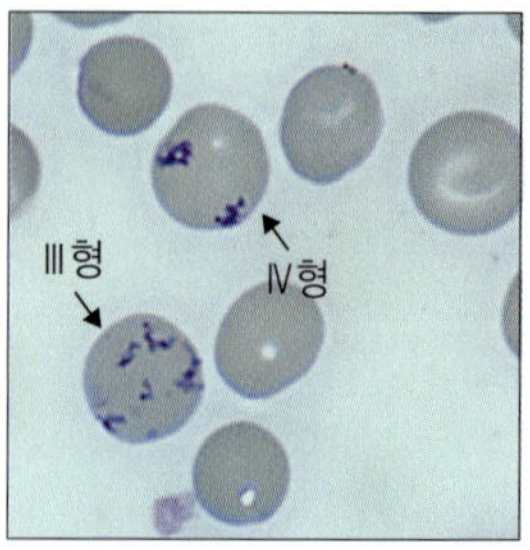

④

1-4 적혈구 형태의 변화

1) 건강한 성인의 말초혈액표본 (사진 ①)

- 건강한 사람의 적혈구 지름은 약 7~8 μm의 원반형태로 양면의 중앙이 옴폭하게 되어 있기 때문에 적혈구 중앙은 엷게 염색된다.
- 이 엷게 염색된 부위를 중앙 창백부위라 부르며, 건강한 사람 적혈구 지름의 약 1/3이다.

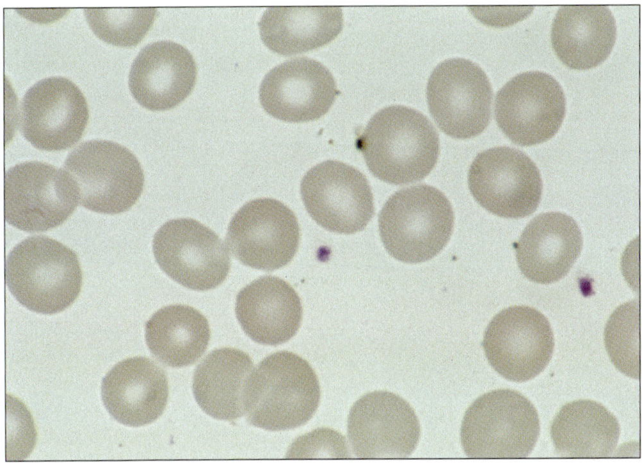

①

2) 저색소성적혈구(hypochromia) (사진 ②)

- 세포막은 거의 정상적으로 형성되었지만 혈색소(hemoglobin, Hb) 합성에 장애가 생기면 Hb 농도가 낮은 적혈구가 생기며, 염색표본에서는 중앙의 중앙 창백부위가 넓어진 적혈구를 볼 수 있다.
- 염색성이 저하되어 중앙 창백부위가 넓은 적혈구를 표적적혈구라고 부른다.

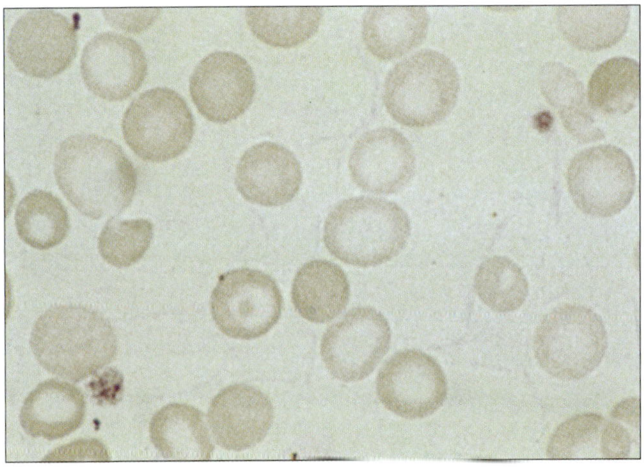

②

3) 거대적혈구(megalocyte) (사진 ③)

- 거대적혈구는 12 μm 이상의 큰 적혈구로, 중앙 창백부위가 보이지 않거나 적다. 타원형으로 보일 때도 많다.
- 거대적혈구의 판정을 위해서는 소림프구와 비교해서 큰 경우를 말한다.

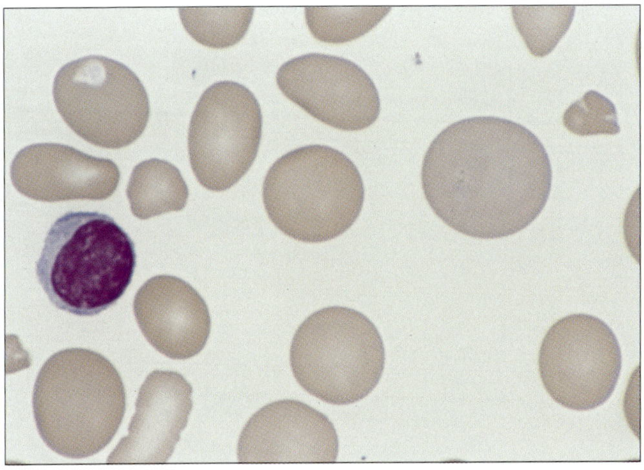

③

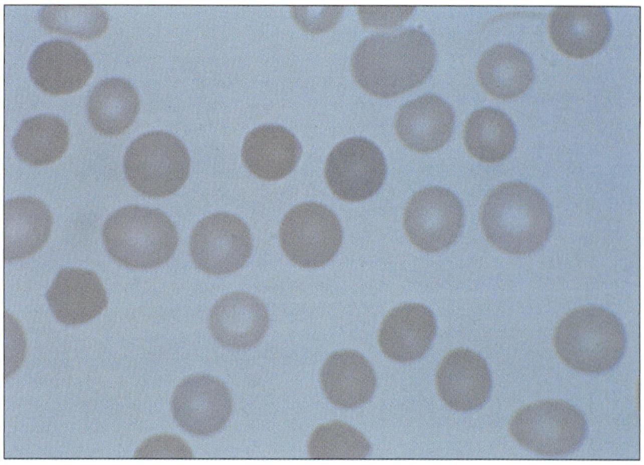

④

4) 구형적혈구(spherocyte) (사진 ④)

- 표면적/체적비가 저하되어 평균적혈구혈색소농도(MCHC) 수치가 높아진 적혈구로 중앙 창백부위가 보이지 않는다.
- 유전구형적혈구증, 자가면역용혈빈혈증의 예에서 볼 수 있다.

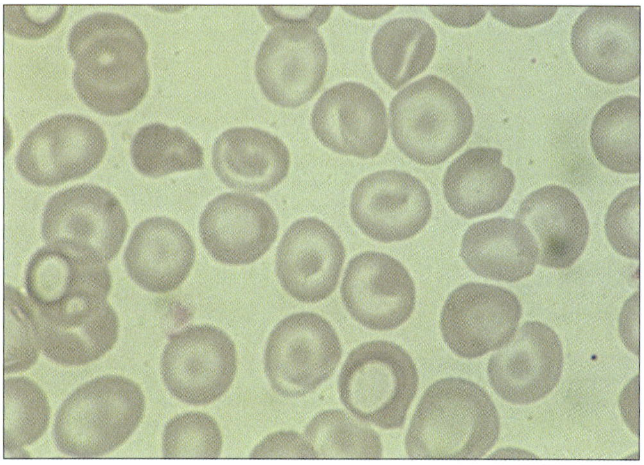

⑤

5) 표적적혈구(target cell) (사진 ⑤)

- 적혈구의 표면적/체적비가 증가하는 병태에서 출현한다.
- 체적의 감소는 Hb 합성장애의 지중해빈혈(thalassemia)이나 철결핍빈혈에서 보이며, 본 표본은 지중해빈혈증례의 말초혈액도말염색표본이다.
- 표면적이 증가하는 대표적 질환은 만성 간질환으로, 세포막에 cholesterol과 lecithin 또는 phosphatidylcholine이 축적되어 막의 표면적이 커진다.

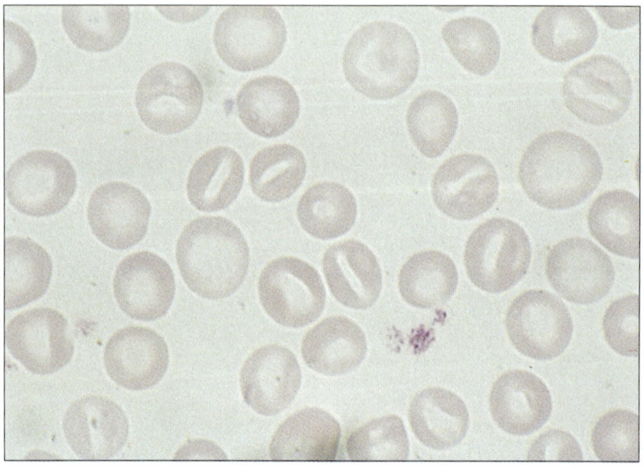

⑥

6) 입술적혈구(stomatocyte) (사진 ⑥)

- 적혈구의 옅은 염색부위가 원형이 아닌 입술을 살짝 벌린 입처럼 보이는 적혈구를 입술적혈구라고 부른다.
- 적혈구 한쪽 면이 깊게 파인 컵 모양의 적혈구로, 유전입술적혈구증, Rh null 증후군 그리고 알코올성 간장애 등에서 볼 수 있다.

7) 타원적혈구(elliptocyte) (사진 ⑦)

- 적혈구의 형태가 원형이 아닌 계란형(oval)이나 막대모양(rod shaped)인 적혈구를 통틀어서 타원적혈구라고 부르고 있다.
- 타원적혈구의 중앙 창백부위는 타원형으로 보이거나 아예 보이지 않는다.
- 유전성 타원적혈구증에서 나타나지만 거대적혈모세포빈혈(megaloblastic anemia), 철결핍빈혈에서도 볼 수 있다.

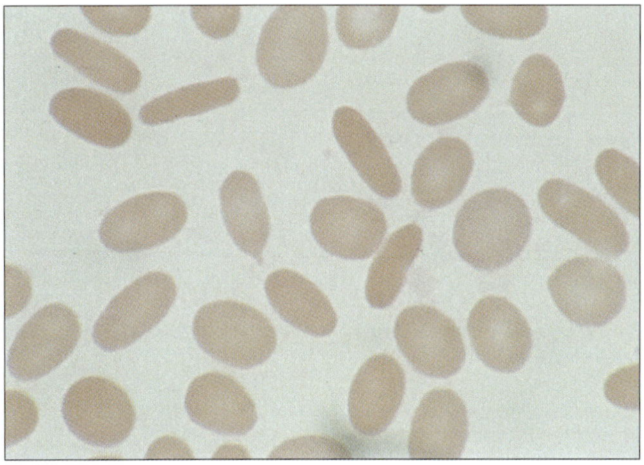

⑦

8) 눈물적혈구(dacryocyte, teardrop cell) (사진 ⑧)

- 적혈구 일부가 가늘고 길게 뻗었으며 끝은 약간 둥근 느낌으로 언뜻 보기에는 눈물 같은 외관을 가진 적혈구를 눈물적혈구라고 한다.
- 골수외조혈, 특히 적혈구가 지라에서 탈핵할 때 생긴 변형으로 생각된다.
- 골수섬유증이나 암의 골수전이에서 볼 수 있다.
- Heinz 소체가 지라에서 제거될 때도 볼 수 있다.

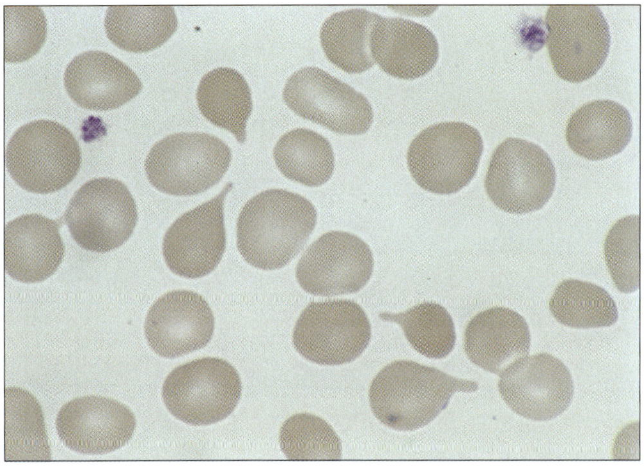

⑧

9) 낫적혈구(sickle cell) (사진 ⑨)

- 적혈구의 이상형태는 낫 모양, 초승달형, 보드형 등 특이한 형태를 보인다.
- 도말 표본제작 시 풍부한 산소에 노출되면 낫 모양의 적혈구가 눈에 띄지 않게 된다.

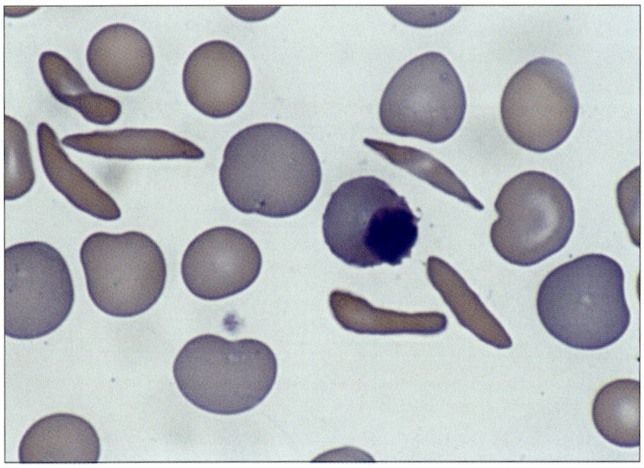

⑨

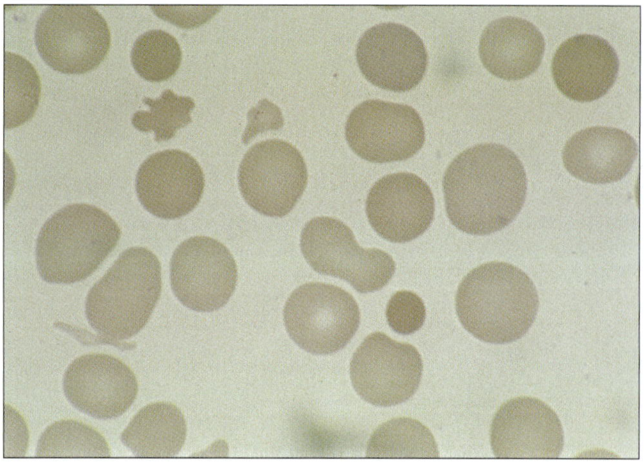

⑩

10) 분열적혈구(schistocyte, schizocyte) (사진 ⑩)

- 심장판막치환을 한 뒤 또는 용혈요독증후군(hemolytic uremic syndrome) 등의 미세소혈관장애성 용혈빈혈의 말초혈액 속에 출현하는 적혈구이다.
- 작은 공형상, 삼각형이나 다양한 형태를 나타내는 것을 볼 수 있다.

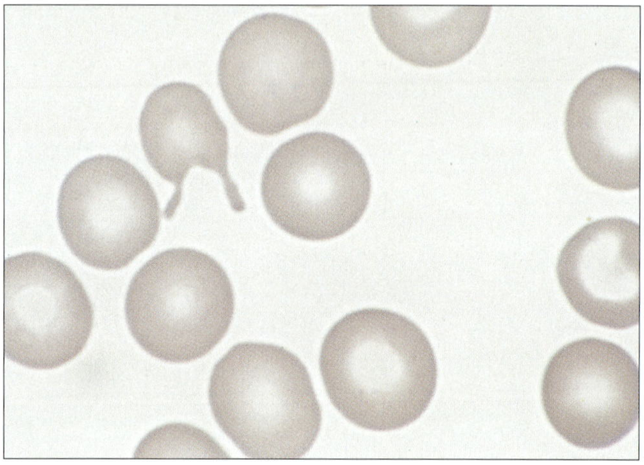

⑪

11) 가시적혈구(acantocyte)

- 불가역적 돌기 또는 가시(spur)가 있는 적혈구로, 돌기는 불규칙적이며 가늘고 길다.
- 알코올성 간질환(alcoholic liver disease), 비장 제거 후(post-splenectomy) 등에서 관찰할 수 있다.

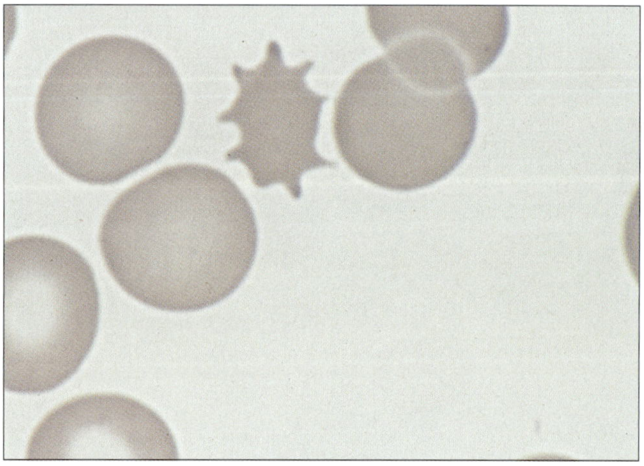

⑫

12) 톱니적혈구(echinocyte)

- 일정하게 거의 같은 크기의 짧고 둔한 돌기 또는 가시(spur)가 있는 적혈구로, 이 돌기는 가시적혈구와는 다르게 가역적이다.
- 요독증(urernia), 피루브산키나제(pyruvate kinase) 결핍증, 위암, 위궤양 등에서 관찰할 수 있다.

13) 연전형성(rouleaux formation) (사진 ⑬)

- 정상 도말표본의 두꺼운 부위에서 인공적으로 볼 수 있지만, 진정한 연전상형 양성상은 도말표본의 최적 관찰부위에서 관찰된 것이다.
- 연전상형 양성상을 보이는 표본은 이상 단백질이 증가하기 때문에 도말표본 자체가 정상 표본과는 다른 염색성을 보이는 때가 많다.

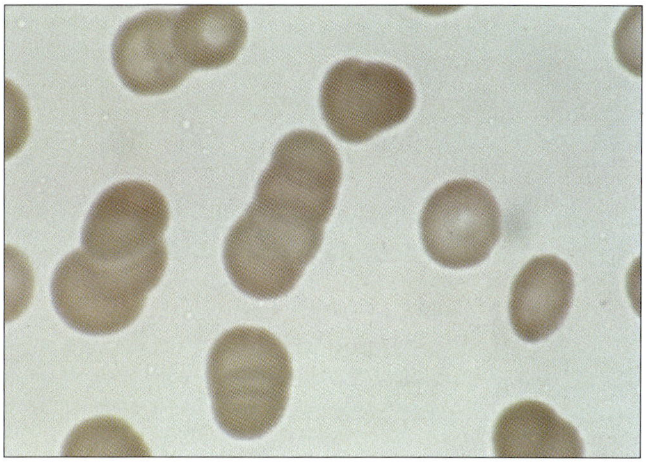

⑬

14) 적혈구응집 (사진 ⑭)

- 마이코플라즈마(mycoplasma) 감염으로 혈액 속에 한랭응집소(cold agglutinin)가 출현하며, 이 한냉응집소로 적혈구가 응집해서 덩어리를 형성한 현상이다.
- 본 증례의 저온응집소가는 2,048배였다.
- 적혈구 응집 덩어리가 다수 출현하는 경우에 자동분석기 결과에서 적혈구 수와 적혈구 지수 외에 백혈구 수에도 영향을 주는 경우가 있다.

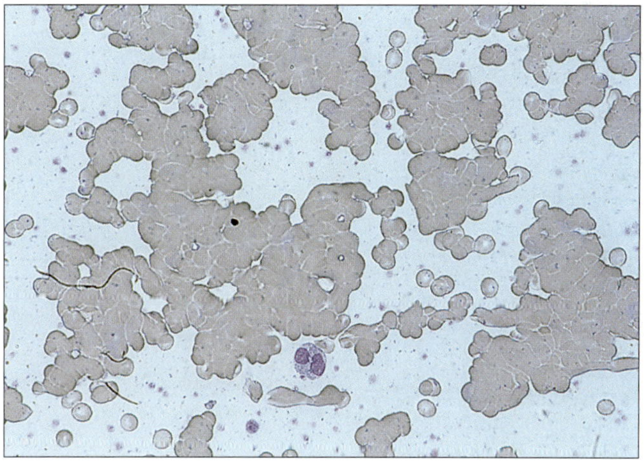

⑭

15) 적혈구 응집해리 (사진 ⑮)

- 저온 응집소로 말미암아 적혈구 응집 덩어리가 보인 혈액을 37℃에 10분간 놓아둔 후 즉시 도말염색을 한 것이다.
- 적혈구 응집 덩어리는 표본에서 거의 소실되어 있다.

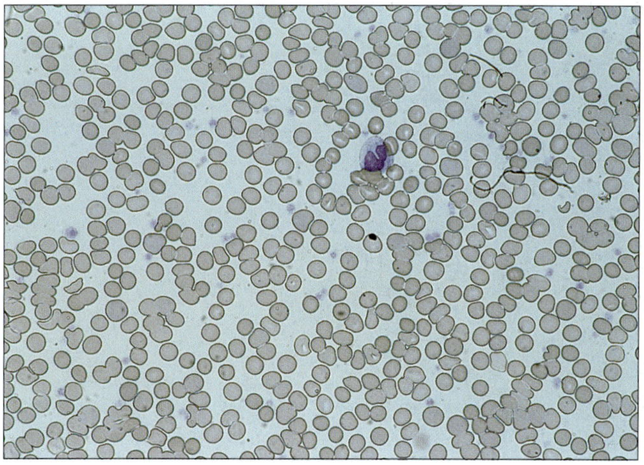

⑮

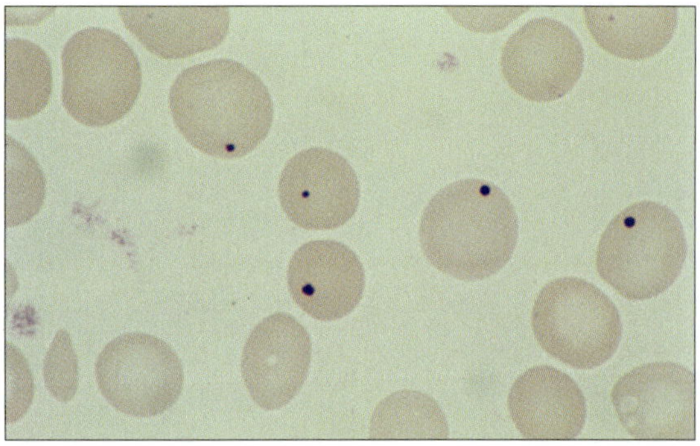

①

1) Howell–Jolly 소체 (사진 ①)

- 적혈구 속에 정염적혈모세포의 핵과 같은 적자색으로 염색된 1~2 μm의 농축된 소체가 있다.
- Howell–Jolly 소체는 핵질의 부산물로 거대적혈모세포빈혈(megaloblastic anemia)이나 용혈빈혈(hemolytic anemia) 등의 고도 빈혈일 때 말초혈액에서 볼 수 있다.

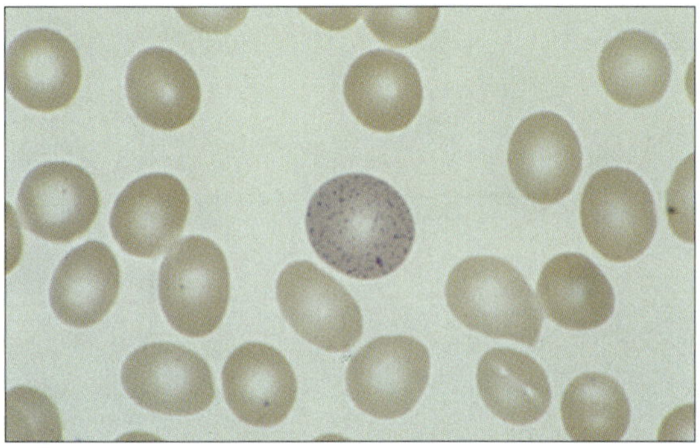

②

2) 호염기반점(basophilic stippling) (사진 ②)

- 호염기반점은 혈액도말표본 제작 시 리보솜(ribosome)이 집합한 것으로 적혈구 안에 푸르고 가는 산재해 있는 점상반점으로 관찰된다.
- 건강한 성인에게는 보이지 않지만 신생아 시기에 소수가 보이기도 한다.
- 납중독, pyrimidine-5′-nucleotidase 결핍증, 거대적혈모세포빈혈 등에서 볼 수 있다.

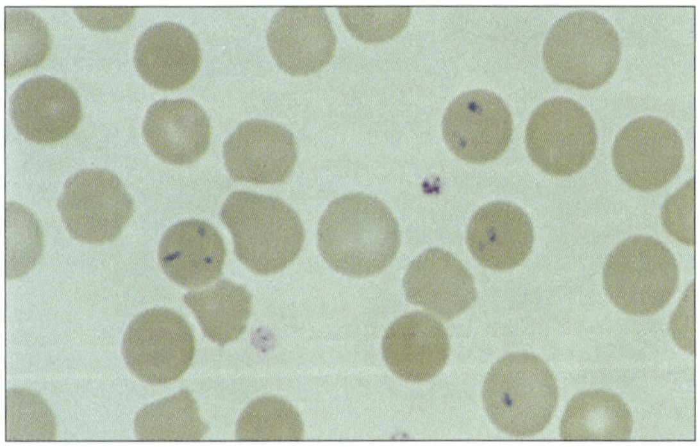

③

3) Pappenheimer 소체 (사진 ③)

- Pappenheimer 소체는 보통 염색에서 자청색으로 염색되는 철 성분이다.
- 철적혈구(siderocyte)를 확인하기 위해서는 철 염색을 함께 시행하는 것이 좋다.

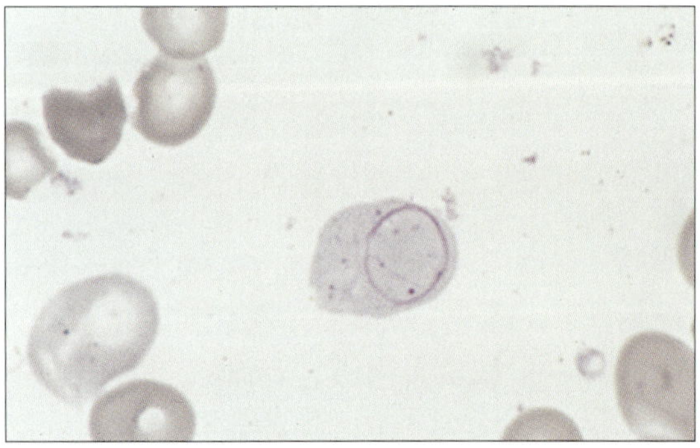

④

4) Cabot 고리 (사진 ④)

- Cabot 고리는 적혈구나 적혈모세포 속에 둥근 고리 혹은 8자형으로 자홍색 또는 하얗게 색이 빠진 것을 가리킨다.
- Cabot 고리는 적혈모세포의 미세관(microtubule)의 부산물로 생각되지만, 핵막의 부산물이나 적혈구 세포질에서 유래한 인공산물이라고도 한다.

1-5 적혈구 봉입체

5) 말라리아 원충

[삼일열 말라리아 원충]

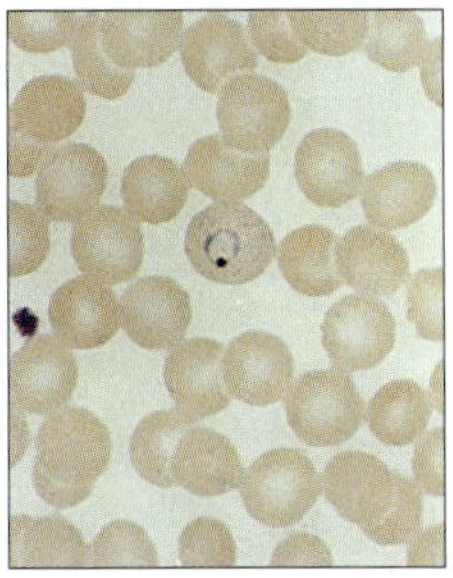

① 윤상체

피기생 적혈구는 1.2~2배 커져 있다. 윤상체의 크기는 피기생 적혈구의 1/3을 차지한다. 1개의 붉은 핵과 반지모양인 푸른 세포질이 적혈구 안에 보인다.

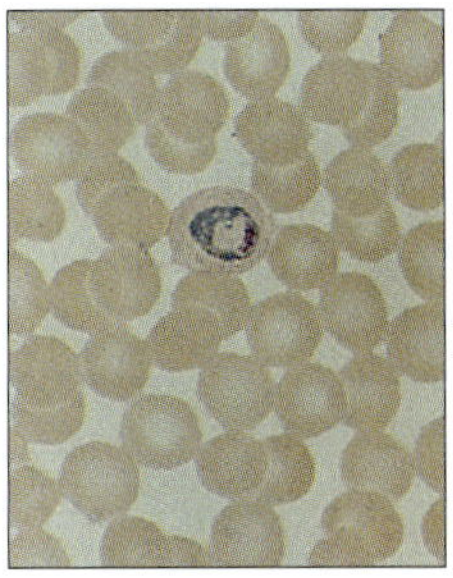

② 아메바체

아메바체 초기의 것으로 윤상체에 서 아메바체로 발육한 것이다. Schüffner 반점이 보이며, 충체 안에 황갈색 색소(말라리아 색소)가 보인다.

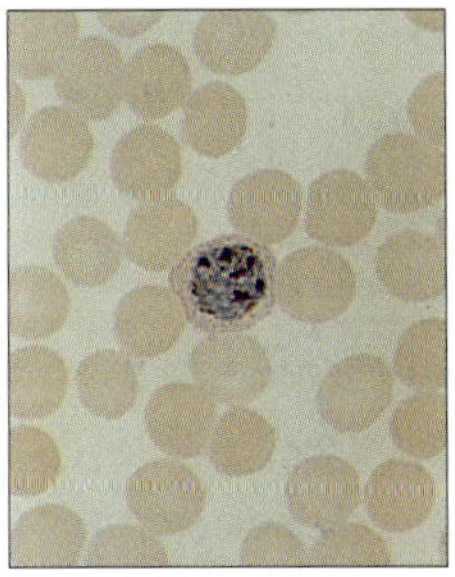

③ 분열체

핵분열을 일으키고 있으며 유약한 분열체가 보인다. 충체의 안에 황갈색 색소(말라리아 색소)가 보인다.

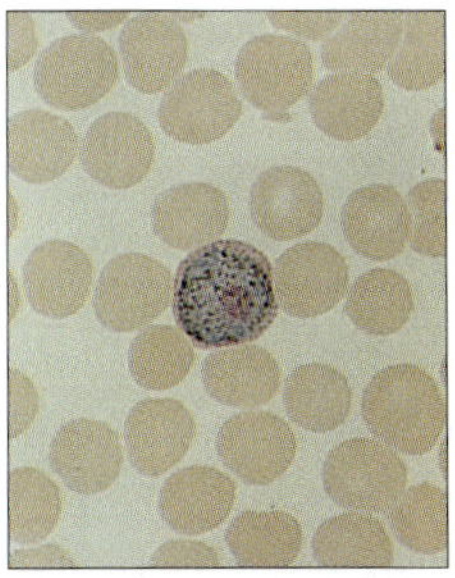

④ 웅성 생식모체

피기생 적혈구는 커지지만 웅성보다는 약간 소형으로, 핵은 흐리게 염색되며, 충체의 중심부에 있는 세포질은 담도~담청색을 나타낸다.

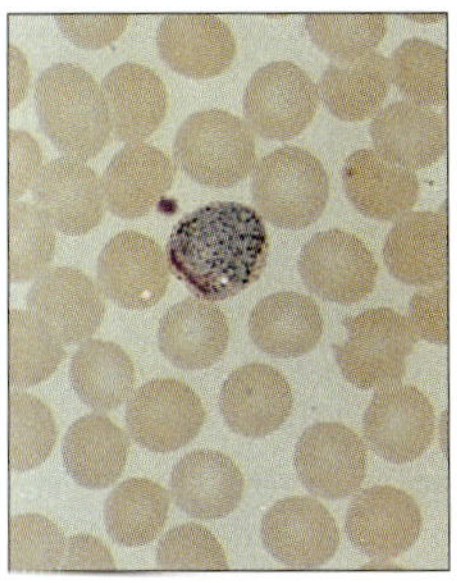

⑤ 자성 생식모체

피기생 적혈구는 1.5~2배로 증대되어 있다. 핵은 붉은색으로 진하게 염색되어 있으며, 한쪽으로 편재되어 있다. 세포질은 푸른색이 짙게 염색되어 있다.

[사일열 말라리아 원충]

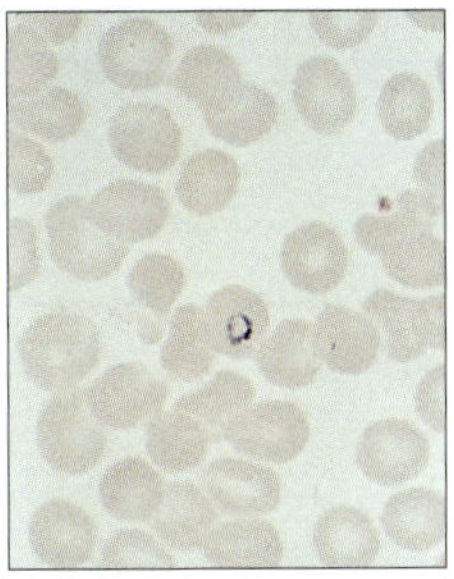

① 윤상체

피기생 적혈구는 커지지 않는다. 윤상체의 크기는 기생 적혈구의 1/3을 차지한다. 1개의 붉은 핵과 반지 모양의 푸른색 세포질이 적혈구 안에 보인다.

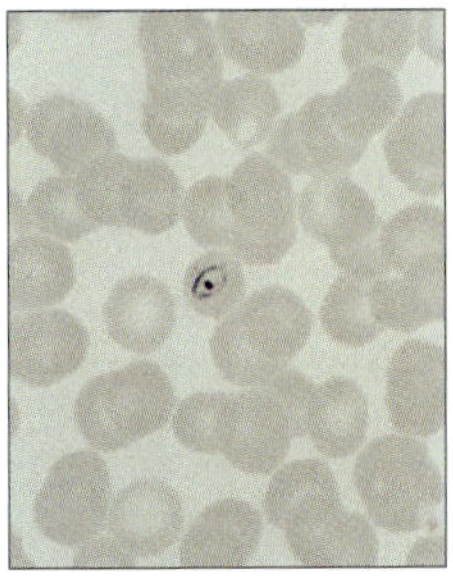

② 아메바체로 이행

윤상체에서 아메바체로 이행되는 것이 잘 관찰된다.

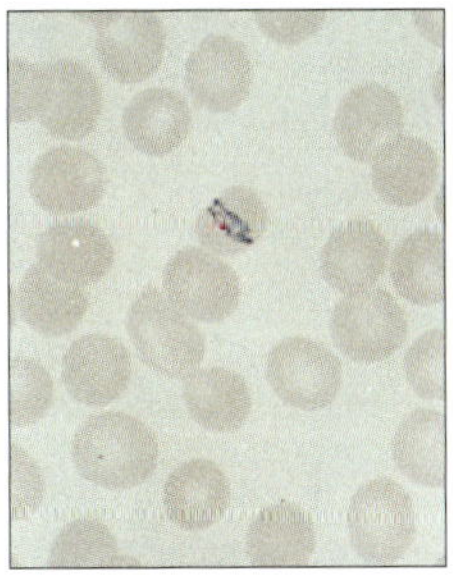

③ 아메바체

충체의 세포질은 넓어지지 않고 띠처럼 늘어나 적혈구를 횡단하는 띠모양을 나타내고 있다.

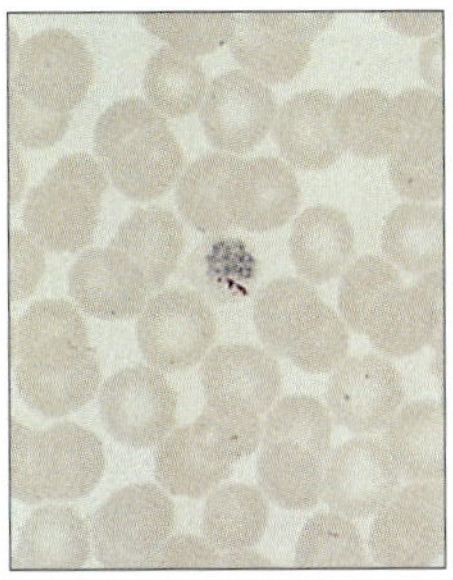

④ 분열체

핵분열이 일어나고 있는 것이 보인다.

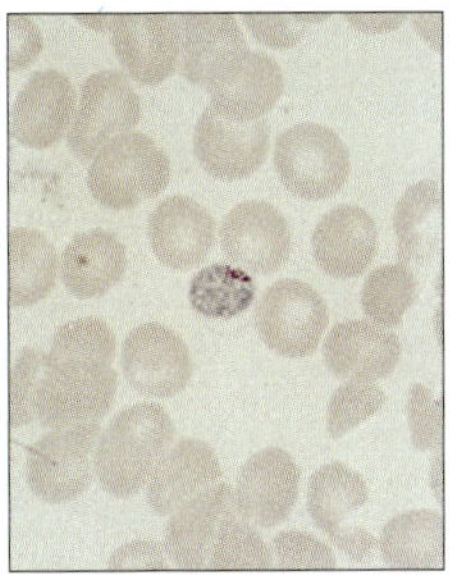

⑤ 자성 생식모체

자성 생식모체는 원형이며, 피기생 적 혈구는 커지지 않는다. 핵은 붉은색으로 진하게 염색되며, 한쪽으로 편재되어 있고, 세포질은 푸른색으로 진하게 염색되어 있다.

1-5 적혈구 봉입체

[열대열 말라리아]

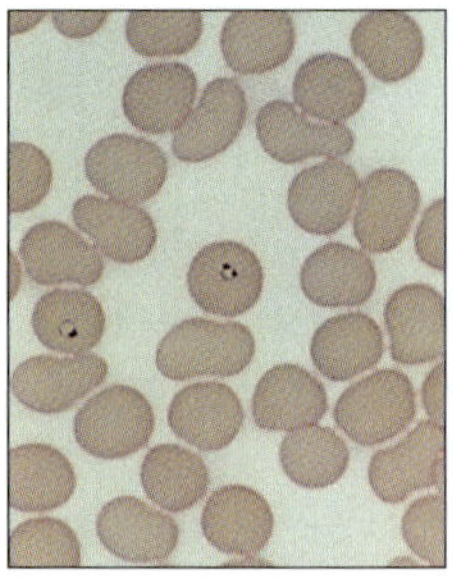

① 윤상체

윤상체는 작으며 적혈구의 약 1/5 (1.5 μm) 크기로, 피기생 적혈구는 커져 있지 않다. 윤상체는 테두리에 기생하는 경우가 많다.

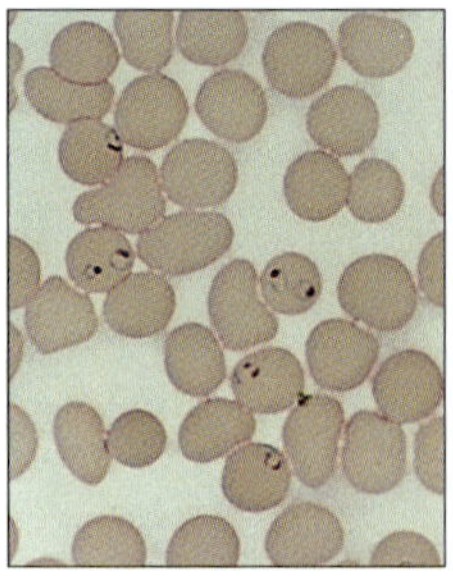

② 윤상체

적혈구에 2개체의 기생, 2핵의 단수기생, 1핵의 단수기생 등이 보인다.

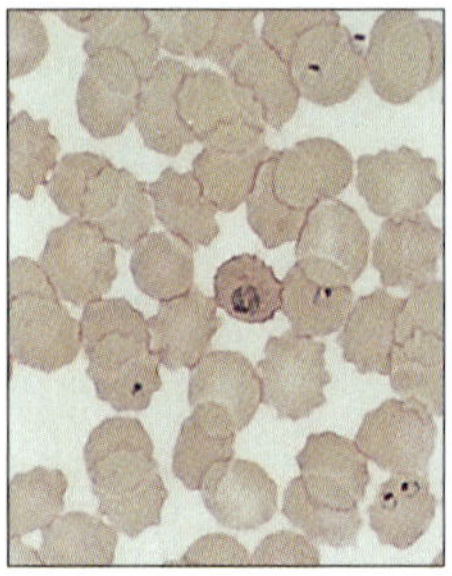

③ 아메바상

아메바상으로 보이는 기생 적혈 구에는 Mauer 반점이 보인다.

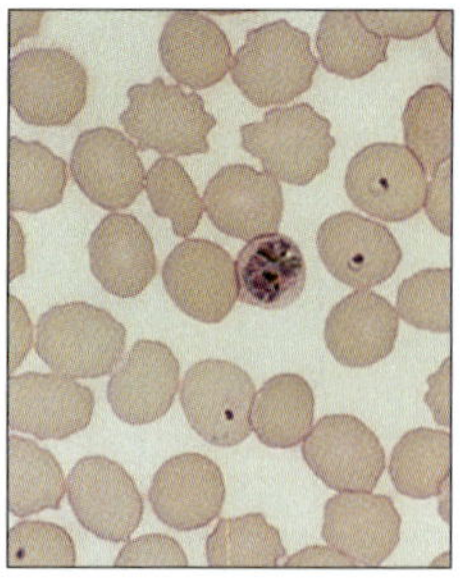

④ 분열체

검은 말라리아 색소가 중앙부위에 보이며 메로조이트(merozoite)가 보인다. 통상적으로 말단 혈액 속에 분열체는 보이지 않지만, 본 증례는 중증의 예이기 때문에 출현했다.

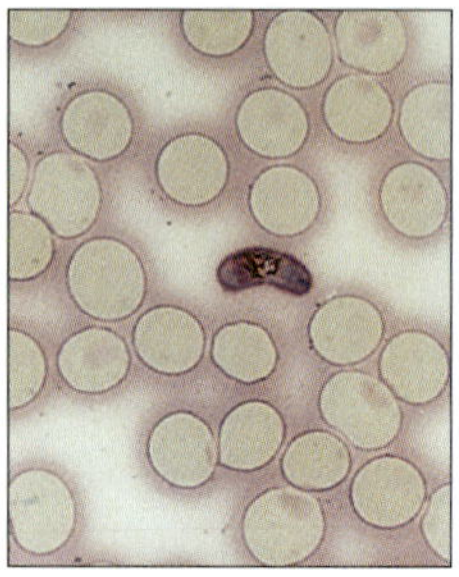

⑤ 웅성 생식모체

웅성 생식모체는 굵고 짧다. 핵은 흐리게 염색되고 염색질(chromatin)은 작게 흩어져 있다. 말라리아 색소는 산재되어 있다.

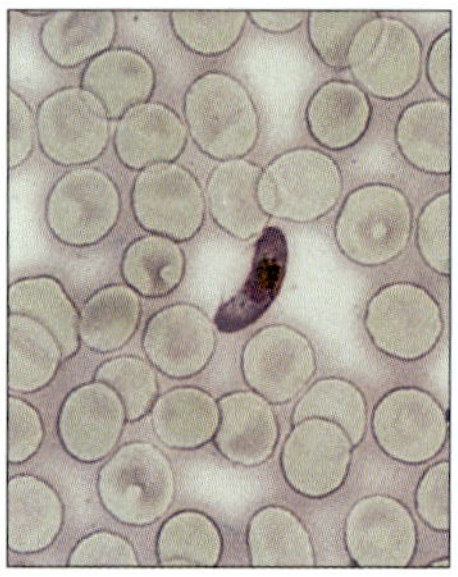

⑥ 자성 생식모체

자성 생식모체는 가늘고 길며(반월체), 핵은 짙게 염색되고 염색질은 복잡하고 중심성이 있다. 핵 주변에 말라리아 색소가 있다.

스테이지명 \ 종명	삼일열 말라리아 원충	사일열 말라리아 원충	열대열 말라리아 원충	난형 말라리아 원충
감작적혈구	뚜렷하게 커진다. 홍적색의 Schüffner 반점	정상 또는 수축. 흔히 붉은 Ziemann 반점	커지지 않는다. 가끔 갈색의 Mauer 반점	확대. 끝은 불규칙하며 톱니 형태를 나타낸다. Schüffner 반점
적혈구내 원충수	2개 이상의 기생이 가끔 보인다	다수 기생은 매우 희귀	다수 기생이 자주 보인다	다수 기생은 희귀
윤상체	크다. 염색질 과립은 큰 점 형태. 세포질은 고리 형태	약간 작다	작다. 염색질 과립은 주로 2개. 세포질은 섬세하고 형태가 일정치 않다	삼일열 원충과 유사하다
영양형	크다. 아메바 모양으로 형태가 일정치 않다	세포질 치밀. 적혈구를 횡단하는 띠 형태를 나타내는 것이 많다	말초혈액 중에 출현하는 것은 드물다	삼일열과 닮았지만 아메바 형태를 나타내지 않는다
분열체와 분열소체의 수	크다. 적혈구 내에 거의 충만. 12~24개	작다. 6~12개의 국화꽃 형태로 배열	말초혈액 중에 출현하는 것이 드물다	약간 작다. 난형이 많다. 6~12개 배열 불규칙
생식모체	둥근 모양을 나타내는 경우가 많다	약간 작다. 삼일열과 유사	바나나 형태	약간 작다. 삼일열과 유사. 계란형을 나타냄

1-6 적혈모세포에서 볼 수 있는 핵 형태의 이상

1) 핵형 이상 거대적혈모세포 (사진 ①)

- 악성빈혈증 사례의 골수표본에서 관찰된 핵 부정형의 이상 적혈모세포로, 거대적모세포의 하나로 생각된다.
- 1시, 2시 방향에 2개의 다염적혈모세포가 관찰되며, 3시 방향에는 핵소체가 뚜렷한 골수모세포가 보인다.

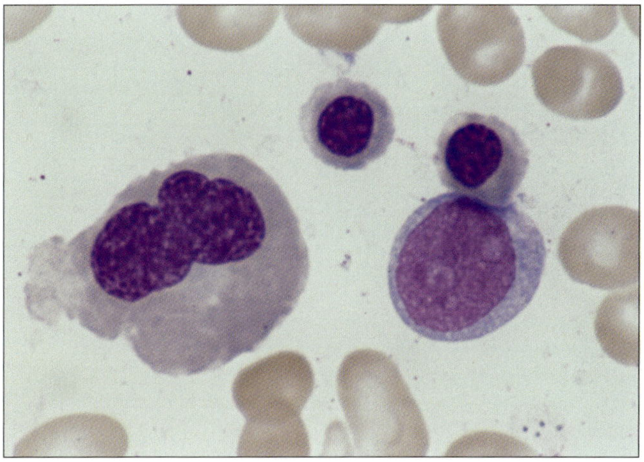

① 골수표본

2) 다핵적혈모세포 (사진 ②)

- 악성빈혈증 사례의 골수표본에서 볼 수 있는 다핵의 거대적혈모세포(4배)로 중앙에서 관찰된다.
- 2시 방향에는 성숙단계가 동일 수준인 호염기거대적모세포가 보인다.

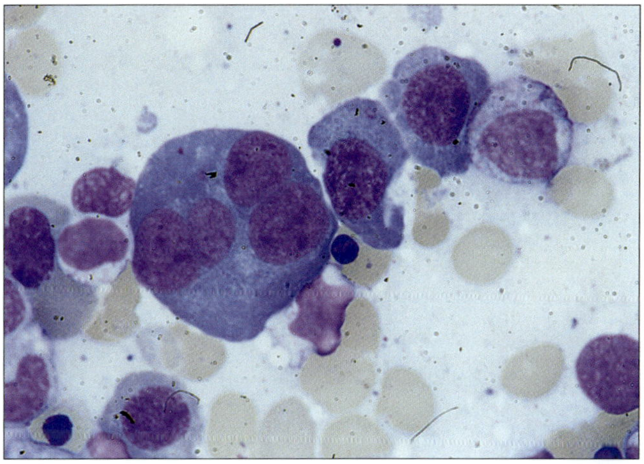

② 골수표본

3) 거대적혈모세포 (사진 ③)

- 중앙에 단일 핵인 거대한 이상 적혈모세포가 관찰된다.
- 본 증상은 유전구형적혈구증(hereditary spherocytosis) 환자가 parvo virus에 감염되어 거대적혈모세포를 나타내는 증례의 골수표본이다.

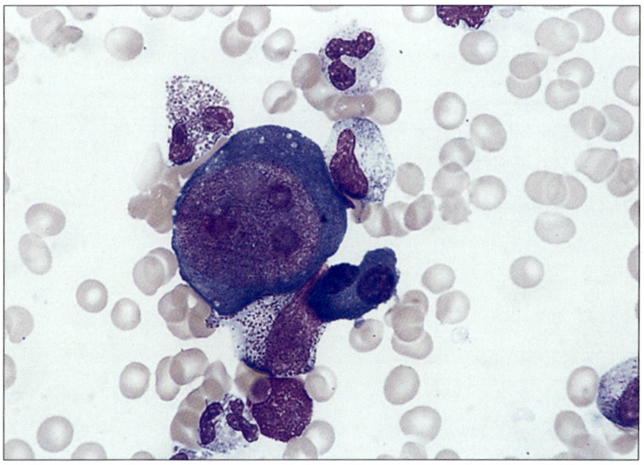

③ 골수표본

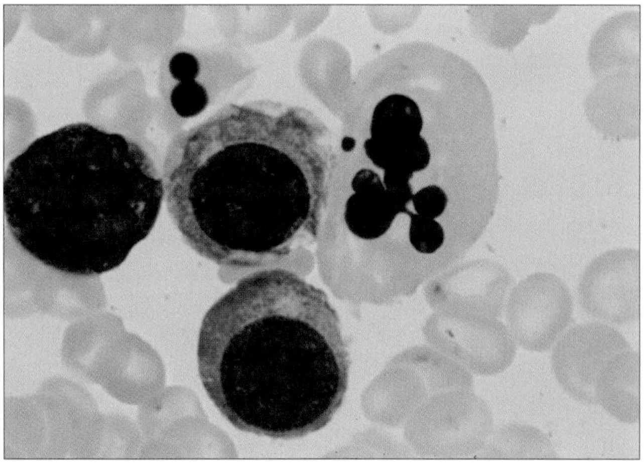

④ 골수표본

4) FAB 분류 M6 증례에서 본 비정상 적혈모세포 (사진 ④)

- 급성골수성백혈병(acute myelocytic leukemia) M6 증례의 골수표본으로, 2시 방향에 대형 다핵적혈모세포가 보인다.
- 세포 성숙도는 다염적혈모세포에 해당하는 이상 적혈모세포이다.
- 11시 방향에도 2핵의 정염성 혹은 다염적혈모세포가 관찰된다.
- 중앙과 6시 방향에는 호염기적혈모세포가 관찰된다.

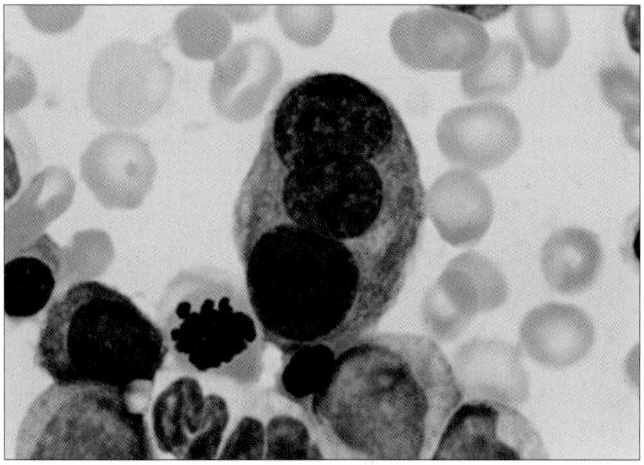

⑤ 골수표본

5) 골수형성이상증후군 (사진 ⑤)

- 중앙에 3개의 핵이 있는 적혈모세포가 보인다. 3개의 핵 염색질의 양이 풍부해서 짙게 염색되며. 거대적혈모세포 모양의 핵 구조를 보이고 있다.
- 세포질에는 Hb 합성이 보이며, 다염성을 나타내고 있다.

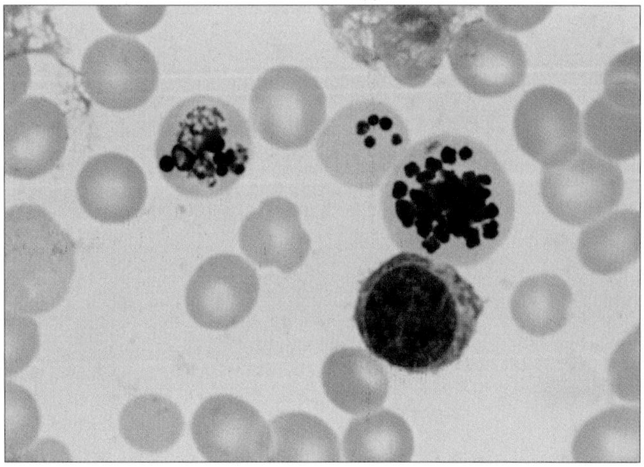

⑥ 골수표본

6) 골수형성이상증후군 (사진 ⑥)

- 중앙에서 11시 방향에 있는 세포는 적혈모세포의 핵 붕괴상으로 생각된다.
- 2시에서 3시 방향은 유사분열 도중인 이상 적혈모세포로 핵붕괴(karyorrhexis)라고 불리는 현상이다

1-7 각종 초생체 염색표본

1) methyl violet 염색표본 (사진 ①)

- 6개의 적혈구가 보이며, 이 중에서 4개의 적혈구는 확실하게 Heinz 소체라고 볼 수 있지만, 1시와 7시 방향에 보이는 것은 그물적혈구(reticulocyte)로 생각된다.

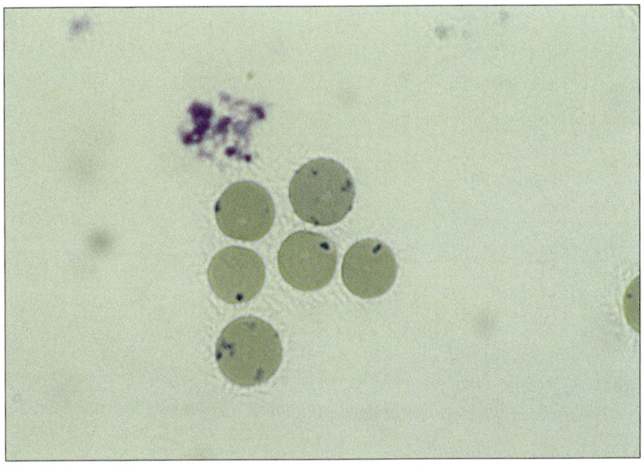

① methyl violet을 통한 염생체 염색표본

2) brilliant cresyl blue 염색표본 (사진 ②)

- 적혈구 안에 불안정한 Hb이 존재하면 이 Hb이 변한 응축물이 청색 염색성의 미세 과립물질로 염색된다.
- Hb H가 존재하는 적혈구는 초생체 염색을 통해 적혈구 안에 다수의 미세한 과립형태의 물질이 관찰된다.

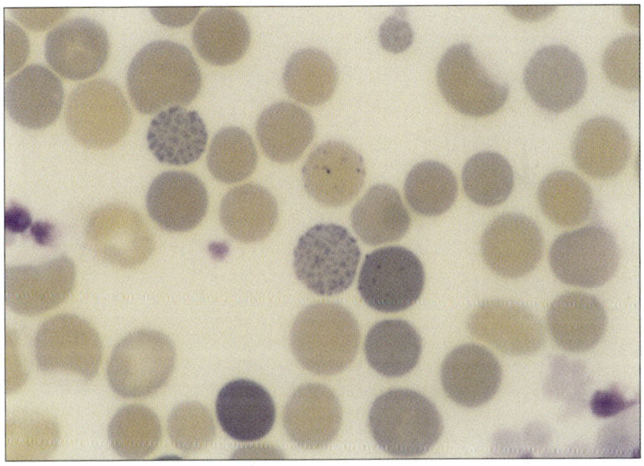

② brilliant cresyl blue를 통한 초생체 염색표본

3) brilliant cresyl blue 염색표본 (사진 ③)

- 이상 Hb인 Hb H를 포함하고 있는 적혈구가 있으면 적혈구 안의 Hb H가 불안정해서 변성침전이 된다.

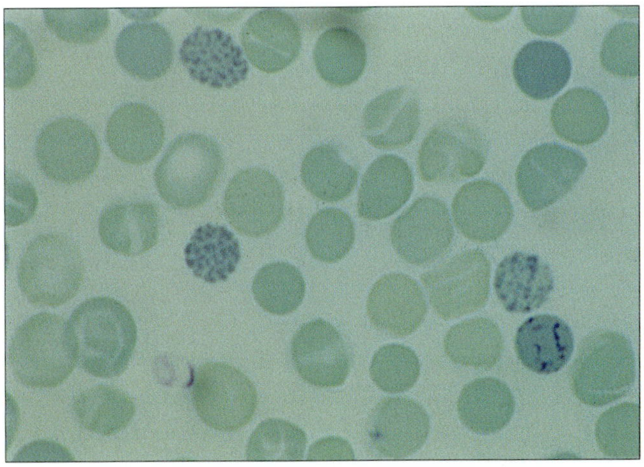

③ brilliant cresyl blue를 통한 염생체 염색표본

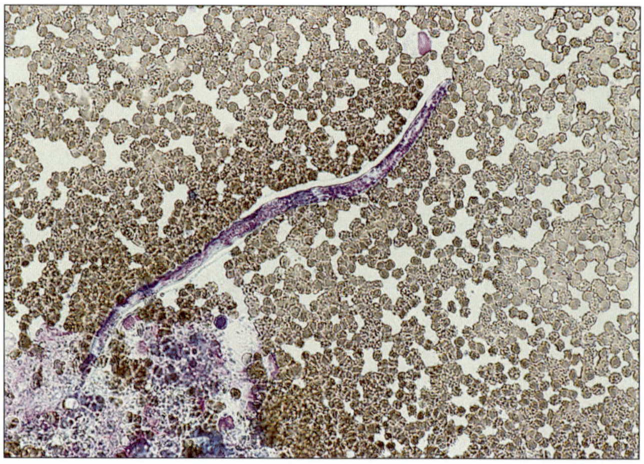

① methyl violet을 통한 염색표본

1) microfilaria가 검출된 증례(사상충증) (사진 ①)

- 말초혈액 안에서 확인되는 microfilaria의 몸길이는 186~210 μm, 몸의 폭은 4.6~4.6 μm로, 거의 무색투명하고, 피포는 없으며, 원통형으로 머리끝은 완만하게 둥글지만 꼬리끝은 좁다. 충체 안에는 꼬리끝까지 핵이 가득 차 있다. 낮에는 말초혈액 중에 출현하며 유미뇨 음성, 음낭소종 소견 없음, 상피병을 확인할 수 없는 점 등으로 상재성 사상충증(mansonellosis perstans)으로 진단되었다.

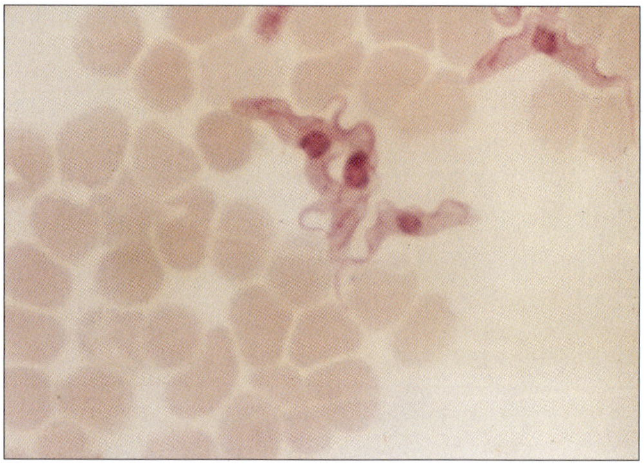

② methyl violet을 통한 염색표본

2) 트리파노소마(Trypanosome) 병원충이 출현한 증례 (사진 ②)

- 감비아 트리파노소마(Trypanosoma brucei gambiense)는 원충으로, 로데시아 트리파노소마(T. b. rhodesiense)와 함께 사람에게 아프리카수면병이라는 위중한 질병을 일으킨다.
- 사람에게는 체체파리라는 흡혈성 파리를 매개로 하며, 체내에서 추편모기형 원충이 혈액이나 수액 중에서 유사분열을 통해 증식한다.
- 원충은 미토콘드리아(mitochondrion)와 그 안의 고리형 DNA 집합체인 키네토플라스트(kinetoplast)가 있는 것이 특징이다.

제 2 장

적혈구계 질환

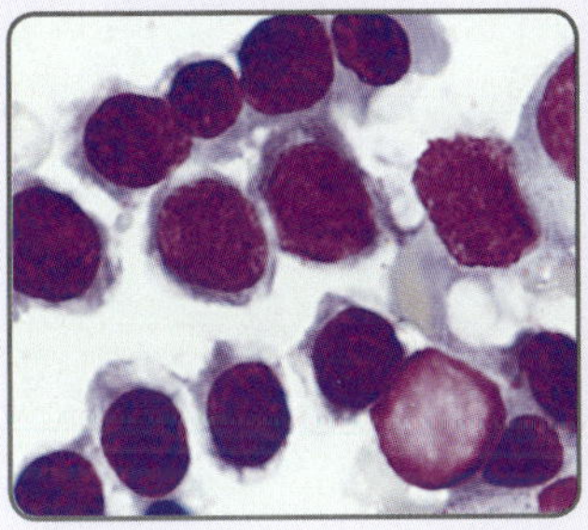

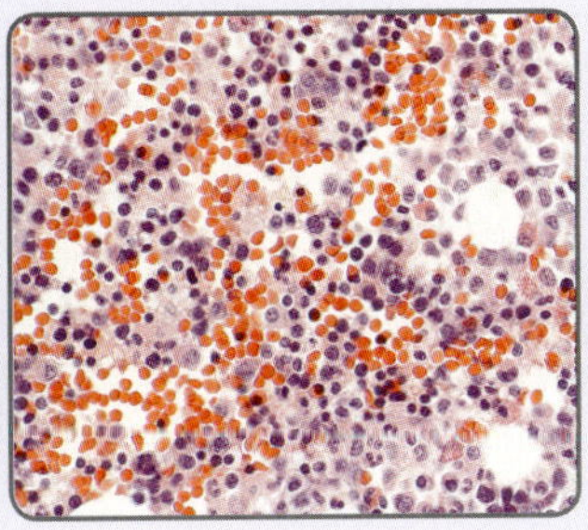

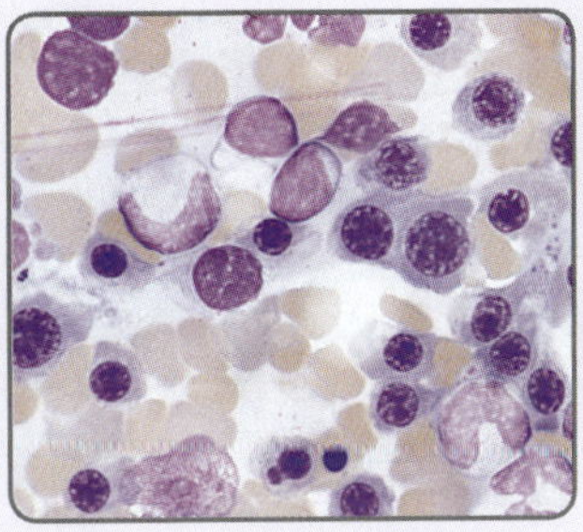

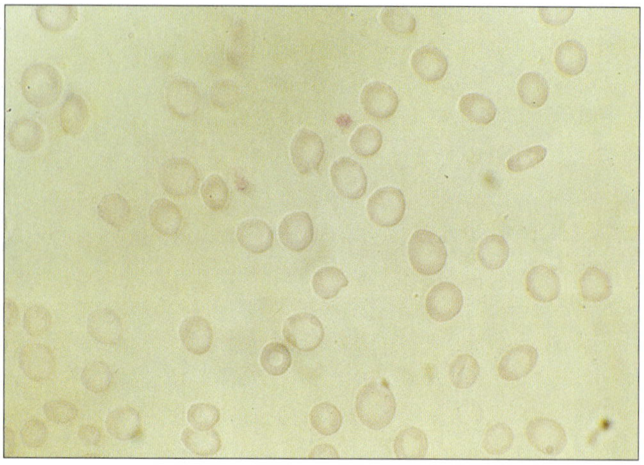

① 혈액표본

1) 혈액표본 (사진 ①)

- 적혈구는 소형이며, 적혈구를 핑크색으로 염색하는 혈색소(Hb) 함유량이 적기 때문에 염색된 부분의 면적이 감소하여 가장자리가 반지 모양으로 보인다.
- 철결핍빈혈(iron deficiency anemia)에서는 소형 적혈구 외에 타원형이나 가벼운 형태이상이 보이는 적혈구가 출현한다(변형적혈구증가증, poikilocytosis).

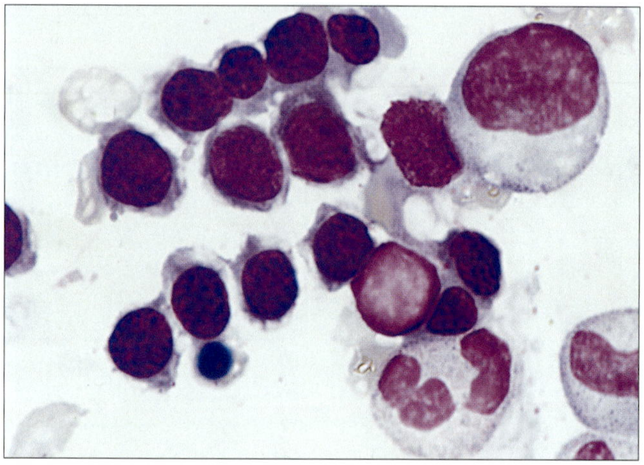

② 골수표본

2) 골수표본 (사진 ②)

- 적혈모세포(erythroblast)가 증가하였지만, 각각의 적혈모세포는 소형이며, 세포질이 부족한 가장자리가 지그재그로 위축되어 있다.

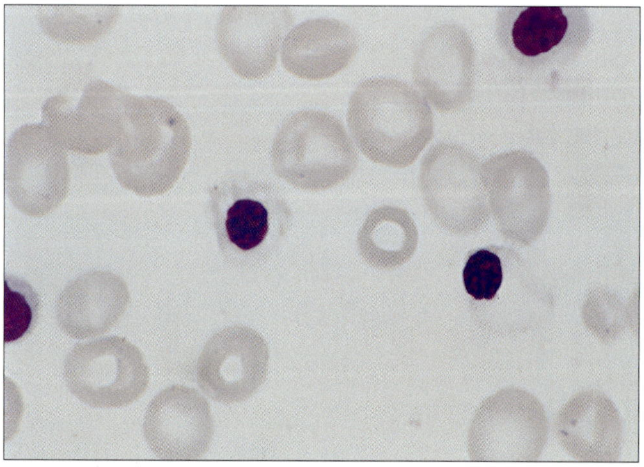

③ 골수표본

3) 골수표본 (사진 ③)

- 적혈모세포 세포질 속의 Hb 형성이 불량인 정염적혈모세포이다.

4) 골수조직표본 (사진 ④)

- 핵이 짙게 염색된 소형 세포(적혈모세포)가 증가하고 핵이 엷은 약간 대형의 과립구계 세포가 거의 같은 수로 관찰되어 M/E 비의 저하가 보인다.
- 과립구계 세포는 여러 가지 성숙단계의 세포로 구성되어 형태적 이상은 보이지 않는다.

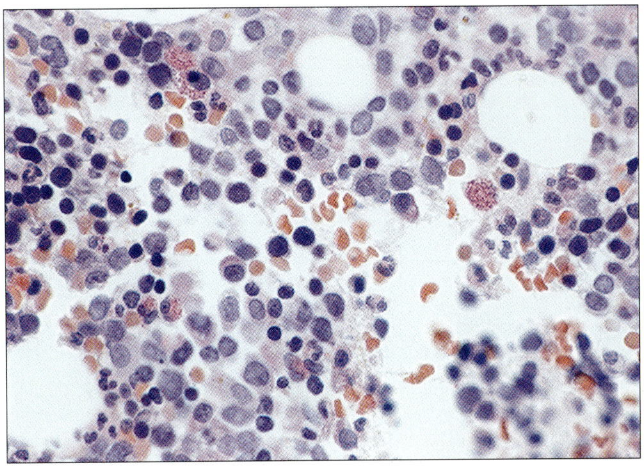

④ 골수조직표본

5) 손가락에 보이는 변화 (사진 ⑤)

- 고도의 철결핍 시에는 특유의 손톱 변화가 보인다.
- 손톱이 얇게 평탄화되며 숟가락손톱(koilonychias)이 된다.
- 숟가락손톱은 철결핍으로 인한 조직 이상의 하나로 보인다.

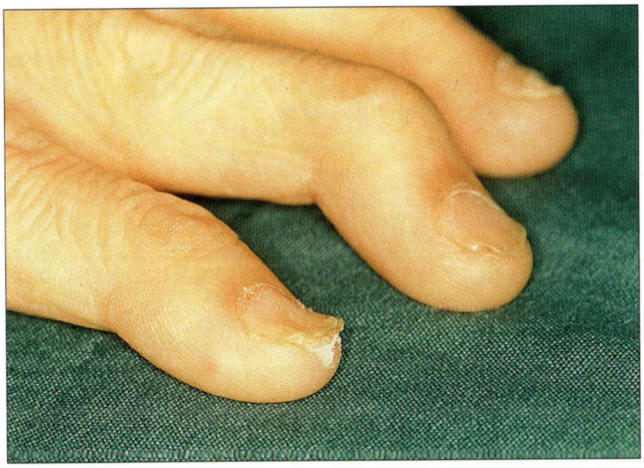

⑤ 손가락에 보이는 변화

6) 혀점막 위축상 (사진 ⑥)

- 고도의 철결핍빈혈은 혀염, 입꼬리염이 보인다.
- 혀는 혀유두의 위축으로 맨들맨들 빛나며 매끄럽게 보인다.
- 입꼬리염, 구내염이 일어나기 쉬우며, 입꼬리가 찢어진 것이 보인다.

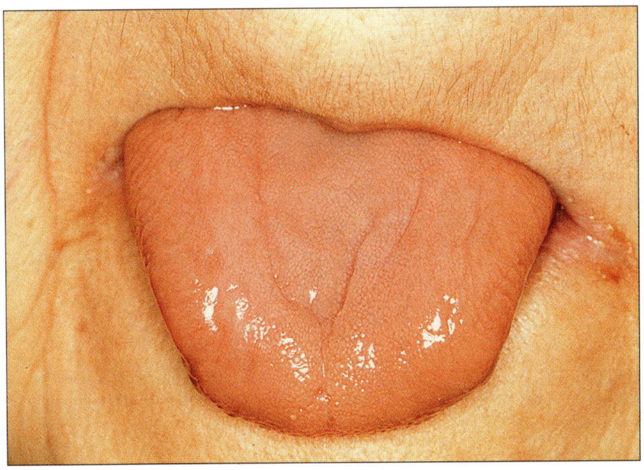

⑥ 혀점막 위축

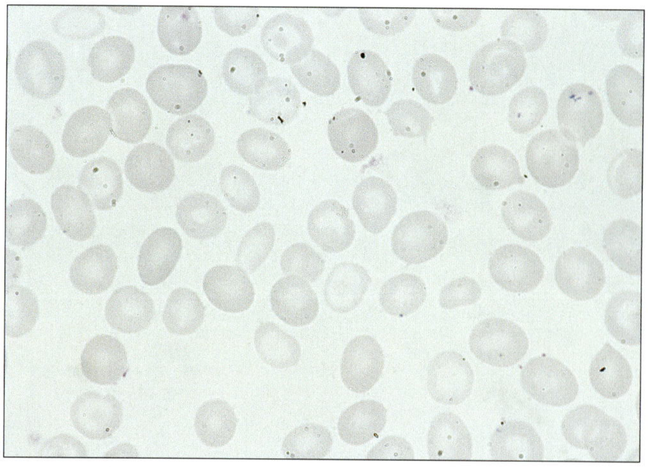

① 혈액표본

1) 혈액표본 (사진 ①)

- 적혈구는 정상 적혈구와 중앙 창백부위가 넓은 소형의 저색소성 적혈구가 혼재해서 보인다.
- 적혈구들이 혼재하는 혈액표본을 두형태성(dimorphism)이라고 부른다.

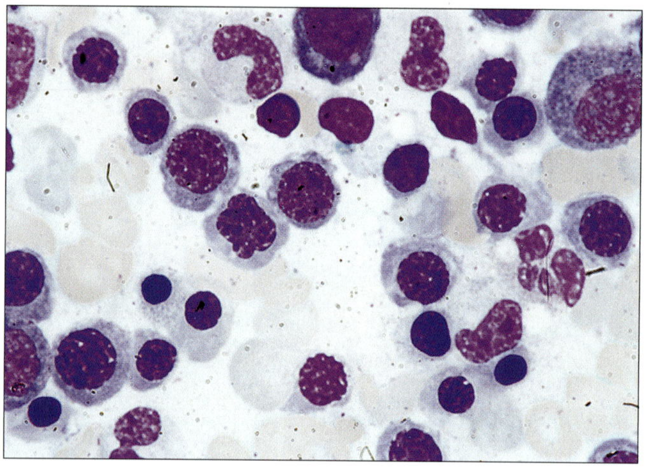

② 골수표본

2) 골수표본 (사진 ②)

- 골수표본에는 적혈모세포가 대부분을 점유하고 있다.
- 다염적혈모세포의 형태 이상은 분명하지 않지만, 정염적혈모세포에서는 세포질이 부족한 것과 Hb를 정상량 함유하는 것이 있다.

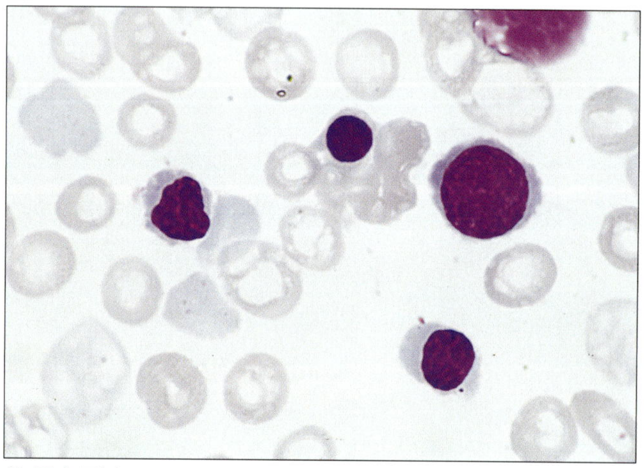

③ 골수표본

3) 골수표본 (사진 ③)

- 적혈모세포는 헴(heme) 합성 이상으로 세포질이 부족하다.
- 3시 방향에는 다염적혈모세포가 보이며, 3개의 소형 세포는 정염적혈모세포이다.

4) 골수조직표본 (사진 ④)

- 핵이 짙게 염색된 소형 세포(적혈모세포)를 다수 확인할 수 있으며, 적혈모세포과형성이 관찰된다.
- 세포밀도는 약간 과형성상을 나타내고 있다.

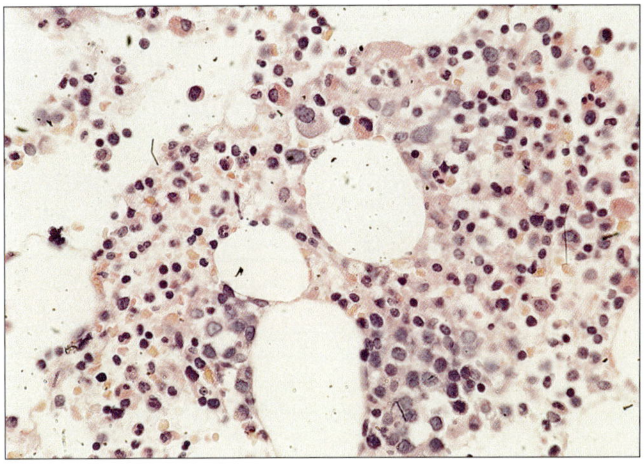

④ 골수조직표본

5) 골수도말 철 염색표본 (사진 ⑤)

- 중앙에 다수의 청록색으로 염색된 과립을 가진 적혈모세포가 보인다. 핵 주위의 1/3 이상에 철과립을 확인할 수 있는 적혈모세포를 고리철적혈모세포(ringed sideroblast)라고 부른다.

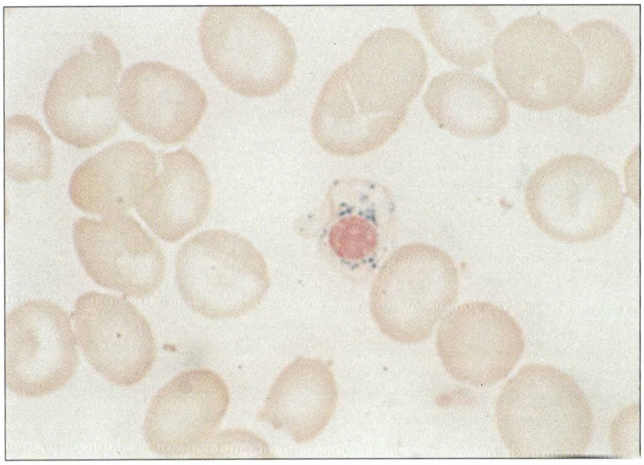

⑤ 골수도말 철 염색표본

6) 골수도말 철 염색표본 (사진 ⑥)

- 철적혈모세포빈혈(sideroblastic anemia)에는 고리철적혈모세포가 적혈모세포의 15% 이상 양성을 보인다.

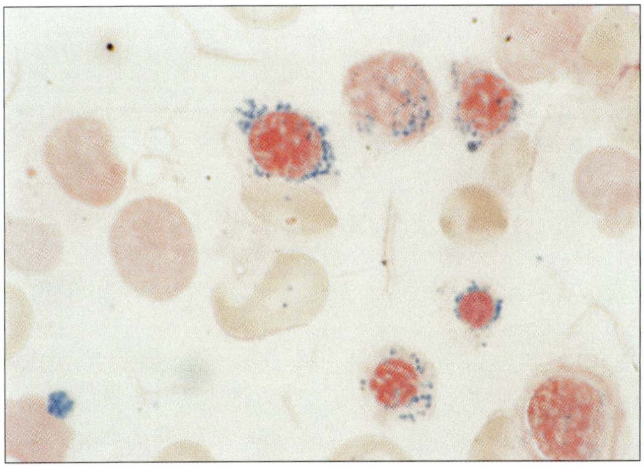

⑥ 골수도말 철 염색표본

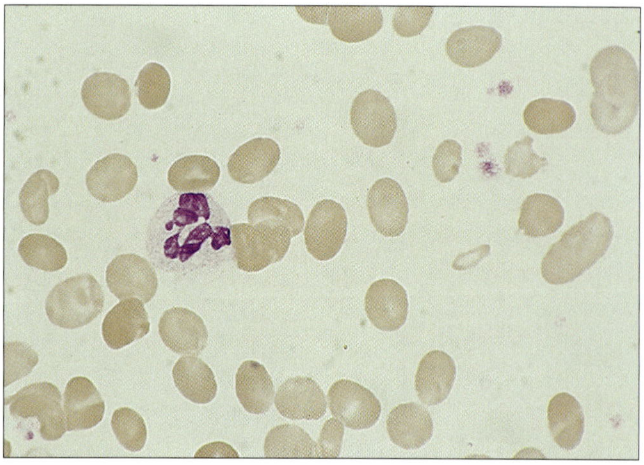

① 혈액표본

1) 혈액표본 (사진 ①)

- 거대적혈모세포빈혈(megaloblastic anemia)의 말초 혈액 표본은 난원형의 대적혈구와 함께 소형의 정형 적혈구도 증가하기 때문에 Price-Jones 곡선의 분포 폭은 넓으며 오른쪽으로 변해가고 있다.
- 최적 시야의 현미경상이지만 빈혈이 고도이기 때문에 적혈구의 분포가 균등하지 않다.

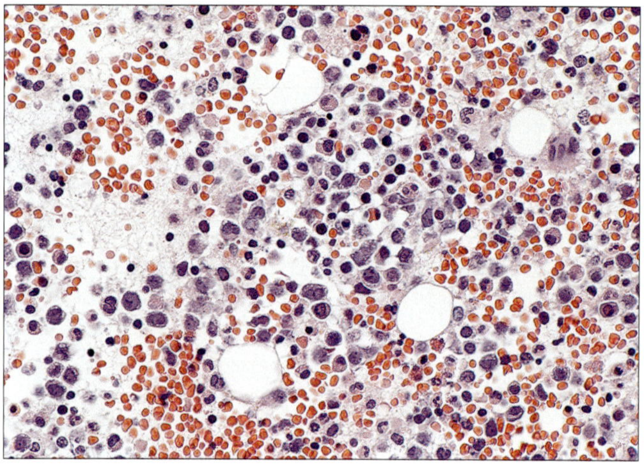

② 골수조직표본

2) 골수조직표본 (사진 ②)

- 조직표본은 골수구가 대부분을 점유하며 지방조직의 감소가 뚜렷하다.

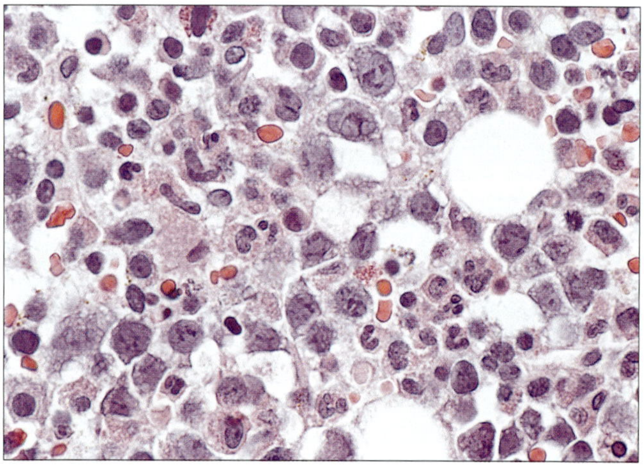

③ 골수조직표본

3) 골수조직표본 (사진 ③)

- 성숙 호중구의 크기와 비교하면 대형의 염기성이 강한 어린 적혈모세포(erythroblast)가 관찰된다.

4) 골수표본 (사진 ④)

- 핵이 짙게 염색된 호염기적혈모세포가 다수 확인된다.
- 핵이 짙은 혈구가 눈에 띄기 때문에 적혈모세포 과형성상이라는 것을 알 수 있다.

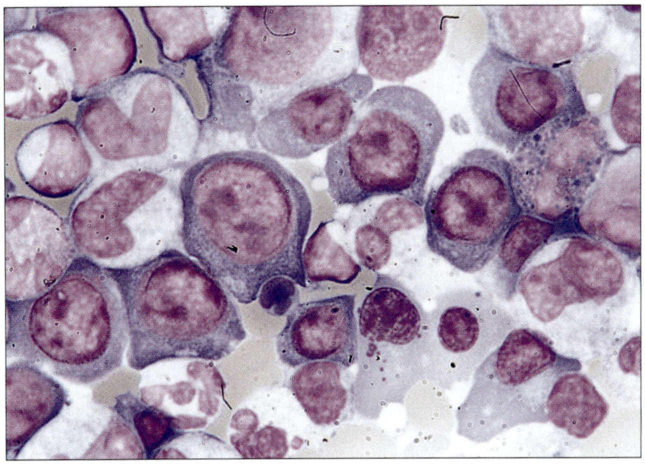

④ 골수표본

5) 골수표본 (사진 ⑤)

- 중앙에서 약간 왼쪽에 대형 전거대적혈모세포(promegaloblast)가 보이며, 양 옆에 핵의 성숙장애가 보이는 다염거대적모세포가 관찰된다.
- 3시 방향에 정염적혈모세포가 보인다.

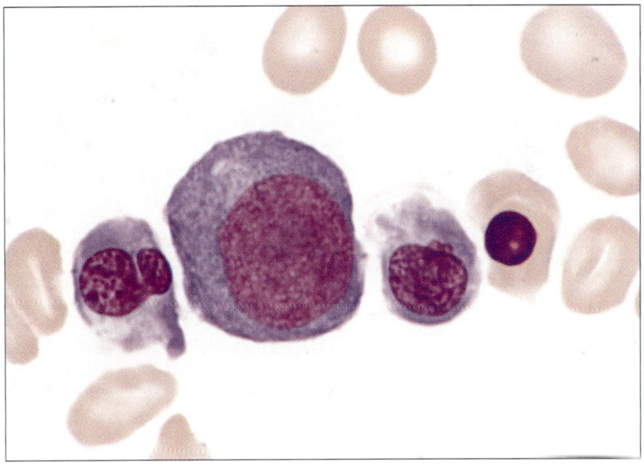

⑤ 골수표본

6) 골수표본 (사진 ⑥)

- 중앙에 과분엽의 거대호중구가 관찰된다.
- 거대적혈모세포빈혈에서는 이런 거대한 호중구를 자주 볼 수 있다.
- 중앙에서 약간 오른쪽에 거대후골수구가 관찰된다. 초심자는 단핵구로 잘못 판단할 수 있으므로 주의가 필요하다.
- 1시 방향에는 소림프구, 2시 방향에는 대혈소판이 관찰된다.

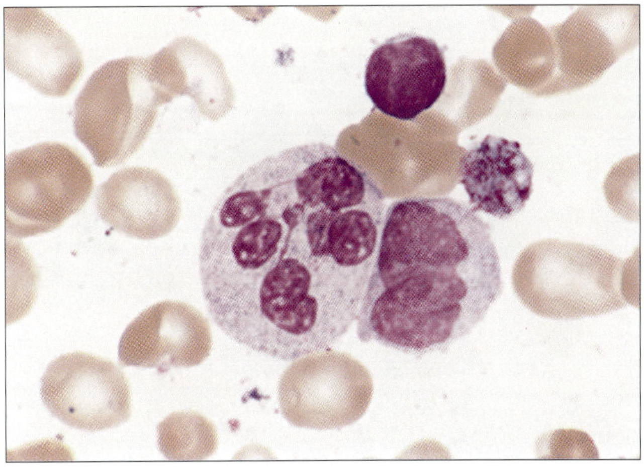

⑥ 골수표본

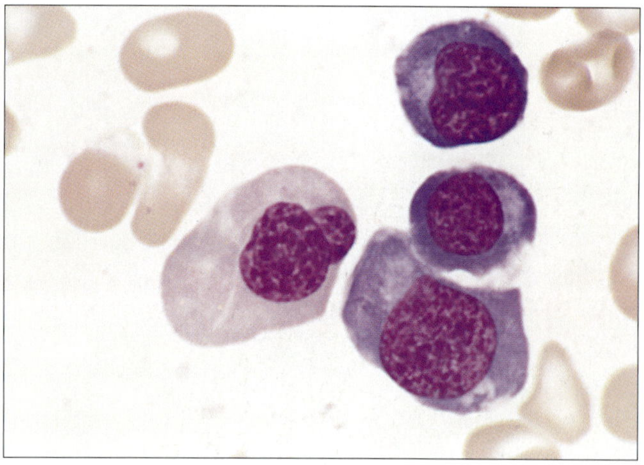

⑦ 골수표본

7) 골수표본 (사진 ⑦)

- 중앙에 핵의 형태이상과 성숙장애가 있는 정염거대적혈모세포가 관찰된다.
- 오른쪽에 보이는 3개의 세포는 다염거대적혈모세포이다.

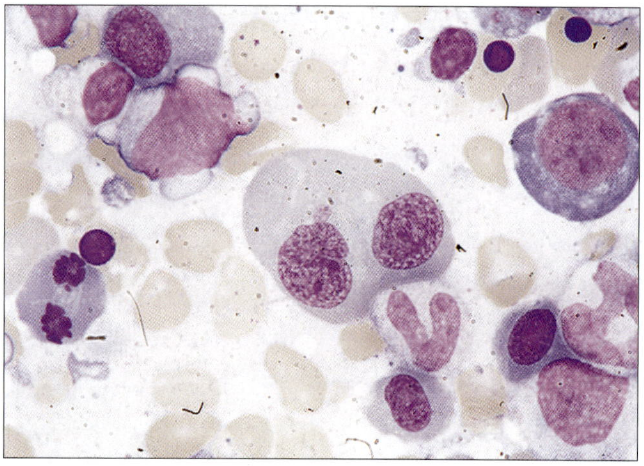

⑧ 골수표본

8) 골수표본 (사진 ⑧)

- 중앙의 2핵에 거대한 다염거대적혈모세포가 보인다.
- 2시의 방향에는 대형 호염기거대적혈모세포, 9시 방향에는 적혈모세포의 분열이 관찰된다.

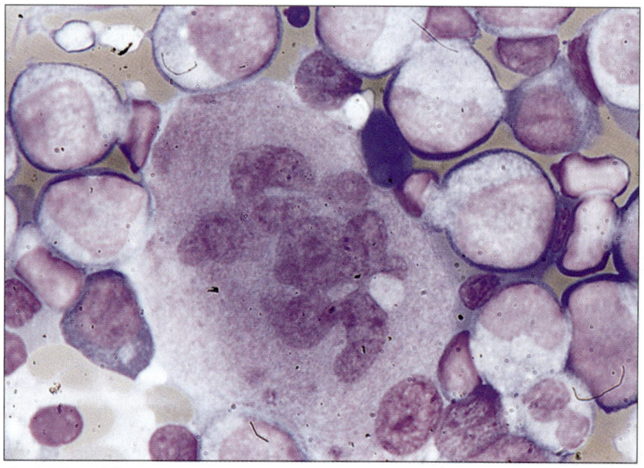

⑨ 골수표본

9) 골수표본 (사진 ⑨)

- 압좌표본에 보이는 거대핵세포이다.
- 거대적혈모세포빈혈은 자주 과분엽핵거대핵세포도 관찰된다.

2-4 유전구형적혈구증

1) 혈액표본 (사진 ①)

- 구형적혈구는 중앙 창백부위를 관찰할 수 없다.

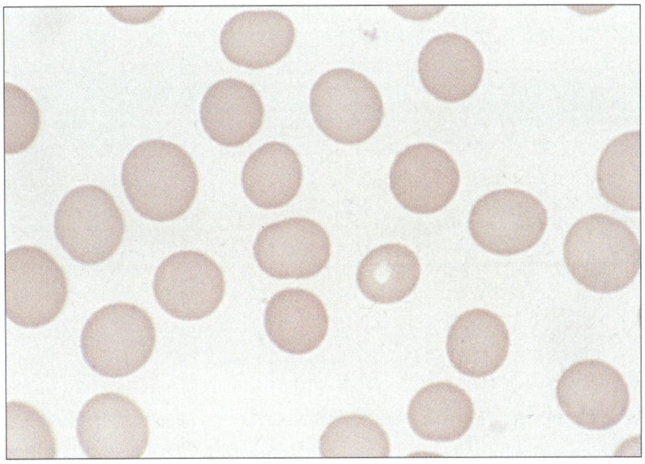

① 혈액표본

2) 혈액표본 (사진 ②)

- 적혈구 크기가 뚜렷하게 다르다.
- 소형 구형적혈구는 짙게 염색되고, 대형 적혈구는 다염성을 나타내는 그물적혈구(reticulocyte)로 생각된다.
- 하나의 성숙 호중구와 정염적혈모세포가 관찰된다.

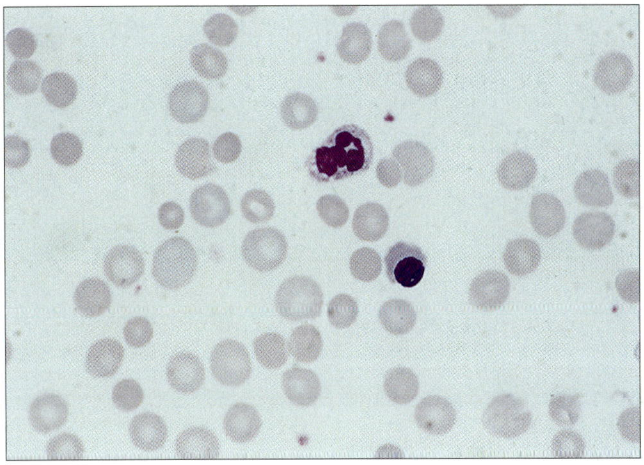

② 혈액표본

3) 골수표본 (사진 ③)

- 여러 가지 성숙단계의 적혈모세포가 다수 관찰된다(적혈모세포 과형성형태).
- 각 성숙단계의 적혈모세포 형태는 정상이다.

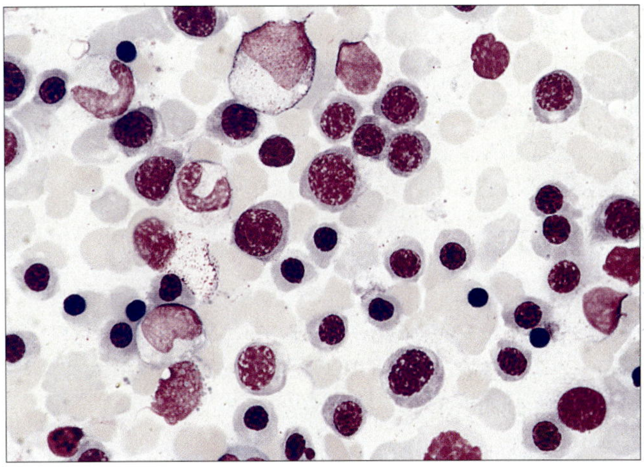

③ 골수표본

2-5 지중해빈혈(thalassemia)

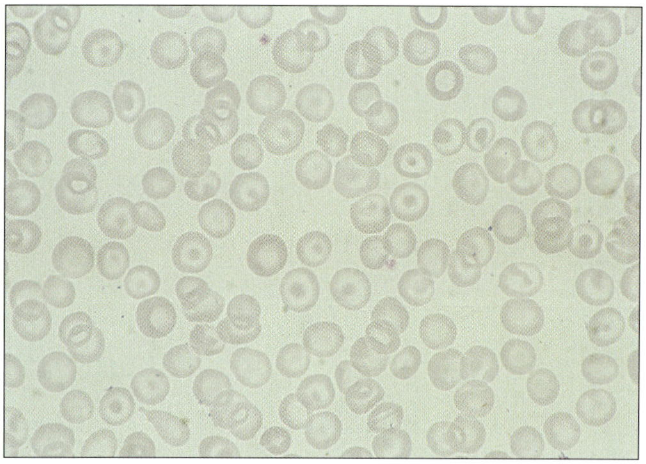

① 혈액표본

1) 혈액표본 (사진 ①)

- 말초혈액의 적혈구 형태가 표적형태를 보인다(표적적혈구).

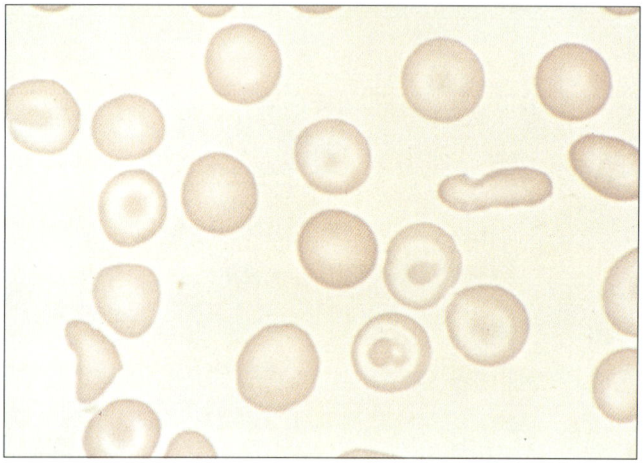

② 혈액표본

2) 혈액표본 (사진 ②)

- 적혈구의 확대한 형태를 나타내었다.
- 표적적혈구 이외의 중앙의 중앙 창백부위가 넓은 것, 형태 이상이 보이는 적혈구가 관찰된다.

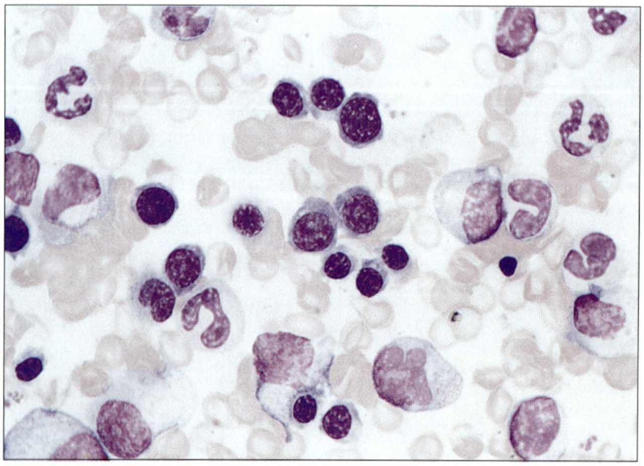

③ 골수표본

3) 골수조직표본 (사진 ③)

- 핵이 짙게 염색된 적혈모세포계의 세포와 과립구계 세포가 거의 같은 수가 보여 적혈모세포의 증가가 관찰된다.
- 적혈모세포의 성숙단계도 다르며, 핵이 성숙한 세포가 많다.

1) 혈액표본 (사진 ①)

- 불안정 Hb가 생겨 적혈구의 형태변화가 생긴다.
- 11시 방향에 정염적혈모세포의 출현이 보인다.
- 4시 방향에는 Howell-Jolly 소체가 보이는 적혈구가 관찰된다.

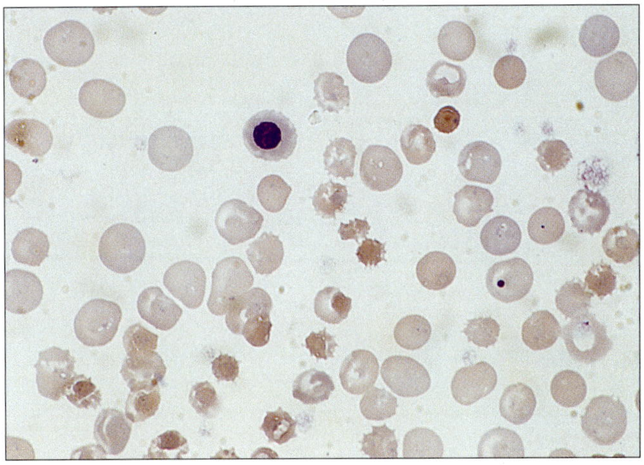

① 혈액표본

2) 혈액표본 (사진 ②)

- 적혈구의 현저한 형태 이상이 관찰되며, 적혈구가 공 모양으로 변한 것도 보인다.
- 적혈구 안에 작은 흰 반점같이 보이는 부분은 불안정 Hb가 응축 침전되어 Heinz 소체가 된 것으로, May–Giemsa 염색 등의 보통 염색법으로는 염색되지 않으므로 공포형상으로 색이 빠진 것처럼 보인다.

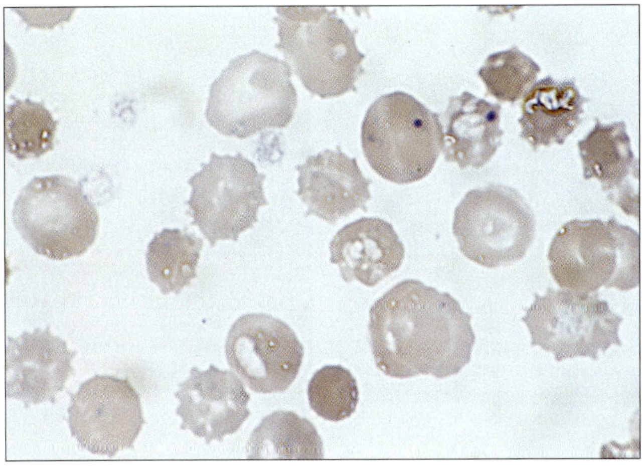

② 혈액표본

3) 골수표본 (사진 ③)

- 소형 성숙 적혈모세포가 다수 관찰된다.
- 과립구계를 시작으로 특히 백혈구의 형태 이상을 볼 수 있다.

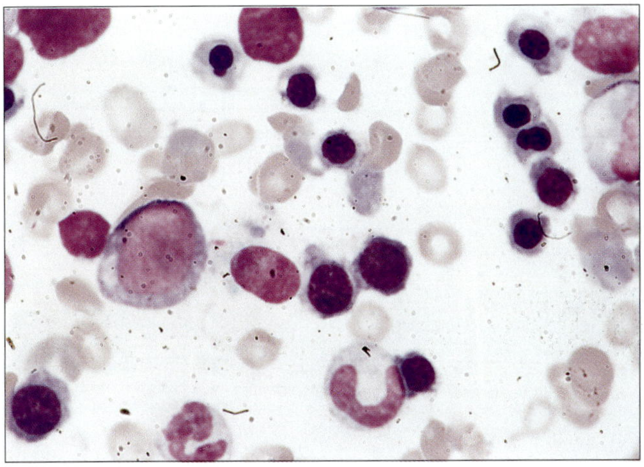

③ 골수표본

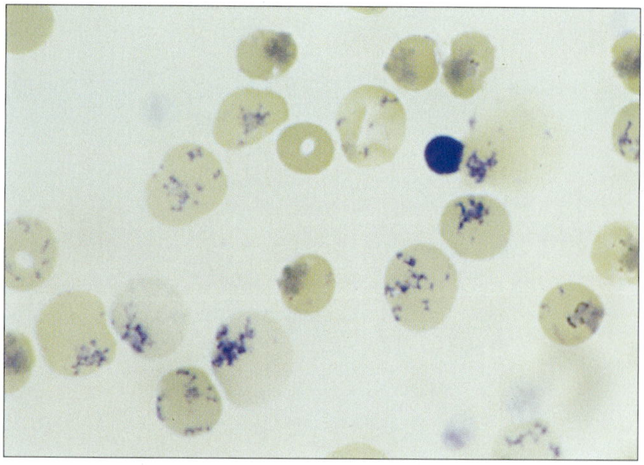

④ 초생체 염색표본(new methylene blue)

4) 초생체 염색표본 (사진 ④)

- 불안정 Hb 이상증의 그물적혈구상이다.
- 적혈구 대부분이 new methylene blue에 염색된 그물적 혈구이다.

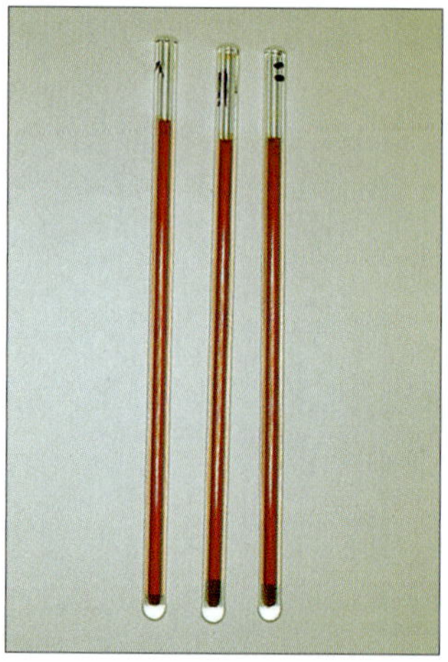

⑤ 모세관법 열변성 시험

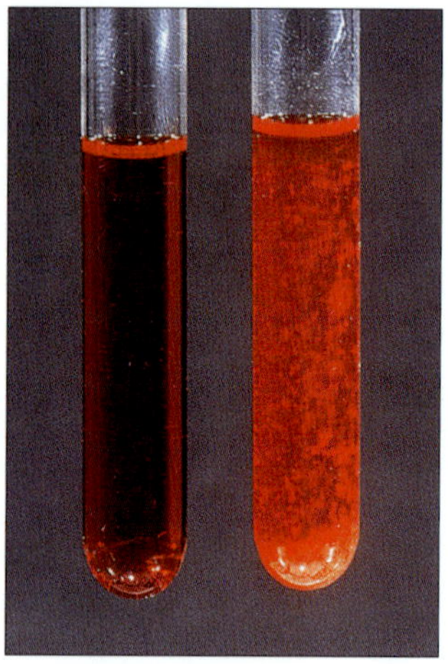

⑥ 열변성 시험 10분 후

5) 열변성 시험 (사진 ⑤, ⑥)

- 불안정 Hb 이상증의 두 가지 예로 열변성 시험을 시행한 성적을 나타내었다.
- 모세관법(사진 ⑤)에서는 대조 C(왼쪽 끝)와 비교하면 2증례(오른쪽)가 변성 Hb 침전량이 많은 것을 알 수 있다.
- 시험관법(사진 ⑥)에서 시행한 열변성 시험에서는 대조 C(왼쪽)에 비해 P1(오른쪽)에서 현저한 Hb의 변성이 관찰된다.

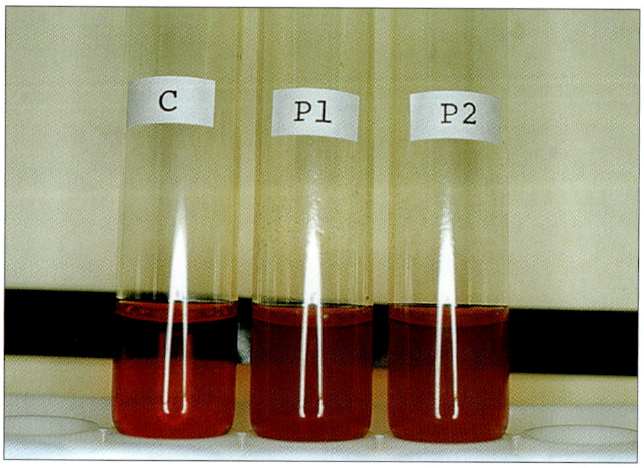

⑦ 아이소프로판올(isopropanol) 시험

6) 아이소프로판올(isopropanol) 시험 (사진 ⑦)

- 두 가지 예의 불안정 Hb 이상증(P1, P2 증례) 아이소프로판올(isopropanol) 시험의 성적이다. C와 비교하면 틴들(Tyndall) 현상 때문에 배경의 흑색 투과성이 불량하다.

2-7 발작야간혈색소뇨증(PNH)

1) 골수표본 (사진 ①)

- 핵이 짙게 염색된 적혈모세포계 세포와 핵이 흐리게 염색된 과립구계 세포 비율은 약 1 : 1이며, 적혈모세포계의 세포비율이 높고 M/E 비는 낮다.
- 말초혈액에서는 범혈구 감소를 확인할 수 있고, 혈구의 형태이상을 확인할 수 없다.

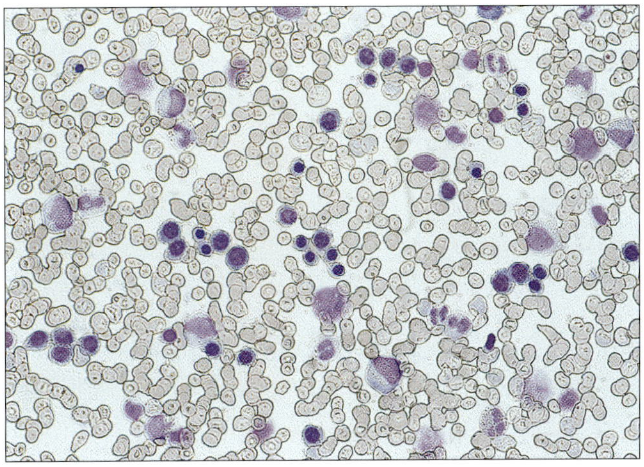

① 골수표본

2) 골수표본 (사진 ②)

- 적혈모세포의 과형성상을 확인할 수 있다.
- 적혈모세포의 형태는 정상이지만, 용혈발작의 반복으로 인한 혈색소뇨 증상은 체내 철분을 감소하게 하고, 이로 인하여 철결핍빈혈에서 볼 수 있는 세포질이 부족한 적혈모세포가 출현한다.

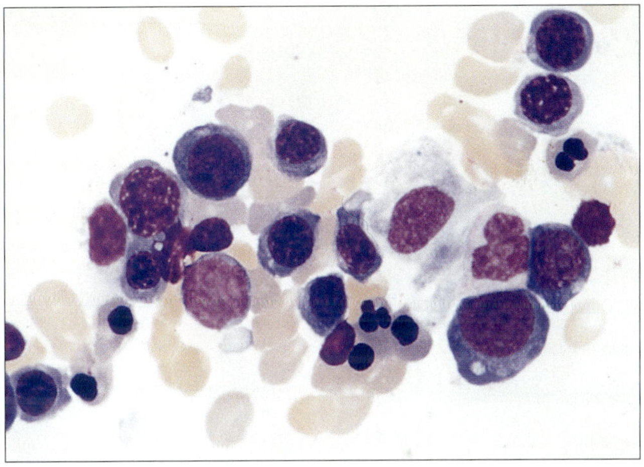

② 골수표본

3) 골수 압좌표본 (사진 ③)

- 핵이 짙게 염색된 적혈모세포가 다수 관찰된다.
- 4시~5시 방향에서 보이는 대형 호염기성 세포도 적혈모세포의 유약세포이다.

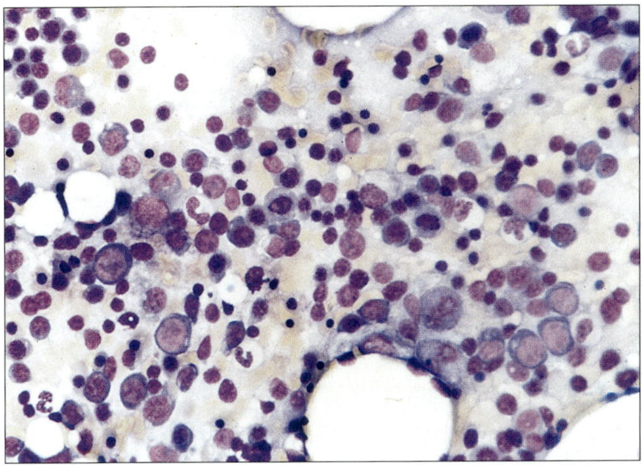

③ 골수조직표본

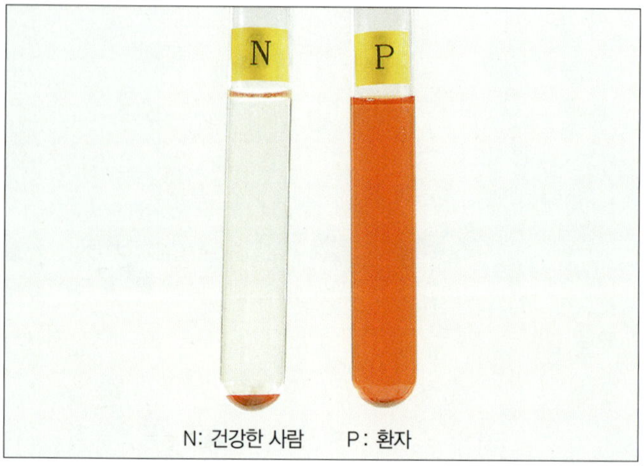

④ 설탕물 시험

4) 설탕물 시험 (사진 ④)

- 오른쪽(P)의 환자 혈액을 넣은 것에서는 환자 적혈구가 용혈하여 상층부는 적색을 나타낸다. 왼쪽(N)의 건강한 사람의 혈액은 비용혈로, 상층부는 무색투명하며, 적혈구는 시험관 밑에 침전된다.
- 10% 이상의 용혈도가 양성이다.

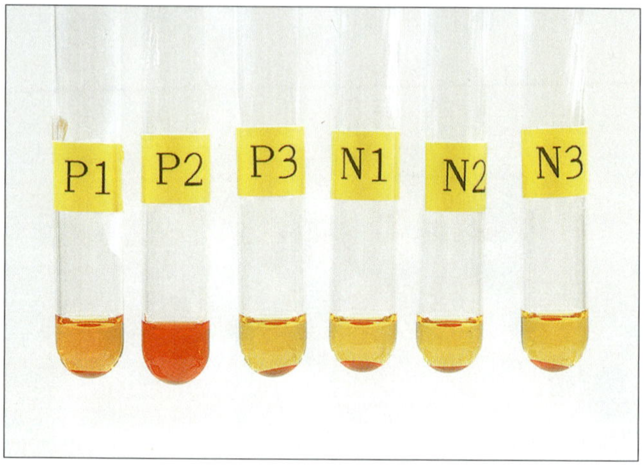

⑤ 햄(Ham) 시험

5) 햄(Ham) 시험 (사진 ⑤)

- 시험관 P1~P3의 예는 환자 적혈구, N1~N3의 예는 건강한 사람의 적혈구이다.
- 시험관 P1의 예와 N1의 예는 신선 혈청, P2의 예와 N2의 예는 산성화 신선 혈청, P3의 예와 N3의 예는 비활성화 혈청이다.
- 햄(Ham) 시험의 양성 소견은 시험관 P1의 예가 용혈도 ±~+, 시험관 P2의 예가 용혈도 +~3+를 나타내며, 이외의 시험관에는 용혈을 확인할 수 없다.

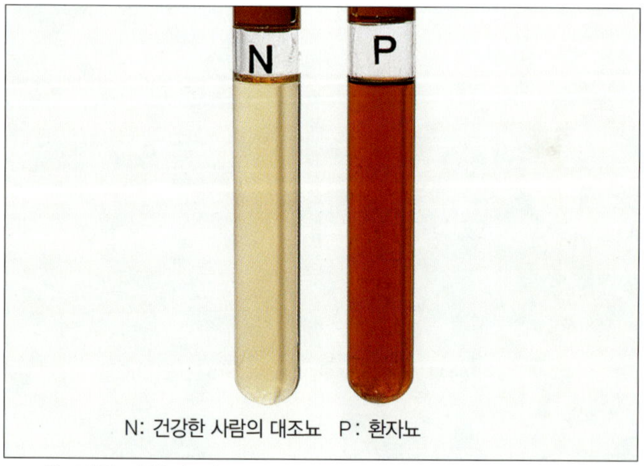

⑥ 이른 아침 소변

6) 혈색소뇨 (사진 ⑥)

- PNH 증례에서는 이른 아침 제1뇨에 갈색(콜라색)조의 소변이 배출된다.

1) 혈액표본 (사진 ①)

- 빈혈이 뚜렷하며 두터운 도말 부위의 시야에도 백혈구 및 혈소판이 눈에 띄게 줄어 있으며, 본 시야에서는 백혈구로서 림프구가 중앙에서 약간 오른쪽에 관찰된다.

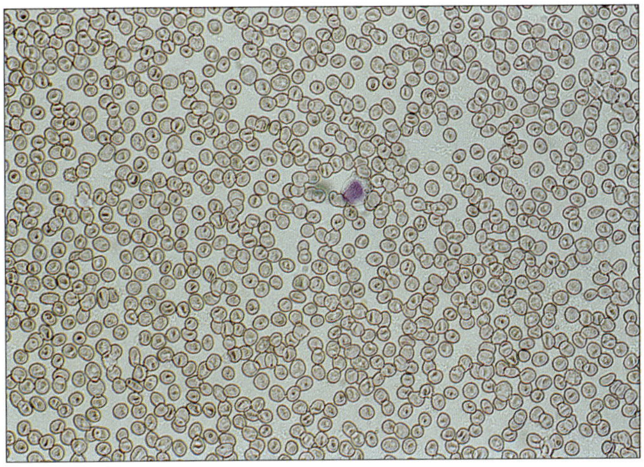

① 혈액표본

2) 골수 압좌표본 (사진 ②)

- 골수 도말표본은 유핵세포가 현저하게 감소하여 있다.
- 본 시야는 골수 압좌표본의 유핵세포가 많은 시야를 선택했지만 림프구, 단핵구 및 형질세포로 점유되어 호중구가 2~3시 방향으로 1개 관찰될 뿐이다.

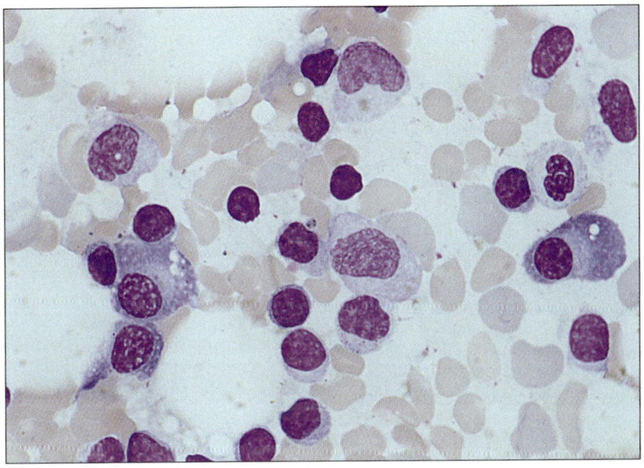

② 골수 압좌표본

3) 골수조직표본 (사진 ③)

- 골수의 조직표본은 뚜렷한 저세포성(hypcellularity)을 보인다.
- 골수구가 적으며 지방조직이 증가해 있다.
- 거대핵세포도 관찰되지 않는다.
- 이런 소견은 백혈구의 화학요법 직후 표본에도 보인다.

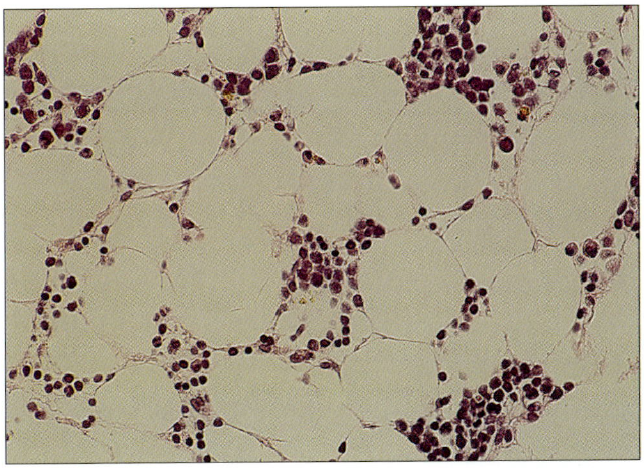

③ 골수조직표본

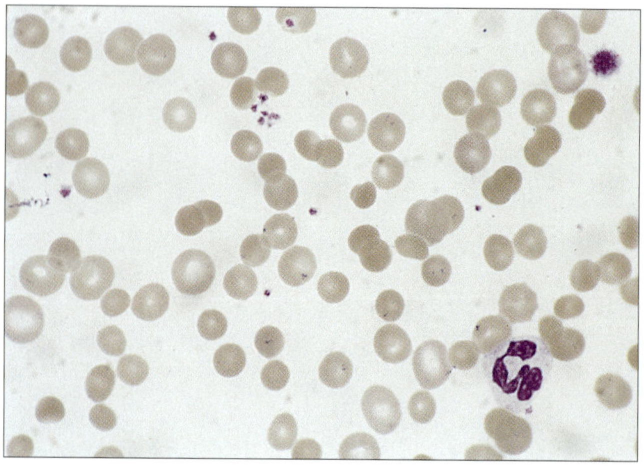

① 혈액표본

1) 혈액표본 (사진 ①)

- 짙게 염색된 소형 구형적혈구가 다수 보인다.
- 구형적혈구는 부착경향이 보여 적혈구의 응집상이 관찰된다.

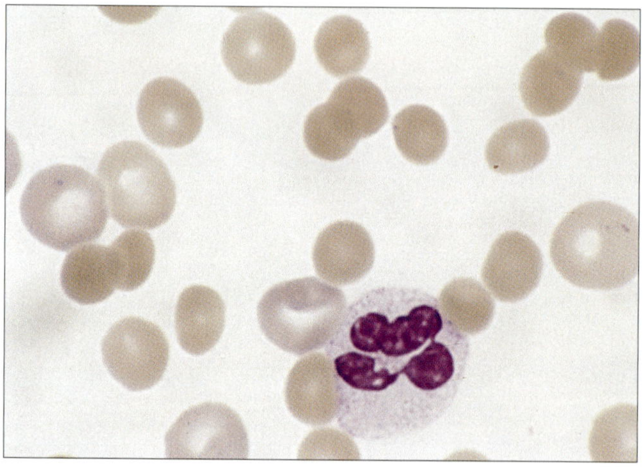

② 혈액표본

2) 혈액표본 (사진 ②)

- 사진 ①의 강 확대표본을 나타낸 것이다.
- 적혈구의 중앙 창백부위가 보이지 않는 적혈구(구형적혈구)와 그 응집현상이 뚜렷해져 있다.
- 큰 적혈구는 그물적혈구라고 생각되며, 약간 다염성을 나타내고 있다.

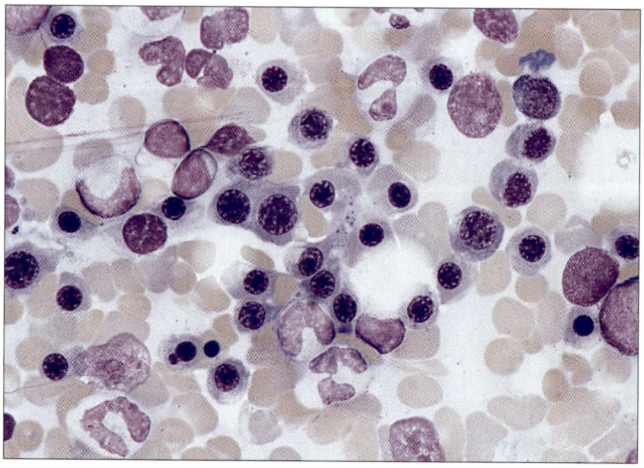

③ 골수표본

3) 골수표본 (사진 ③)

- 사진 ③의 강 확대표본을 나타낸 것이다.
- 적혈모세포는 과형성상을 나타내며, 비교적 소형의 성숙형 적혈모세포를 확인할 수 있다.
- 각 적혈구 세포질의 Hb 생성능은 정상이다.

2-10 선천적혈구형성이상빈혈

1) 혈액표본 (사진 ①)

- 커다란 거대적혈구가 보인다. 이 대형 적혈구들은 유사 타원형을 나타내며, 약간 푸른빛을 띠며, 다염성을 나타낸다.
- 소림프구나 성숙 호중구의 크기는 거의 일정하며, 대형 적혈구의 판정에 이용한다.

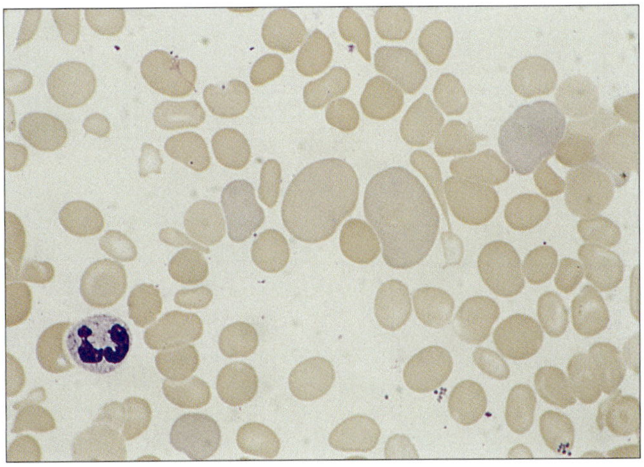

① 혈액표본

2) 골수표본 (사진 ②)

- 적혈모세포가 다수를 점유하고 있다.
- 적혈모세포의 대부분은 성숙형이지만 호중구와 비교하면 대형의 형태를 나타내는 것도 많다.

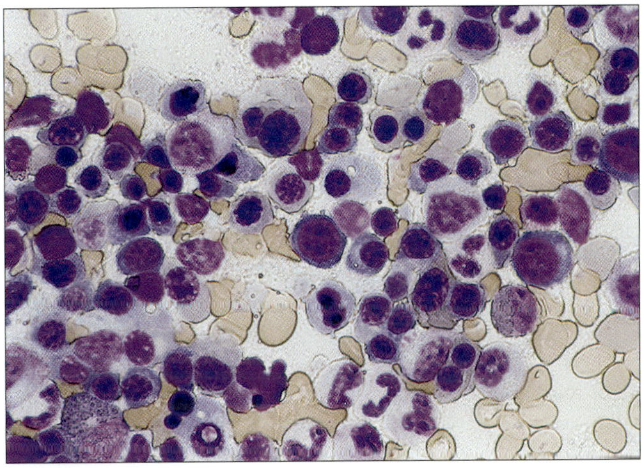

② 골수표본

3) 골수표본 (사진 ③)

- 적혈모세포가 다수 관찰되고, 적혈모세포의 핵 이상을 볼 수 있다.
- 적혈모세포의 핵은 2핵이나 핵이 톱날 모양을 나타내는 것이 관찰된다.

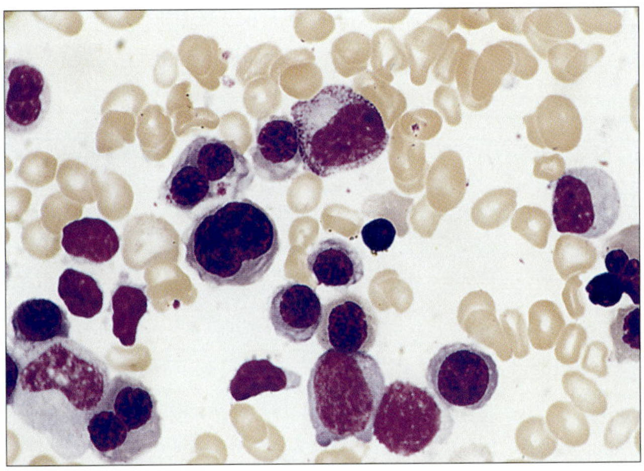

③ 골수표본

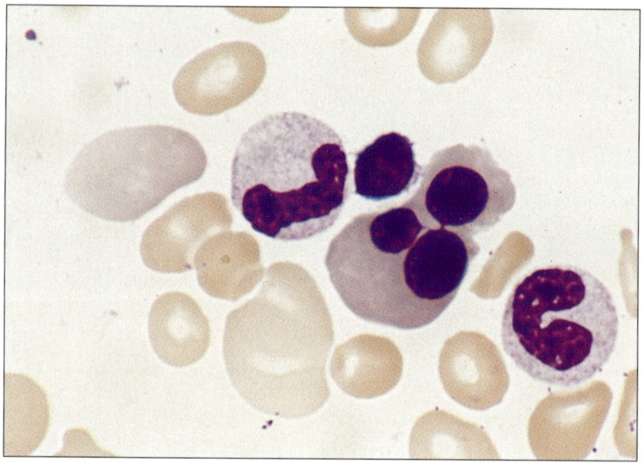

④ 골수표본

4) 골수표본 (사진 ④)

- 대형이며 3분엽을 나타낸 이상 적혈모세포가 관찰된다.
- 주변에서 보이는 호중구보다 큰 적혈모세포가 나타난다.

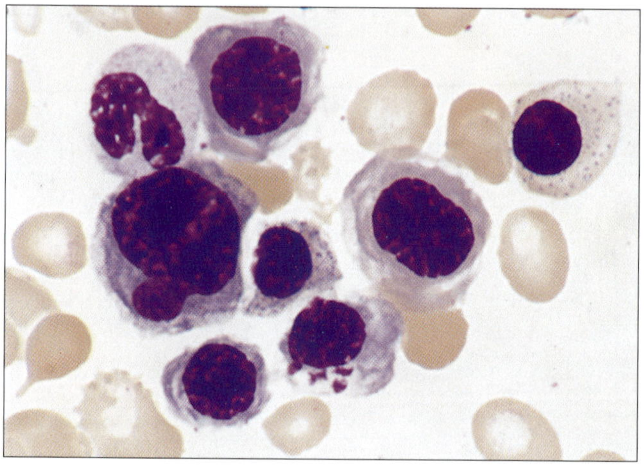

⑤ 골수표본

5) 골수표본 (사진 ⑤)

- 대형 적혈모세포 이외에 핵 형태의 이상을 나타내는 적혈모세포가 관찰된다.
- 세포분열 시 염색체가 분리되지 않은 것으로 생각되는 적혈모세포가 관찰된다.

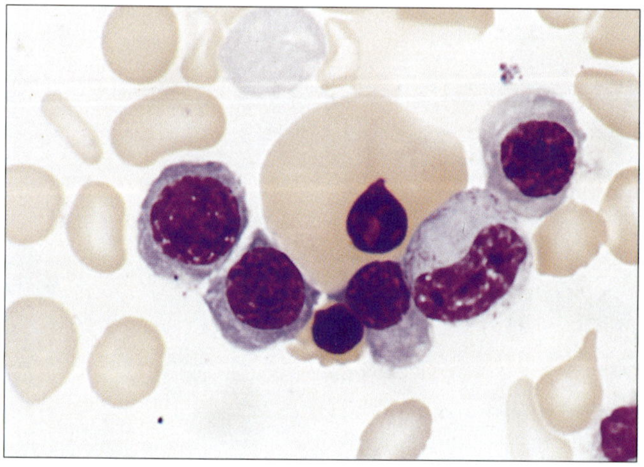

⑥ 골수표본

6) 골수표본 (사진 ⑥)

- 중앙에 거대한 정염적혈모세포라고 생각되는 세포가 관찰된다.
- 거대한 적혈모세포의 핵에도 성숙장애가 보인다.

제 3 장

백혈구계의 기초적 지식

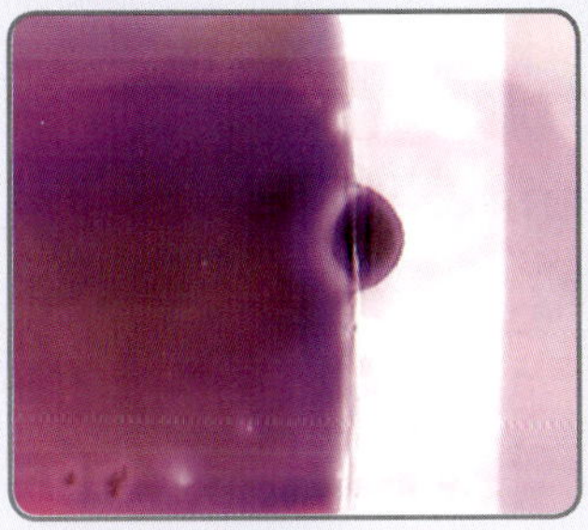
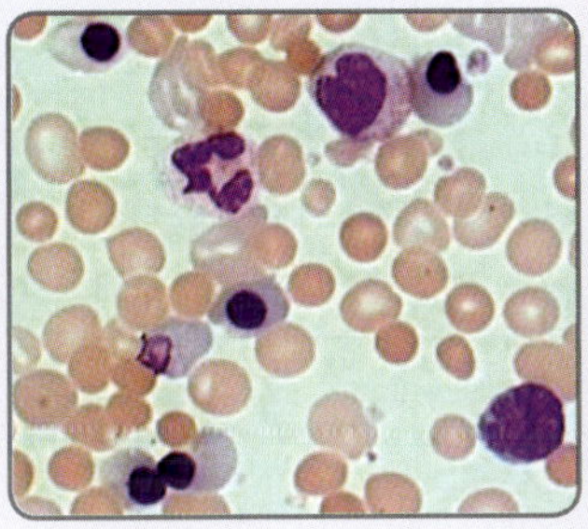
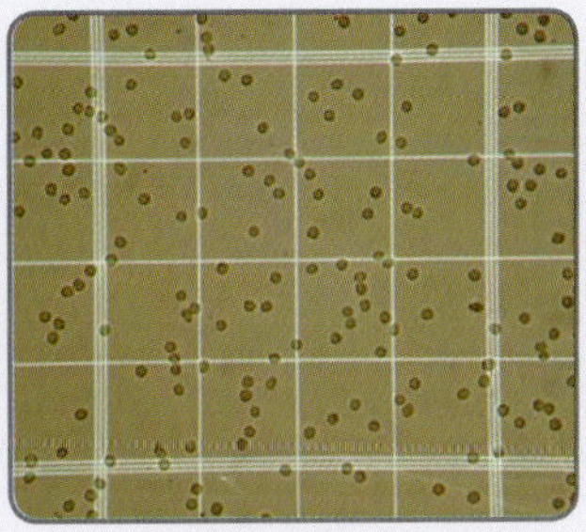

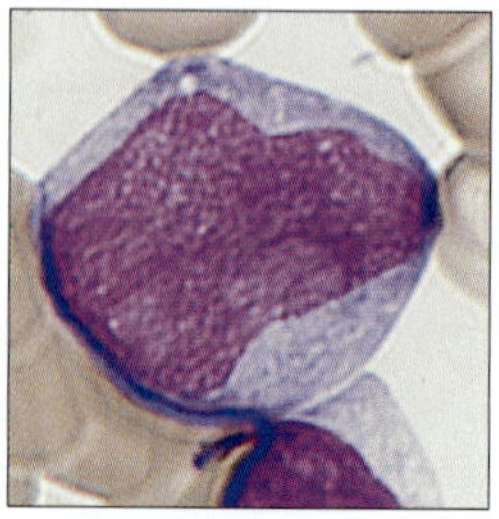
①

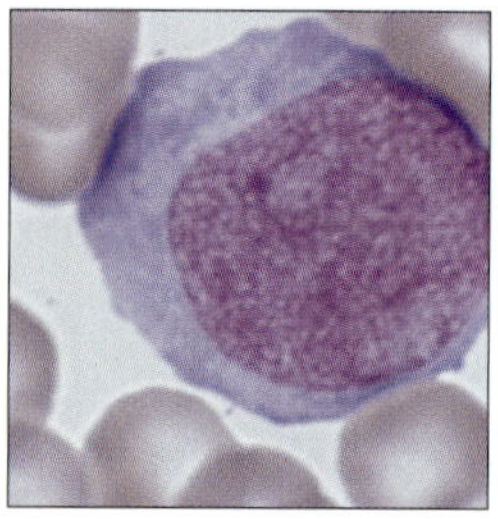
②

1) 골수모세포(myeloblast) (사진 ①, ②)

- 핵은 대형이며, 원형~계란형, 핵 염색질 구조는 점상~섬세망상을 나타내지만 엷다.
- 핵소체는 2~5개의 원형~계란형이며, 뚜렷하게 담청색으로 염색되어 있다.
- 세포질은 적고 염기성을 나타내지만 전적혈모세포보다 푸른빛이 엷다. 과립은 보이지 않는다.

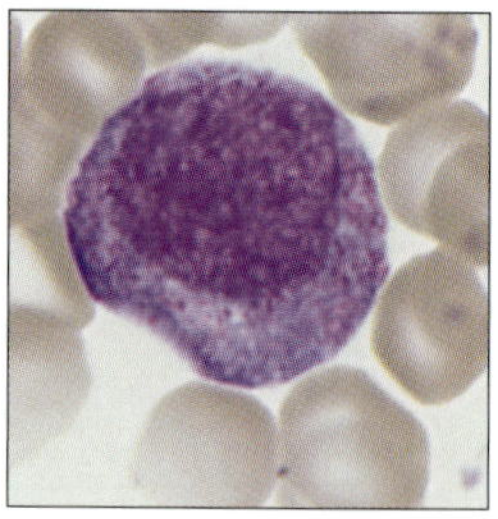
③

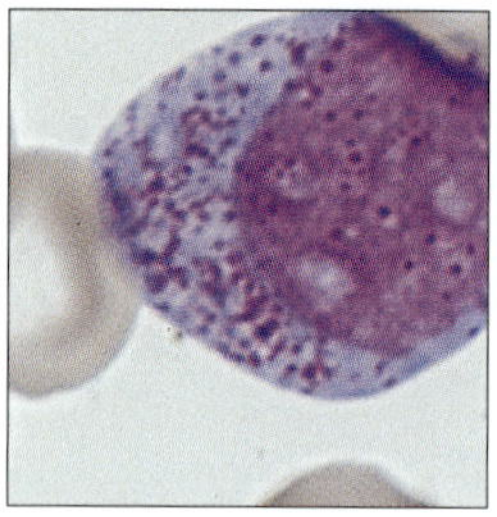
④

2) 전골수구(promyelocyte) (사진 ③, ④)

- 핵은 대형이며, 원형~타원형, 핵 염색질 구조는 망상으로, 골수모세포보다 거칠다.
- 핵소체는 1~3개로, 일부 경우에 관찰되지 않을 수도 있다.
- 세포질은 적고 염기성을 나타내지만 골수모세포보다 통상적으로 엷다. 짙은 자색~자홍색의 크고 작은 아주르성(azurophil) 과립이 수 개~다수 보인다.

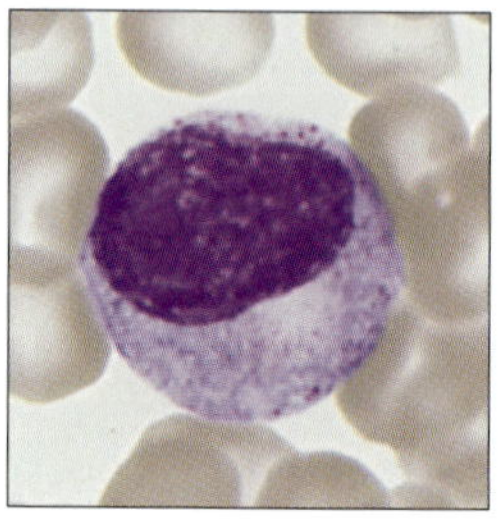
⑤

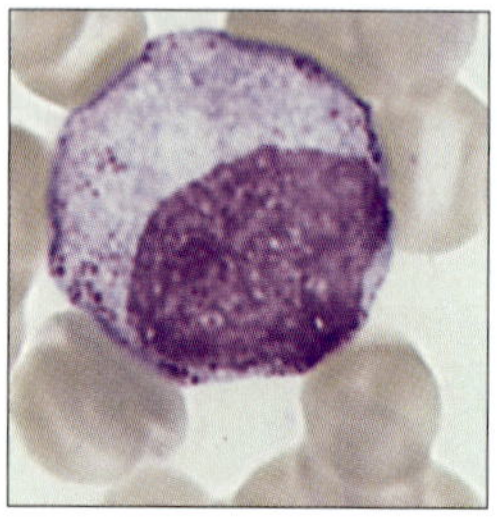
⑥

3) 골수구(myelocyte) (사진 ⑤, ⑥)

- 핵은 원형~계란형이며, 핵 염색질 구조는 약간 거칠고 부염색질(parachormatin)이 핵 안 사이사이에 드물게 관찰된다.
- 세포질은 중등도로, 염기성은 거의 빠지고 핑크색의 특수 과립이 보인다. 아주르성(azurophil) 과립은 소수 존재하지만 거의 보이지 않는다.

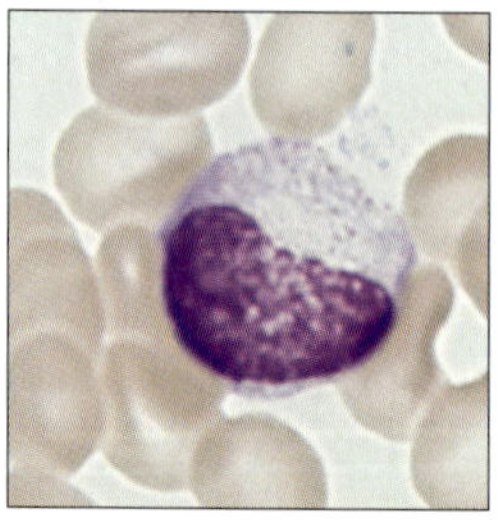
⑦

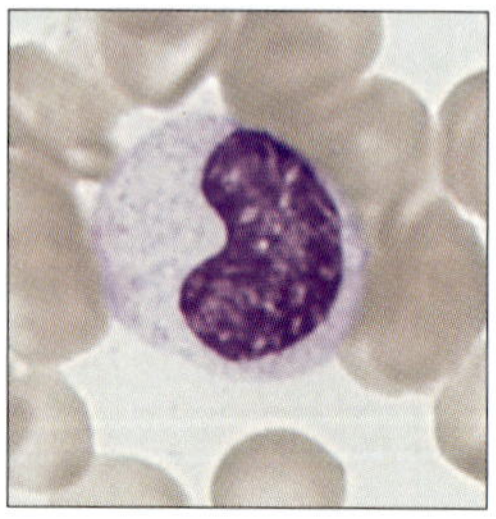
⑧

4) 후골수구(늦골수구, metamyelocyte) (사진 ⑦, ⑧)

- 핵 염색질 구조는 거칠고, 부염색질도 드문드문 보인다. 간상(띠)호중구와는 핵의 짧은 지름/긴 지름이 1/3보다 큰 것으로 구별한다.
- 세포질은 상당히 많고 핑크색의 특수과립이 전체적으로 나타난다.

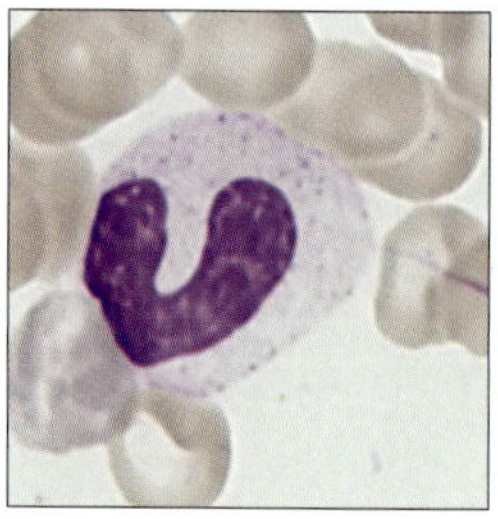
⑨

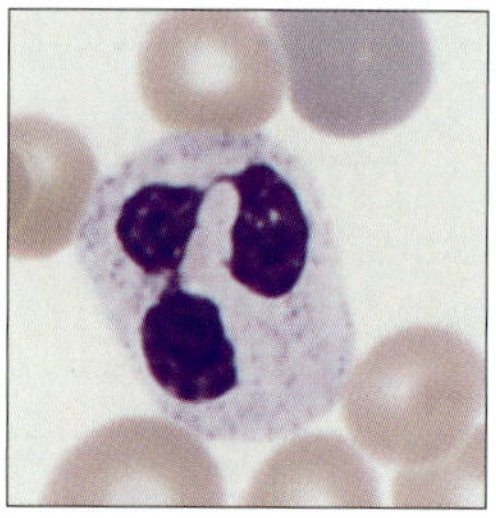
⑩

5) 성숙 호중구(neutrophil) (사진 ⑨, ⑩)

- 밴드(띠)호중구(띠호중구, band neutrophil)의 핵은 소시지 형태 또는 띠 형태를 나타낸다.
- 분엽핵호중구(segmented neutrophil)의 핵은 1곳 또는 2곳 이상이 크게 잘록하거나 혹은 핵사에서 핵이 나누어진다. 성숙 호중구의 세포질은 넓고 핑크색을 나타낸다.

3-2 호산구계의 성숙과정과 형태

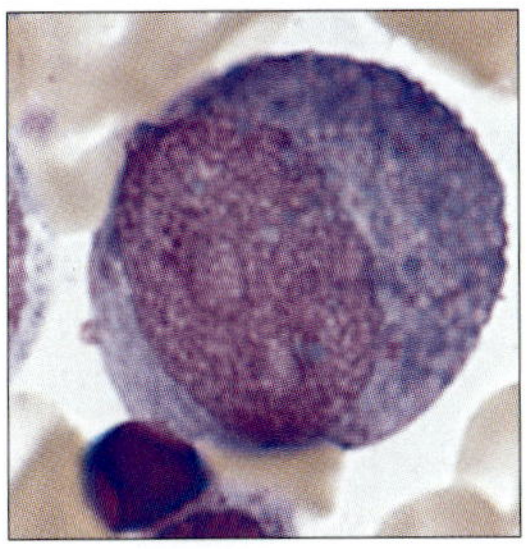
①

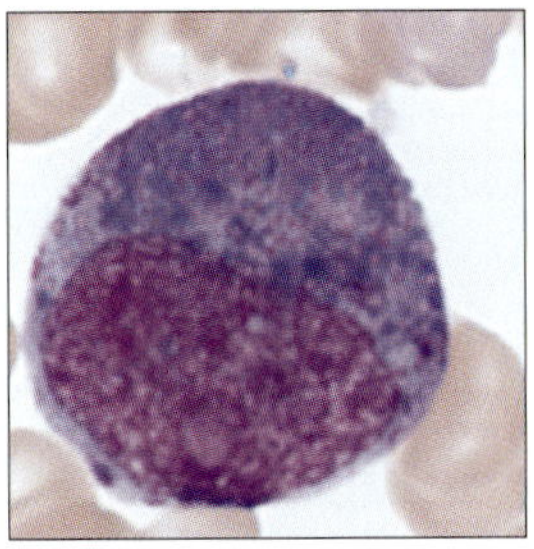
②

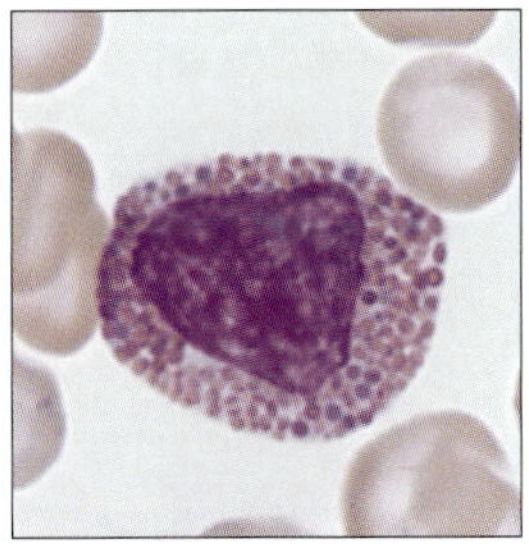
③

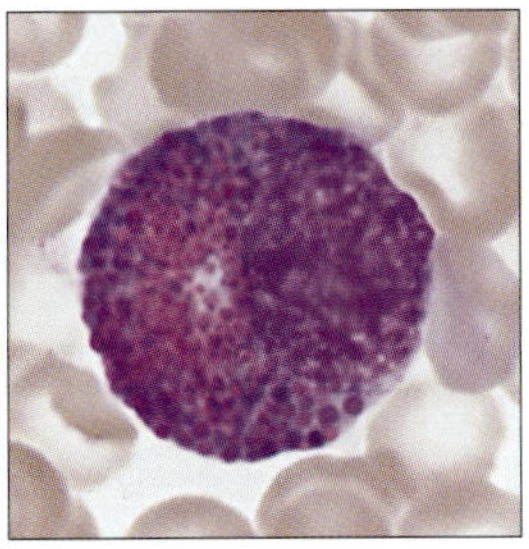
④

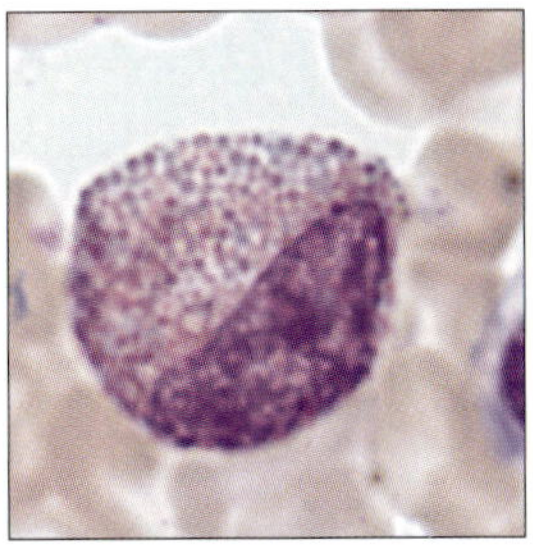
⑤

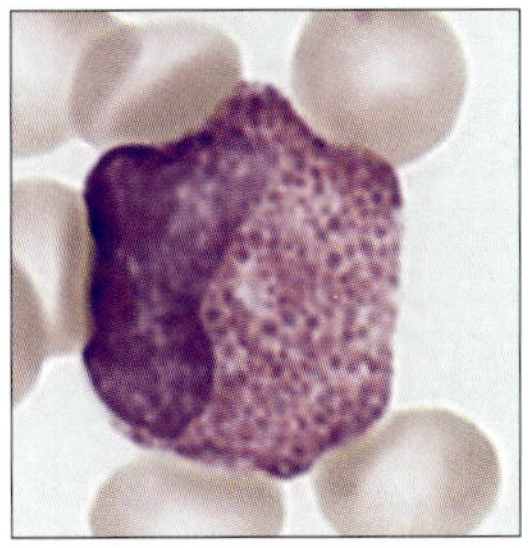
⑥

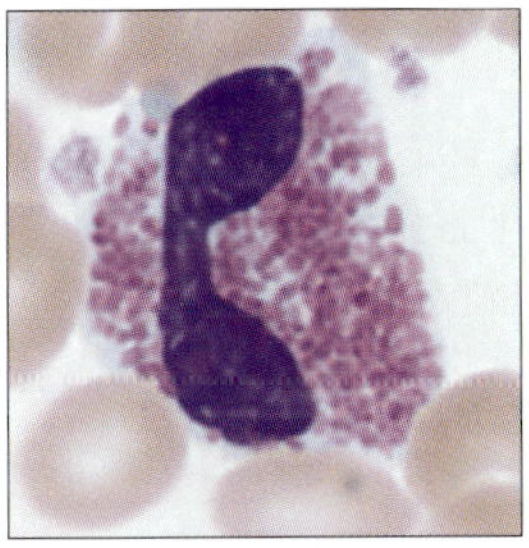
⑦

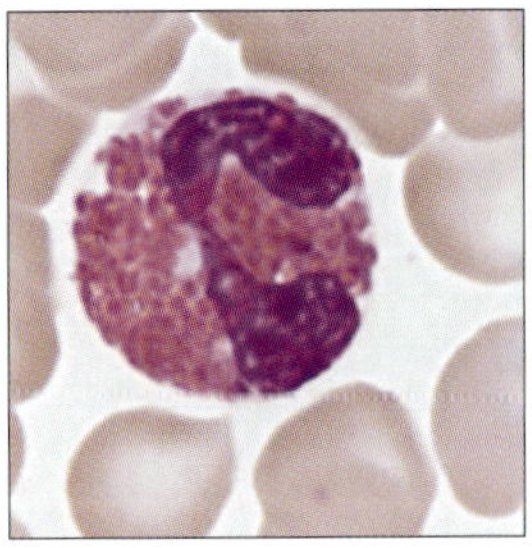
⑧

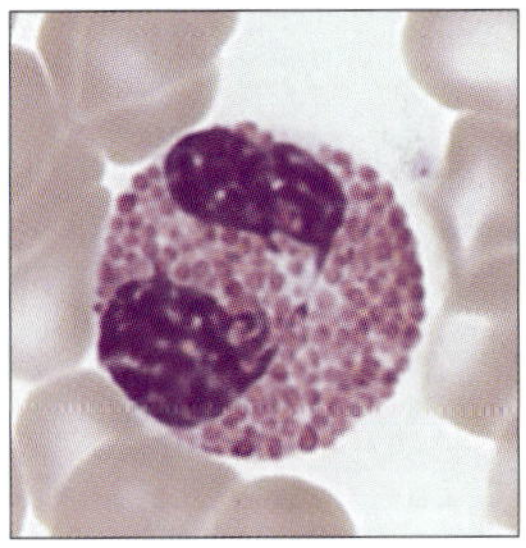
⑨

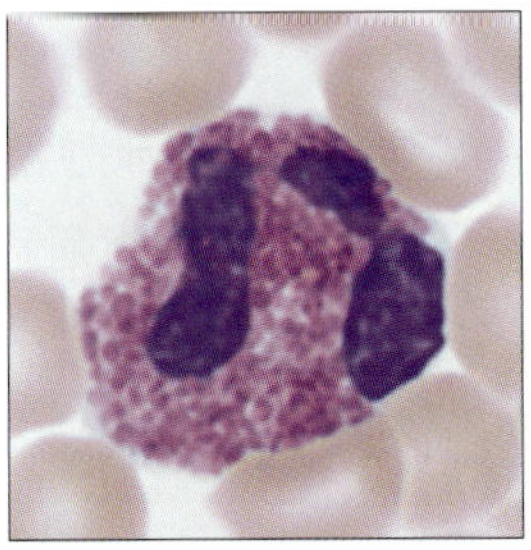
⑩

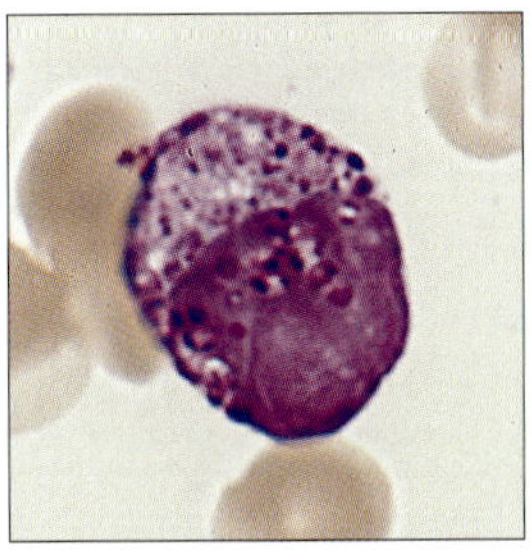
⑪

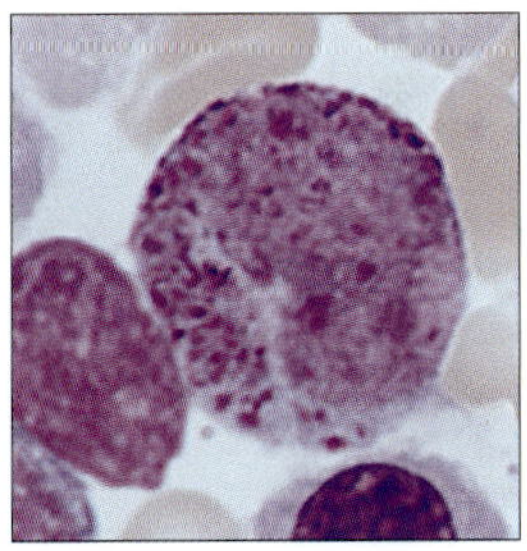
⑫

- 호산구는 세포질 안에 대형이고 균등한 크기의 과립(약 0.5 μm)이 가득 채워져 있다. 과립은 에오신(eosin) 호성으로 붉은빛을 띠고 있는 것처럼 보이지만 유약한 전골수구나 골수구의 성숙단계에서는 과립 일부는 호염기성을 나타내며 파란색으로 물들어 보인다.

  ① **호산성전골수구** ② **호산성전골수구** ③ **호산성골수구**
  ④ **호산성골수구** ⑤ **호산성후골수구** ⑥ **호산성후골수구**
  ⑦ **밴드(띠)호산구** ⑧ **밴드(띠)호산구** ⑨ **2분엽핵호산구**
  ⑩ **3분엽핵호산구**

- 호염기구의 유약세포를 호산구와 대조해서 사진 ⑪, ⑫에 나타내었다. 호염기성 과립은 과립 안의 성분 때문에 이염성으로 물들어 암청자색으로 보이고, 0.3~0.8 μm인 크기가 일정치 않은 과립이며, 또한 이 과립은 염색과정에서 녹아버려 공포가 되는 일이 있다.
- 그리고 호염기구의 핵 구조는 뚜렷하지 않은 경우가 많아서 일상 검사에서는 호염기구의 분류를 할 때 성숙 호염기구와 호염기성 골수구라는 2가지로 나뉘고 있다.

  ⑪ **호염기성골수구** ⑫ **호염기성골수구**

3-3 말초혈액에서 관찰되는 백혈구

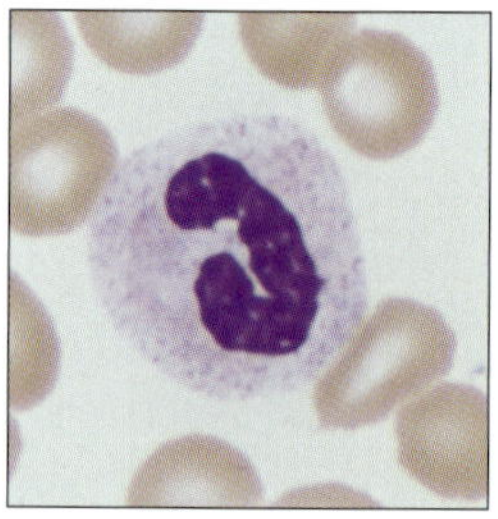

①

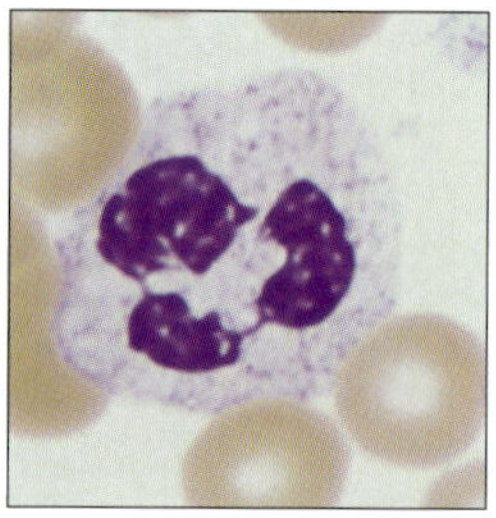

②

1) 호중구 (사진 ①, ②)

- 밴드(띠)호중구와 분엽핵호중구를 나타내었다.
- 간상(띠)호중구(사진 ①)의 핵은 소시지 모양, 띠 모양으로, 분엽(절)호중구(사진 ②)는 핵이 여러 개로 나뉘어져 핵사로 연결된 것을 가리킨다.
- 세포질의 색조는 도회색이며 과립은 가늘다.

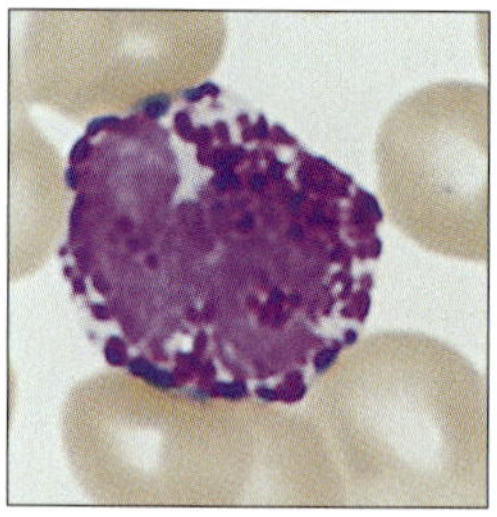

③

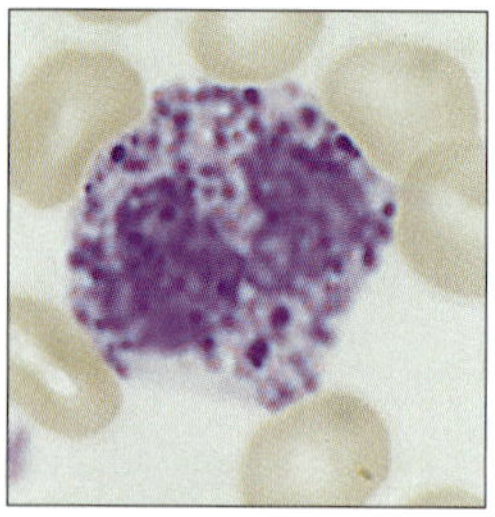

④

2) 호염기구 (사진 ③, ④)

- 호염기구는 짙은 흑자색의 과립이 세포질에서 보이는 것과 핵 구조 및 핵 가장자리가 완만한 세포로 관찰된다.
- 건강한 사람은 대략 백혈구의 1% 정도 출현빈도를 보인다.

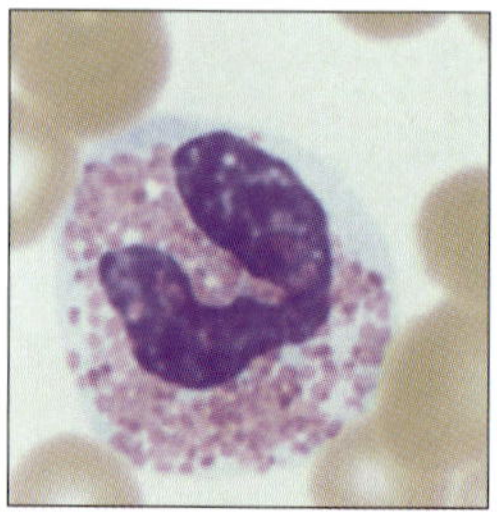

⑤

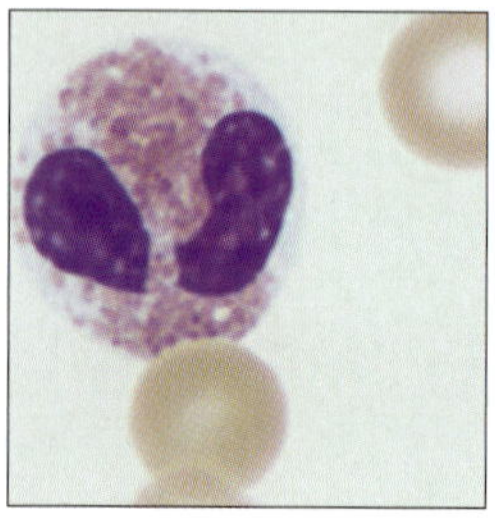

⑥

3) 호산구 (사진 ⑤, ⑥)

- 호산구는 핑크색으로 크기가 거의 균일한 큰 과립이 세포질에서 보이며, 핵은 대부분 2분엽을 나타내는 것으로 관찰된다.
- 건강한 사람은 대략 백혈구의 3~5% 정도의 출현빈도를 보인다.

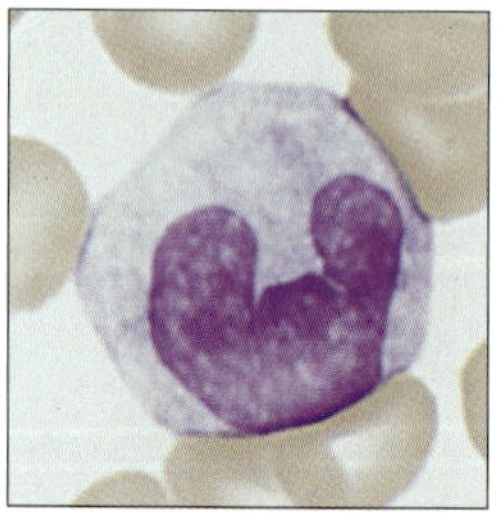

⑦

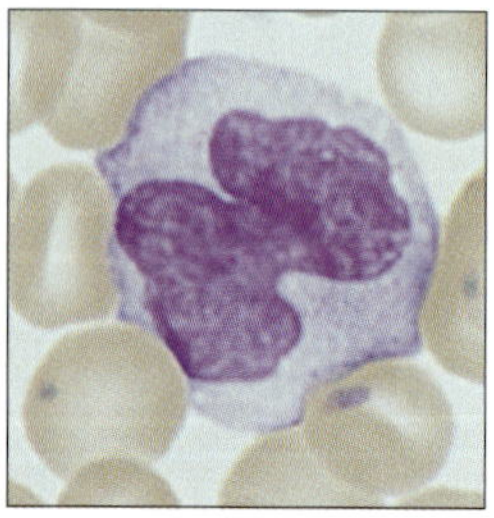

⑧

4) 단핵구 (사진 ⑦, ⑧)

- 단핵구는 핵이 크게 함몰된 형태를 보이는 일이 많으며, 세포질은 넓고 약간 회색을 띠는 청색으로, 미세한 과립과 공포를 볼 수 있다.
- 건강한 사람은 대략 백혈구의 3~8% 정도의 출현빈도를 보인다.

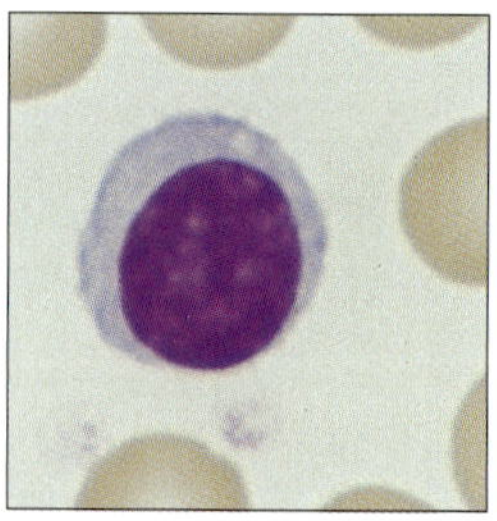

⑨

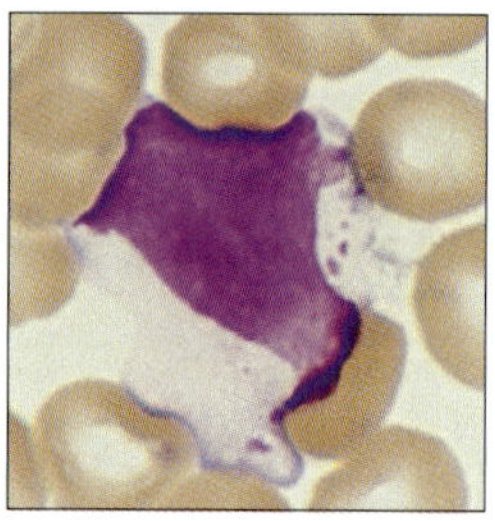

⑩

5) 림프구 (사진 ⑨, ⑩)

- 림프구의 핵은 원형~타원형이며, 도말 부위가 두꺼운 곳에서는 사진 ⑩에서 나타나는 것처럼 적혈구에 눌려서 다양한 형태를 보이고 있다.
- 세포질의 색조는 청공색 또는 담청색으로 투명하며 약이 적은 것부터 많은 것까지 있다. 때로는 소수의 대형 아주르성(azurophil) 과립을 볼 수 있다.

3-3 말초혈액에서 관찰되는 백혈구(호중구)

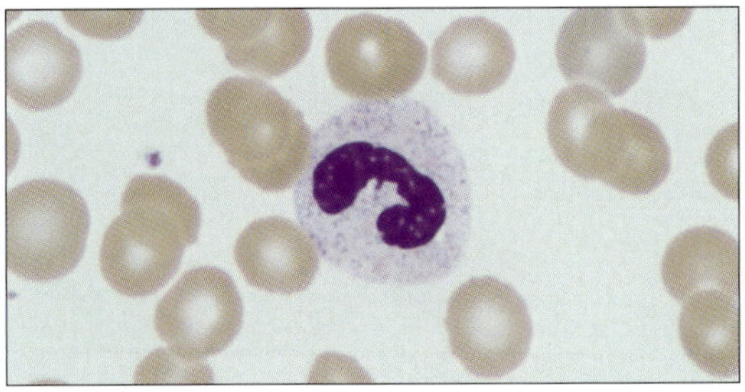

① 밴드(띠)호중구

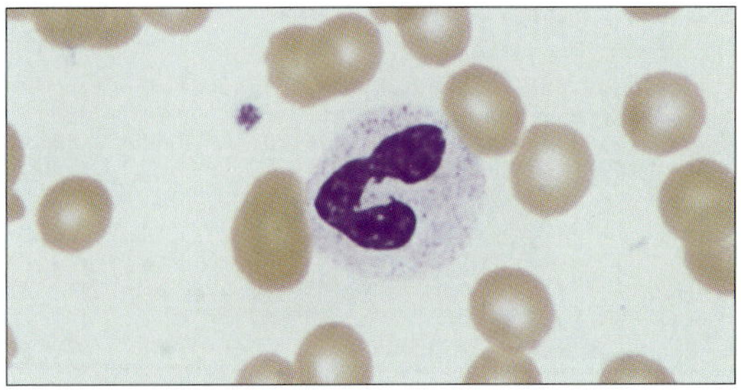

② 밴드(띠)호중구

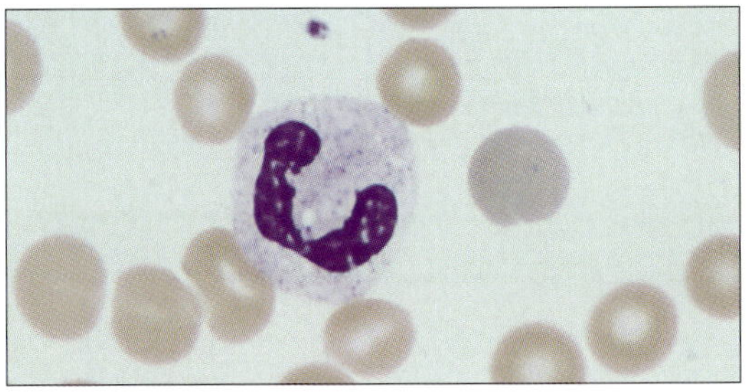

③ 밴드(띠)호중구

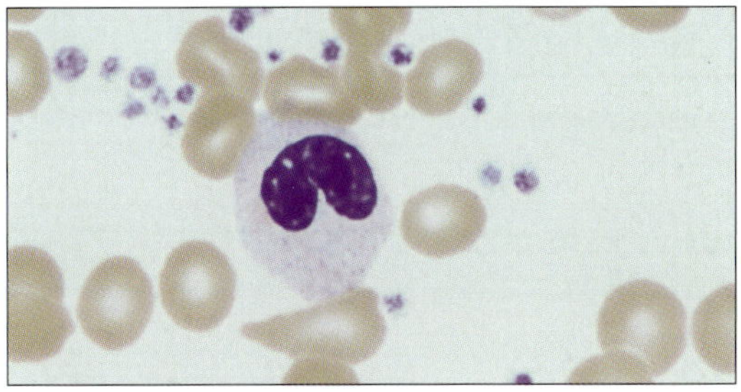

④ 밴드(띠) 혹은 2분엽핵호중구

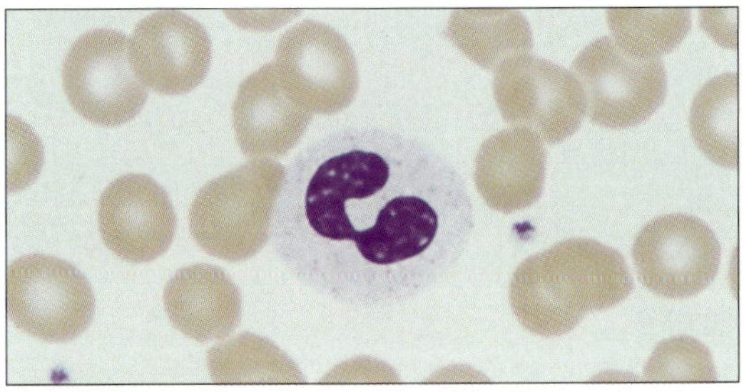

⑤ 2분엽핵호중구

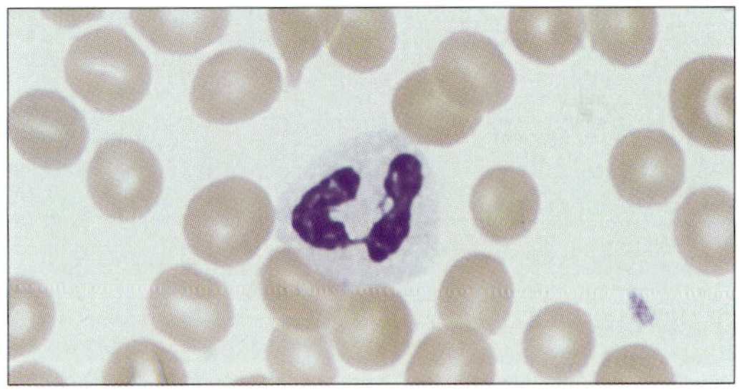

⑥ 2분엽핵호중구

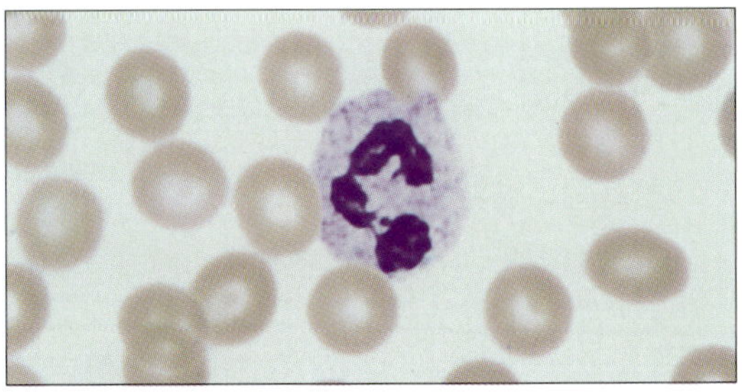

⑦ 3분엽핵호중구

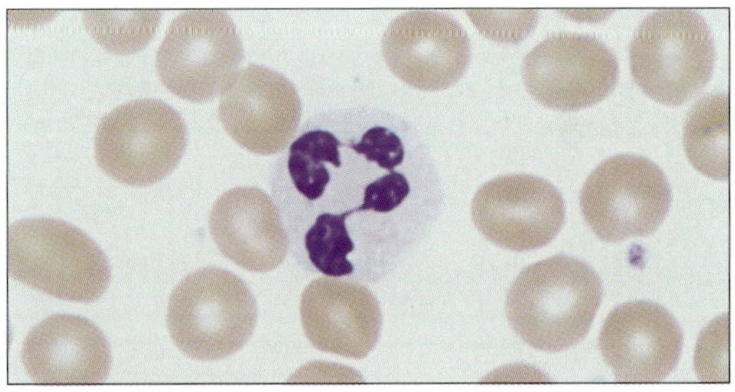

⑧ 4분엽핵호중구

- 호중구는 건강한 성인의 말초혈액 속에 가장 많이 출현하는 백혈구이며, 크기는 10~15 μm이다.
- 핵 형태는 소시지 모양의 간상호중구, 2~5분엽으로 나뉜 분엽호중구가 건강한 사람에게 보인다.
- 핵의 색조는 짙은 적자색이며 핵 염색질 구조는 거칠고 강하게 농축되어 있다.
- 세포질은 넓으며 담홍색을 띠고, 때로는 거칠고 큰 아주르성(azurophil)의 과립을 소수 볼 수 있다.

3-3 말초혈액에서 관찰되는 백혈구(호산구)

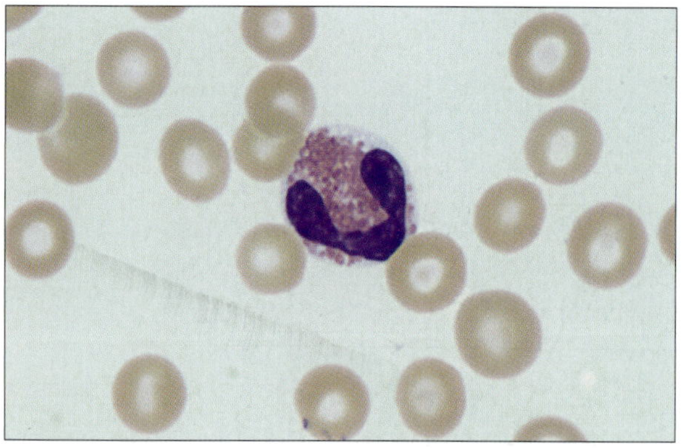

① 밴드(띠)호산구

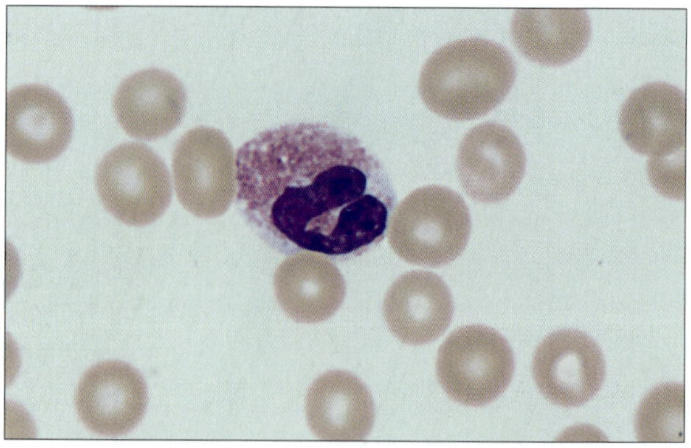

② 밴드(띠)호산구

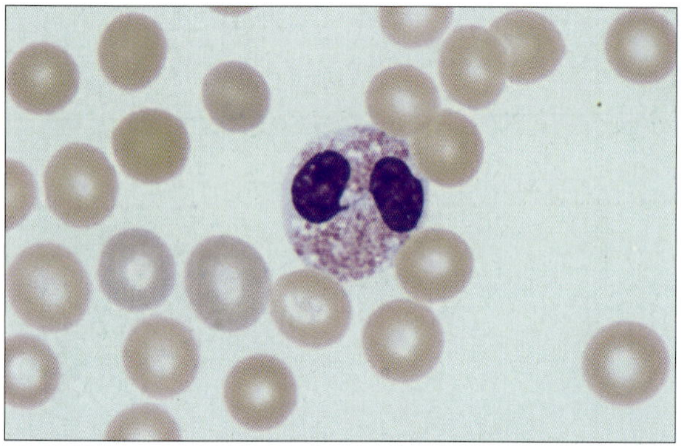

③ 2분핵호산구

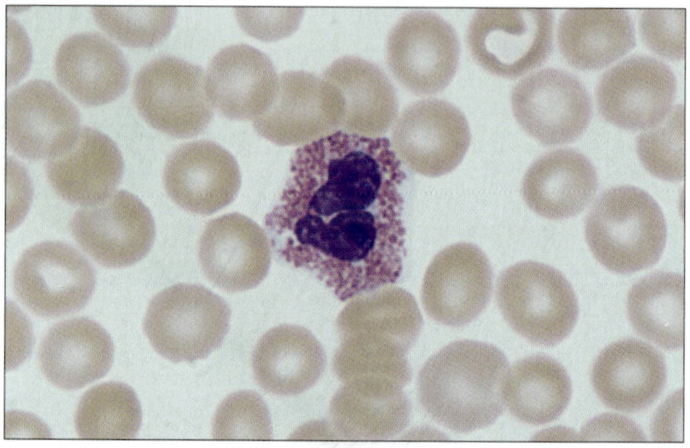

④ 2분핵호산구

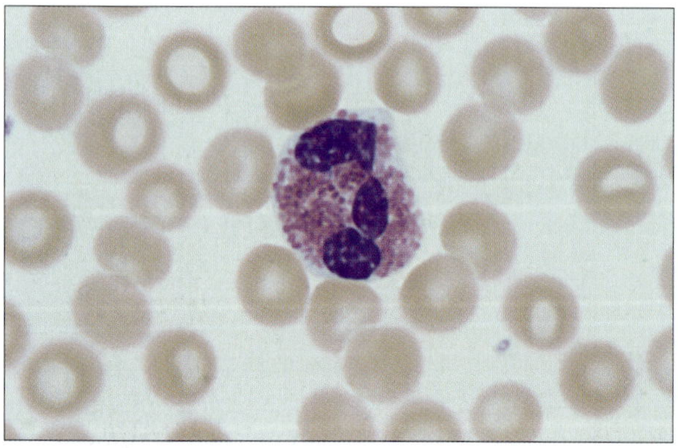

⑤ 3분핵호산구

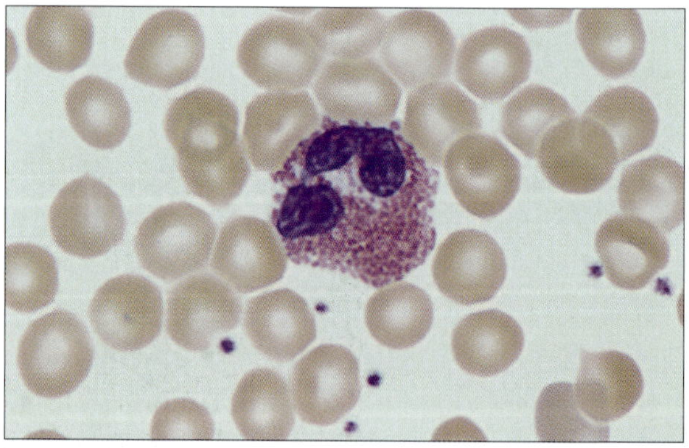

⑥ 3분핵호산구

- 말초혈액에서 보이는 호산구는 성숙형으로 세포의 지름은 12~20 μm로, 과립구 중에서는 대형이다.
- 적갈색의 핵은 2분엽 핵이 많으며, 핵 염색질 구조는 거칠고 강하게 농축된 형태를 나타낸다.
- 세포질은 넓고 등홍색의 같은 크기인 대형 과립이 가득 차 있으며, 전체적으로 핑크색으로 보인다.

3-3 말초혈액에서 관찰되는 백혈구(호염기구)

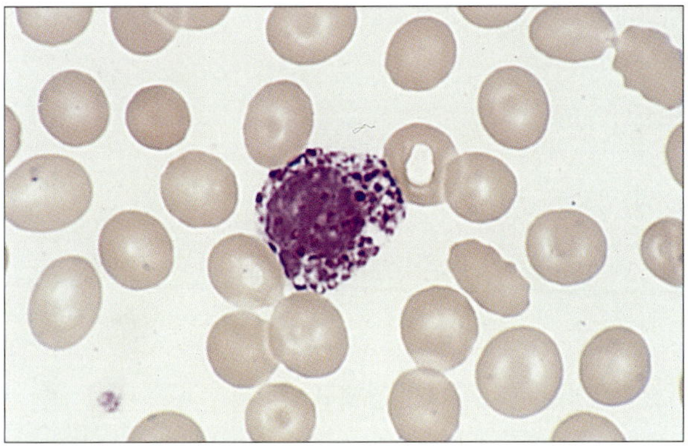

① 성숙 호염기구

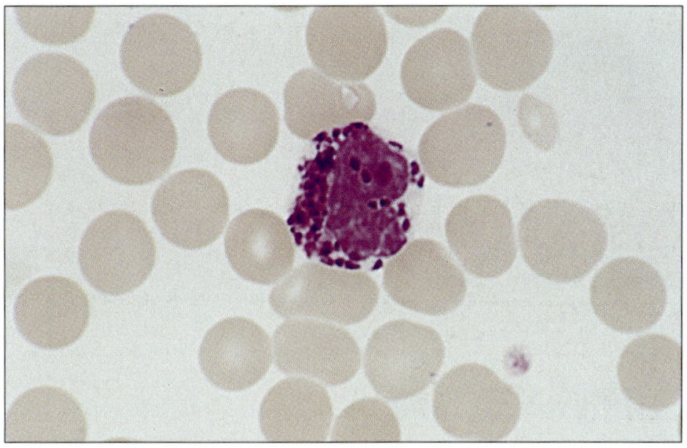

② 성숙 호염기구

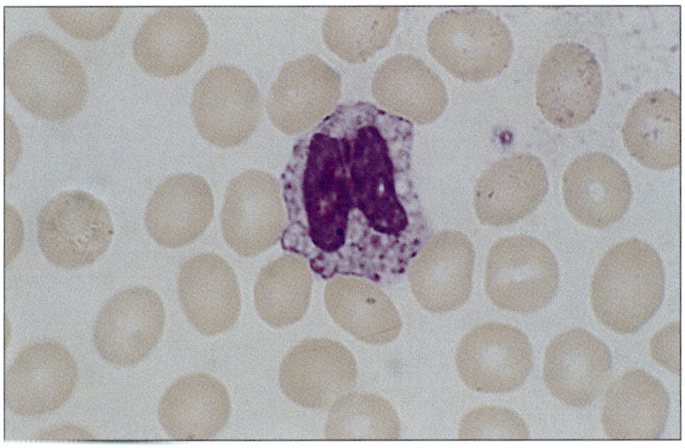

③ 성숙 호염기구

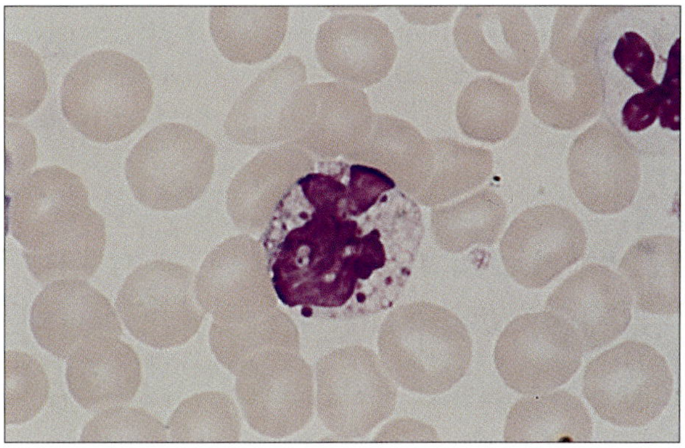

④ 성숙 호염기구

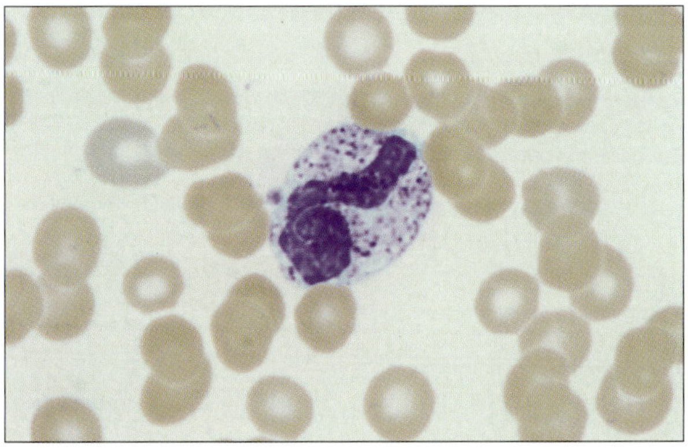

⑤ 성숙 호염기구

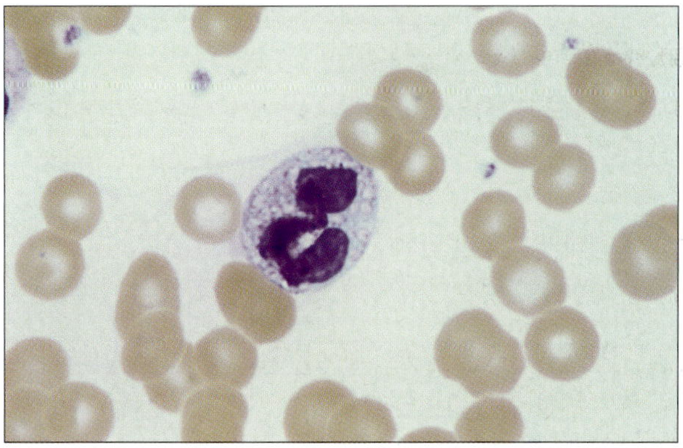

⑥ 성숙 호염기구

- 호염기구는 10~16 μm로 청자홍색의 핵은 형태가 일정치 않으며 핵 염색질 구조도 명확하지 않다.
- 세포질은 넓고 크기가 일정치 않은 흑자색~암적갈색의 과립이 보이며, 때로는 과립이 빠진 세포질이 진한청회색으로 보일 때도 있다.

3-3 말초혈액에서 관찰되는 백혈구(단핵구)

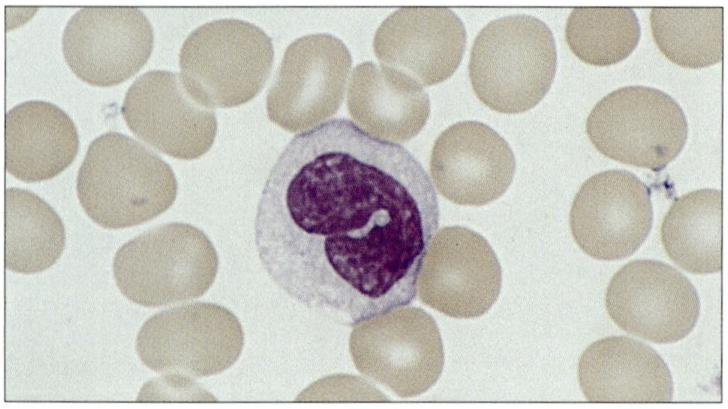

① 말발굽형 단핵구

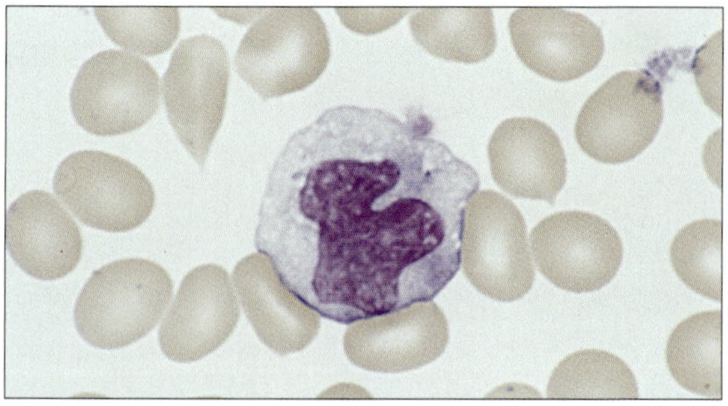

② 말발굽형이 무너진 단핵구

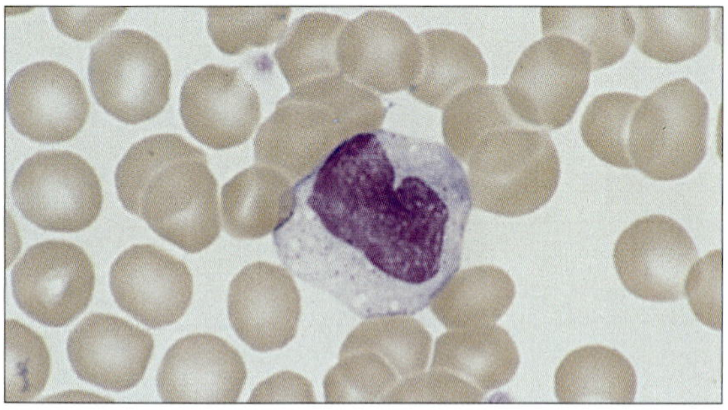

③ 핵의 만입이 관찰되는 단핵구

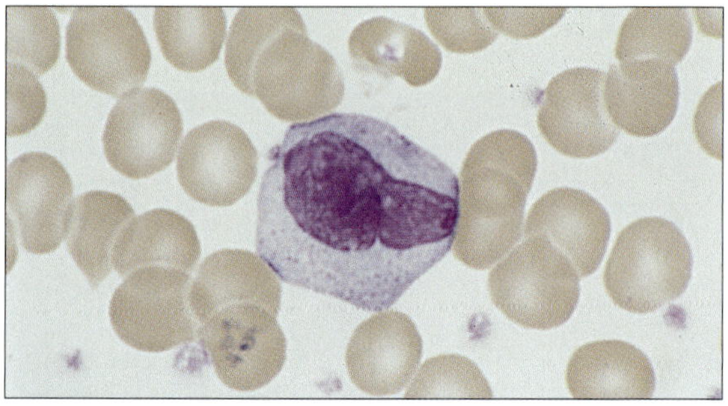

④ 핵의 만입이 관찰되는 단핵구

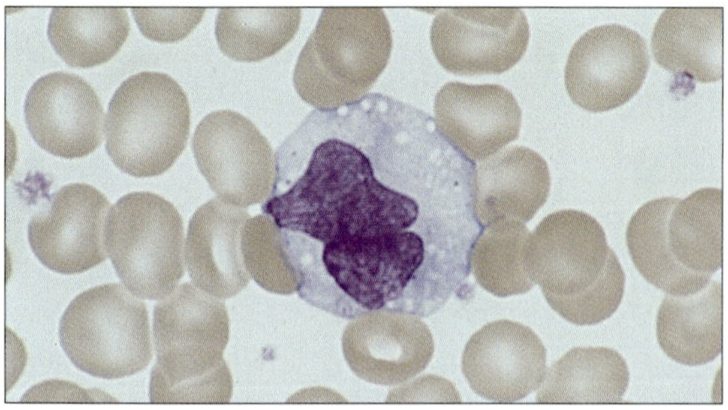

⑤ 핵 형태가 복잡한 단핵구

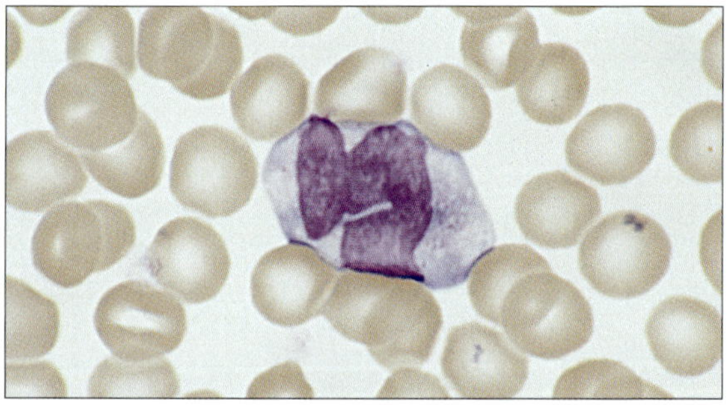

⑥ 핵 형태가 복잡한 단핵구

- 단핵구는 건강한 사람의 말초혈액 속에 보이는 최대 세포로, 지름은 13~21 μm이다.
- 핵은 진한 청자색으로 콩팥형, 말발굽형(마제형), 팔손이 잎 모양의 분엽경향을 나타내며 크다. 핵 염색질 구조는 가는 그물 모양(엷은 느낌)이다.
- 세포질은 넓고 색조는 진한청색~청회색으로 공포가 보이기도 한다.
- 과립은 미세 담적색으로 핵 주위를 둘러싸는 듯이 배치되어 있다.
- 대 림프구와 감별하기 위해서 핵 형태, 과립의 특징 차이 등도 보이지만, 대림프구는 적혈구가 세포질 안으로 밀고 들어오는 듯 한 느낌, 단핵구는 반대로 적혈구를 밀어내는 듯한 형태인 경우가 많다.

3-3 말초혈액에서 관찰되는 백혈구(림프구)

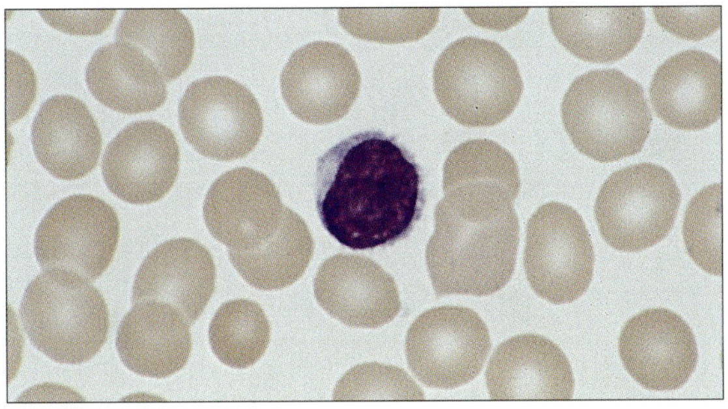

① 소림프구

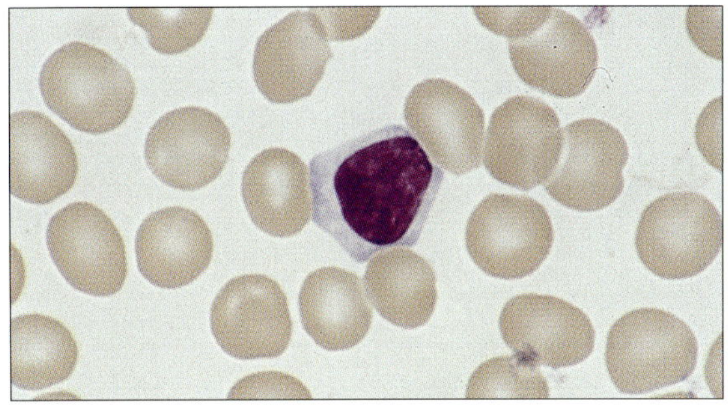

② 소림프구

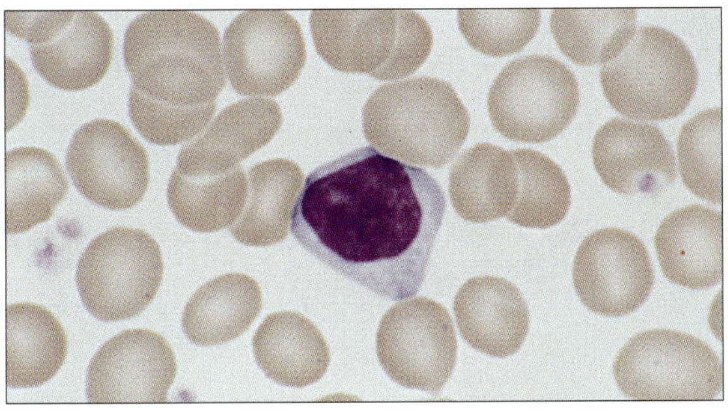

③ 중림프구

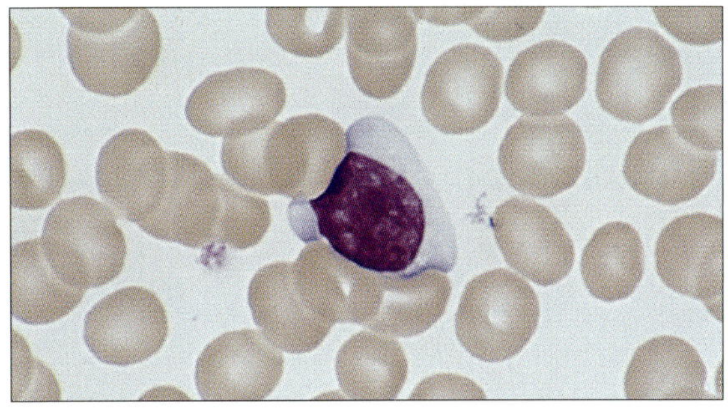

④ 중림프구

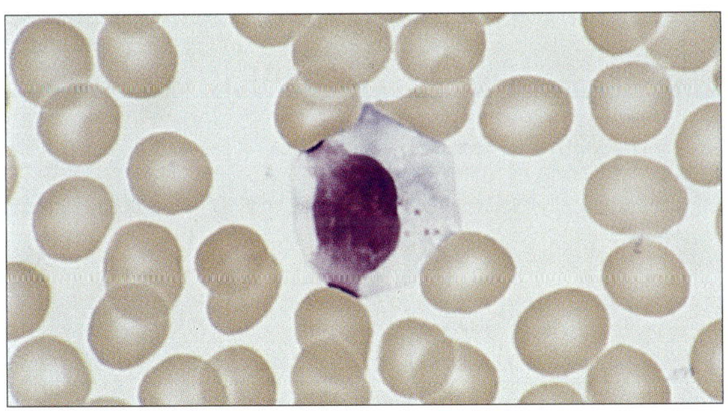

⑤ 대림프구

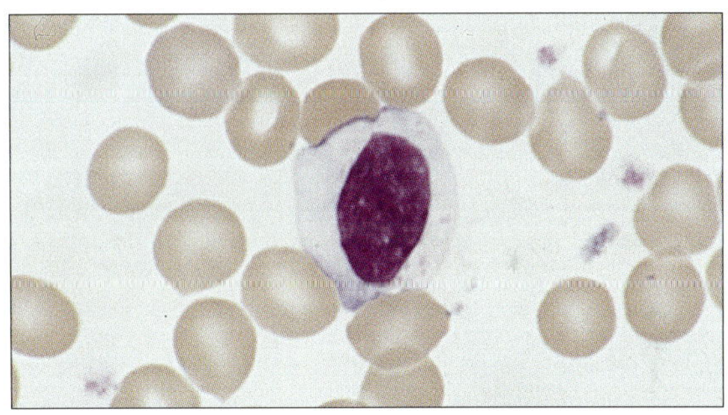

⑥ 대림프구

- 말초혈액에서 보이는 림프구는 지름이 7~18 μm로 차이가 크다.
- 진한 청자색의 핵은 원형~신(콩팥)형으로 핵 염색질 구조는 달라붙은 느낌으로 농축되어 있으며, 위치도 한쪽으로 기울여져 있는 경우가 많다.
- 세포질의 넓이는 좁은 것, 중간 정도, 넓은 것이 있으며, 세포질의 넓이로 림프구의 크기가 대부분 결정된다. 세포질의 색조는 무색, 하늘색, 진한 청색을 나타낸다.
- 과립은 없지만, 혹시 있으면 팥색의 거칠고 큰 과립이 소수 세포질 속에서 확인된다.
- 핵 주변의 테두리를 가끔 볼 수 있다.
- 일반적으로 세포질이 풍부한 림프구는 세포질 속에 적혈구가 밀려들어 가 있는 느낌의 형태를 하고 있다.
- 통상적으로 림프구의 크기를 나눠서 분류할 필요는 없지만, 굳이 분류하는 경우에는 중림프구도 소림프구 안에 넣는다. 건강한 성인의 대림프구는 총 림프구의 10% 미만이다.

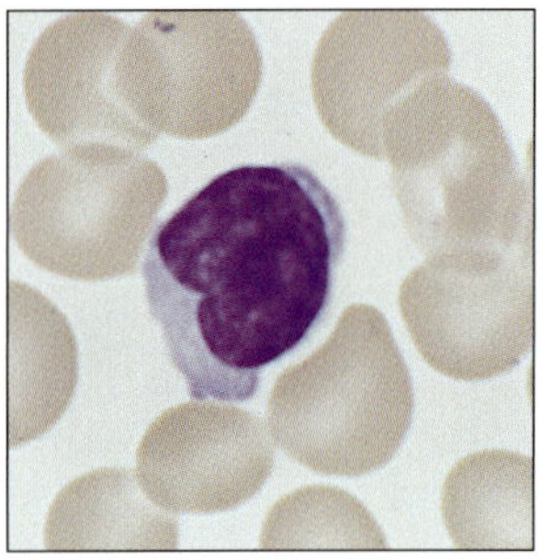

①

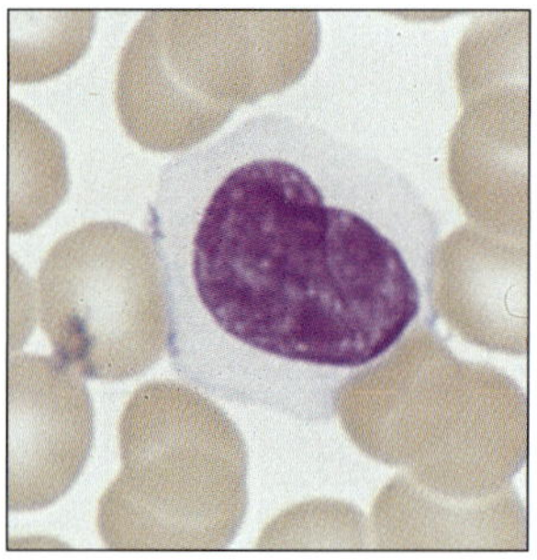

②

6) 핵에 절흔이 있는 림프구 (사진 ①, ②)

- 림프구의 핵에 미세한 절흔이 보이는 것은 건강한 성인 말초혈액 속에서도 소수이지만 출현한다.
- 이런 세포들의 증가나 절흔이 더 심한 림프구가 출현한 경우에는 성인 T 세포백혈병/림프종에서 나타나는 이상 세포인지를 의심해 본다.

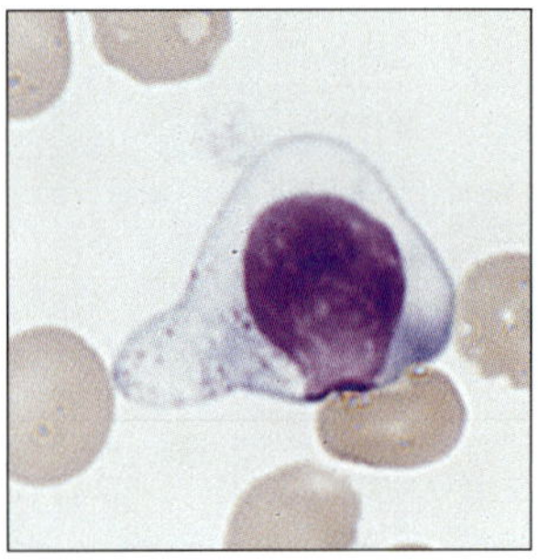

③

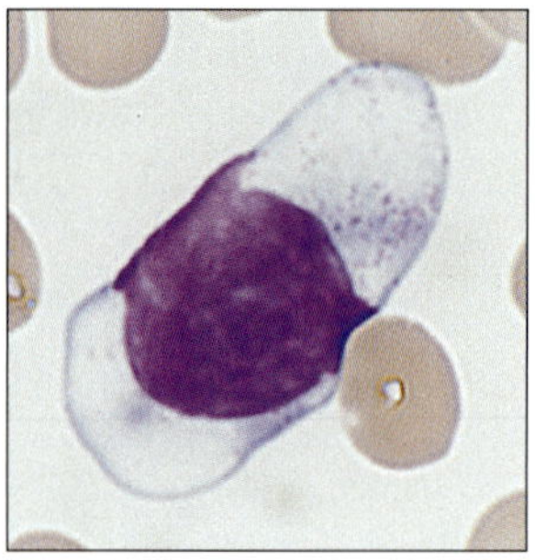

④

7) 큰과립림프구 (large granular lymphocyte: LGL) (사진 ③, ④)

- 과립을 가진 큰 림프구(큰과립림프구)는 자연살해세포(natural killer cell: NK cell)에서 유래하는 것과 T 림프구에서 유래하는 것으로 생각되는 두 종류가 있다. 어느 것이든 이들 세포의 증식은 이상 소견이 된다.

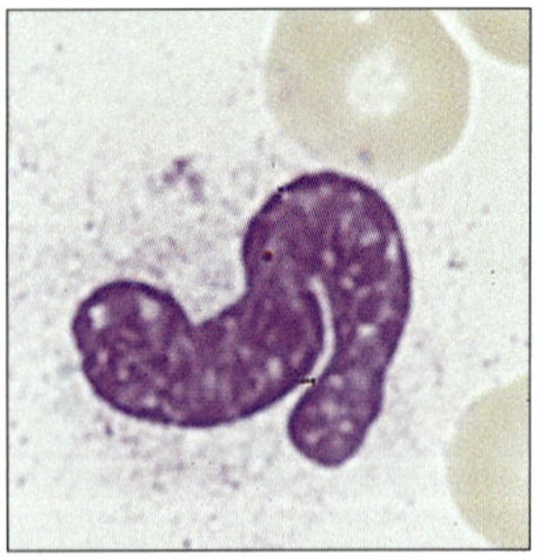

⑤

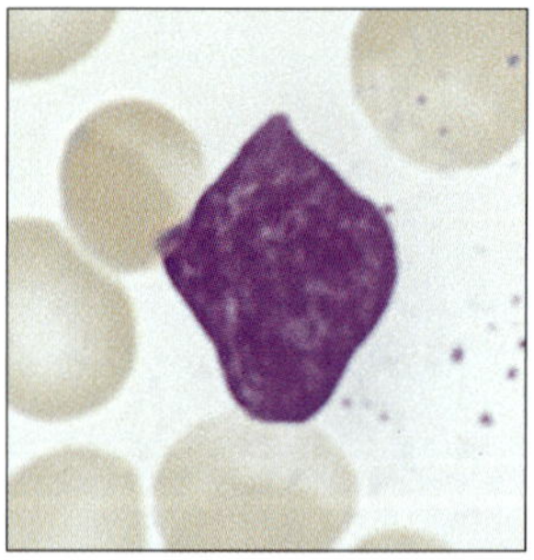

⑥

8) 백혈구 파괴상

- 말초혈액을 도말할 때 혈구가 인공적으로 파괴되는 때가 있으며, 건강한 사람의 표본에서도 1~4%의 백혈구 파괴상이 보인다.
- 백혈구 파괴상은 굼프레히트 핵영(Gumprecht shadows), 때로는 smudged cell, basket cell이라고 불리며, 파괴상의 형상에 맞춘 명칭이 사용되고 있다.

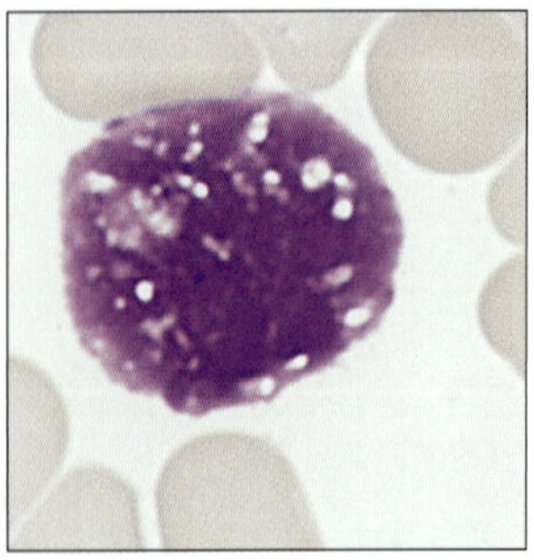

⑦

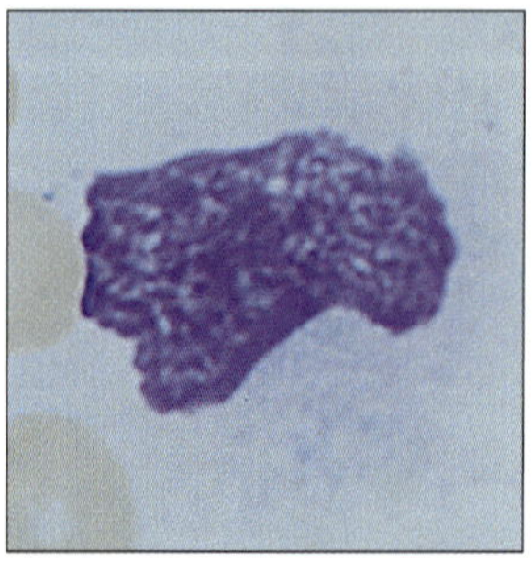

⑧

- 호중구의 파괴상이 사진 ⑤, 림프구는 사진 ⑥ 및 사진 ⑦, 단핵구는 사진 ⑧의 형태를 띠는 경우가 많다.
- 표본 중에 다수의 파괴상이 출현해 있는 경우는 파괴된 세포가 나타나 있는 것을 의미한다.
- 파괴상이 사진 ⑧의 형태로 많이 보이는 질환은 만성림프성백혈병, 급성림프모세포백혈병 등이 있다.

3-4 백혈구의 세포질 이상

1) Auer 소체 (사진①, ②)

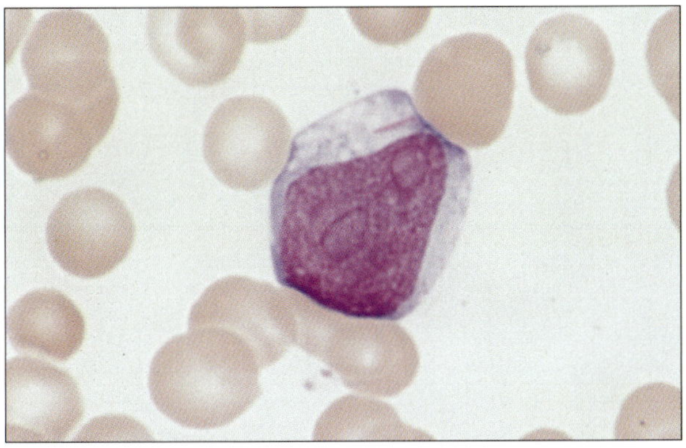

① 급성골수성백혈병(FAB 분류 M2)에서 출현한 백혈병 세포

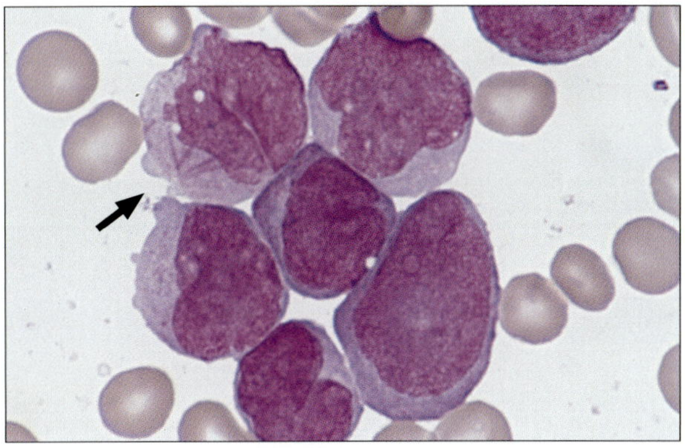

② 급성골수성백혈병(FAB 분류 M3)에서 출현한 faggot 세포

2) 독성과립 (사진 ③, ④)

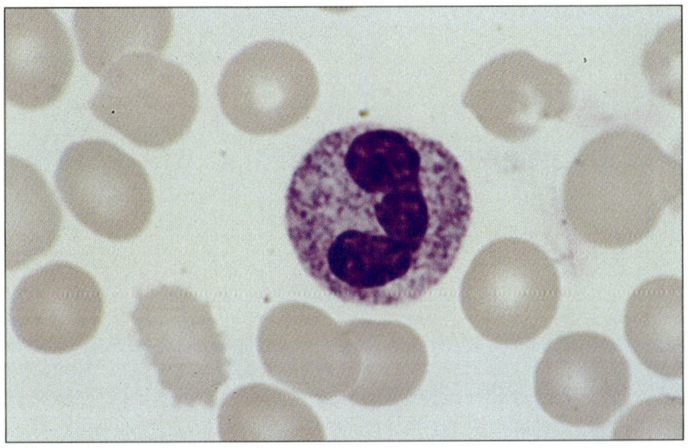

③ 백혈병 화학요법 시행 후 출현한 호중구의 세포질에 검게 염색된 과립(중독 과립)

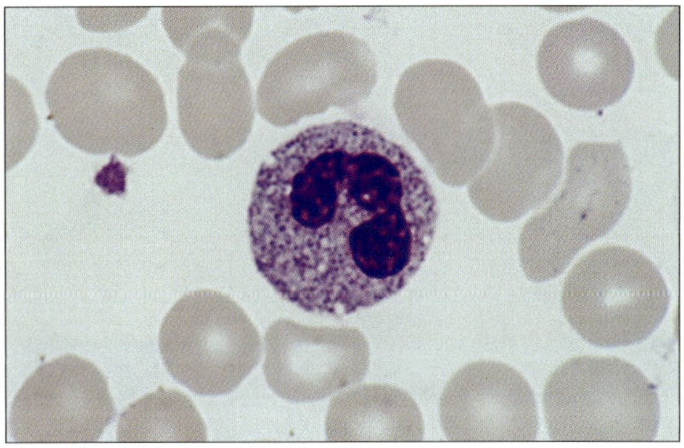

④ 세균 감염증에 출현한 독성과립. 소형 공포도 관찰된다.

3) Döhle 소체 (사진 ⑤, ⑥)

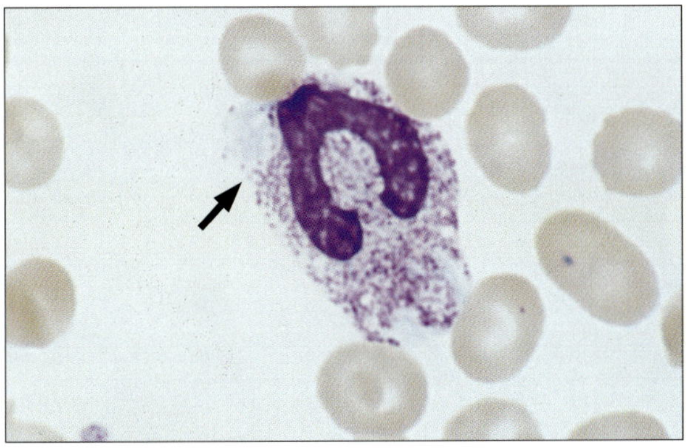

⑤ Döhle 소체가 있는 호중구

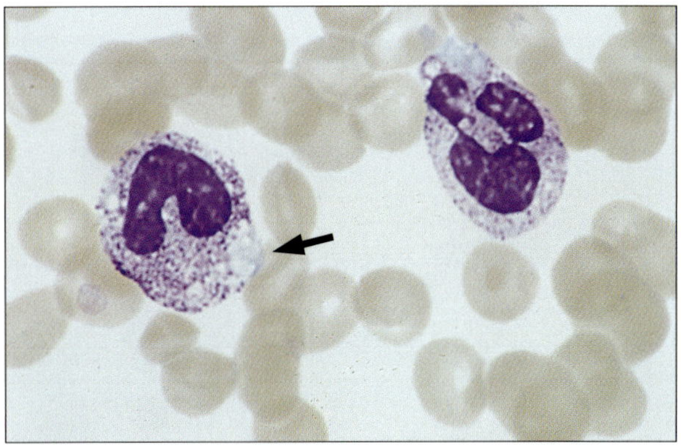

⑥ 세균 감염증에 출현한 Döhle 소체가 있는 호중구. 독성 과립도 관찰된다.

4) Döhle형 봉입체 (사진 ⑦, ⑧)

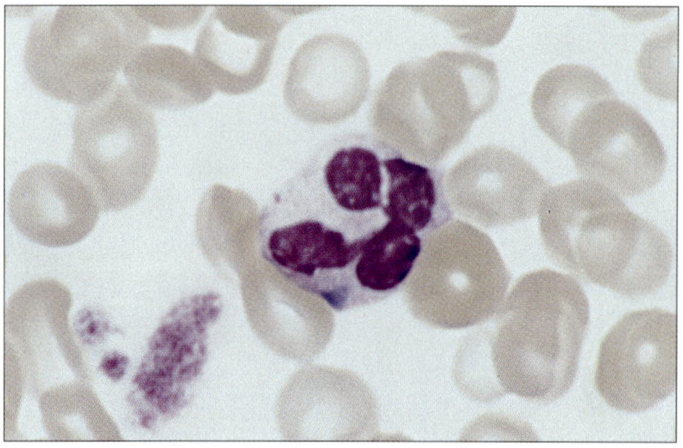

⑦ May-Hegglin 이상에 출현한 Döhle형 봉입체

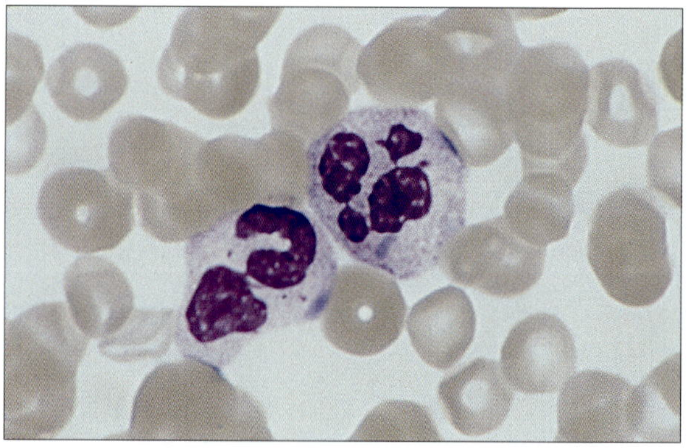

⑧ May-Hegglin 이상에 출현한 Döhle형 봉입체가 있는 호중구

5) 공포 형성 (사진 ⑨, ⑩)

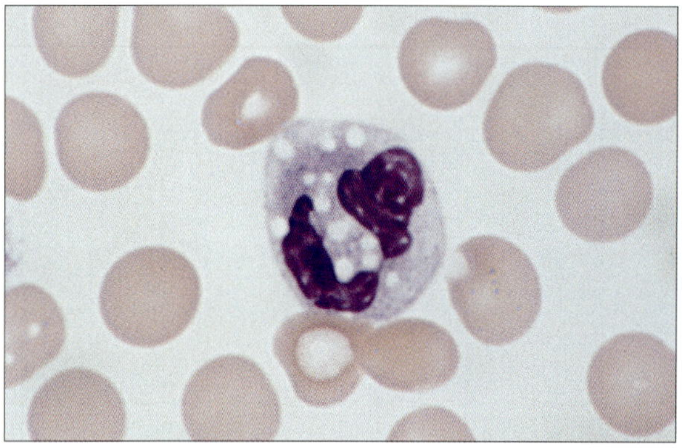

⑨ 호중구 공포 형성상

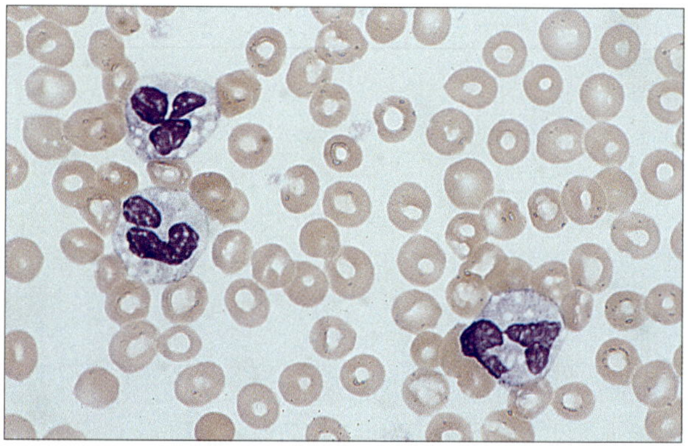

⑩ Jordan's 이상에 출현한 호중구. 공포는 지질이 염색과정에서 빠진 것이다.

6) 탈과립 (사진 ⑪, ⑫)

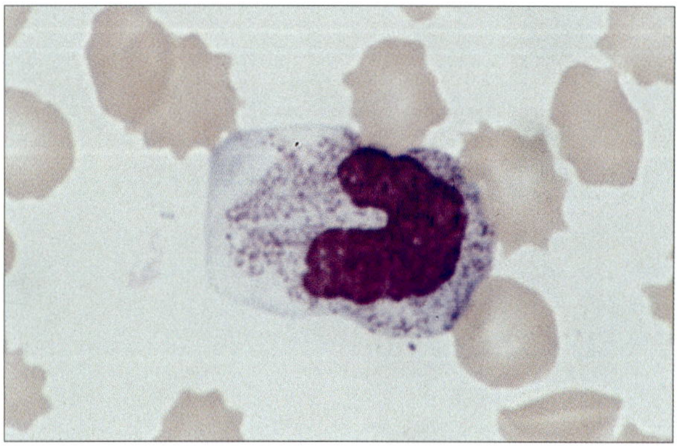

⑪ 호중구 탈과립상

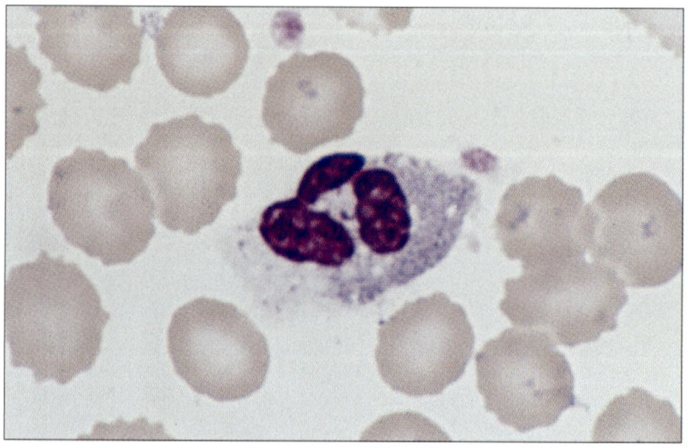

⑫ 세균 감염성에 출현한 호중구의 탈과립상. 작은 공포도 관찰된다

7) Chédiak-Higashi 증후군

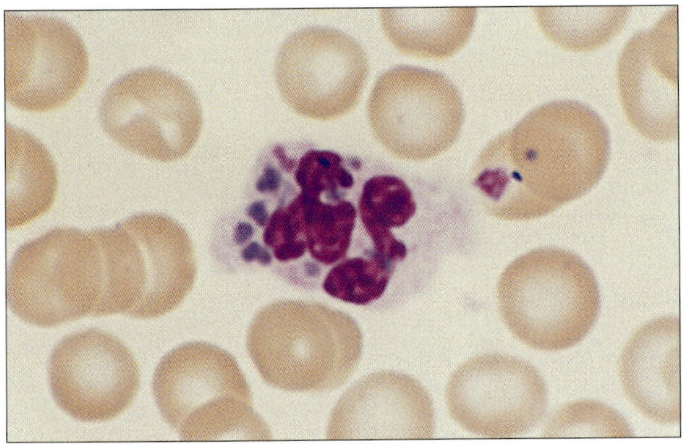

⑬ 라이트염색

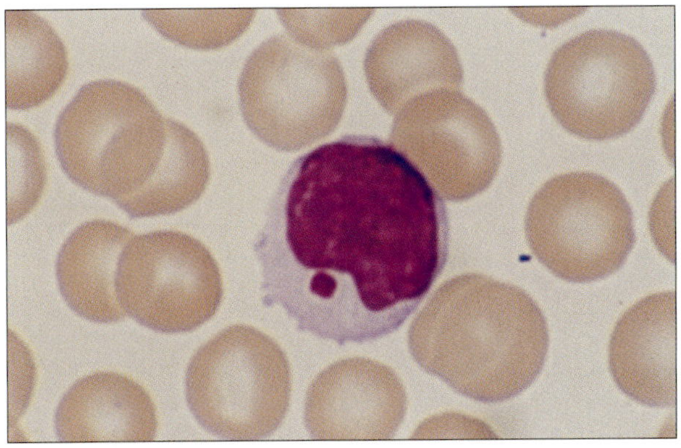

⑭ 라이트염색

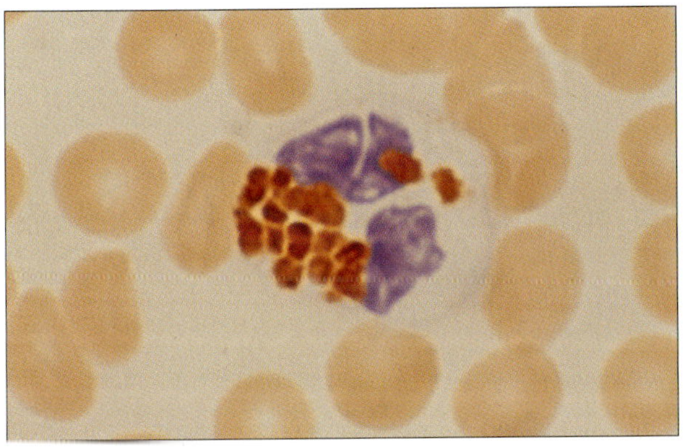

⑮ MPO 염색표본

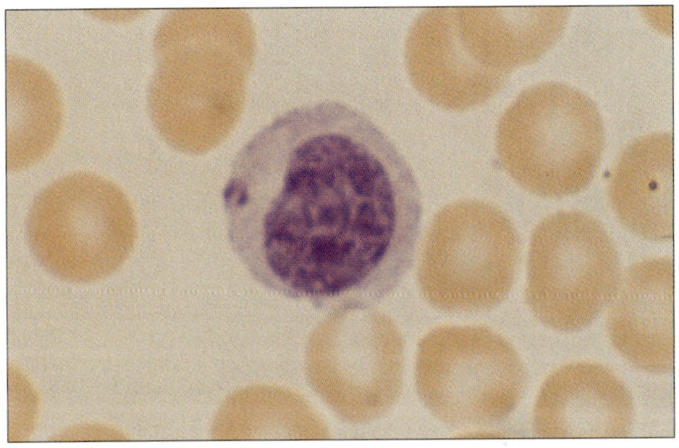

⑯ MPO 염색표본

- Chédiak-Higashi 증후군에서는 호중구, 호산구, 호염기구, 단핵구 및 림프구에 거대과립이 관찰되며, 본체는 세포핵 주변에 존재하는 리소좀(lysosomes)이다.
- 거대과립의 생성원인은 미세관(microtubule) 장애 때문인 것으로 생각되고 있다.
- 라이트염색(사진 ⑬)에서는 호중구의 세포질에 회청색으로 물든 거대과립이 보인다. 또한, 사진 ⑭의 림프구에서는 핵과 같은 색으로 염색된 1개의 거대과립이 관찰된다.
- myeloperoxidase(MPO) 염색(사진 ⑮)에서는 호중구의 세포질에 황갈색으로 염색된 거대과립이 보이며, 세포 과립을 빼면 세포질은 투명상태가 되기 때문에 정상 호중구에서 보이는 염색성과는 크게 다르다. 또한 사진 ⑯에 나타난 림프구의 과립은 myeloperoxidase 반응 음성이다.

8) Alder 과립 이상

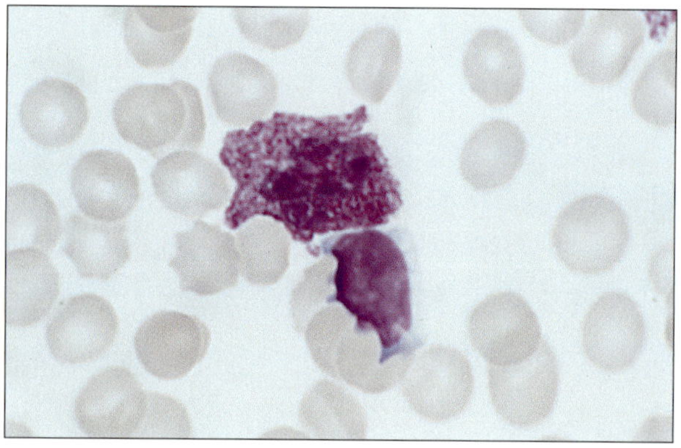

⑰ Wright 염색

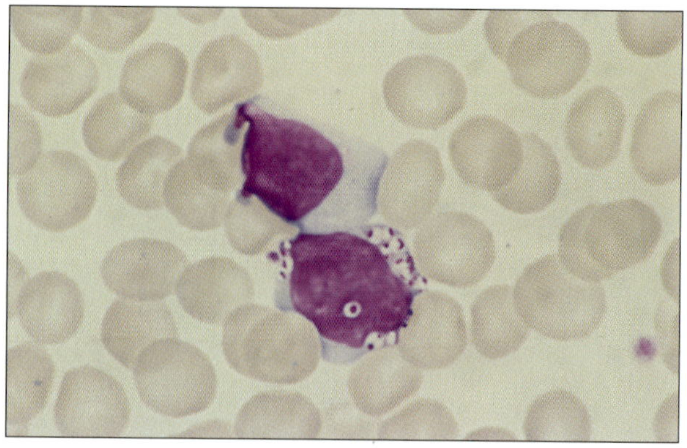

⑱ Wright 염색

- alder-Reilly 과립 이상으로도 불리며, 혈액 중에 보이는 각종 백혈구 세포질에 암자색으로 염색된 과립이 보인다. 지극히 드문 선천이상으로 백혈구 세포질 안에 산성 점액다당류(mucopolysaccharide)가 침착된다.
- 사진 ⑰에서는 호중구 세포질 안을 암적색의 미세한 과립이 차지하고 있는 이상 세포와 림프구가 관찰된다. 사진 ⑱에서는 2개의 림프구가 관찰된다. 한쪽의 림프구 세포질에 자색으로 염색된 과립이 보이는데, 다른 쪽에는 이상 과립을 확인할 수 없다.

3-5 백혈구의 핵에서 보이는 이상

1) Pelger–Hüet의 핵 이상 (사진 ①, ②, ③)

- Pelger–Huet의 핵 이상은 호중구 핵 성숙장애가 유전적으로 보이는 것으로, 호중구의 핵 염색질 구조는 거칠고 강하지만 성숙 호중구의 핵 형태가 원형, 땅콩형, 안경형으로 나타난다.
- 백혈병 등의 후천적 질환에 출현한 세포는 거짓(위성) Pelger–Huet의 핵 이상으로 구별한다.

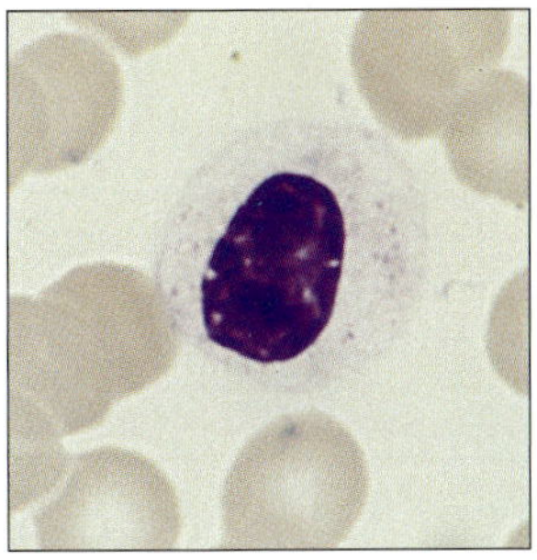

①

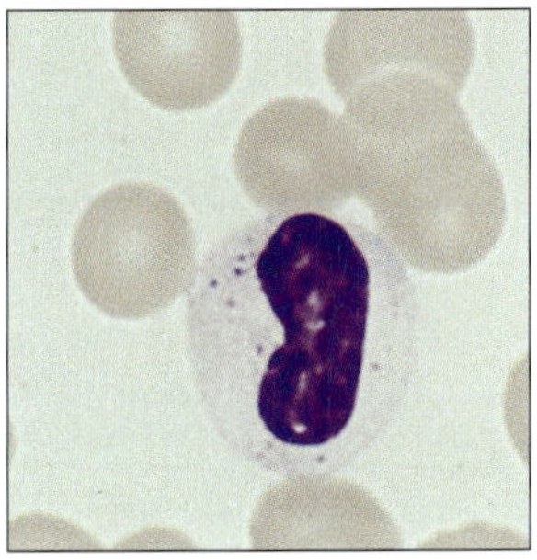

②

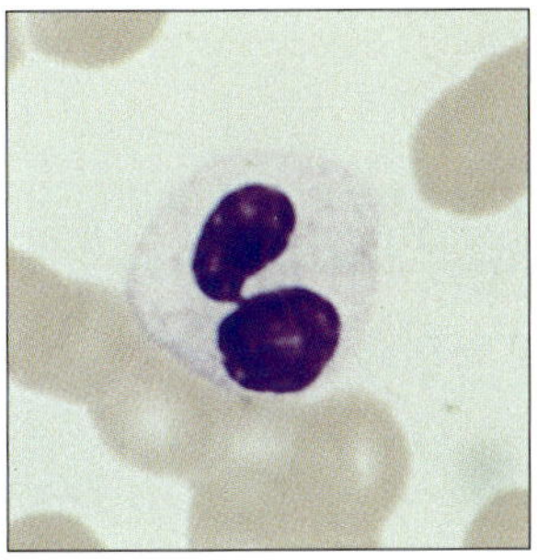

③

2) 과분엽호중구 (사진 ④, ⑤)

- 호중구의 핵 과분엽상은 호중구 분엽핵 수가 6개 이상을 나타내는 것을 가리킨다.
- 거대적혈모세포빈혈, 항종양 약품 투여 후의 증례나 때로는 세균 감염 일부에서도 미미하게 보인다.

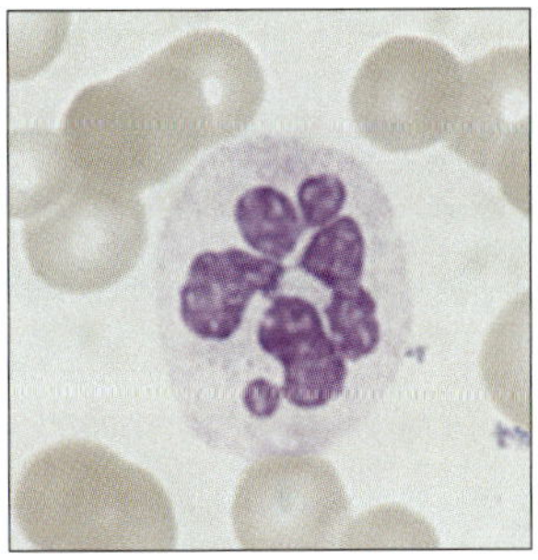

④

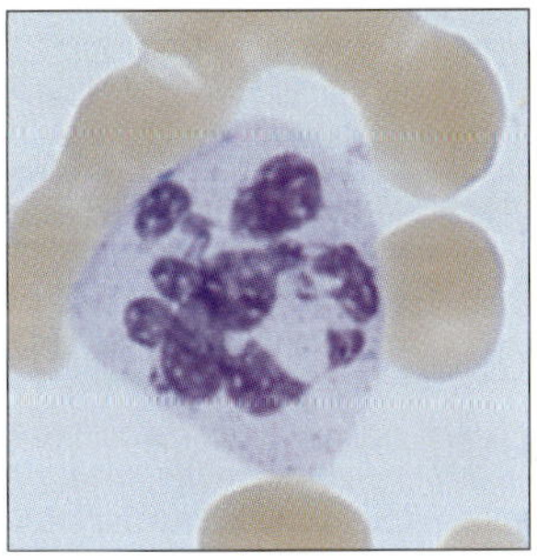

⑤

3) 핵의 변성 (사진 ⑥, ⑦)

- 호중구의 핵 변성상은 건강한 사람에게서 채혈한 항응고제가 들어 있는 혈액을 장기간 경과 후 도말 표본으로 제작하면 볼 수 있다. 일반적으로는 감염증, 항종양 약품 투여 후의 환자 등에게서 보인다.
- 변성상(사진 ⑥)의 유사한 형태를 초심자는 적혈모세포와 잘못 판별할 수가 있으므로 주의가 필요하다.

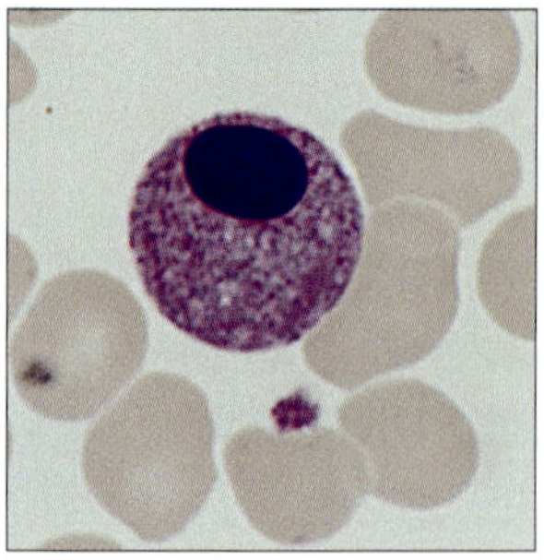

⑥

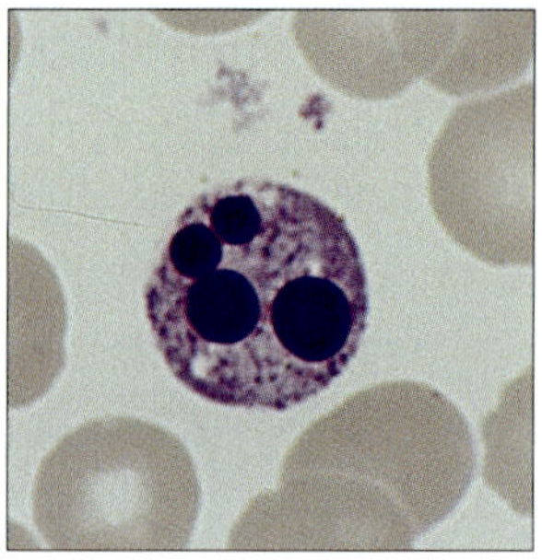

⑦

4) 윤상핵구, 도넛형 (사진 ⑧, ⑨)

- 만성골수백혈병이나 골수형성이상증후군 등의 골수 증식성 질환에서 때때로 보인다.
- 도넛형 핵이 보이면 일반적으로 다른 세포의 핵 형태도 이상을 보이는 경우가 많다.

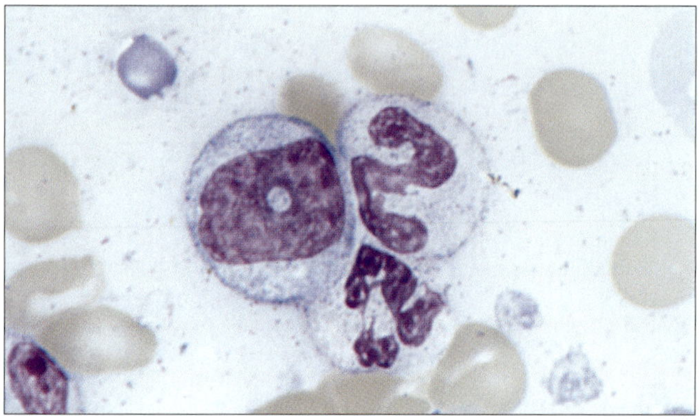

⑧

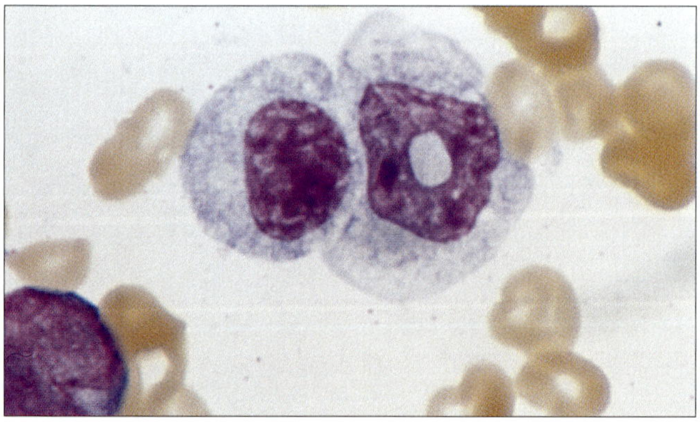

⑨

1) 골수표본 (사진 ①)

- 좌우로 보이는 세포는 골수형성이상증후군(myelodysplasia: MDS)에서 보인 호중구계 세포로 Pelger형 2분엽핵이다. 세포질 속의 과립형성은 정상이며, 왼쪽은 성숙형, 오른쪽은 핵망이 약간 거친 것으로 보아 골수구 이후의 세포로 예측된다.

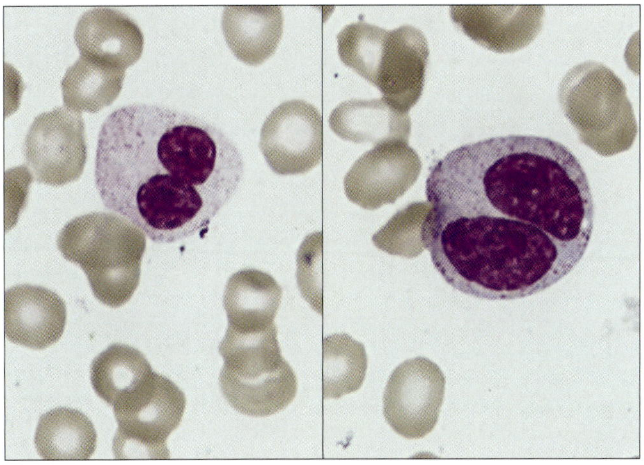

① 골수표본

2) 골수표본 (사진 ②)

- 중앙에 보이는 세포는 골수형성이상증후군에서 보인 호중구 세포이며, 2분엽핵으로 세포질 속의 과립형성이 불량해서 세포의 성숙단계를 지정하는 것이 곤란하다.

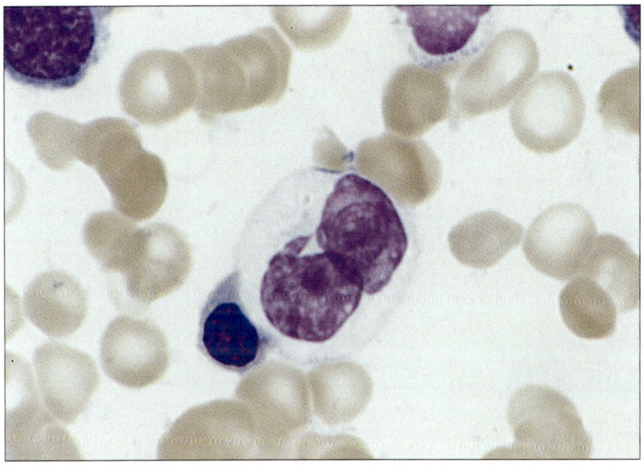

② 골수표본

3) 골수표본 (사진 ③)

- 중앙의 대형 세포는 3개의 핵을 보유한 이상 세포로 호중구계 세포이다. 3개의 핵에 핵사는 확인되지 않았다. 세포질의 염색성으로 호중구계 세포로 판정되지만, 성숙단계는 골수구에 해당하는 이상 세포일 것이다(골수형성이상증후군 증례).

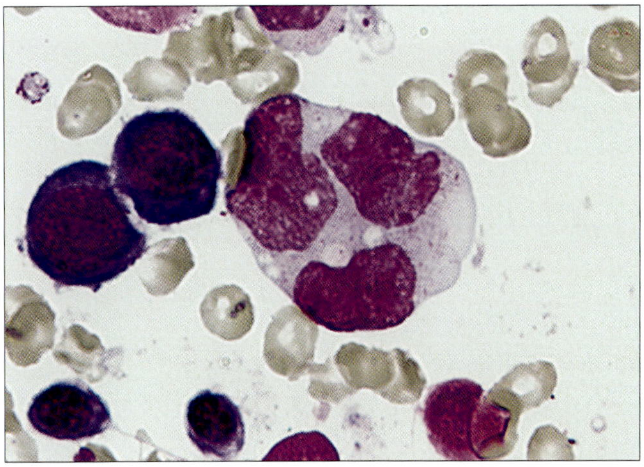

③ 골수표본

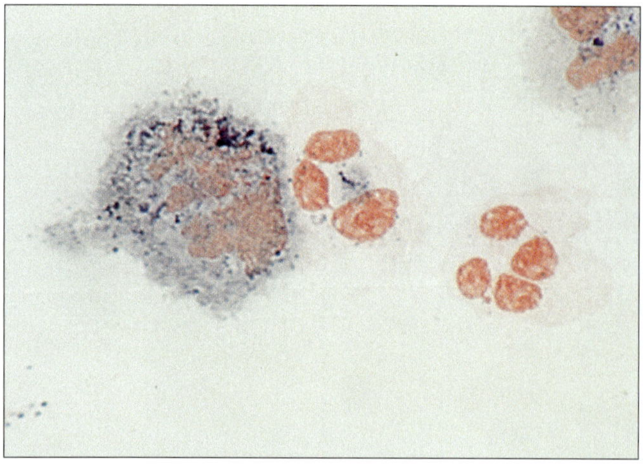

① NBT(nitroblue tetrazolium) 환원 시험

1) NBT(nitroblue tetrazolium) 환원 시험 (사진 ①)

- NBT 환원 시험은 호중구의 기능으로 탐식기능과 세포 내 살균기능의 관계를 알아보는 검사로 시행하며, 소아만성 육아종 진단법의 하나로 사용되고 있다.
- 호중구의 세포질 내에서 nitroblue tetrazolium이 환원되면 진한 청색의 formazan을 형성하므로, 이것을 pyridine 등의 용매로 추출해서 정량적으로 평가하는 방법이다.

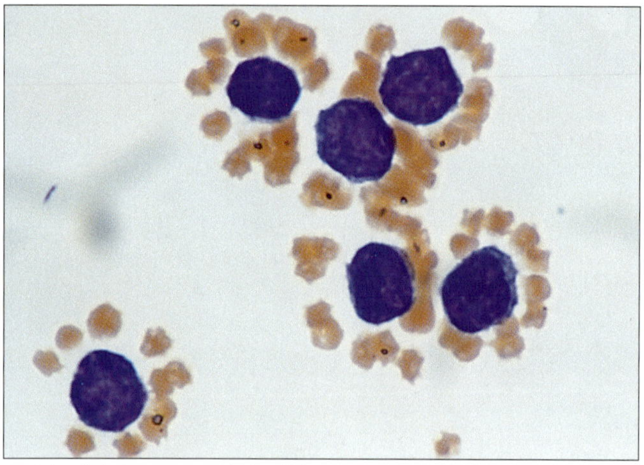

② 양 적혈구 rosette 형성 시험

2) 양 적혈구 rosette 형성 시험 (사진 ②)

- T 세포는 표면에 양 적혈구(Sheep RBC)에 대한 수용체를 가지고 있으며, B 세포는 보체 수용체(C3 수용체)가 존재한다.
- 이 특성을 이용해서 미감작 양 적혈구와 rosette를 형성하는 T 세포, 보체결합 양 적혈구와 rosette를 형성하는 B 세포, 어떤 성질도 가지고 있지 않은 null 세포로 나눌 수 있다.
- 사진 ②는 T 세포성 백혈병 증례의 말초혈액을 사용한 E rosette를 나타내고 있다.

제 4 장

백혈구계 질환

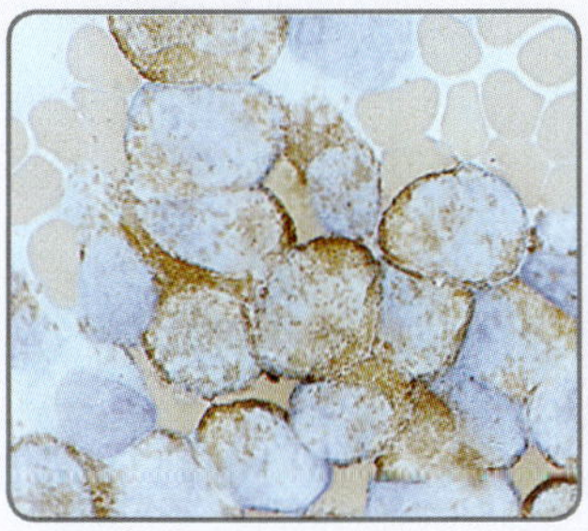
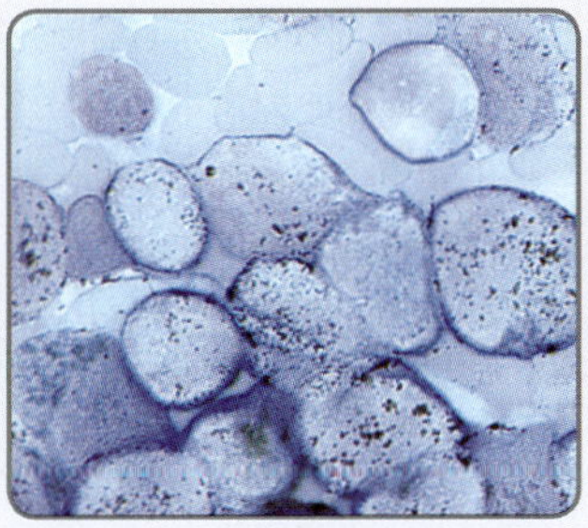
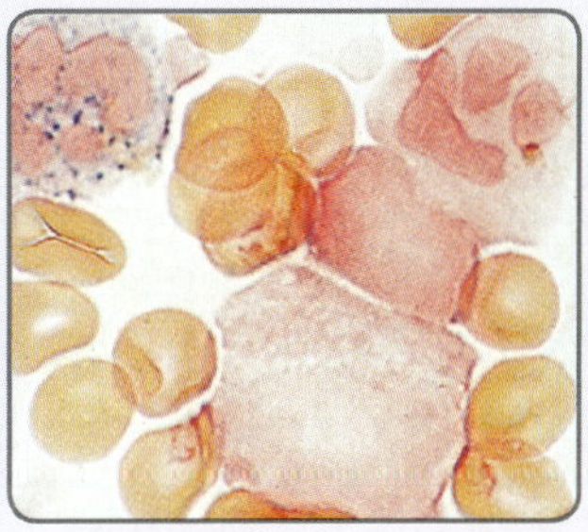

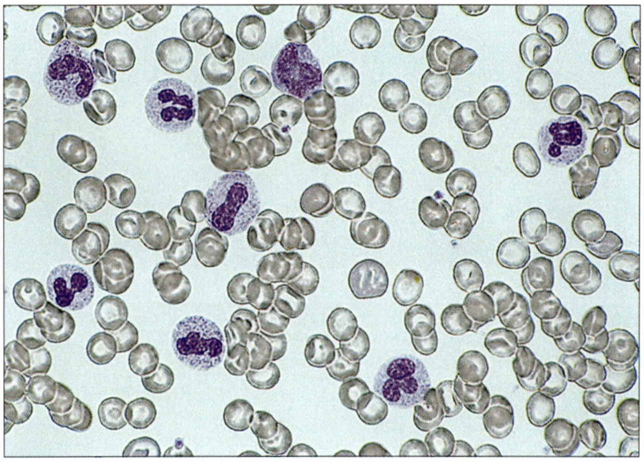

① 혈액표본

1) 호중구증가증 (사진 ①)

- 모세포를 확인할 수 없으며, 성숙 호중구를 중심으로 한 백혈구 증가가 관찰된다.
- 염증으로 인한 호중구증가증은 핵이 왼쪽으로 이동(좌방이행)하는 것을 자주 볼 수 있다.
- 본 증례는 만성호중구백혈병의 말초혈액표본이다.

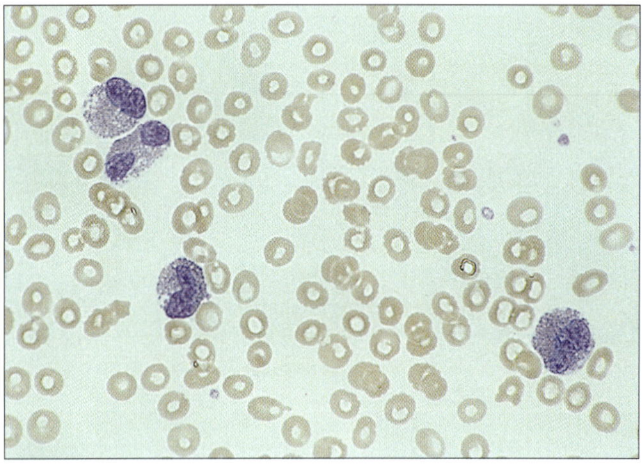

② 혈액표본

2) 호산구증가증 (사진 ②)

- 호산구의 증가는 알레르기성 질환, 기생충 질환, 피부 질환 등에서 보인다. 이런 질환들에서는 백분율에 의한 호산구의 상대수는 높은 수치를 나타내는데, 실제 수가 2,000/μL를 넘는 일은 거의 없다.
- 본 증례는 특발성 호산구증가증으로 호산구는 6,500/μL를 나타내었다.

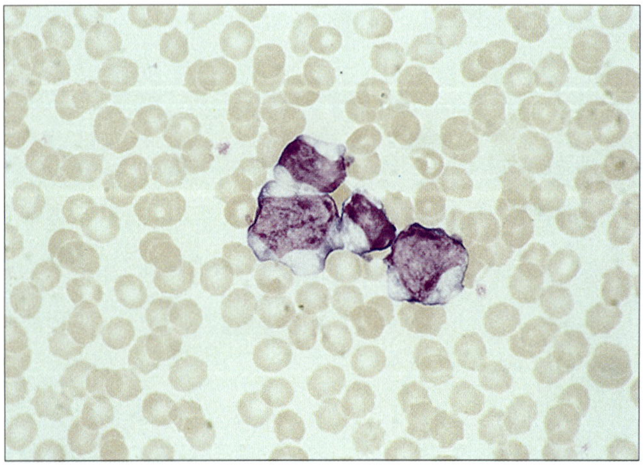

③ 혈액표본

3) 림프구증가증 (사진 ③)

- 이형 림프구에서 보이는 유전단핵증의 말초혈액표본을 나타내었다.
- 이형 림프구에 공통적인 특징은 대형이며, 세포질은 RNA가 풍부하고 호염기성을 나타내며, 핵은 섬세하고 때때로 핵소체를 확인할 수 있어서 급성림프모세포백혈병과 감별할 필요가 생기는 때가 있다. 이형 림프구는 감염단핵구증(infectious mononucleosis) 세포라고 명명되기도 하지만, 감염단핵구증에만 특이적이지 않다. 오히려, 여러 종류의 바이러스감염증에서 출현하기 때문에 virocyte라고도 불린다.

4) 단핵구증가증 (사진 ④)

- 단핵구 증가가 가벼운 경우에는 결핵, 아급성세균성심내막염, 매독, Hodgkin 림프종 등이 있다.
- 단핵구의 증가가 뚜렷한 경우는 단핵구백혈병이나 골수단핵구백혈병이라고 생각된다.
- 단핵구 증가를 보이는 좁쌀결핵(결핵 감염증 악화 시)은 단핵구백혈병으로 잘못 볼 수가 있다.
- 본 증례는 골수형성이상증후군/골수증식질환(만성골수단핵구백혈병: CMML) 증례의 말초혈액표본이다.

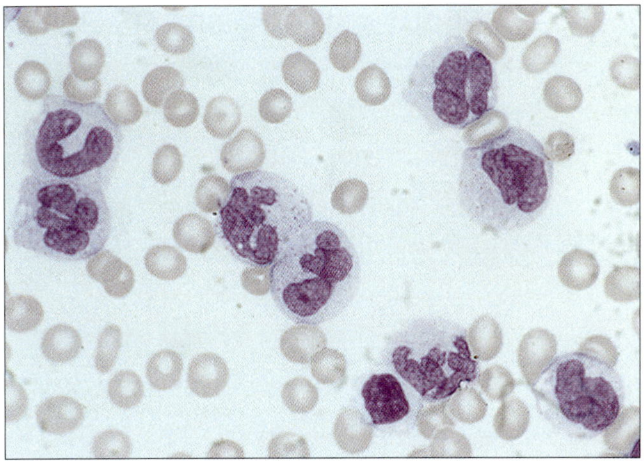

④ 혈액표본

5) 혈액표본 (사진 ⑤)

- 호중구증가증의 한 가지 예이며, 혈액표본의 호중구가 팽창하는 현상과 세포질에 공포가 형성되는 것을 볼 수 있다.
- 공포는 포식소체(phagosome)로, 세균의 탐식작용으로 형성된 것이다.

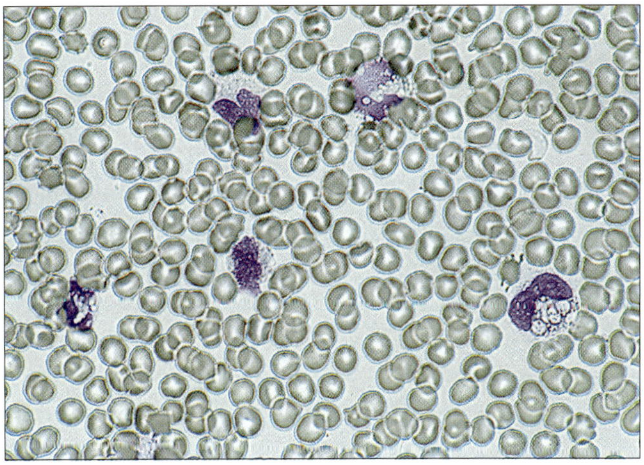

⑤ 혈액표본

6) 혈액표본 (사진 ⑥)

- 사진 ⑤에 나타난 증례의 동일 표본의 강 확대표본이다.
- 중앙의 호중구 세포질에는 회청색의 세균이 탐식되고 있는 것이 관찰된다.
- 혈액분리 배양으로 본 균은 폐렴알균으로 동정되었다.

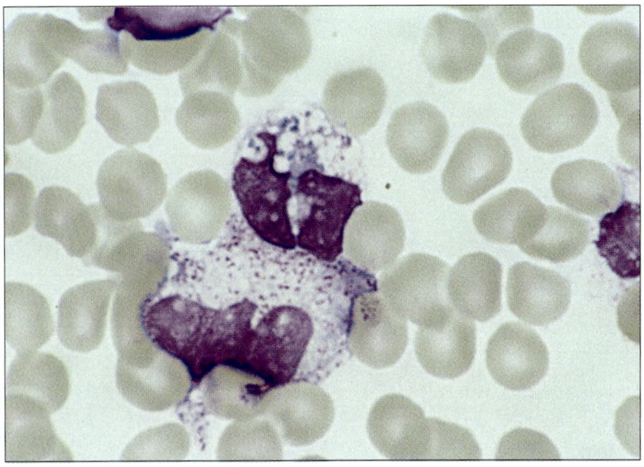

⑥ 혈액표본

7) 감염단핵구증에서 보이는 각종 이형 림프구의 형태

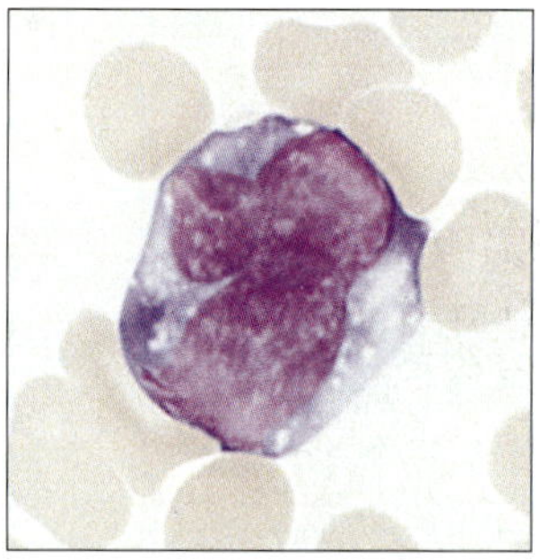

⑦

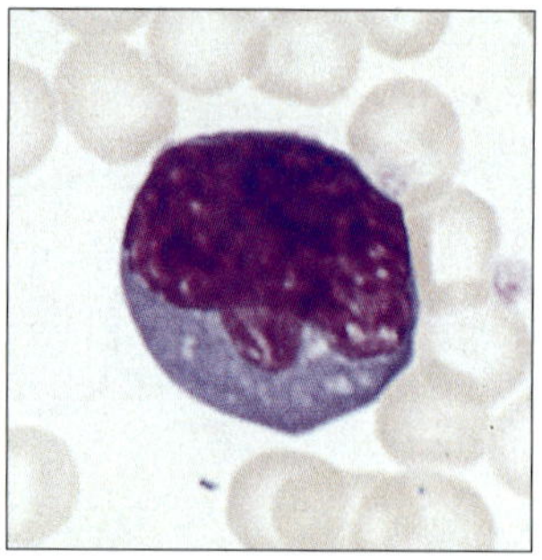

⑧

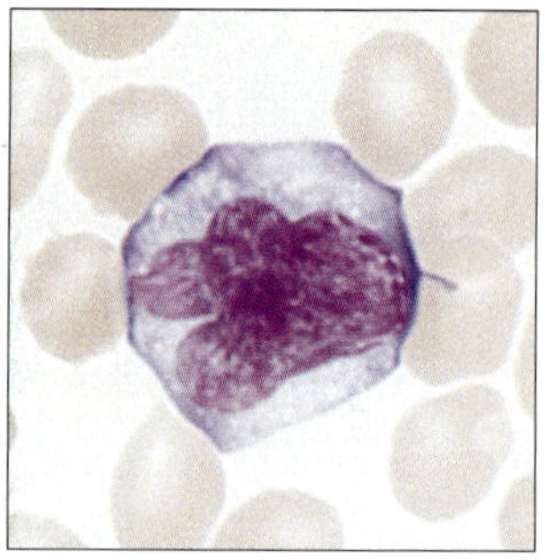

⑨

A. 단핵구형 이형 림프구 (사진 ⑦~⑨)

- Dawney I형으로, 비교적 단핵구와 닮았으며, 핵은 일정치 않은 형태를 나타낸다. 핵 염색질의 양은 풍부하며, 결절을 만들기 쉬운 경향이 있다. 세포질은 호염기성이며, 공포도 자주 보인다.

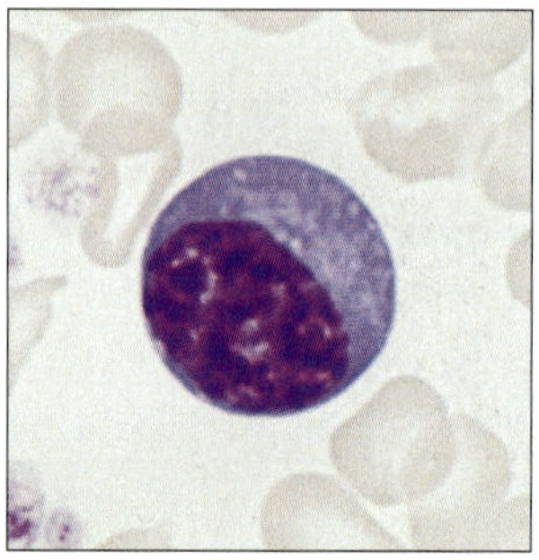

⑩

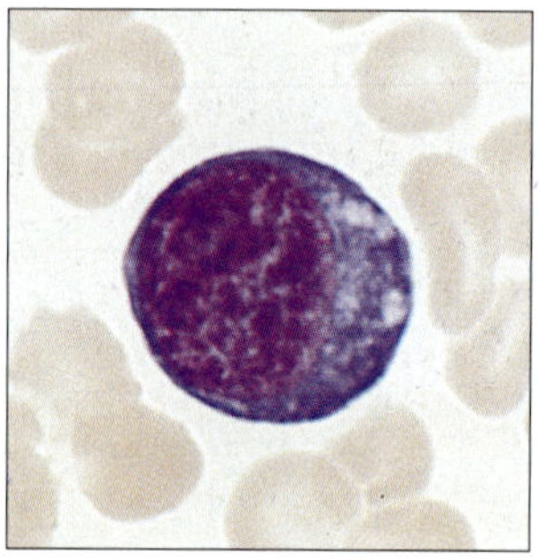

⑪

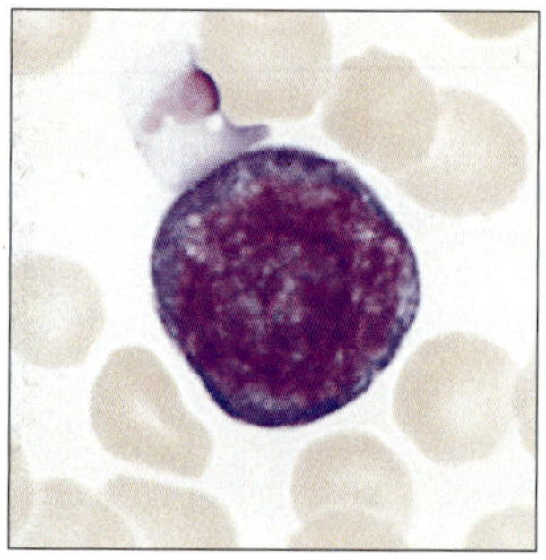

⑫

B. 형질세포형 림프구 (사진 ⑩~⑫)

- Dawney II형으로, 형질세포와 닮았지만, 세포를 점유하는 핵이 크며, 세포질이 강한 호염기성인 것으로 형질세포와는 구별된다.

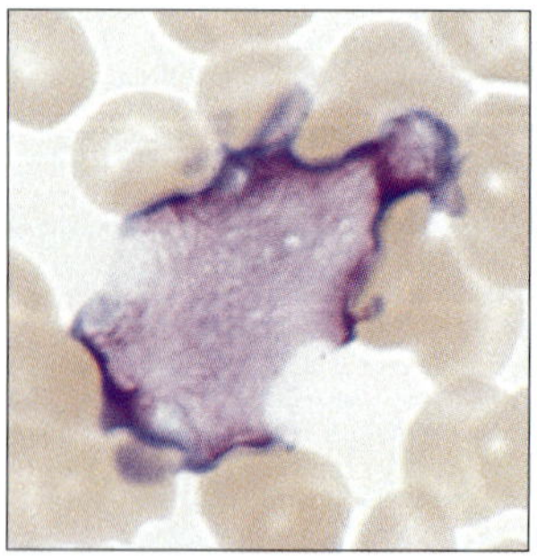

⑬

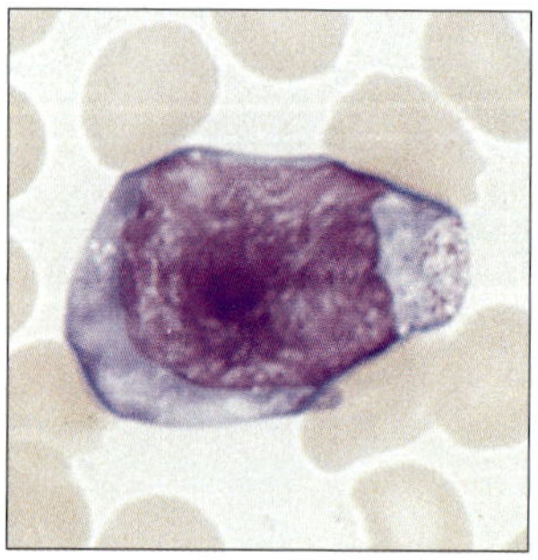

⑭

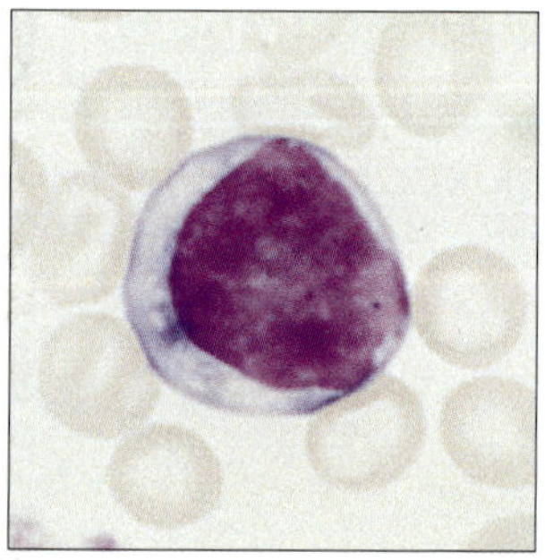

⑮

C. 림프모세포(lymphoblast)형 림프구 (사진 ⑬~⑮)

- Dawney III형으로, 대림프구 혹은 림프모세포와 닮은 형태를 나타낸다.
- 세포질은 호염기성을 나타내지만, 핵 염색질의 양이 풍부하며, 결절을 만들기 쉬운 경향이 있다.

4-2 급성골수구백혈병_FAB 분류 M0

1) 혈액표본 (사진 ①)

- 말초혈액 속에 보이는 세포는 세포질이 거의 보이지 않거나 굉장히 좁은 3개의 유약모세포이며, 2시 방향에는 림프구가 관찰된다.

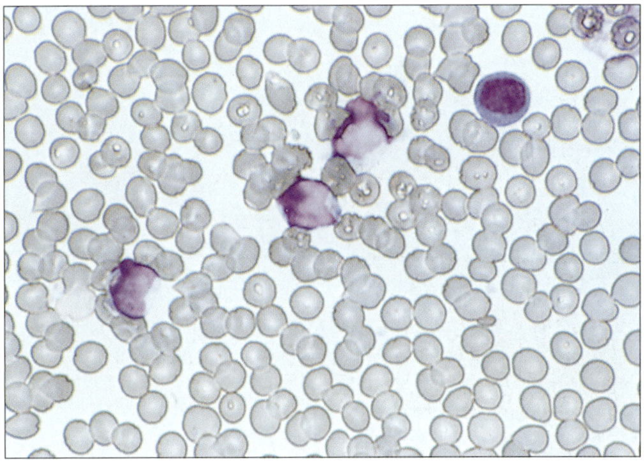

① 혈액표본

2) 골수 압좌표본 (사진 ②)

- 골수 압좌표본이다.
- 담염성으로 보이는 대형의 세포는 백혈병 모세포이다.
- 골수는 백혈병 세포가 점유하고 있으며, 골수 과형성상을 나타내고 있다.
- 세포조직은 보이지 않는다.
- 핵을 짙게 물들인 소형 세포는 적혈모세포이며, 중형의 세포는 림프구계의 세포라고 생각된다.

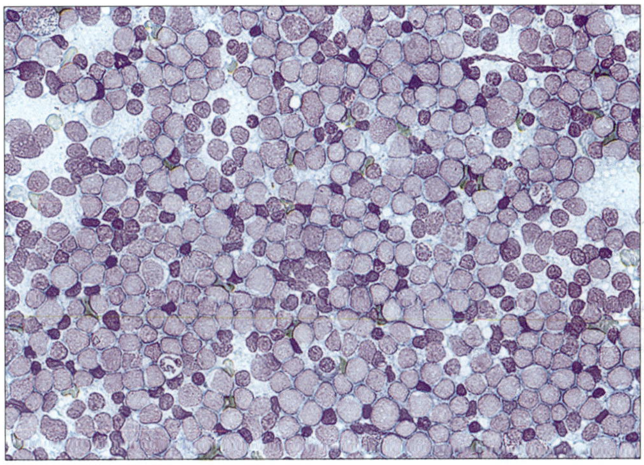

② 골수 압좌표본

3) 골수표본 (사진 ③)

- 모세포는 대형이며, 핵 염색질 구조는 섬세하고 조밀하다.
- 세포질에 과립은 확인되지 않는다.
- 본 증에서 보이는 모세포의 특성은 myeloperoxidase 음성, 세포의 표면형질은 골수모세포계의 마커인 CD13, CD33의 한쪽 또는 양쪽에 발현하며, 림프구계의 마커는 발현하지 않고, 전자현미경 myeloperoxidase는 양성을 나타낸다.

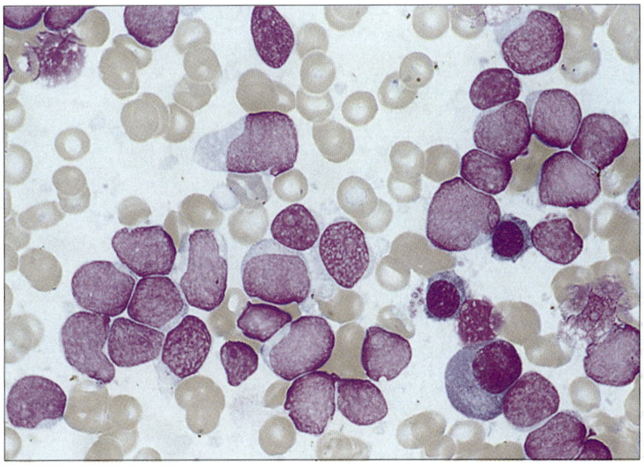

③ 골수표본

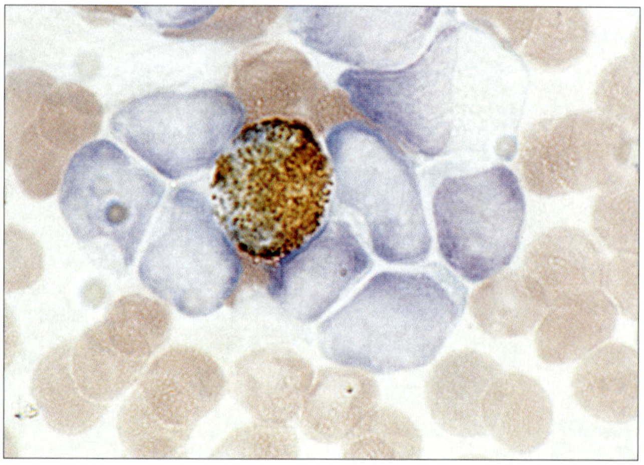

④ myeloperoxidase 염색표본

4) myeloperoxidase(MPO) 염색표본 (사진 ④)

- diaminobenzidin(DAB)법에 의한 myeloperoxidase(MPO)는 중앙에 황갈색으로 물든 호중구가 양성을 나타내지만, 다수를 차지하는 모세포는 모두 음성이다.

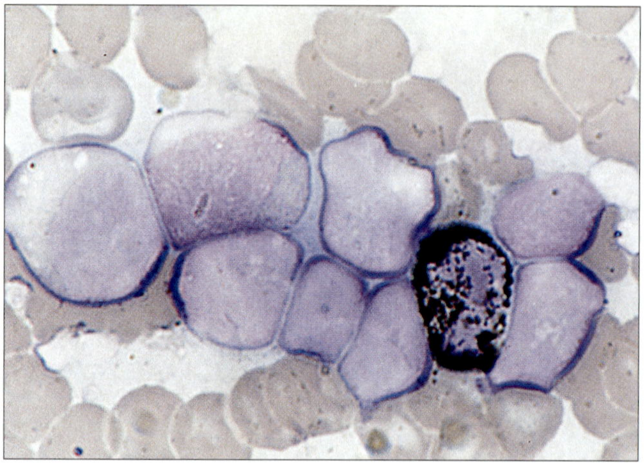

⑤ Sudan Black B 염색표본

5) Sudan Black B(SBB) 염색표본 (사진 ⑤)

- 지질염색(SBB 염색)으로 인한 염색표본은 검게 염색된 호중구가 양성상을 나타내지만 유약모세포는 모두 음성이다.

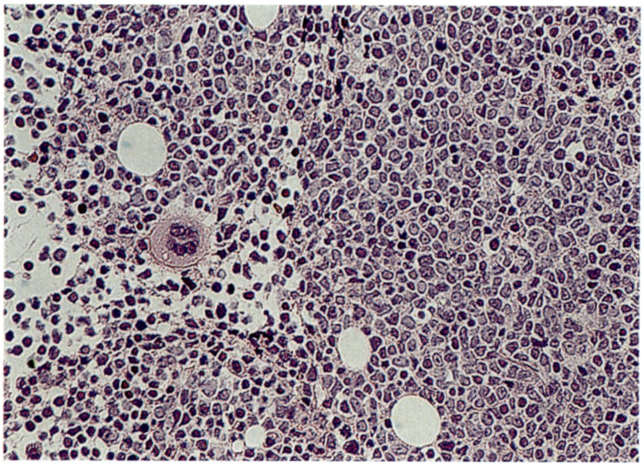

⑥ 골수조직표본

6) 골수조직표본 (사진 ⑥)

- 골수조직표본은 지방조직이 뚜렷하게 감소한 모세포로 점유된 골수구로 과형성상을 나타내고 있다.
- 세포 수는 90% 이상을 나타낸다.
- 9시 방향에는 성숙 거대핵세포가 1개 확인된다.

4-2 급성골수구백혈병_FAB 분류 M1

1) 골수 압좌표본 (사진 ①)

- 골수 압좌표본에서는 핵이 담염성으로 물든 대형의 백혈병 모세포가 대부분을 차지하고 있다.
- 3시, 8시 및 10시 방향에 지방조직이 보이지만 골수는 과형성(hyperplasia)상을 나타낸다.
- 표본에서 적혈모세포계 세포의 관찰은 곤란하다.

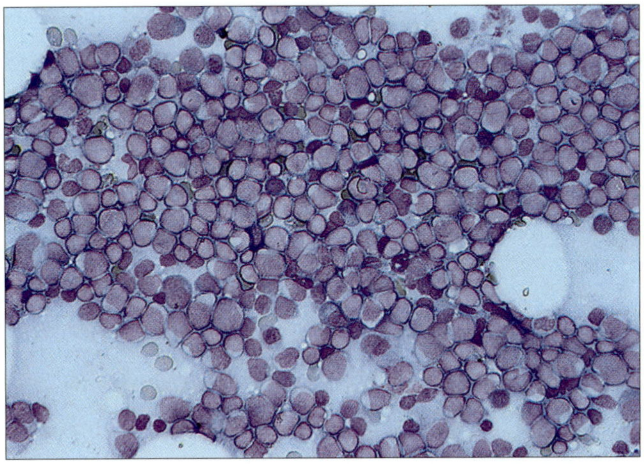

① 골수 압좌표본

2) myeloperoxidase(MPO) 염색표본 (사진 ②)

- diaminobenzidin(DAB)법에 의한 myeloperoxidase(MPO) 염색에서는 4시 방향에 myeloperoxidase 양성 모세포가 확인되지만, 이 시야에서 다수를 차지 하는 모세포는 모두 음성을 나타내고 있다.
- 본 증례의 myeloperoxidase 양성 모세포 비율은 9%이다.

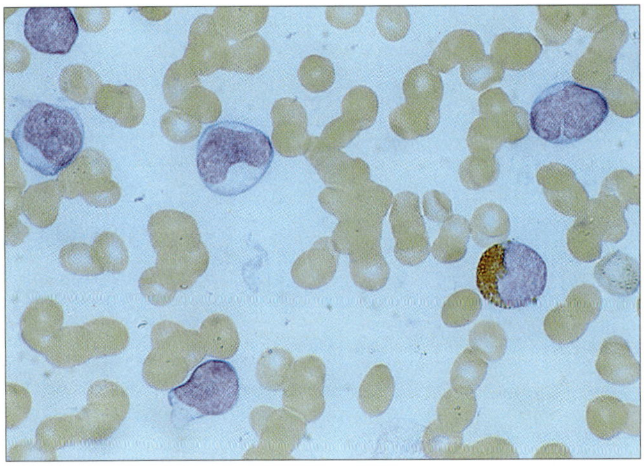

② myeloperoxidase 염색표본

3) Sudan Black B(SBB) 염색표본 (사진 ③)

- SBB 염색에서는 세포질 내에 검게 염색된 과립을 가진 모세포가 다수 확인된다.
- 사진 ③의 myeloperoxidase 염색을 시행한 증례이며, SBB 염색 쪽이 양성률이 높다.

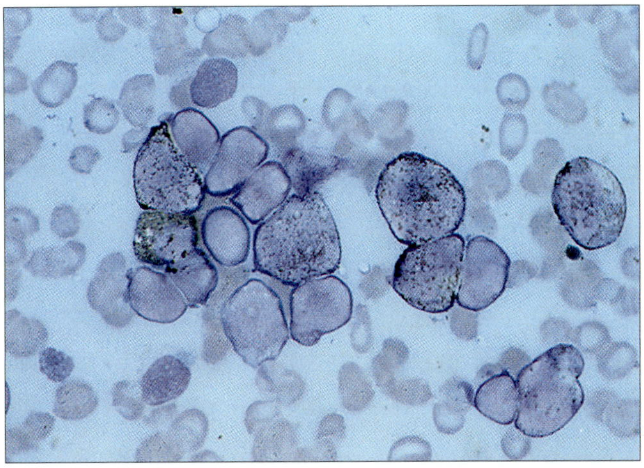

③ Sudan Black B 염색표본

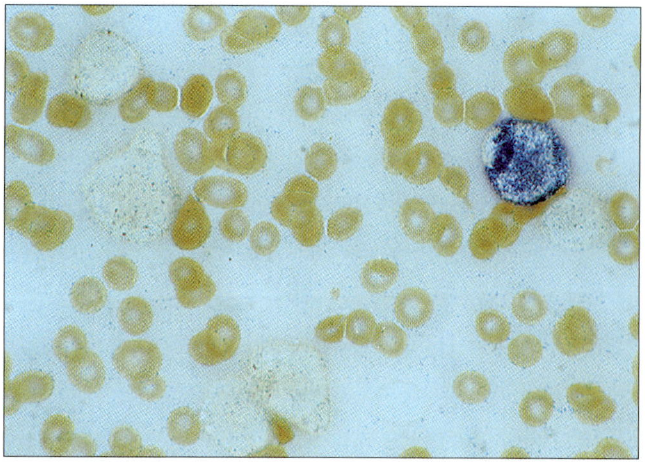

④ 혈액표본

4) esterase 이중 염색표본 (사진 ④)

- naphthol AS-D chloroacetate와 α-naphthyl butyrate를 바탕질(matrix)로 한 esterase 이중 염색법을 통한 염색표본은 3시 방향에 푸르게 물든 특이성이 보이지만, 다른 세포는 모두 음성이며, 특이적 및 비특이적 esterase의 존재는 부정된다.

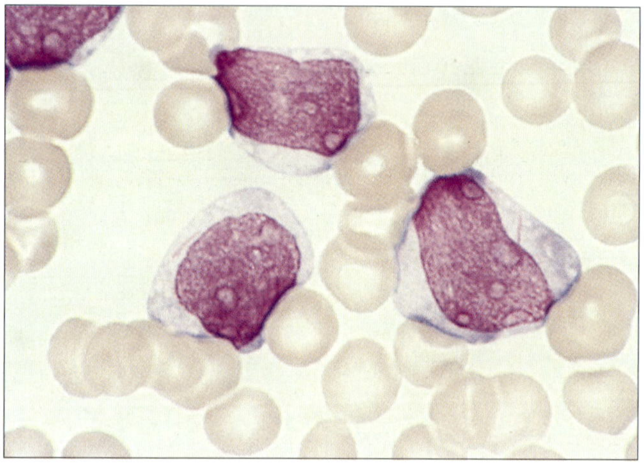

⑤ 혈액표본

5) 골수표본 (사진 ⑤)

- FAB 분류 M1 증례의 표본이지만 중앙에 3개의 유약세포 중 2개 세포는 세포질에 가늘고 긴 침형 결정, Auer 소체가 관찰된다.
- Auer 소체가 모세포 전부에서 보이는 것은 아니다. 또한, 이 시야에서 보이는 Auer 소체처럼 주시하지 않으면 못 보고 지나 칠 정도로 가는 침 형태를 자주 보이므로 Auer 소체의 유무는 강 확대(×1,000)에서 관찰할 필요가 있다.

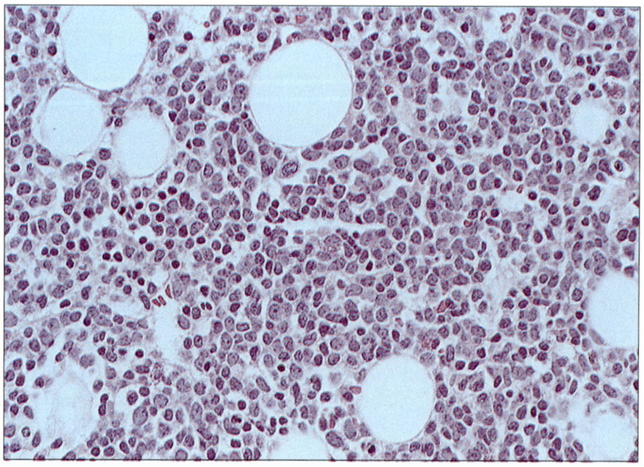

⑥ 골수표본

6) 골수조직표본 (사진 ⑥)

- 골수조직표본의 세포 구성은 균일하며, 핵은 담염성의 대형 백혈병 모세포가 차지하고 있다.
- 지방조직은 약 15%이며 세포 밀도는 상당히 높다.
- 거대핵세포는 표본의 모든 시야에서 관찰되지 않았다.

1) 혈액표본 (사진 ①)

- 사진 ①에 나타낸 표본의 중 확대표본이다.
- 대형의 모세포는 핵소체가 뚜렷하며, 세포질은 호염기성을 나타내고 과립은 나타나지 않는 Type I의 모세포이다.
- 빈혈은 강도이며 적혈구와 적혈구 사이가 넓고, 3시 위치에는 다염성을 나타내는 적혈구가 관찰된다.

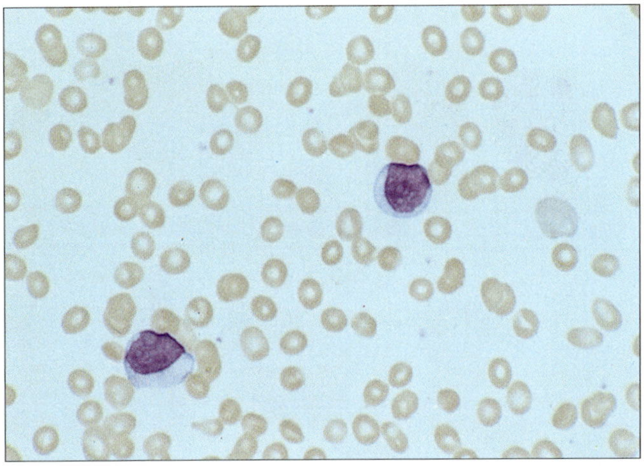

① 혈액표본

2) 골수 압좌표본 (사진 ②)

- 핵의 다염성 대형 세포가 골수를 차지하며, 세포충실도(cellularity)는 높다.
- 지방조직은 25% 정도로 세포 밀도는 약 75%를 차지하고 있다.
- 거대핵세포는 관찰되지 않는다.

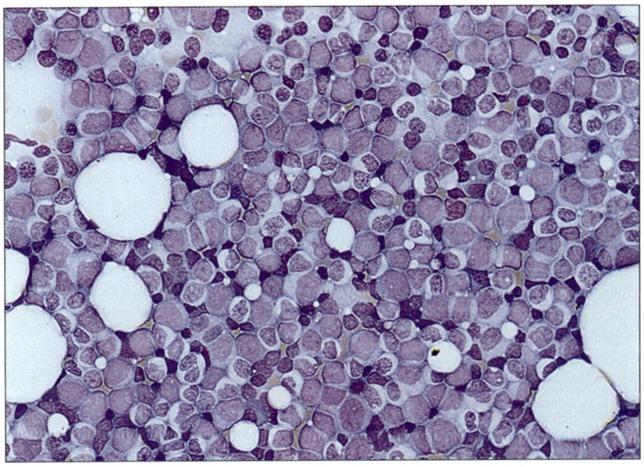

② 골수 압좌표본

3) 골수표본 (사진 ③)

- 본 증의 모세포(Type I+II)는 NEC의 30% 이상이며, 또한 90% 미만이다.
- 단핵구계의 세포는 20% 미만으로 전골수구 이상으로 분화 성숙한 과립구계의 세포는 NEC의 10% 이상을 점유한다.
- 모세포는 대형으로, 핵 염색질 구조는 섬세한 모세포도 보인다.

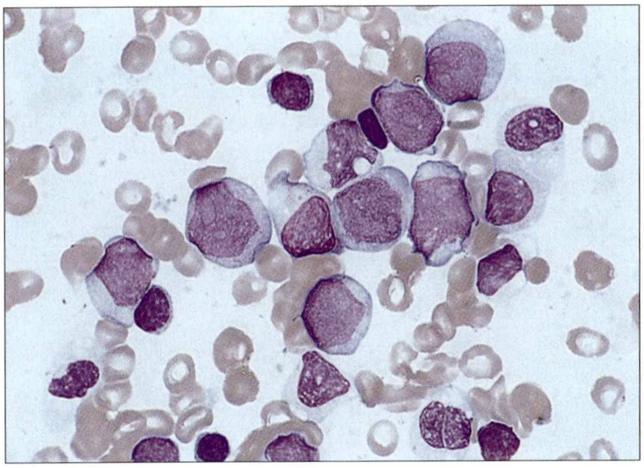

③ 골수표본

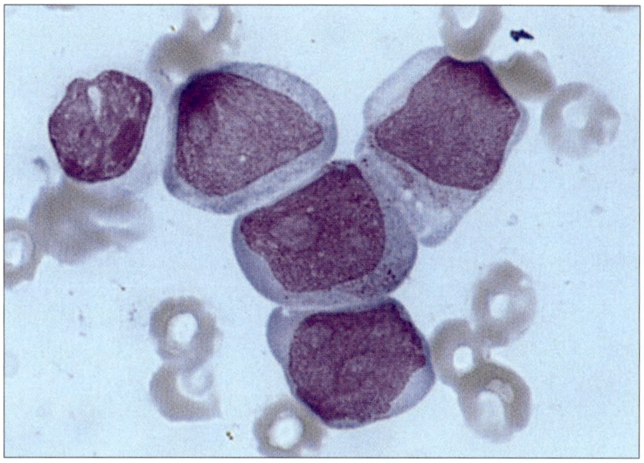

④ 골수표본

4) 골수표본 (사진 ④)

- 골수 도말표본의 강 확대 보통 염색표본이다.
- 모세포의 형태는 균일한 대형이며, 핵 염색질 구조는 섬세·조밀하며, 크고 명료한 핵소체가 1~3개 확인된다.
- 세포질은 약간 넓으며, 과립은 보이지 않는 것과 미세한 과립을 확인할 수 있는 것 등이 혼재되어 있다.

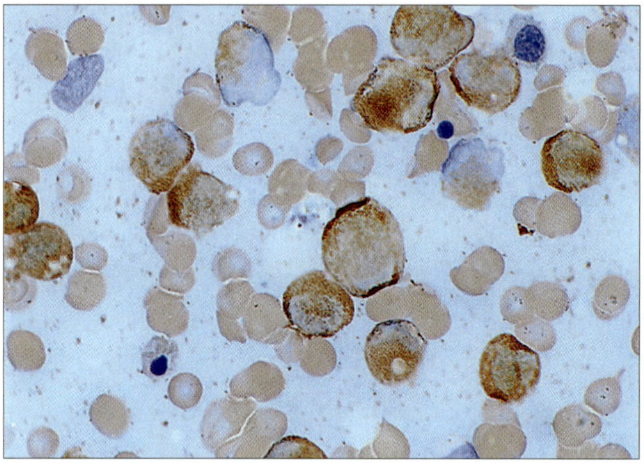

⑤ myeloperoxidase 염색표본

5) myeloperoxidase(MPO) 염색표본 (사진 ⑤)

- diaminobenzidin(DAB)을 통한 myeloperoxidase(MPO) 모세포는 myeloperoxidase 양성을 나타내며, 강 양성상을 나타낸다.

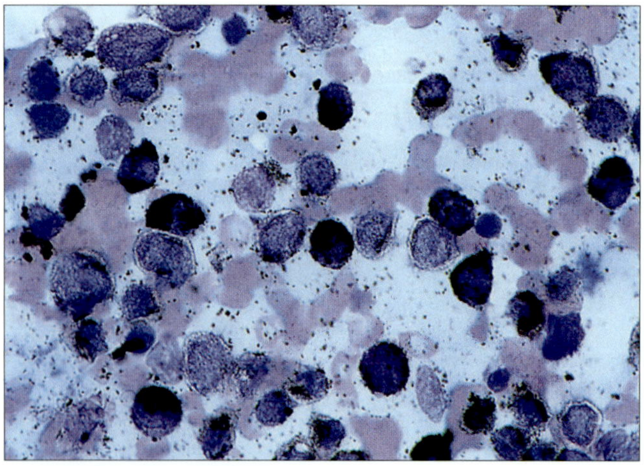

⑥ Sudan Black B 염색표본

6) Sudan Black B(SBB) 염색표본 (사진 ⑥)

- SBB 염색으로 인한 염색표본은 세포질 내에 검게 물든 과립을 풍부하게 함유한 과립이 다수 확인된다.

1) 골수표본 (사진 ①)

- FAB 분류 M3 증례에서 보이는 모세포는 세포질 속에 거칠고 대형의 과립이 꽉 차서 보이는 전골수모세포의 세포 혹은 세포질 내에 다수의 Auer 소체의 다발을 가진 세포가 존재한다.
- 모세포 핵의 크기와 형태는 여러 가지이지만 콩팥형(신장형)이나 2분 엽형상을 나타내는 것도 보인다.
- 본 표본은 faggot cell(파곳세포)를 다수 확인할 수 있다.

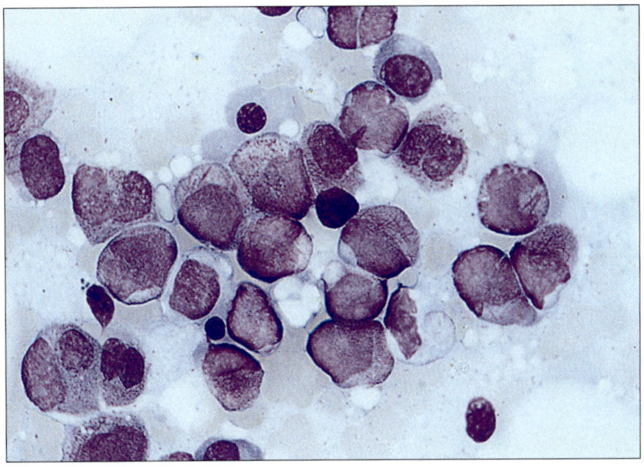

① 골수표본

2) 골수표본 (사진 ②)

- 골수 도말표본의 강 확대 보통 염색표본이다.
- 모세포의 형태는 대형으로, 핵은 이상한 형태를 보이며, 핵 염색질 구조는 섬세하고 조밀하며, 핵소체는 크게 2개에서 여러 개가 확인된다.
- 세포질은 비교적 좁으며 Auer 소체가 풍부한 faggot 세포라고 부르는 세포가 있다. 또한 과립이 풍부한 것도 확인된다.

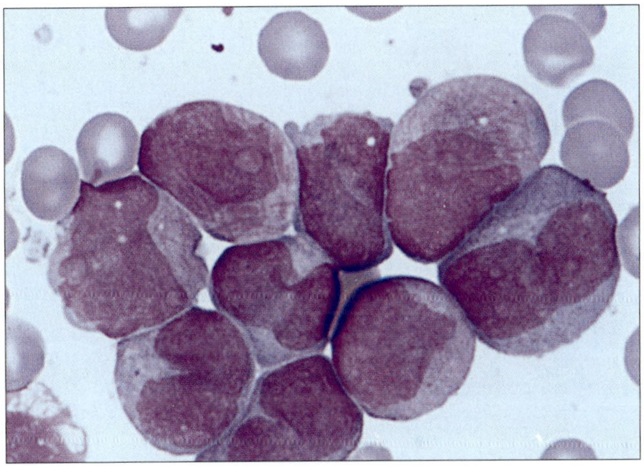

② 골수표본

3) myeloperoxidase(MPO) 염색표본 (사진 ③)

- diaminobenzidin(DAB)법에 의한 myeloperoxidase(MPO) 염색에서는 모세포는 강 양성상을 나타내고 있다.

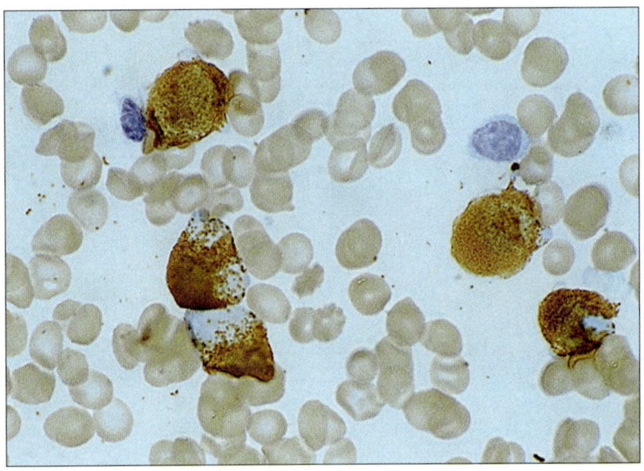

③ myeloperoxidase 염색표본

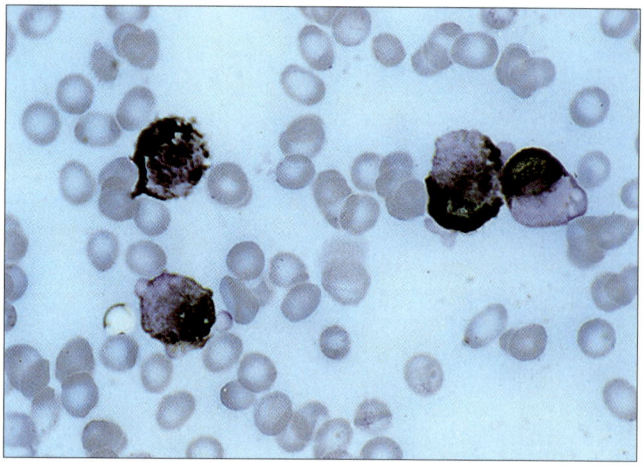

④ Sudan Black B 염색표본

4) Sudan Black B(SBB) 염색표본 (사진 ④)

- SBB 염색을 통한 염색표본은 세포질 속에 검게 염색된 과립이 풍부한 모세포가 다수 확인된다.

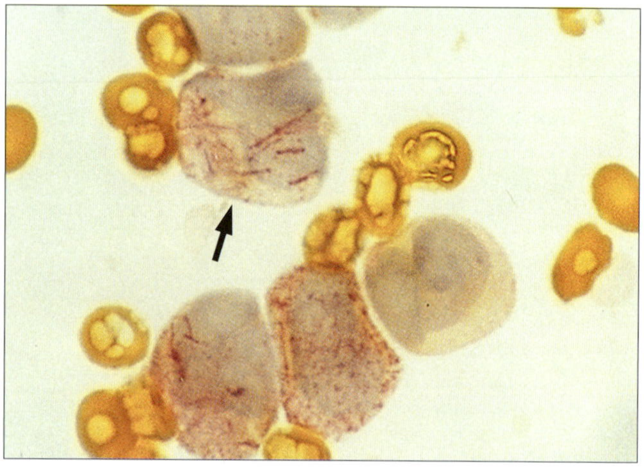

⑤ myeloperoxidase 염색표본

5) myeloperoxidase(MPO) 염색표본 (사진 ⑤)

- 호산구의 증가는 알레르기성 질환, 기생충 질환, 피부질환 등에서 보인다. 이런 질환들에서는 백분율에 의한 호산구의 상대수는 높은 수치를 나타내는데, 실제 수가 2,000/μL를 넘는 일은 거의 없다.
- 본 증례는 특발성 호산구증가증으로 호산구는 6,500/μL를 나타내었다.

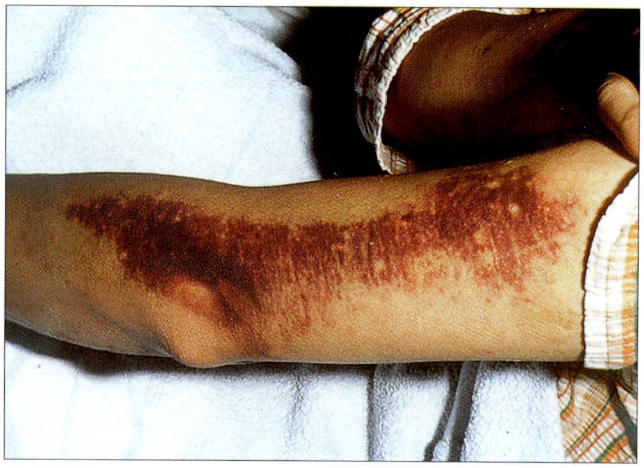

⑥ 출혈반

6) 출혈반 (사진 ⑥)

- 본 증에서는 파종혈관내응고가 동시에 발병하는 일이 많으며, 출혈성 소인을 동반하는 때가 많다.

4-2 급성골수구백혈병_FAB 분류 M4

1) 단핵구증가증 (사진 ①)

- 말초혈액 속에는 대형 유약세포의 출현이 관찰된다.
- 3시 방향에는 단핵구형의 세포, 4시 방향에는 핵에 절흔이 보이는 것, 중앙과 10시 방향에는 핵은 원형이며, 세포질이 좁은 전형적인 유약 이상 세포를 확인할 수 있다.
- 8시 방향에는 정상 세포 성분인 림프구가 관찰된다.
- 적혈구가 넓게 산재해 있어 뚜렷하게 빈혈이 추측된다.

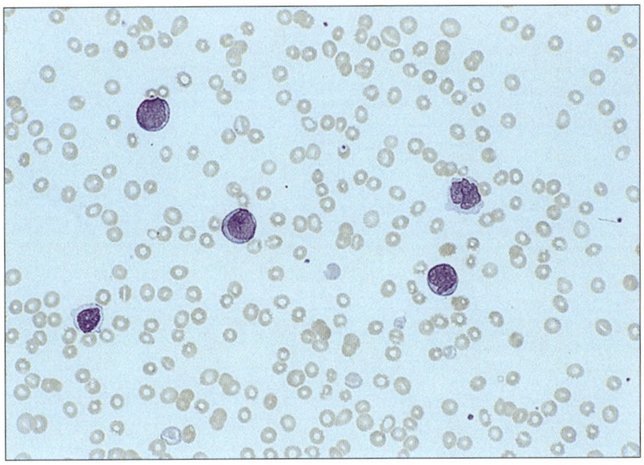

① 혈액표본

2) 혈액표본 (사진 ②)

- 중 확대표본에서는 2시와 5시 방향에 대형의 세포질이 좁은 유약모세포와 9시 방향의 핵 형태가 일정치 않으며, 핵 염색질 구조가 섬세하고, 대형의 세포질은 넓게 호염기성을 나타내는 단핵구형 유약세포가 보인다.
- 단핵구계의 세포에는 말초혈액 중에 $5 \times 10^3/\mu L$ 이상 존재한다.

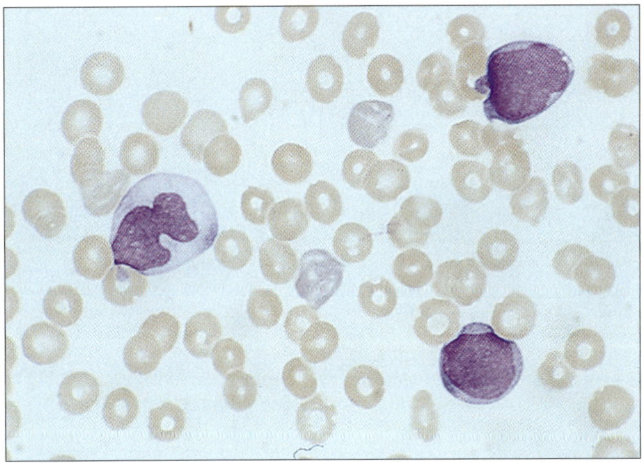

② 혈액표본

3) 골수표본 (사진 ③)

- 골수 도말표본의 강 확대 보통 염색표본을 나타내었다.
- 모세포는 대형이며, 핵형은 원형 혹은 원형에 가깝고, 핵에 절흔이나 말발굽모양(마제형)을 나타내는 것도 보인다.
- 핵 염색질 구조는 섬세하고 조밀하며, 비교적 뚜렷한 대형 핵소체가 1~3개 확인된다.
- 세포질은 넓으며 과립이 보이지 않는 것, 미세한 과립을 확인할 수 있는 것이 혼재되어 있다.

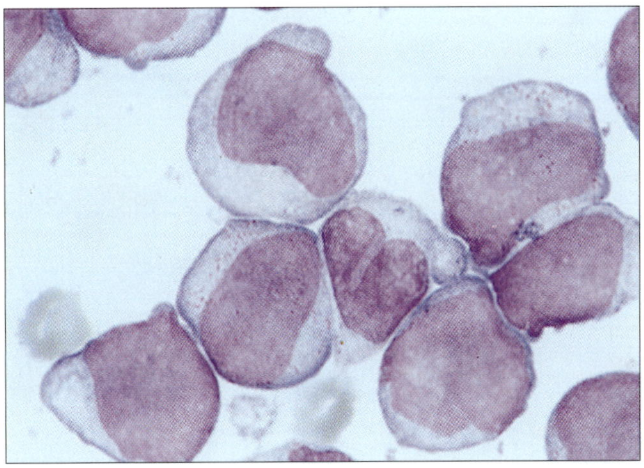

③ 골수표본

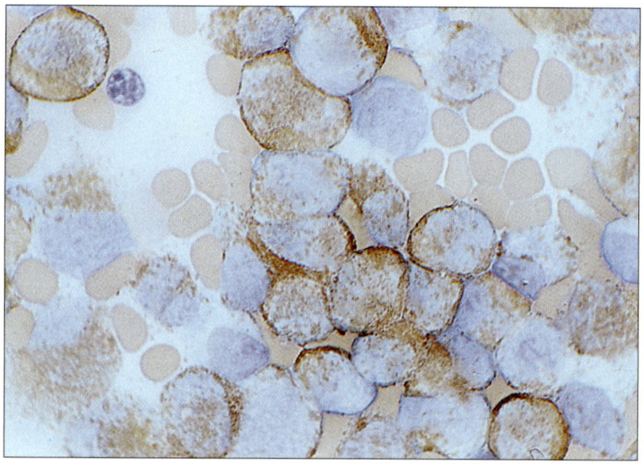

④ myeloperoxidase 염색표본

4) myeloperoxidase(MPO) 염색표본 (사진 ④)

- diaminobenzidin(DAB)법에 의한 myeloperoxidase(MPO) 염색표본에서는 모세포는 myeloperoxidase 양성을 나타내지만 약양성~중등도의 양성을 나타내는 것과 강도의 양성을 보이는 것이 흩어져 있다.

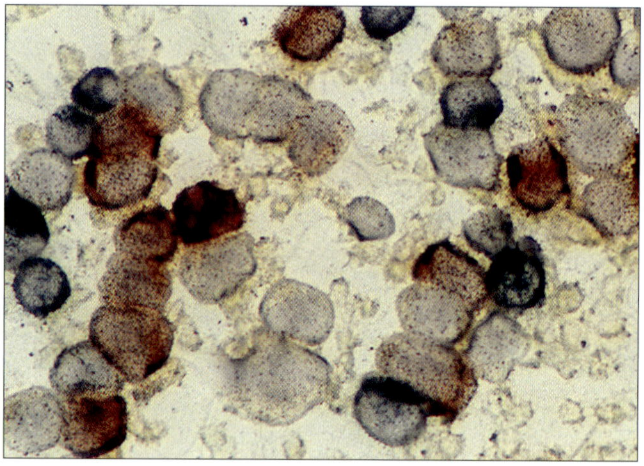

⑤ esterase 이중 염색표본

5) esterase 이중 염색표본 (사진 ⑤)

- naphthol AS–D chloroacetate와 α–naphthyl bytyrate는 양자의 바탕질에 반응성을 나타내며, 푸르게 물든 특이적 esterase 양성의 모세포와 적갈색으로 물든 비특이적 esterase 양성의 모세포가 혼재해서 염색되어 있다.

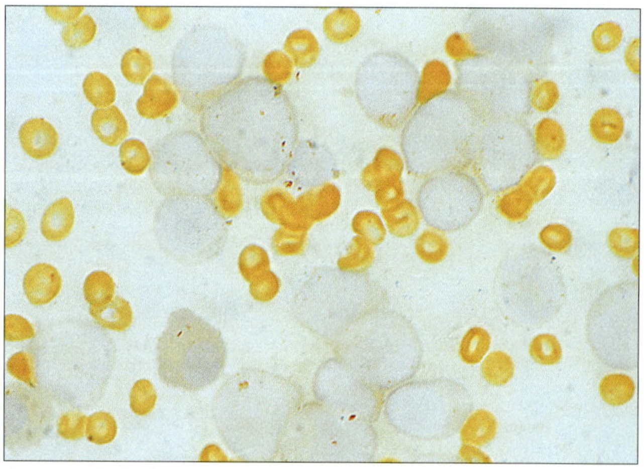

⑥ NaF 억제 비특이적 esterase 염색표본

6) NaF 억제 비특이적 esterase 염색표본 (사진 ⑥)

- 단핵구계의 세포는 α–naphthyl butyrate를 기질로 한 비특이적 esterase 반응은 양성을 나타내지만(사진 ⑥), 반응액에 불화나트륨(NaF)을 기질에 추가하면 음성이 된다.
- 본 증례의 염색표본도 음성상을 나타내며, 사진 ⑧에서 양성상을 얻은 것으로, NaF를 첨가하면 비특이적 esterase는 완전하게 억제된다.
- 따라서 비특이적 esterase 양성 이상 세포는 단핵구계 세포인 것을 의미한다.

4-2 급성골수구백혈병_FAB 분류 M4e

1) 골수표본 (사진 ①)

- 골수 도말표본의 강 확대 보통 염색표본이다.
- 모세포의 형태는 크기가 다르며, 핵은 원형 혹은 원형에 가깝고, 일정하지 않은 형태를 보인 것이 있다. 핵 염색질 구조는 섬세하고 조밀하며, 핵소체는 크게 2개에서 여러 개 확인할 수 있다.
- 모세포의 세포질은 좁은 것과 넓은 것이 있다. 과립은 뚜렷하지 않다.
- 10시 방향에는 호산구의 미숙한 세포가 보이며, 호산 과립이 호염기성으로 물들고 있기 때문에 세포질이 진한 청색으로 보인다.

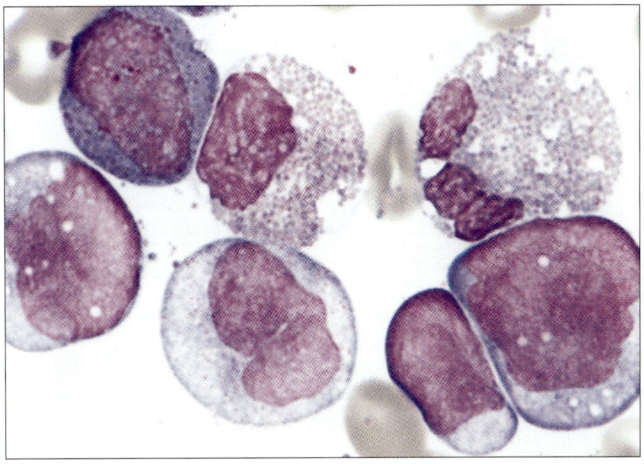

① 골수표본

2) myeloperoxidase(MPO) 염색표본 (사진 ②)

- diaminobenzidin(DAB)법에 의한 myeloperoxidase(MPO) 염색에서는 양성과립은 황갈색을 보이며, 호산구가 강양성상을 나타내고, 모세포도 중등도의 양성상으로 흩어져 관찰된다.

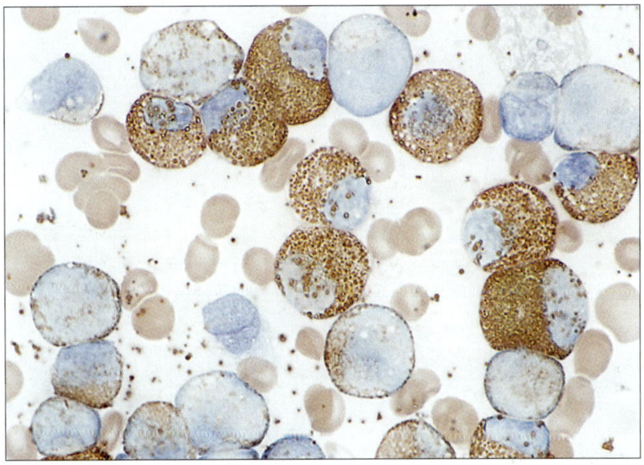

② myeloperoxidase 염색표본

3) Sudan Black B(SBB) 염색표본 (사진 ③)

- SBB 염색에서는 양성상은 검게 염색된 과립으로 세포질 안에 확인된다.
- 세포 내에 강 양성으로 염색된 세포는 호산구이다.
- 핵이 크게 세포질 속에 산재된 검게 염색된 과립이 보이는 것이 본 증에서 백혈병 모세포이다.

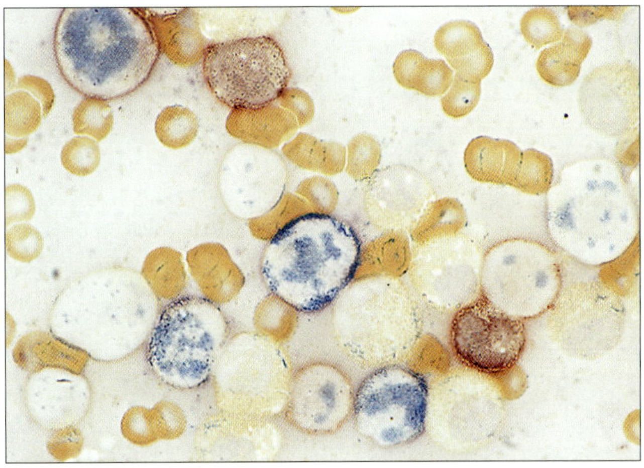

③ Sudan Black B 염색표본

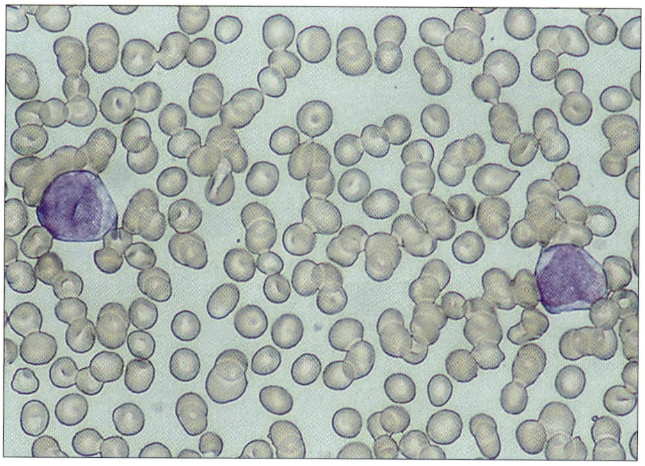

① 말초혈액도말염색표본

1) 말초혈액도말염색표본 (사진 ①)

- 2개의 대형 이상 세포가 관찰된다.
- 핵은 크게 미숙해서 핵 속에서 명료한 핵소체를 볼 수 있다.
- 세포질은 호염기성을 나타내며, N/C 비는 8 : 2 정도이다.

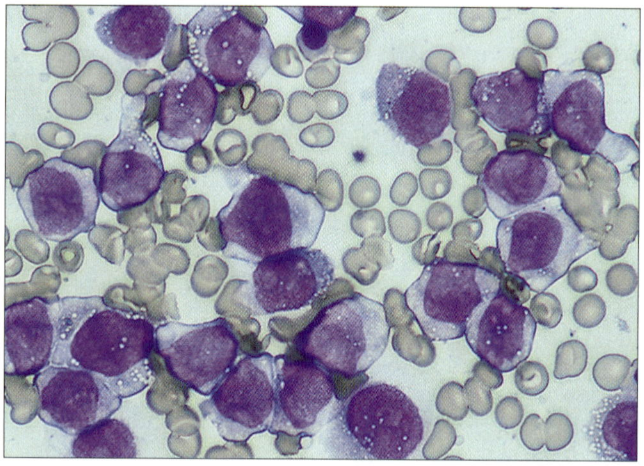

② 골수표본

2) 골수표본 (사진 ②)

- 골수표본에서는 모세포가 대부분을 점유하고 있다.
- 모세포의 형태는 대형으로 핵형은 유사원형~타원형을 나타내며, 핵 속의 핵소체는 뚜렷하게 1~3개 확인된다.
- 세포질은 비교적 넓으며, 호염기성을 나타내고, 풍부한 세포질 내에 미세한 아주르(azure) 호성의 과립을 확인할 수 있다.

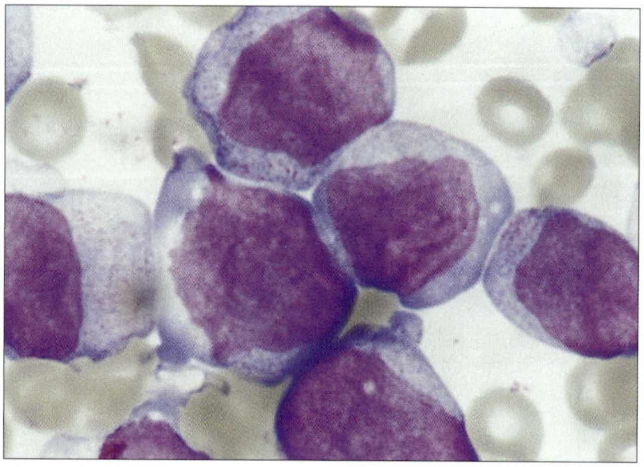

③ 골수표본

3) 골수표본 (사진 ③)

- 골수 도말표본의 강 확대 보통 염색표본을 나타낸다.
- 모세포는 대형 세포이며, 핵은 원형에 가깝고, 핵에 절흔이 보이는 것이 많다.
- 핵 염색질 구조는 섬세하고 조밀하며, 비교적 명료한 대형 핵소체가 1~3개 확인된다.
- 세포질은 넓으며, 섬세한 과립을 볼 수 있는 것이 많다.

4) myeloperoxidase(MPO) 염색표본 (사진 ④)

- diaminobenzidin(DAB)법에 의한 myeloperoxidase(MPO)는 모세포의 myeloperoxidase 반응 음성을 나타낸다.
- 7시 방향에 보이는 양성 세포는 호중구이다.

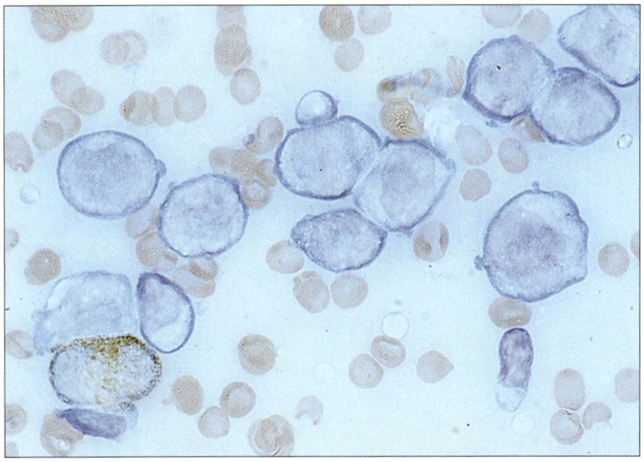

④ myeloperoxidase 염색표본

5) esterase 이중 염색표본 (사진 ⑤)

- naphthol AS–D chloroacetate와 α–naphthyl butyrate를 바탕질(matrix)로 한 esterase 이중 염색법을 통한 염색표본은 적갈색으로 물든 α–naphthyl butyrate를 바탕질로 한 비특이적 esterase 양성의 모세포가 다수 확인된다.
- 청색으로 염색된 특이적 esterase 양성의 과립구계 세포가 2~3시 방향에 대조되어 관찰된다.

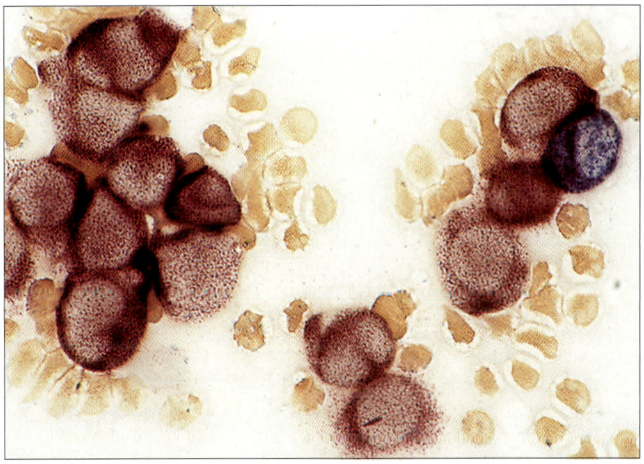

⑤ esterase 이중 염색표본

6) NaF 억제 비특이적 esterase 염색표본 (사진 ⑥)

- 본 증례의 사진 ⑧에서 나타난 이상 세포는 모두 비특이적 esterase 반응이 양성(갈색)을 나타내며, 특이적 esterase 염색에서는 양성상이 보이지 않는다. 따라서 비특이적 esterase 양성 이상 세포는 모두 단핵구계 세포이다.

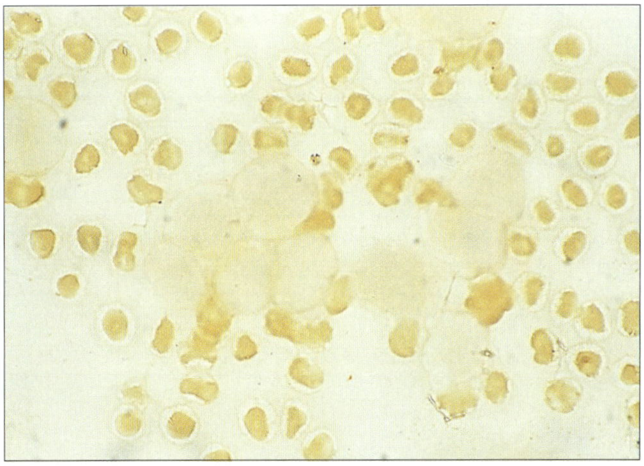

⑥ NaF 억제 비특이적 esterase 염색표본

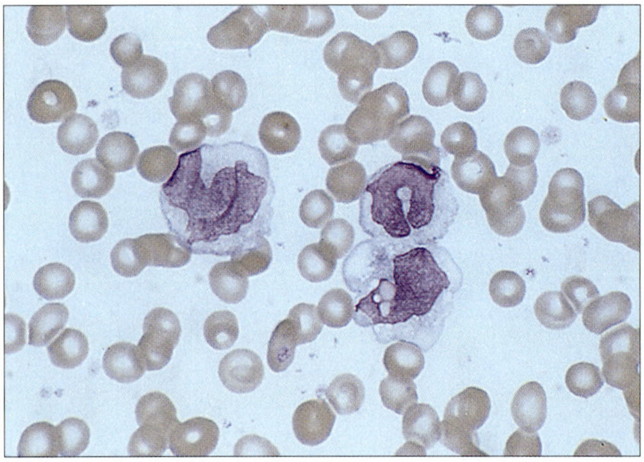

① 혈액표본

1) 혈액표본 (사진 ①)

- 중앙에 3개의 대형 세포가 보인다.
- 모든 세포도 핵 형태가 일정하지 않으며, 성숙 단핵구형으로 보이지만 핵 형태 및 핵 염색질 구조가 정상 성숙 단핵구와 다르며, 핵 염색질 구조는 섬세하다.

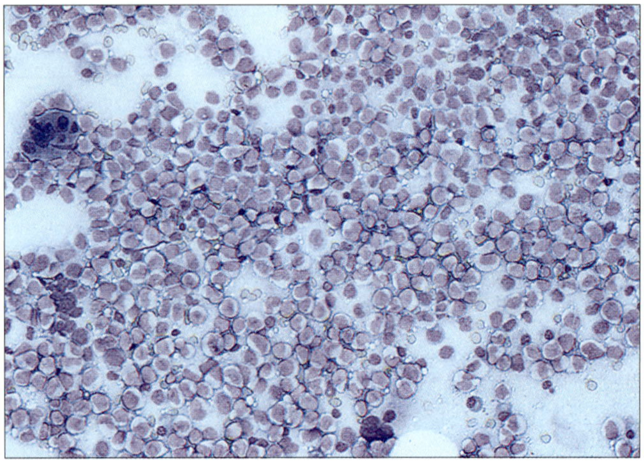

② 골수 압좌표본

2) 골수 압좌표본 (사진 ②)

- 압좌표본에서는 골수는 대부분이 핵이 담염성인 대형 세포가 차지하고 있는 것을 알 수 있다.
- 6시, 9시 방향에는 거대핵세포라고 생각되는 대형 세포가 보인다.

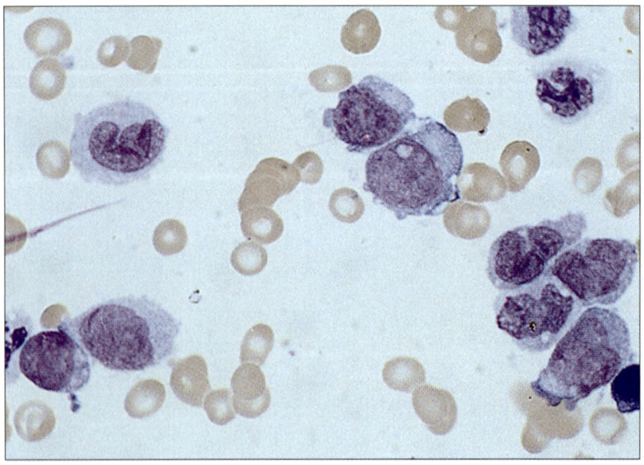

③ 골수표본

3) 골수표본 (사진 ③)

- FAB 분류 M5b 증례에서는 전단핵구의 80% 미만이 단모세포이며, 나머지가 전단핵구와 단핵구로 구성된다.
- 중앙에서 약간 오른쪽 가까이 있는 대형 세포와 8시 방향에 있는 2개의 세포는 단핵모세포이다.
- 4시 방향에 있는 핵이 짙게 염색된 세포는 다염적혈모세포이며, 그 외 세포는 성숙 경향이 확인된 전단핵구와 감별은 곤란하며, 일단 단핵구로서 분류하고 있다.

4) myeloperoxidase(MPO) 염색표본 (사진 ④)

- diaminobenzidin(DAB)법에 의한 myeloperoxidase(MPO)는 모세포의 myeloperoxidase 반응은 양성이나 약양성을 나타낸다.

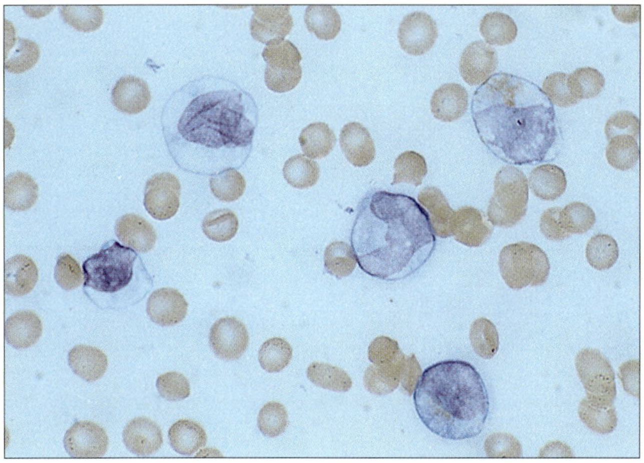

④ myeloperoxidase 염색표본

5) 골수표본 (사진 ⑤)

- FAB 분류 M5b 증례의 골수표본에서 보인 특이 세포의 강 확대표본을 나타내었다.
- 세포는 대형이며, 핵의 형태가 기괴한 형상을 나타내며, 단핵구계의 이상 세포라는 것을 알 수 있다.
- 이외의 급성골수백혈병 증례의 치료경과 중에 유사한 세포가 출현하는 일이 있으므로 주의할 필요가 있다.

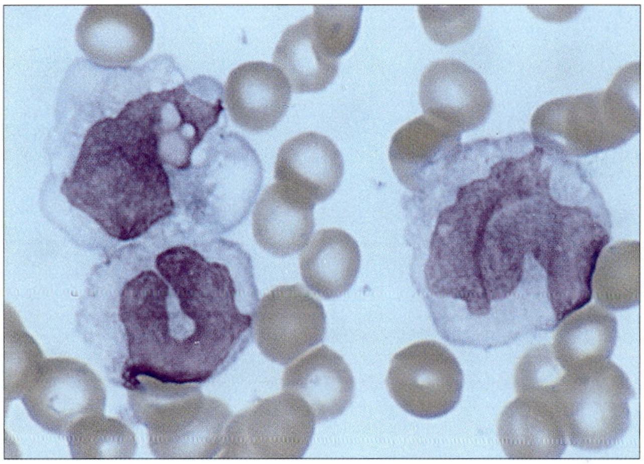

⑥ 골수표본

6) 골수조직표본 (사진 ⑥)

- 골수조직표본의 중 확대표본에서는 대형의 핵이 중등도로 짙게 물든 세포가 이상 세포이며, 핵형은 원형~타원형을 나타내고, 명료한 핵소체를 확인할 수 있다. 짙게 염색된 소형의 핵을 가진 소수 세포는 적혈모세포계의 세포이다.
- 본 시야에는 성숙형 호중구도 다수 관찰되며, 2~3시 방향에는 1개의 거대핵세포가 존재하고 있다.

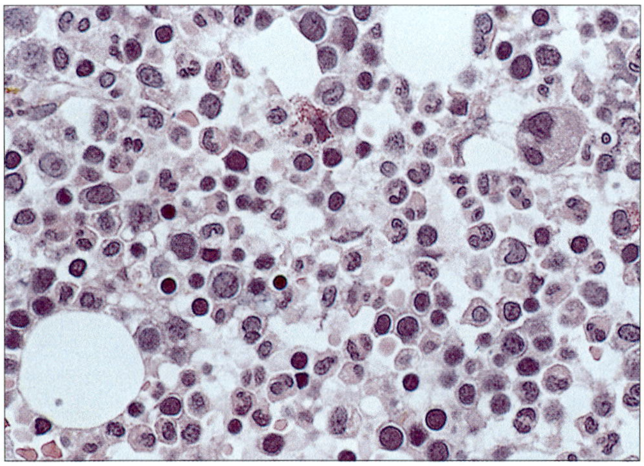

⑥ 골수조직표본

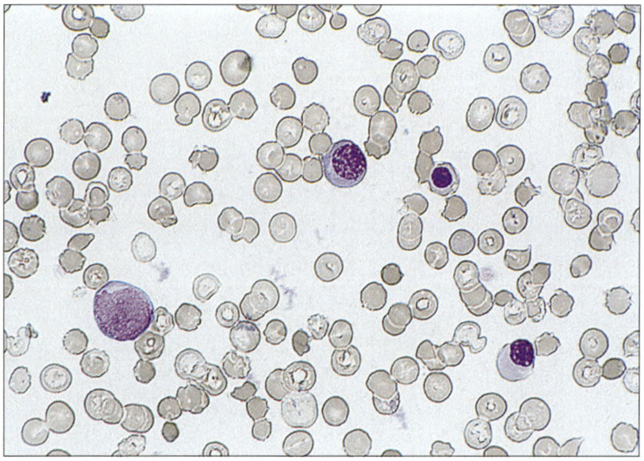

① 혈액표본

1) 혈액표본 (사진 ①)

- 본 증례의 말초혈액 속에는 8시 방향에 핵은 미숙하며, 세포질의 호염기성을 나타내는 모세포가 보인다.
- 적혈모세포도 다수 확인되며, 중앙 12시 방향에는 다염적혈모세포, 그 오른쪽 2시와 4시 방향에는 정염적혈모세포가 관찰된다.

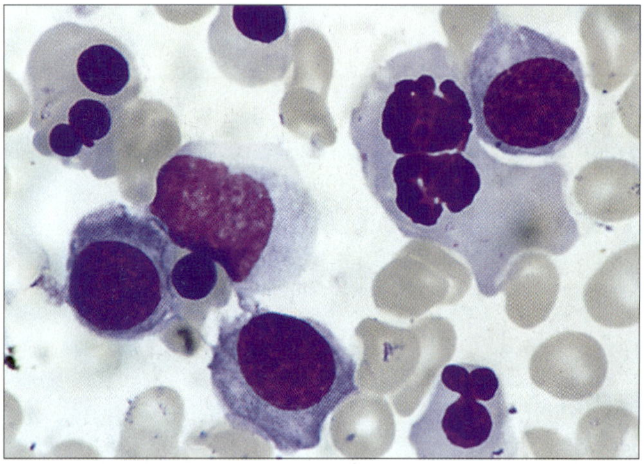

② 골수표본

2) 골수표본 (사진 ②)

- 중앙 9시 가까운 방향의 대형 세포는 핵소체가 명료하지 않은 골수모세포이나, 약간 세포질이 넓으며, 염기성도 약한 전형적인 세포가 아니다.
- 2시와 10시 방향에는 다핵의 대형 적혈모세포가 보이고, 5시 방향의 적혈모세포 핵도 분엽 경향을 나타내며, 더욱이 2시, 6시 및 9시 방향에 보이는 적혈모세포도 핵이 거대적모세포형 변화가 보이는 이상 세포이다.

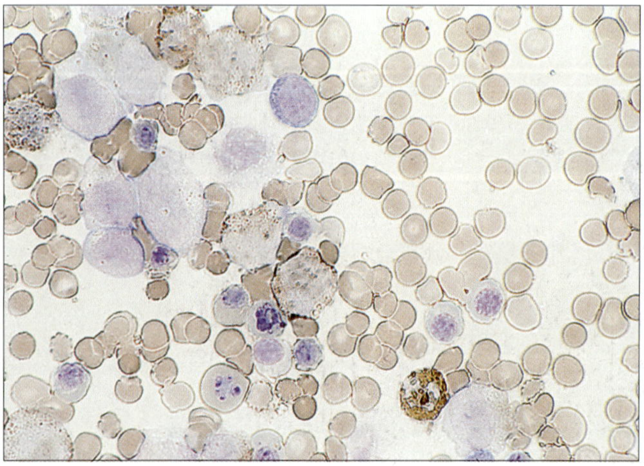

③ myeloperoxidase 염색표본

3) myeloperoxidase(MPO) 염색표본 (사진 ③)

- diaminobenzidin(DAB)법에 의한 myeloperoxidase(MPO)는 양성상은 세포질 안에 황갈색 과립을 확인할 수 있으며, 호중구가 5시 방향에 양성상으로 관찰된다.
- 소형 핵이 명료한 세포는 적혈모세포로, myeloperoxidase 반응은 음성이다.
- 대형 세포는 본 염색표본에서는 세포의 기원이 명확하지 않다.

4) Sudan Black B(SBB) 염색표본 (사진 ④)

- Sudan Black B 염색에서는 양성상은 검게 염색된 과립을 세포질 내에 확인할 수 있는 것으로, 1시, 6시, 중앙 8시 가까이 및 11시 방향에 양성세포가 보이며, 과립구계 세포이다.
- 핵이 짙게 염색된 소형 세포는 적혈모세포로, 지질염색은 음성이다.

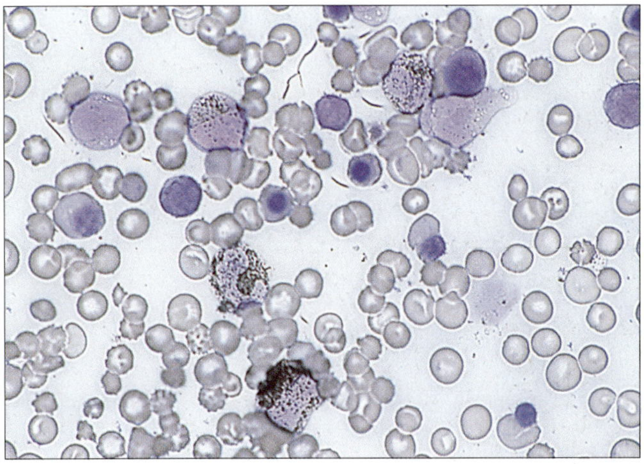

④ Sudan Black B 염색표본

5) PAS 염색표본 (사진 ⑤)

- 골수 도말표본의 PAS 염색표본을 나타내었다.
- 4시와 8~9시 방향에 세포질이 적색으로 물든 성숙 호중구가 관찰된다. 8~9시 방향에도 적색으로 물든 세포가 있으며, 이것도 호중구계라고 생각되지만 성숙단계를 특정할 수 없다.
- 3시 방향에 있는 대형 세포도 광범위하게 세포질이 적색으로 물들어 있으며, 이것과 같은 크기의 유사 세포는 골수모세포이다.
- 약간 소형으로 4시 및 8~9시 방향에 보이는 세포질에 과립형으로 붉게 물든 세포는 적혈모세포이며 이상 적혈모세포이다. 이외 이것보다 다소 소형으로 세포질에 적색을 중등도로 띤 것도 이상 적혈모세포이다.

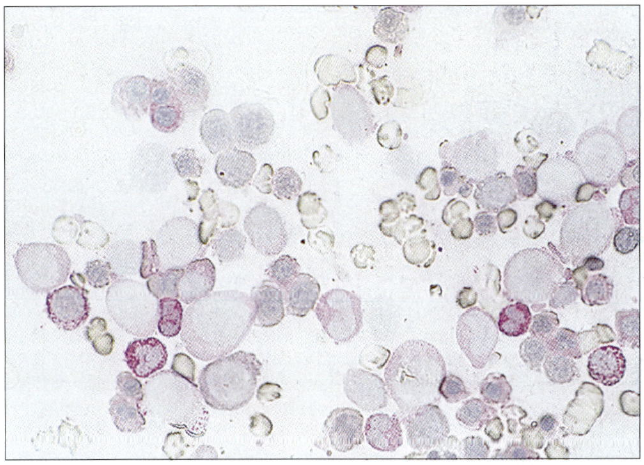

⑤ PAS 염색표본

6) 골수조직표본 (사진 ⑥)

- 골수는 지방조직이 약 10%이며, 세포충실도(cellularity)는 90%로 높다.
- 골수구를 구성하는 세포는 핵 담염성 세포가 주를 이루지만 핵이 짙게 염색된 소형 핵을 가진 세포도 다수 존재하고 있다.
- 시야 중에는 거대핵세포계 세포는 보이지 않는다.

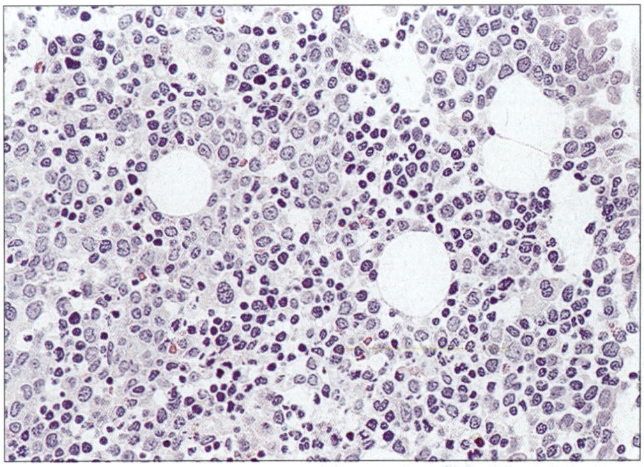

⑥ 골수조직표본

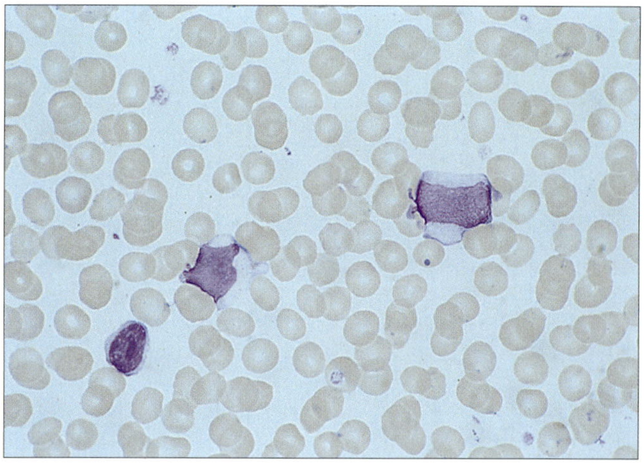

① 혈액표본

1) 혈액표본 (사진 ①)

- 중앙 3시 방향에 핵 염색질 구조는 섬세한 그물 모양을 나타내며, 핵소체에 명료한 대형 이상 세포가 보인다. 세포질은 약간 넓게 호염기성을 나타낸다.
- 8시 방향에는 이상 세포, 림프구가 보인다.
- 이 시야에서는 9시, 11시 방향 혹은 다른 곳에서도 혈소판이 보이며, 혈소판 수는 비교적 유지하고 있는 것을 알 수 있다.
- 적혈구의 형태는 정상이고, 정구성 정색소성이다.

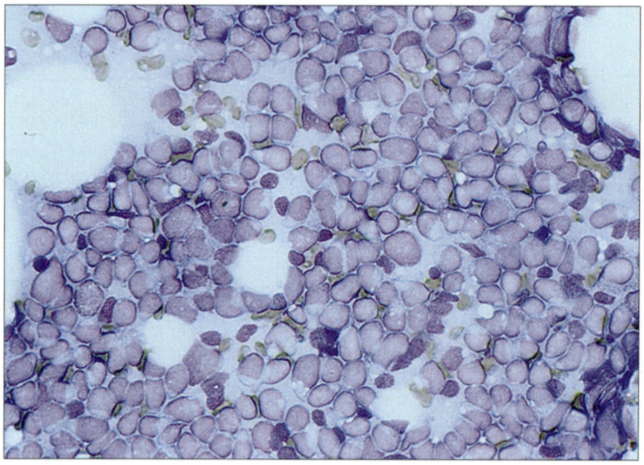

② 골수 압좌표본

2) 골수 압좌표본 (사진 ②)

- 골수는 담염성으로 물든 대형 핵을 가진 세포가 대부분을 차지하고 있다.
- 이것들은 이상이 있는 백혈병 모세포로, 핵은 크기가 다르며, 핵 염색질 구조는 섬세하고, 압좌표본에서는 세포질이 부족하다.
- 적혈모세포계의 세포는 이 시야에서는 거의 찾을 수 없다. 핵이 약간 짙게 염색되는 느낌의 소형 세포는 림프구이다.
- 지방조직은 약 20%이며, 세포 밀도는 80%로, 백혈병 세포로 말미암아 과증식이 나타난다.

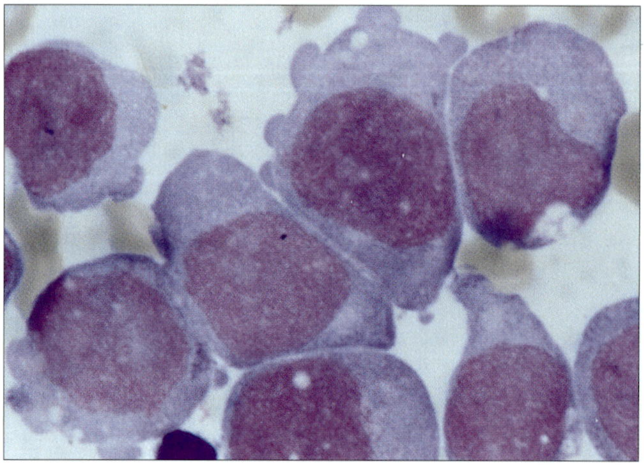

③ 골수표본

3) 골수표본 (사진 ③)

- 골수 도말표본의 강 확대 보통 염색표본이다.
- 모세포는 대형이며, 핵은 원형 혹은 원형에 가깝다. 핵 염색질 구조는 섬세하고 조밀하며, 뚜렷한 핵소체가 1~3개 확인된다.
- 세포질은 넓으며, 과립은 확인할 수 있는 것과 확인할 수 없는 것이 있다. 세포질에는 호염기성 세포 돌기(bleb)를 가진 것이 있다.

4) myeloperoxidase(MPO) 염색표본 (사진 ④)

- diaminobenzidin(DAB)법에 의한 myeloperoxidase(MPO)는 양성상은 황갈색의 과립을 세포질에서 확인할 수 있는 것을 가리킨다.
- 본 증례에서는 8시 방향에 성숙 호중구라고 생각되는 세포가 양성을 나타내는데, 이 시야에 보이는 다른 세포는 모두 음성상을 나타낸다.

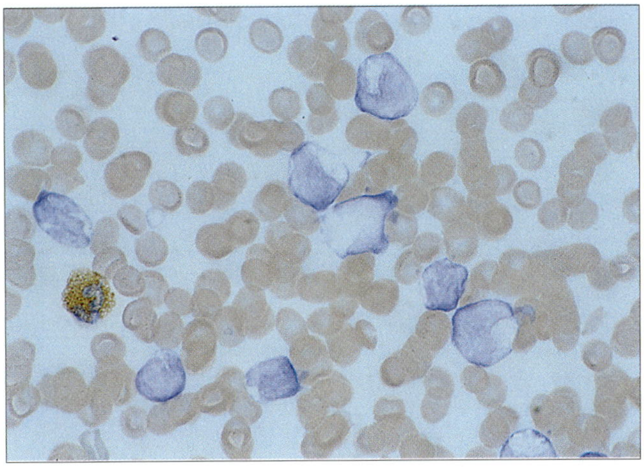

④ myeloperoxidase 염색표본

5) 골수조직표본 (사진 ⑤)

- 호중구증가증의 한 가지 예이며, 혈액표본의 호중구가 팽창하는 현상과 세포질에 공포가 형성되는 것을 볼 수 있다.
- 공포는 포식소체(phagosome)로, 세균의 탐식작용으로 형성된 것이다.

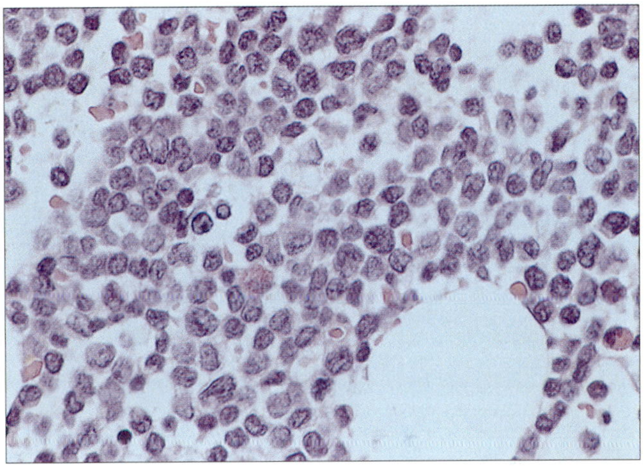

⑤ 골수조직표본

6) 골수조직표본 (사진 ⑥)

- 다른 증례의 골수조직표본을 나타냈지만 거대핵세포가 다수 출현하는 때가 있다. 하지만 이렇게 골수에 거대핵세포의 증대가 보이는 것 치고는 말초혈액 중의 혈소판 수의 증가는 없으며, 본 증에서는 154,000/μL 이었다.
- 본 증의 골수표본에서 모세포는 40.5%, 적혈모세포계 26.0%, 과립구계 31.0%이며, 본 표본의 시야에도 소형 핵이 짙게 염색된 적혈모세포계, 핵의 형태에서 성숙 호중구라고 판정할 수 있는 세포도 보인다.

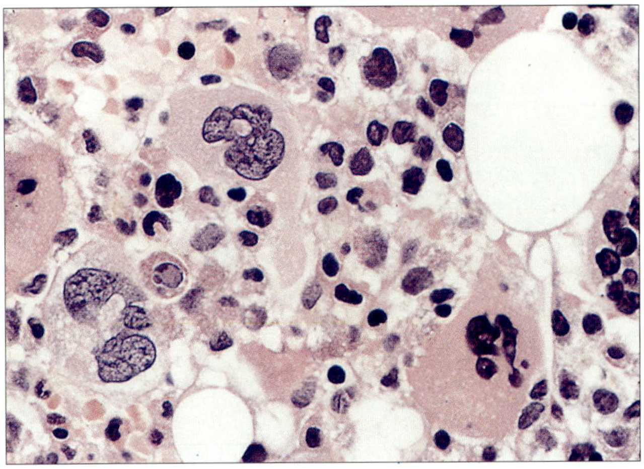

⑥ 골수조직표본

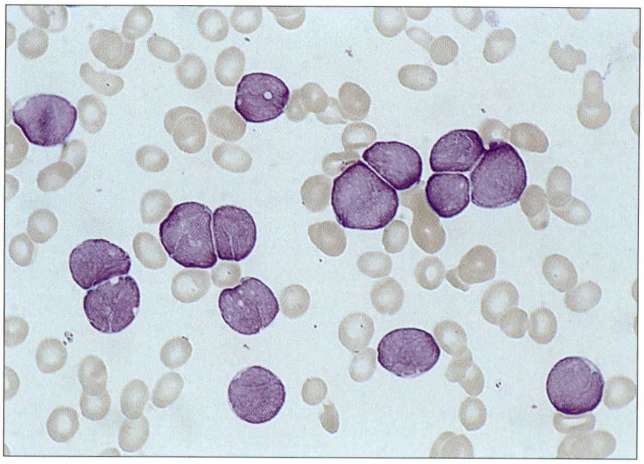
① 혈액표본

1) 혈액표본 (사진 ①)

- 말초혈액 중에 다수의 이상 세포가 출현한 증례의 혈액표본이다. 표본에서 보이는 세포의 크기는 비교적 균일성이 있으며, 핵 염색질 구조는 중등도의 농도로 물들어 있다.
- 세포질은 4시 방향에 있는 세포에서 약간 확인되지만, 이 시야에서의 이상 세포는 뚜렷한 세포질을 확인하기 어렵다. 이 현상은 빈혈이 고도이며 두터운 표본제작으로 표본의 건조에 시간이 필요하게 되어 세포가 건조되는 사이에 위축되기 때문에 일어나는 인공적 현상이므로 주의를 필요로 한다.

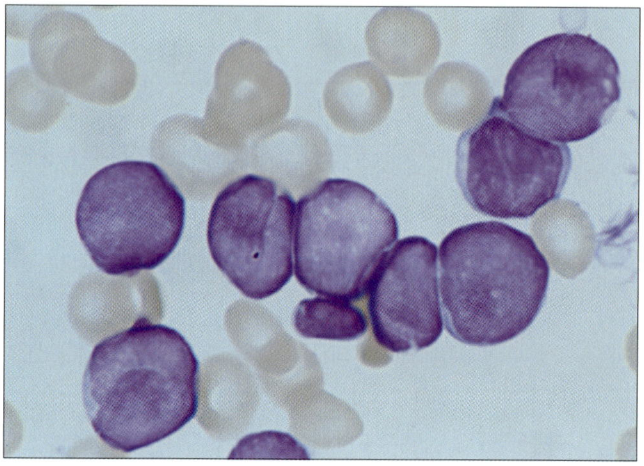
② 혈액표본

2) 혈액표본 (사진 ②)

- 고배율의 말초혈액 염색표본이다. 중앙에 소형의 소림프구가 보인다.
- 이상 세포는 소세포성이며 세포는 균일성이 있고 핵은 원형으로 절흔이 있다.
- 핵소체는 소형이며 불명료하다.
- 세포질은 소량이며, 호염기성은 약하거나 중등도를 나타낸다.

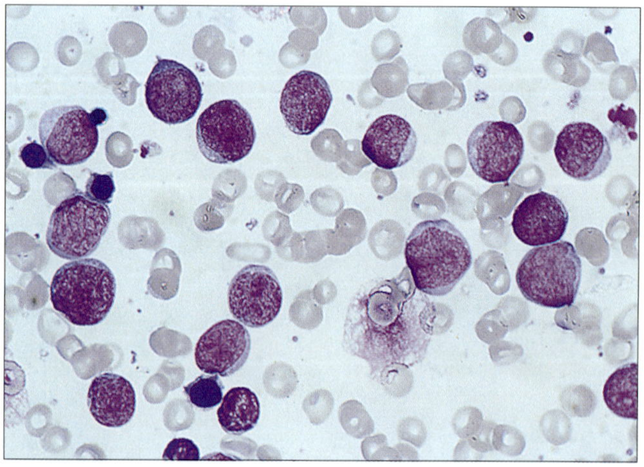
③ 골수표본

3) 골수표본 (사진 ③)

- 골수 도말표본의 중등 배율의 염색표본이다.
- 거의 균등하게 세포질이 적은 소형의 N/C 비가 큰 세포가 보인다.
- 이 세포들은 말초혈액에서 보인 세포와 같은 모양으로 핵소체는 소형이며 선명하지 않다.
- 표본 왼쪽에 산재한 소형 핵이 짙게 염색된 세포는 적혈모세포이다.

4) 골수표본 (사진 ④)

- 골수 도말표본의 강 확대 보통 염색표본이다.
- 모세포는 소 세포성이며, 핵은 원형으로 때로는 절흔이 보이는 것이 있다. 핵 염색질의 양은 풍부하며, 핵소체는 보이지 않지만 있어도 소형으로 불명료하다.
- 세포질은 소량으로 과립은 확인되지 않는다.

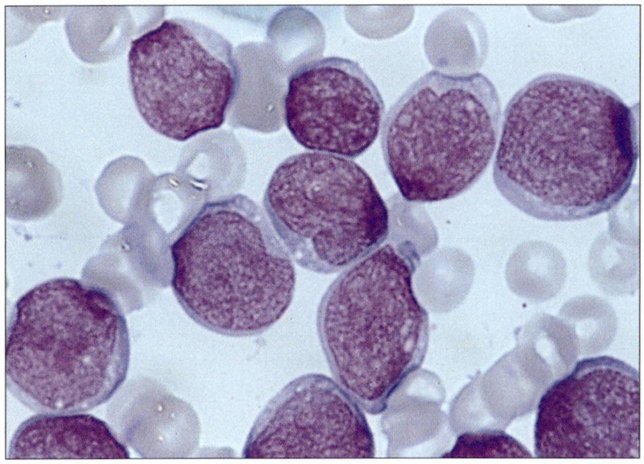

④ 골수표본

5) myeloperoxidase(MPO) 염색표본 (사진 ⑤)

- diaminobenzidin(DAB)법에 의한 myeloperoxidase(MPO) 양성상은 황갈색의 과립을 세포질에서 확인할 수 있는 것을 가리킨다.
- 본 증례에서 12시 방향에 성숙 호중구라고 생각되는 세포가 양성을 나타내고 있지만, 이 시야에 보이는 다른 세포는 모두 음성상을 나타낸다.

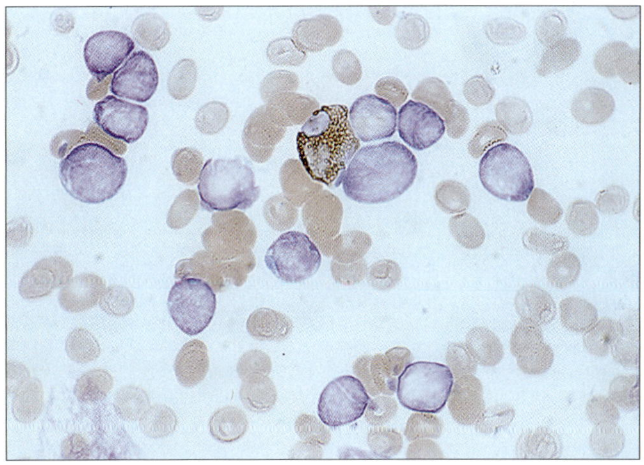

⑤ 골수표본

6) Sudan Black B(SBB) 염색표본 (사진 ⑥)

- SBB 염색에서 양성상은 검게 염색된 과립을 세포질 내에 확인할 수 있는 것으로, 12시 방향에 1개의 과립구계 양성 세포가 보인다.
- 이 시야에서 보이는 다른 세포는 모두 음성상이다.

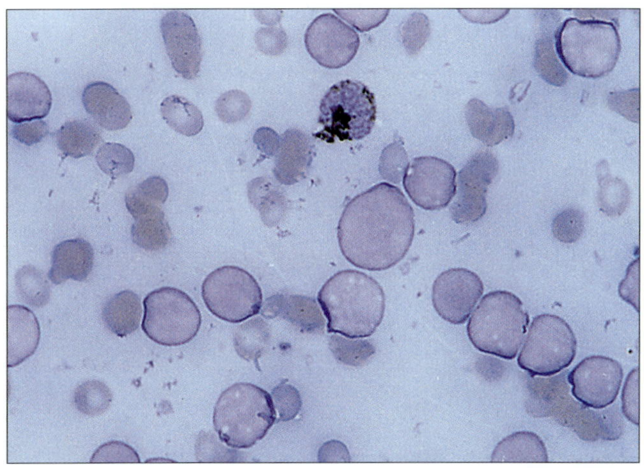

⑥ Sudan Black B 염색표본

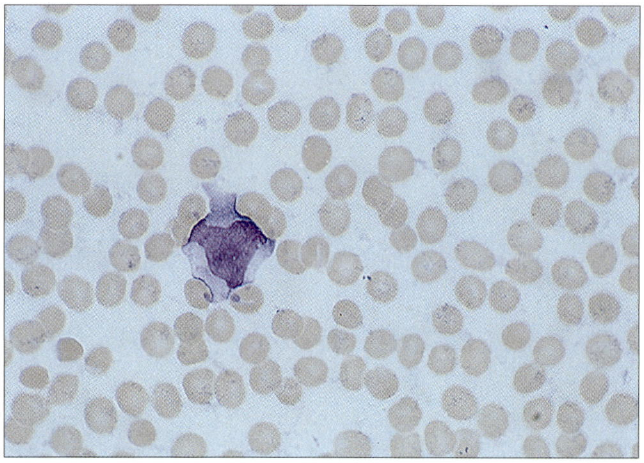

① 혈액표본

1) 혈액표본 (사진 ①)

- 대형의 호염기성 세포질을 가진 이상 세포가 1개 관찰된다.
- 핵은 형태가 일정하지 않지만, 핵 염색질 구조는 섬세하며 명료한 핵소체가 확인된다.
- 본 시야에서는 혈소판은 보이지 않는다.

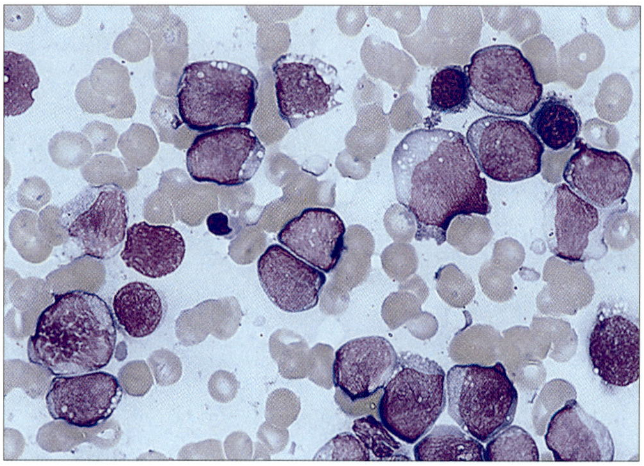

② 혈액표본

2) 골수표본 (사진 ②)

- 이상 세포의 크기는 림프구의 2배 이상인 것이 많으며, 크기의 차이가 현저하다.
- 백혈병 세포의 핵 구조는 미세하게 균등한 것과 거칠고 강한 염색질 결절이 보이는 것이 있으며, 세포 사이의 불균일성이 보인다. 핵 형태도 불규칙하며, 절흔이나 함몰형, 휘어진 경향이 있다.
- 핵소체는 백혈병 세포 대부분에서 보이며, 숫자도 크기도 세포에 따라 다양하고, 세포질의 양도 각각의 세포에 따라 차이가 있다.

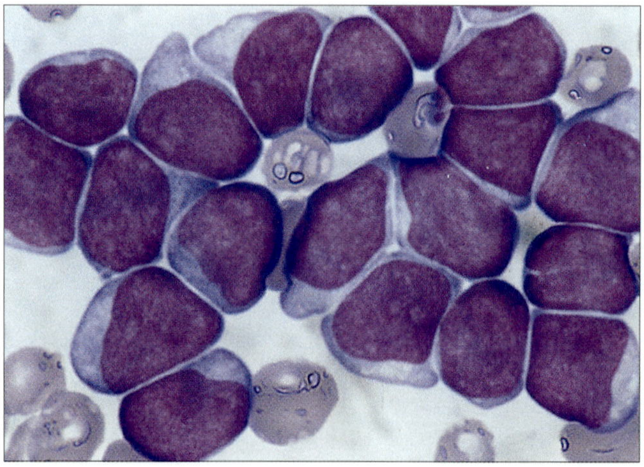

③ 골수표본

3) 골수표본 (사진 ③)

- 골수 도말표본의 강 확대 보통 염색표본이다.
- 모세포는 대 세포성이며, 크기는 다르다.
- 핵 형태는 일반적으로는 불규칙하며, 핵 염색질의 양은 풍부하고, 미세 균등한 것으로부터 거칠고 큰 것도 있다.
- 핵소체는 명료하며, 1개에서 여러 개가 보인다.
- 세포질은 다양하지만 본 증례에서는 소량이다. 세포질의 염기성도 다양하지만 본 증례에서는 중등도를 나타내고 있다. 세포질의 과립은 확인되지 않는다.

4) myeloperoxidase(MPO) 염색표본 (사진 ④)

- diaminobenzidin(DAB)법에 의한 myeloperoxidase(MPO) 양성상은 황갈색의 과립을 세포질에서 확인할 수 있는 것을 가리킨다.
- 본 증례에서 3시 방향에 2개의 과립구계 세포가 양성을 나타내고 있는데, 이 시야에 보이는 다른 세포는 모두 음성상을 보이고 있다.

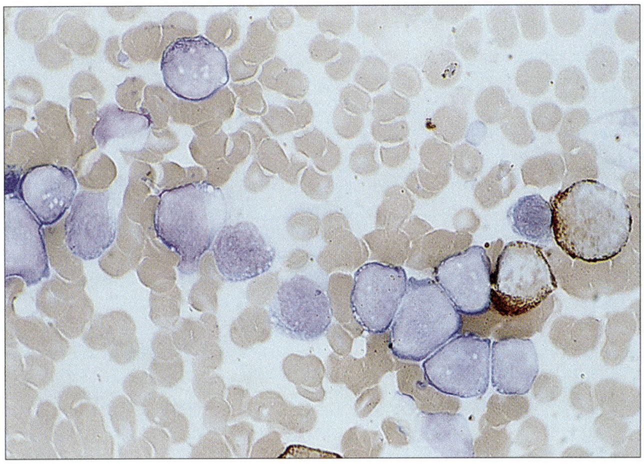

④ myeloperoxidase 염색표본

5) terminal deoxynucleotidyl transferase(TdT) 염색표본 (사진 ⑤)

- TdT는 일종의 DNA polymerase로, 새나 포유류 가슴샘의 겉질세포와 골수 안에 극히 일부의 세포만 존재한다. TdT는 줄기세포에서 림프구로 분화로의 초기 단계로 작용하며, 림프구가 면역학적 기능을 획득하는 것과 동시에 효소 활성은 소실된다.
- 백혈병 세포나 악성 림프종 병적 세포의 귀속을 결정할 때에 참고로 사용되고 있다. 녹색의 형광을 광범위하게 내보내는 것이 TdT 양성 세포이다. 강하게 발광하고 있는 것은 세포가 아닌 비특이성 물질로, 다른 색으로 발색하는 때도 있다.

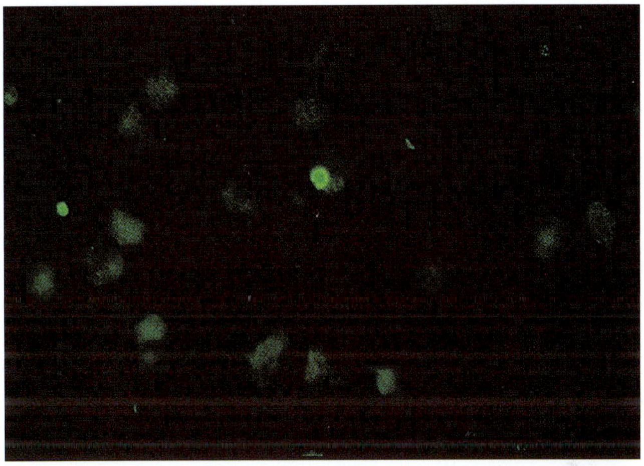

⑤ TdT 염색표본

6) PAS 염색표본 (사진 ⑥)

- 급성림프구백혈병(acute lymphocytic leukemia)의 일부에는 PAS 염색 양성의 증례가 보인다.
- PAS 양성상은 중앙에 2개의 세포에서 보이는 것처럼 과립이 크고 응집되는 경향이 있다.

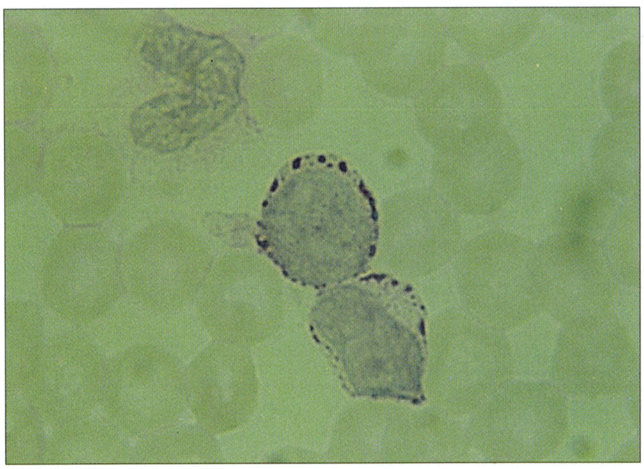

⑥ PAS 염색표본

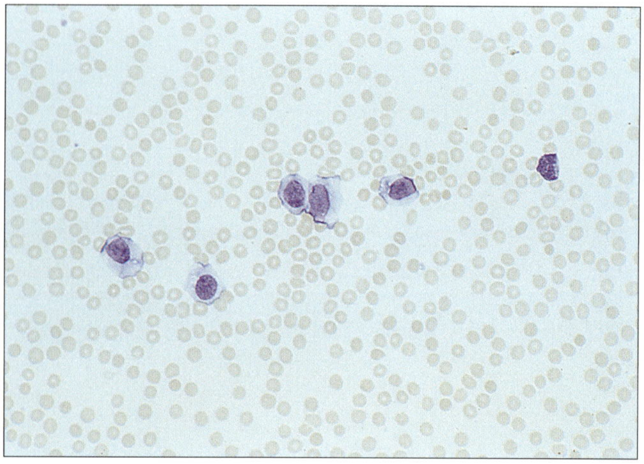

① 말초혈액도말염색표본

1) 말초혈액도말염색표본 (사진 ①)

- 대형의 세포질이 넓은 이상 세포가 5개 보인다.
- 핵 형태는 원형 혹은 유사 원형을 나타내며, 핵 염색질의 양은 풍부하므로 핵이 약간 진하게 염색되어 보인다.
- 3시 방향에 있는 세포는 세포질에 중독성 과립이 보인다. 세포질의 성숙도가 불량한 호중구가 관찰된다.

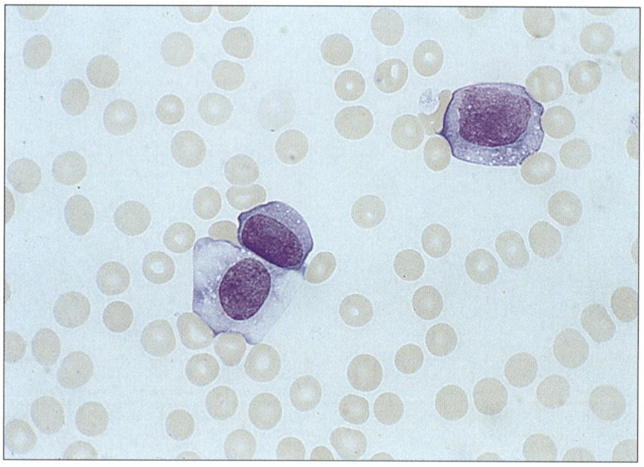

② 말초혈액도말염색표본

2) 말초혈액도말염색표본 (사진 ②)

- 중 확대표본의 도말표본이다.
- 본 시야에서 세포질의 넓이와 핵의 크기도 다르며, 각각 언뜻 보기에는 다른 세포로 보이지만, 중앙의 세포와 2시 방향에 있는 세포의 핵 염색질 구조는 같고, 세포질의 호염기성도 거의 유사하다.
- 중앙의 세포질이 넓으며, 대형 세포도 인접한 세포의 핵을 비교하면 공통점이 많다.

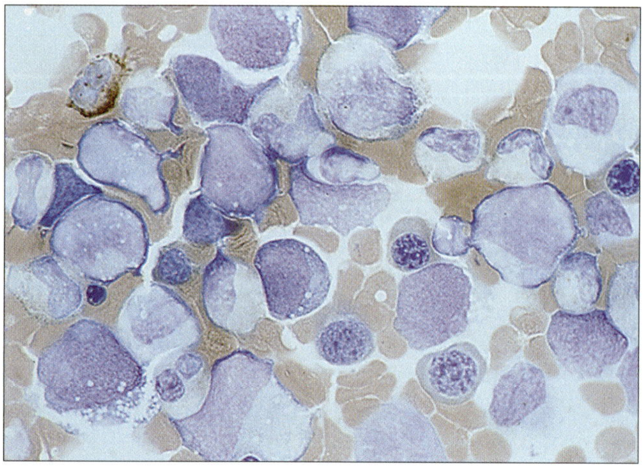

③ myeloperoxidase 염색표본

3) myeloperoxidase(MPO) 염색표본 (사진 ③)

- diaminobenzidin(DAB)법에 의한 myeloperoxidase(MPO) 양성상은 황갈색의 과립을 세포질에서 확인할 수 있는 것을 가리킨다.
- 본 증례에서 10시 방향에 호중구라고 생각되는 세포가 양성을 나타내고 있지만, 이 시야에 보이는 다른 세포는 모두 음성상을 보여주고 있다.

4) Sudan Black B(SBB) 염색표본 (사진 ④)

- SBB 염색에서 양성상은 검게 염색된 과립을 세포질 내에서 확인할 수 있는 것으로, 5시 방향에 1개의 성숙 호중구라고 생각되는 양성 세포가 보인다.
- 이 시야에서 보이는 다른 세포는 모두 음성이다.

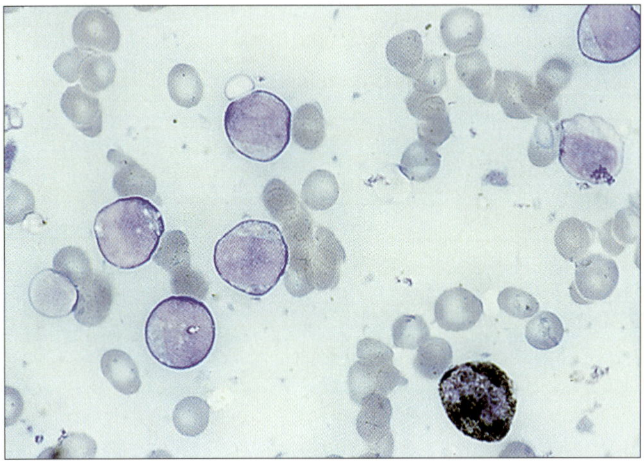

④ Sudan Black B 염색표본

5) 골수표본 (사진 ⑤)

- FAB 분류 L3 증례의 강 확대표본이다. 모세포의 형태는 대 세포형이며, 세포질은 푸른색이 강한 호염기성을 나타낸다.
- FAB 분류 L3의 모세포 특징인 세포질 내에 공포도 확인된다.

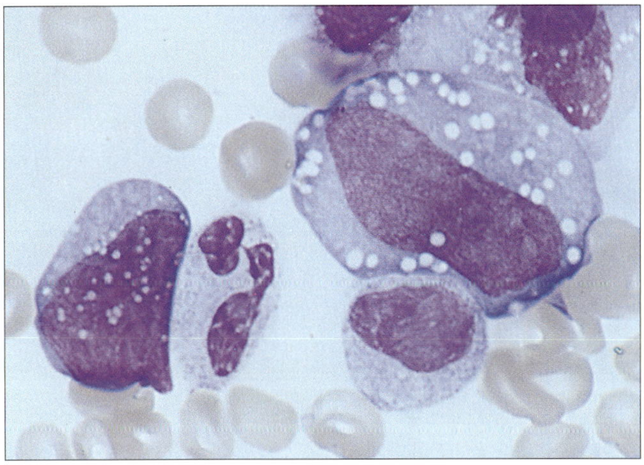

⑤ 골수표본

6) 골수조직표본 (사진 ⑥)

- 대형의 약간 짙은 염색이 있는 세포에서 골수는 점유되어 있으며, 골수는 과형성상을 나타내고 있다.
- 틈처럼 보이는 지방조직이 차지하는 비율은 전체에서 볼 때 약 30%이며, 세포 밀도는 약 70%를 나타낸다.
- 소형으로 핵이 짙게 염색된 적혈모세포는 본 시야에서 지극히 적으며, 골수를 구성하는 세포에 유사성이 있고, 골수는 이상 세포로 구성되어 있다.
- 본 시야에서 거대핵세포계 세포를 확인할 수 있다.

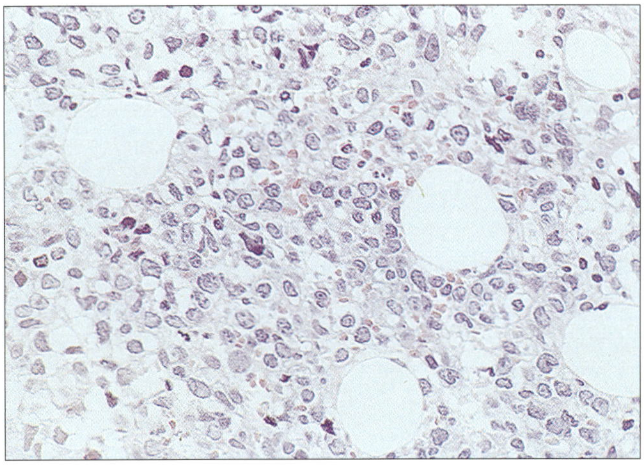

⑥ 골수조직표본

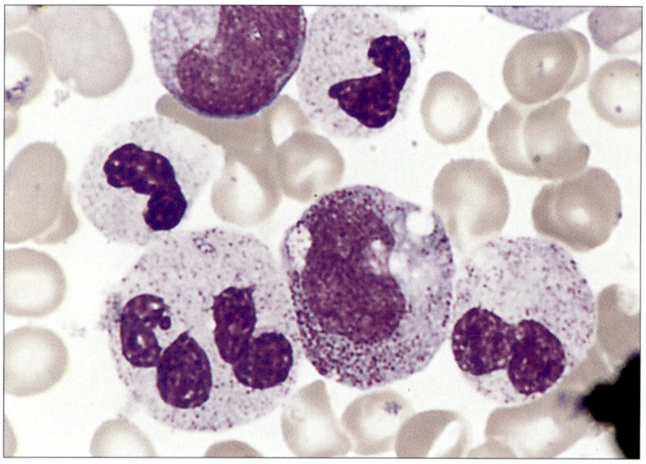

① 골수표본

1) 골수표본 (사진 ①)

- 골수표본 중에는 미숙한 모세포를 5% 이상 확인할 수는 없지만, 본 시야에서는 호중구계의 형태 이상이 관찰된다.
- 12시, 9시~10시 방향에 정상 크기의 성숙 호중구가 존재하지만, 이 혈구에 비해 약 2배 크기의 4분엽호중구가 보인다.
- 중앙의 세포질에 공포가 보이는 세포는 호중성골수구에 상당하지만, 공포 이외에도 핵 형태의 이상을 확인할 수 있으며, 이런 세포가 거대호중구로 분화하는 것이라고 예측된다.
- 4시 방향에 보이는 호중구도 거대간상핵호중구이다.

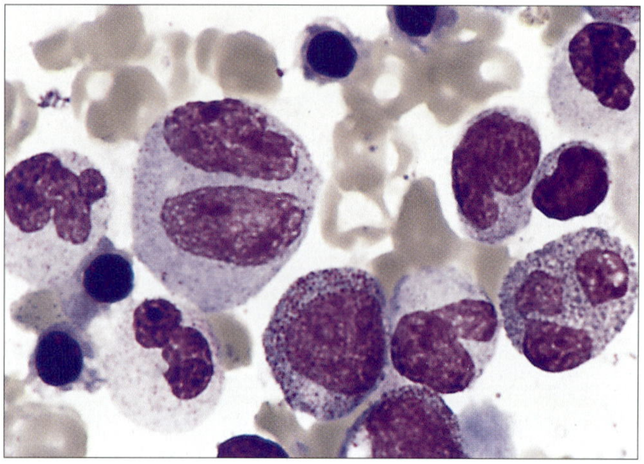

② 골수표본

2) 골수표본 (사진 ②)

- 중앙 왼쪽에 거대한 2핵의 호중구계 이상 세포가 확인된다.
- 핵이 짙게 염색된 소형 세포질이 위축되어 보이는 3개의 세포는 적혈모세포계 세포이다. 3시 방향에 있는 소형 핵이 중등도의 농도로 보이는 세포는 림프구이다. 4시 방향에 보이는 세포는 3분엽 호산구이며, 이 외에 보이는 것은 호중구계의 세포이다.

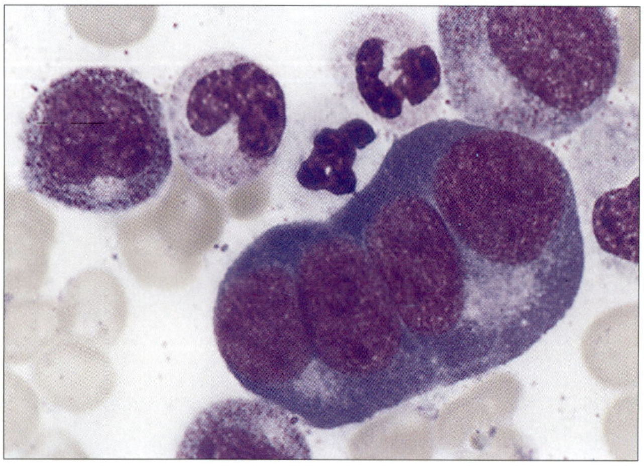

③ 골수표본

3) 골수표본 (사진 ③)

- 거대한 4개의 핵을 가진 이상 세포가 보인다.
- 이 세포의 대형핵은 원형~타원형으로, 핵 염색질 구조는 섬세 과립형을 나타내며, 암청색의 핵소체를 관찰할 수 있고, 거대적 모세포형을 나타낸 이상 적혈모세포이다.
- 이 이상 세포 주변에 보이는 것은 모두 호중구계의 세포이며, 핵이 대형인 것은 골수구이다.

4) 골수표본 (사진 ④)

- 9시~11시 방향에 기괴한 핵 형태의 세포를 볼 수 있다. 이 세포는 2분엽의 거대호중구라고 생각된다.
- 1시 방향에는 정상적인 형태를 보인 호염기적혈모세포가 보이며, 4 시 및 7시 방향에는 다염적혈모세포의 일부가 관찰된다. 중앙의 세포는 핵의 성숙에 문제가 있는 골수라고 생각되며, 거대호중구와 핵 구조가 유사하다. 8시 방향에 있는 과립이 많은 세포는 핵소체는 뚜렷하지 않지만 전골수구이다.

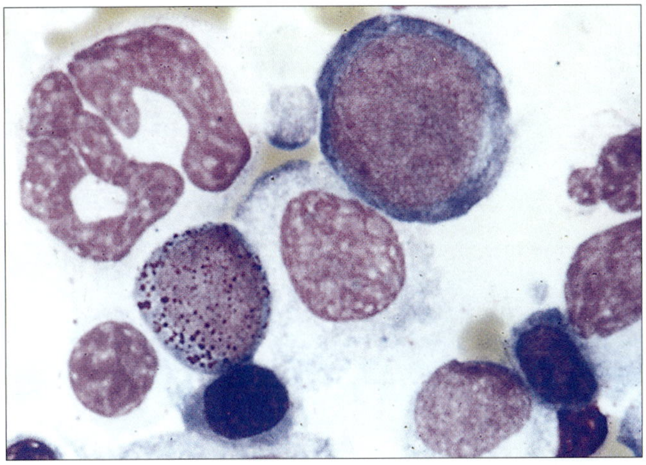

④ 골수표본

5) 골수표본 (사진 ⑤)

- 9시 방향에 5핵이 생긴 거대한 세포가 보인다.
- 이 세포는 적혈모세포계의 이상 세포이며, 다핵화로 2~3시 방향에도 2핵의 다염적혈모세포에 해당하는 이상 세포 일부가 보인다.
- 이 시야에 보이는 대형 적혈모세포의 핵은 거대적모세포형을 보이고 있다.

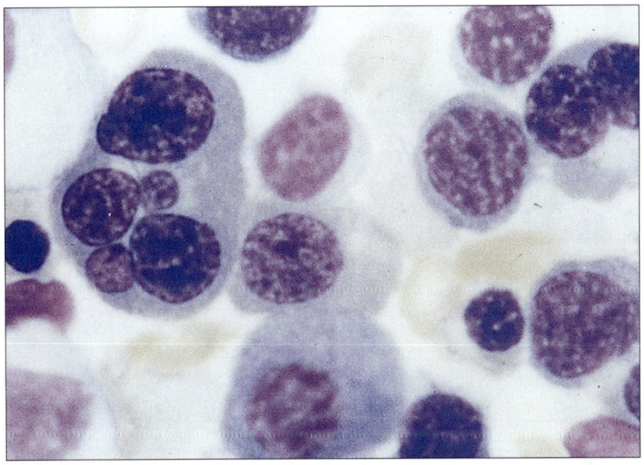

⑤ 골수표본

6) 골수 철 염색표본 (사진 ⑥)

- 골수 도말표본의 철 염색표본을 나타내었다.
- 중앙과 7시 방향에 핵 주위가 철 염색으로 세포가 2개 염색되어 있다. 이 세포들은 핵 주위의 1/3 이상이 철 염색으로 물들어 있는 적혈모세포이기 때문에 고리철모세포(ringed sideroblast)라고 불리고 있다.

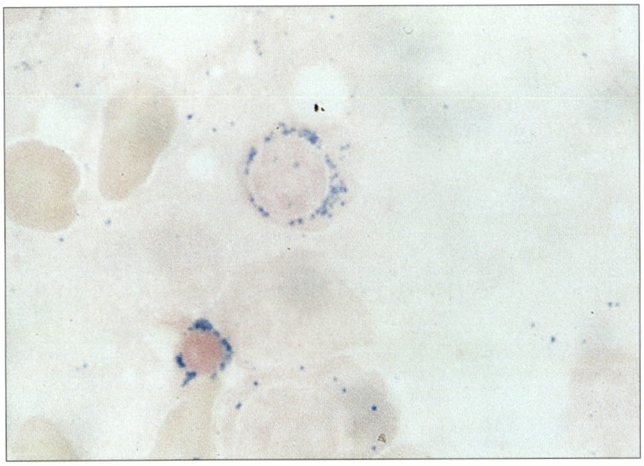

⑥ 골수 철 염색표본

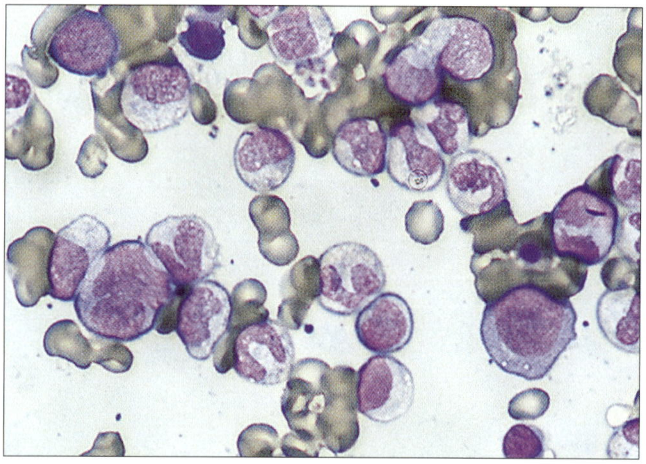

① 골수표본

1) 골수표본 (사진 ①)

- 골수표본은 담염성의 핵을 가진 대형 세포가 대부분을 차지하고 있지만, 핵의 크기 형태는 각각의 차이가 있으며, 성숙단계도 차이가 있는 세포로 구성되어 있다.
- 특히 세포형태가 대형이며, 핵도 세포질의 호염기성을 크게 나타내는 것이 중앙 3시 가까이와 9시 방향에 보이지만, 이들 2개의 세포는 유약해서 이형성 성질이 강하다.
- 적혈모세포계의 세포는 3시 가까운 방향의 이상 세포 바로 위와 11시 방향에 핵이 짙게 염색된 세포로 관찰되고, 3시와 4~5시 방향에 있는 세포질을 확인하기 어려운 소형 핵이 중등도로 짙게 염색된 것이 림프구이다.

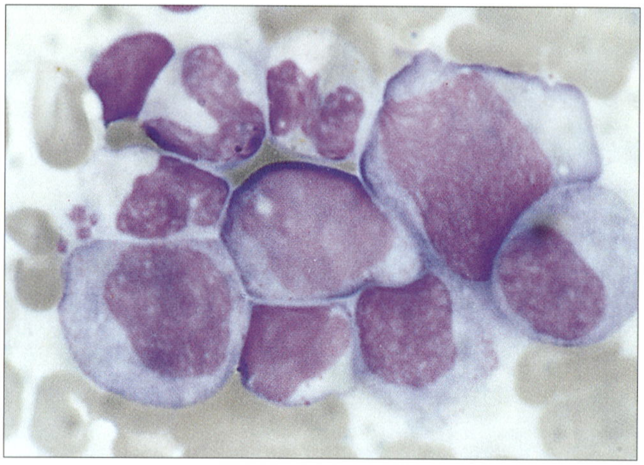

② 골수표본

2) 골수표본 (사진 ②)

- 중앙과 1~3시 방향에 있는 대형 세포는 핵 염색질 구조가 미세해서 핵소체도 뚜렷하며, 유약한 이상 세포로 세포질의 호염기성도 강하다.
- 3시, 5시 및 8시 방향에 보이는 세포는 같은 계통의 이상 세포로, 성숙도가 높고, 핵 염색질 구조가 약간 거칠고 강하며, 세포질은 광범위하게 아주르 호성과립도 보인다. 이것들을 합쳐도 백분율은 30%에 미치지 못한다.
- 6시와 10시 방향에 보이는 세포는 림프구이다.

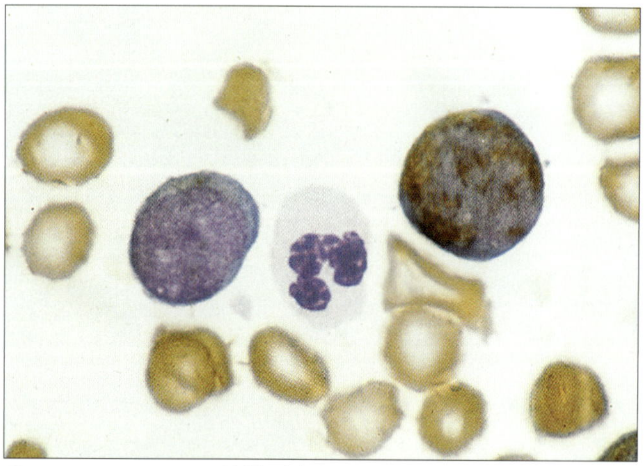

③ myeloperoxidase 염색표본

3) myeloperoxidase(MPO) 염색표본 (사진 ③)

- 골수 도말표본의 myeloperoxidase 염색을 시행한 염색표본을 나타내었다.
- 중앙에 myeloperoxidase 음성의 호중구가 관찰되며, 3시 방향에는 강 양성의 미숙한 과립구계 세포, 9시 방향에는 약 양성의 골수모세포에 해당하는 세포가 보인다.
- 본 증에서는 자주 myeloperoxidase 음성의 호중구가 출현하며, 같은 소견은 급성골수백혈병의 호중구에도 드물게 관찰된다.

4-4 골수형성이상증후군(MDS)_만성골수단핵구백혈병(CMML)

1) 혈액표본 (사진 ①)

- 5개 세포의 핵은 간상, 분엽상 혹은 복잡한 형태를 나타내고 있지만, 세포질은 넓게 회색을 띤 불투명성 세포이며, 모두 단핵구이다. 정상적인 단핵구와는 핵의 형태 외에도 핵 염색질 구조가 더 섬세하다.
- 6~7시 방향에 보이는 적혈구 크기인 것은 대혈소판이 아닌 백혈구의 세포질에서 찢어져 나온 단편이다.

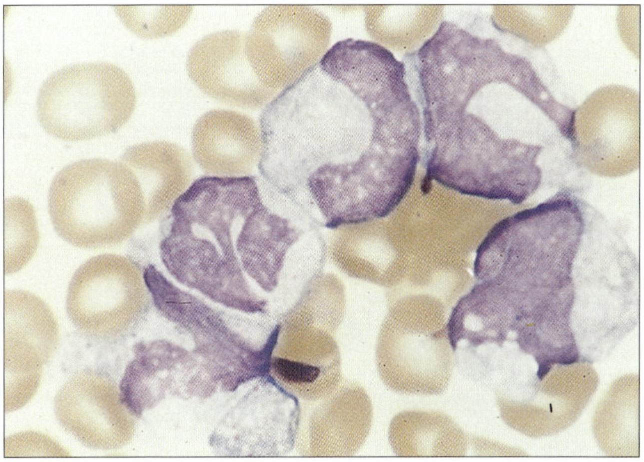

① 혈액표본

2) 골수표본 (사진 ②)

- 골수에는 말초혈액과 같은 모양의 복잡기괴한 핵 구조가 보이며, 세포질은 넓게 공포를 가진 4개의 단핵구가 관찰된다.
- 중앙의 3분엽인 대형 과립을 가진 세포는 귀속은 불명이지만 세포질에 다수의 작은 공포형 구조와 과립의 형태로 보아 호염기구로 생각된다.
- 시야 위쪽에 산재한 소형 덩어리는 혈소판의 응집 덩어리이다.

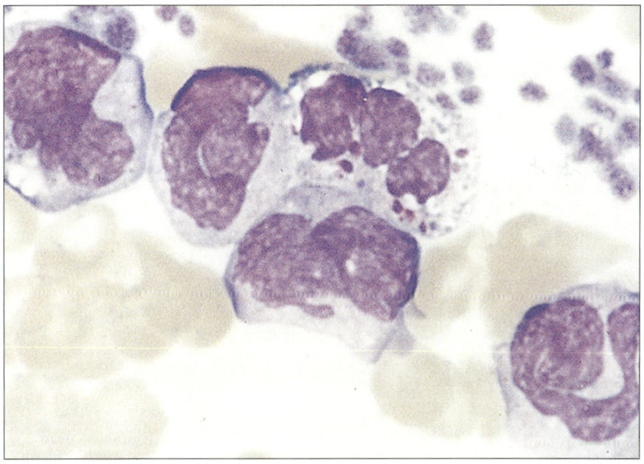

② 골수표본

3) 골수표본 (사진 ③)

- 골수표본 중에 보이는 적혈모세포계 세포에도 형태 이상이 관찰되며, 중앙에는 대형 핵분엽형의 적혈모세포가 보인다.
- 적혈모세포계의 이상은 핵 형태 이외에도 보이며, 대형 분엽형 적혈모세포는 거대적모세포형 핵 구조를 나타내고, 12~3시 방향에 보이는 2개의 대형 다염적혈모세포도 핵 구조에 이상이 초래되고 있다.

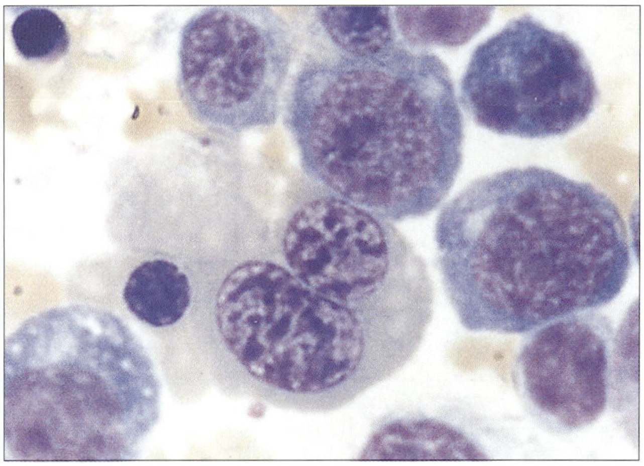

③ 골수표본

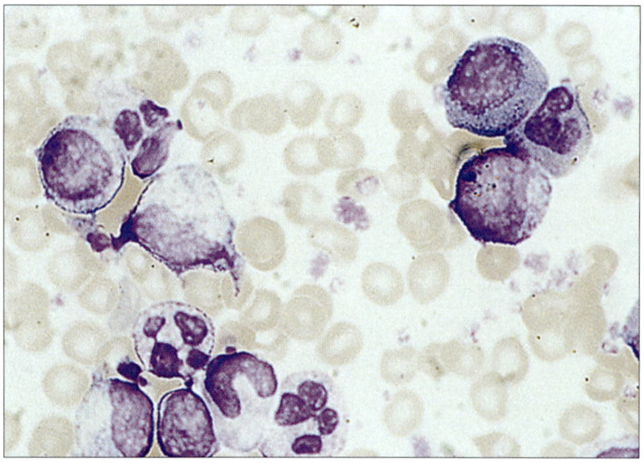

① 말초혈액도말염색표본

1) 말초혈액도말염색표본 (사진 ①)

- CML 말초혈액표본의 특징은 호중구계, 호산구계 및 호염기구계의 과립구계 세포와 혈소판의 이상 증식이다.
- 백혈구 수는 통상 10,000/μL 이상으로 수만에서 수십만/μL이 되는 경우가 많다. 본 표본에서 호염기구는 9시 방향에 과립이 빠진 분엽핵이 호산구는 1시, 3시 방향에 호산성골수구가 보인다. 이외의 세포는 호중구계의 골수구에서 분엽핵호중구가 관찰된다.

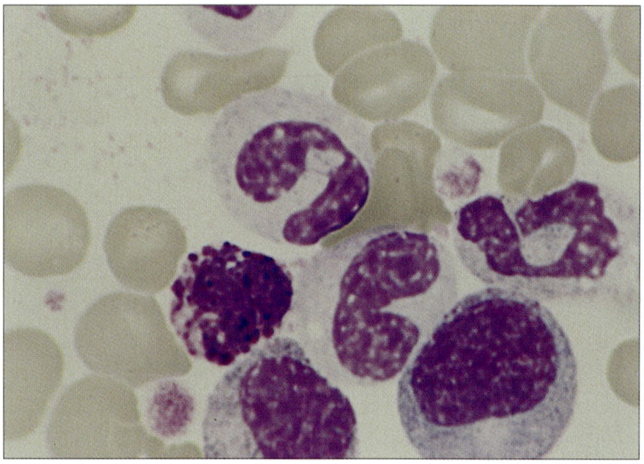

② 말초혈액도말염색표본

2) 말초혈액도말염색표본 (사진 ②)

- CML에서 증식한 과립구계 세포, 특히 호중구계는 유약한 골수모세포에서 성숙 호중구까지의 일련의 성숙단계에 있는 세포가 말초혈액 중에 다수 출현한다.
- 표본 중에 9시 방향에 호염기구를 확인할 수 있으며, 다른 백혈구는 호중구계이며, 5시, 7시 방향에 있는 2개의 세포는 골수구로 중앙의 세포는 간상(띠)호중구, 3시 방향, 11시 방향에는 분엽핵이 보인다.
- 이 백혈구들의 형태는 정상 혈구의 형태와 같은 모양이다.

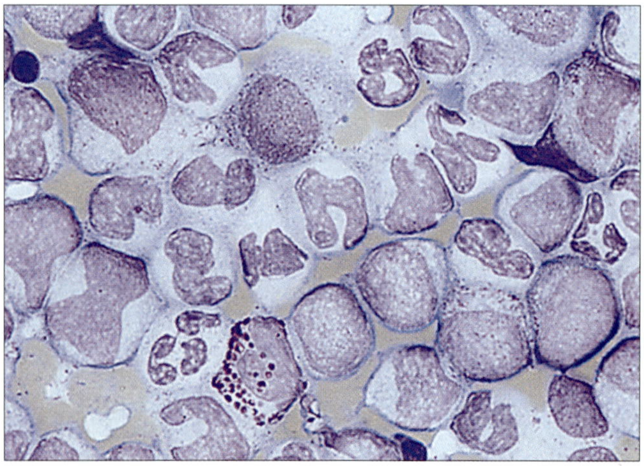

③ 골수표본

3) 골수표본 (사진 ③)

- CML의 골수표본은 과형성상을 나타내며, 과립구계의 세포가 다수를 차지하고, 말초혈액에서 보인 세포구성과 같이 일련의 성숙단계의 호중구계 세포의 증가와 호산구 및 호염기구의 증가세를 보인다.
- 골수 중에 보이는 백혈구의 형태도 정상 혈구와 같아서 형태로 이상성을 확인할 수 없다.

4) 골수표본 (사진 ④)

- 골수표본의 강 확대표본이다.
- 중앙에 전골수구, 9시 방향에 호염기구, 11시 방향에 호산성골수구가 있다.
- 그 밖의 다수 세포는 호중구계의 성숙 호중구와 이것에 가까운 단계로 성숙한 세포이다.

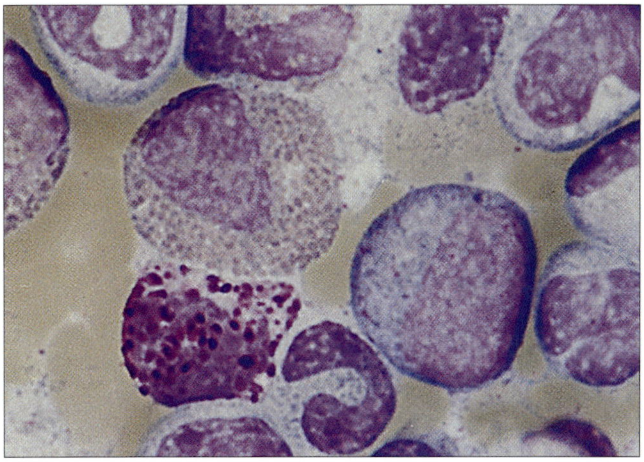

④ 골수표본

5) alkaline phosphatase 염색표본 (사진 ⑤)

- 호중구증가증의 한 가지 예이며, 혈액표본의 호중구가 팽창하는 현상과 세포질에 공포가 형성되는 것을 볼 수 있다.
- 공포는 포식소체(phagosome)로, 세균의 탐식작용으로 형성된 것이다.

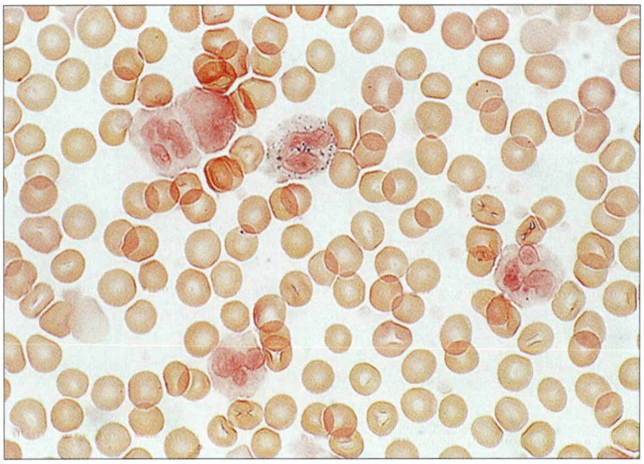

⑤ alkaline phosphatase 염색표본

6) alkaline phosphatase 염색표본 (사진 ⑥)

- CML 증례의 호중구 alkaline phosphatase 염색표본의 강 확대표본을 나타내었다.
- 2시 방향에 음성 호중구, 11시 방향에는 Ⅱ형 호중구가 관찰된다.
- 5시 방향에는 골수구라고 생각되는 세포가 관찰된다.

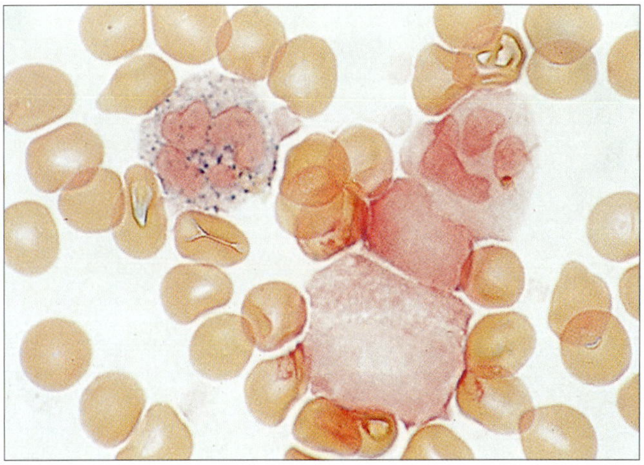

⑥ alkaline phosphatase 염색표본

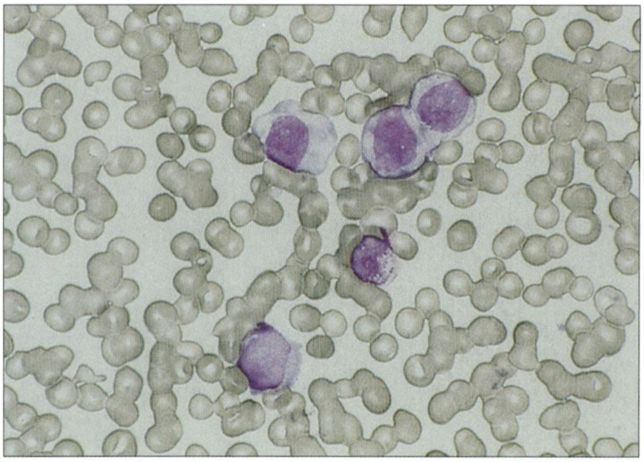

① 혈액표본

1) 혈액표본 (사진 ①)

- CML의 급성전환상은 한 가지 형태가 아닌 골수모세포나 전골수구의 비율이 증가하는 것, 호염기구가 20% 이상을 나타내는 것, 혈소판 수가 급격하게 감소하거나 반대로 100만/μL 가까이 증가하는 등 여러 가지로, 때로는 급성림프모세포백혈병과 감별이 곤란한 때도 있다.
- 본 증례에서는 중앙에 호염기구가 보이지만 다른 4개의 세포는 미숙한 유약세포이며, 모든 세포에 명료한 핵소체가 관찰된다.

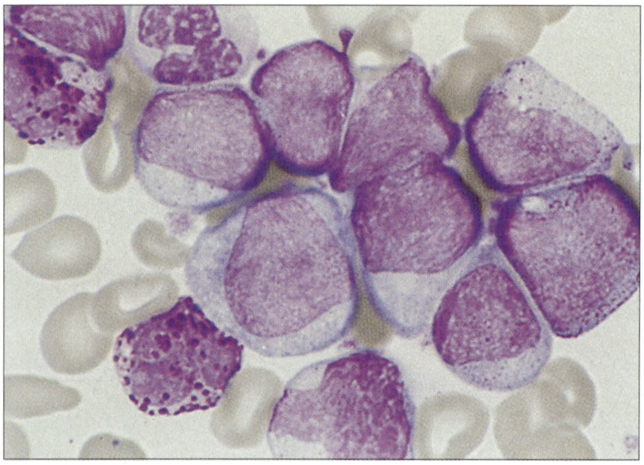

② 골수표본

2) 골수표본 (사진 ②)

- CML 급성전환 증례의 골수표본의 한 예이나, 골수표본도 증례보다 크게 차이가 난다.
- 본 증은 골수모세포와 호염기구의 뚜렷한 증가를 특징으로 한 증례이다.
- 급성전환를 할 때 골수표본은 과립구계에 속하는 것 중에서 유약세포, 거대핵모구계 세포, 혹은 림프모세포의 클론성 증가가 생긴다.

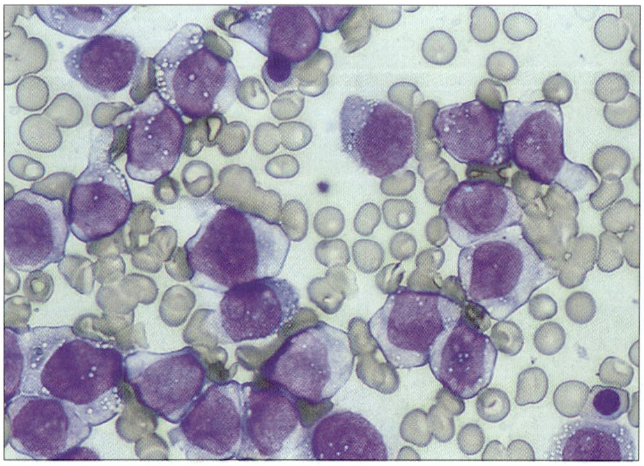

③ 골수표본

3) 골수표본 (사진 ③)

- CML 급성전환 예의 또 다른 예에 속하는 골수표본을 나타내었다.
- N/C 비가 큰 다수의 모세포를 확인할 수 있다.
- 세포질은 호염기성이며, 과립은 부족하다. 핵에는 뚜렷한 핵소체가 관찰되며, 2~3핵의 모세포도 보인다.

4-5 만성백혈병_만성림프구백혈병(CLL)

1) 혈액표본 (사진 ①)

- CLL에 출현하는 림프구는 적혈구 지름의 2배 이하인 성숙형 소림프구의 형태를 나타낸다.
- 핵 형태는 원형이며 때로는 핵에 절흔이 보인다. 핵 염색질 구조는 거칠고 강해서 짙게 염색되는 경향이 있으며, 핵소체는 보이지 않는다.
- 병기의 진행에 따라 빈혈, 과립구 감소, 혈소판 감소가 보이게 된다.

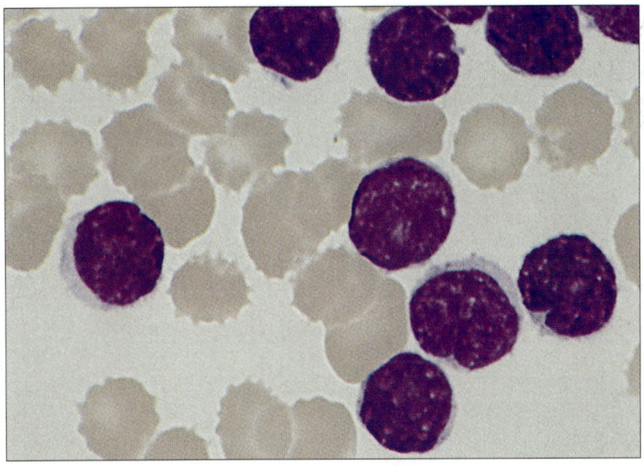

① 혈액표본

2) 혈액표본 (사진 ②)

- CLL에 보이는 림프구는 성숙형 소림프구의 형태를 취하지만 일부는 7시 방향에 나타난 전림프구(prolymphocyte)나 림프모세포(lymphoblast) 등이 소수 혼재하는 일도 있다.
- 중앙 오른쪽의 림프구는 핵에 절흔이 강해서 2분엽 형상이 되고 있다.

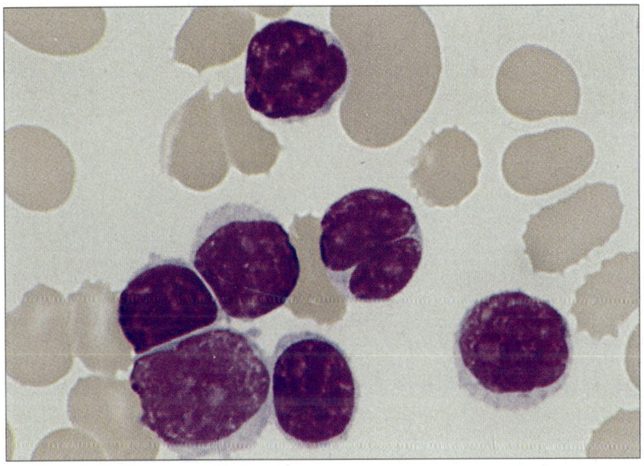

② 혈액표본

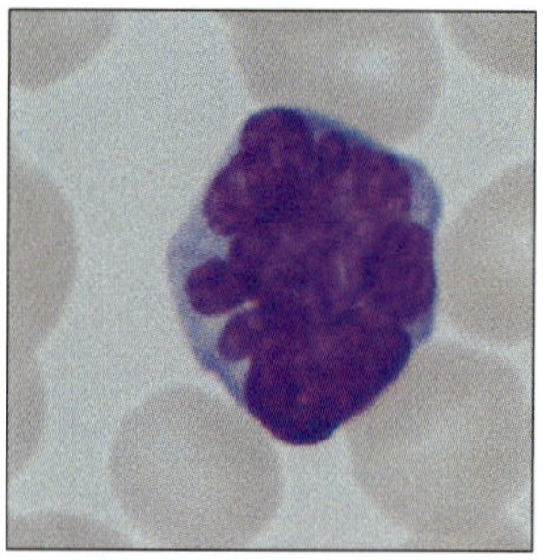

①

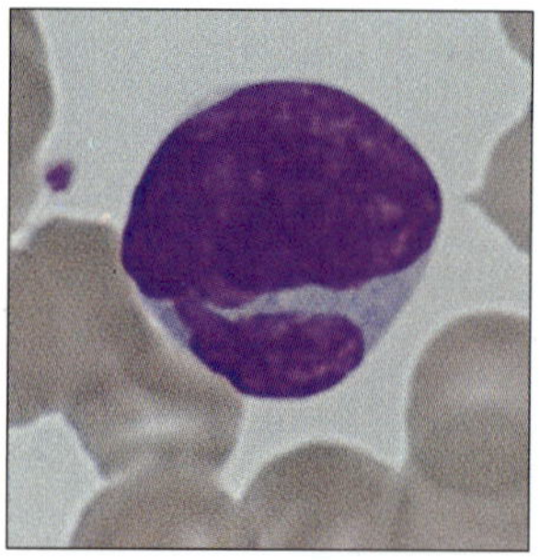

②

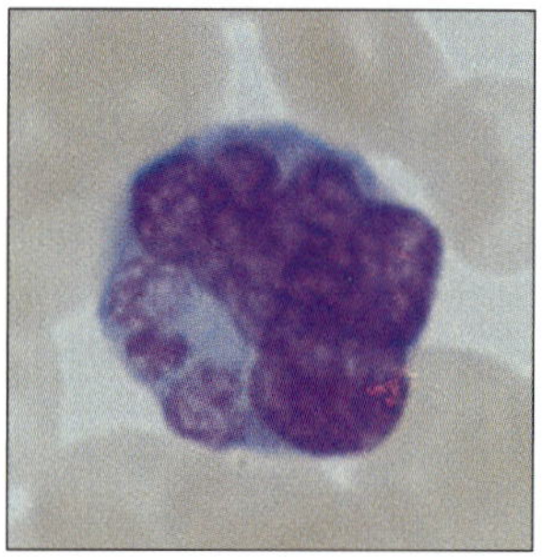

③

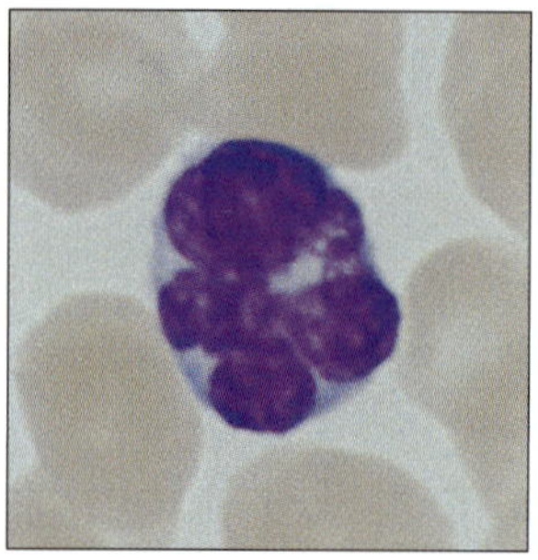

④

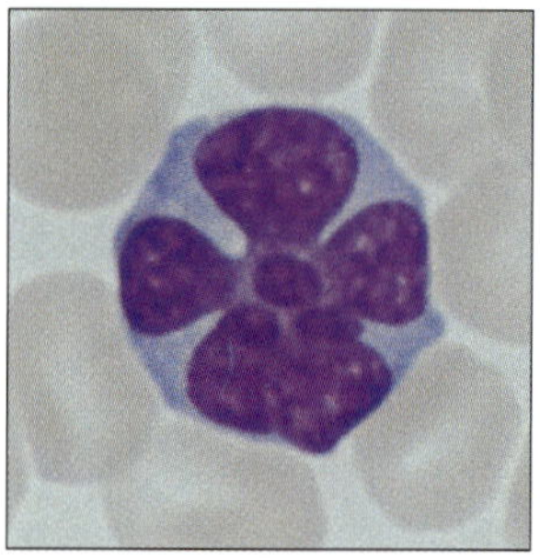

⑤

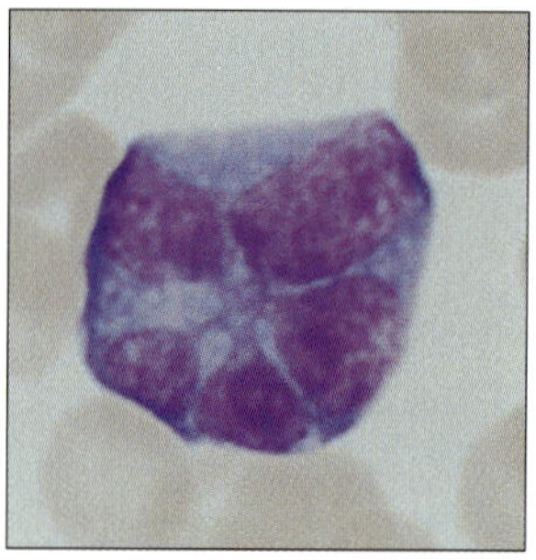

⑥

1) 말초혈액도말염색표본 (사진 ①~⑥)

- ATLL에서 말초혈액의 림프구에 특징적인 형태 이상이 보인다.
- 이상 림프구는 12~20 μm의 비교적 대형 세포로, 핵 염색질 구조는 거칠고 강하며 농염성을 나타낸다. 핵 형태는 사진 ①~⑥에서 보이는 것처럼 절흔, 복잡하고 둥그스름한 다분엽화, 꽃잎형상화이다(화세포, flower cell) 세포질은 비교적 좁고, 염기성이 강한 것으로부터 약한 것 등이 있어서 일정하지 않다. 아주르 과립은 확인할 수 없다.
- 분엽 경향을 나타내는 림프구는 ATLL 이외의 각종 질환에도 출현하지만, 이것들은 일반적으로 소형이며, N/C 비가 적고, 핵 염색질 구조는 정상이다.
- 적혈구 수나 혈소판 수는 정상적인 것이 많지만 말기에는 감소 경향을 나타낸다.
- 백혈구 수는 정상에서 수십만까지 증가하는 것이 있다. 호중구는 말초혈액 중에 절대 수로 정상범위를 지키고 있는 것이 많지만 주폐포자충 폐렴이나 세균성폐렴과 합병하는 빈도가 높다.

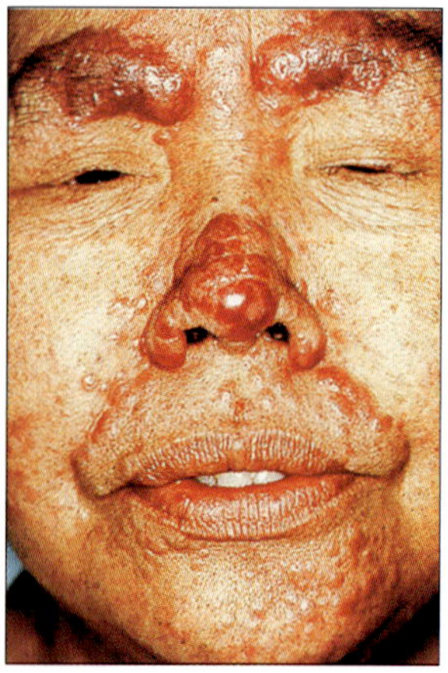

⑦ 얼굴

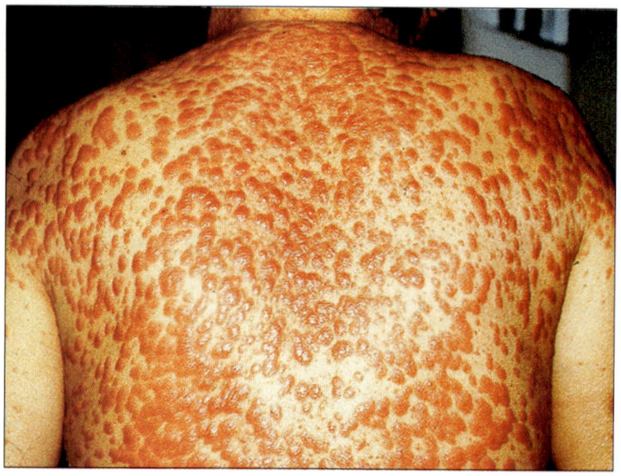

⑧ 등

2) 피부병변 (사진 ⑦, ⑧)

- ATLL에서는 피부병 형태를 나타내는 증례가 다수 보인다.

1) 바람건조 말초혈액도말염색표본 (사진 ①)

- 털세포의 도말표본상에서는 세포질이 털 모양 형태는 보이지 않는다.
- 형태는 중~대 림프구이며, 핵은 성숙형을 보이고 있다.
- 세포질에 특징이 있는 세포이지만 일상에서 시행되는 표본제작 시의 바람건조에서는 최적 관찰부위에서의 세포질 형태는 비교적 넓으며, 일정하지 않은 형태로 돌출, 함몰된 주변 부위는 파장(톱날형)처럼 꿈틀거리는 것으로 보인다.

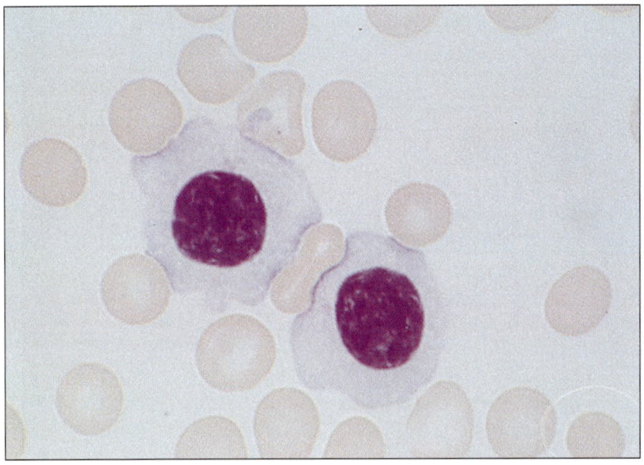

① 바람건조 말초혈액도말염색표본

2) 자연건조 말초혈액도말염색표본 (사진 ②)

- 털세포는 도말표본 제작 시에 바람건조를 피하고 자연적으로 건조하면 가시돌기(극상돌기)가 보이는 세포로 관찰된다.
- 가시돌기가 보이는 림프구는 일상 관찰하는 도말표본의 시작부위에서는 건강한 사람의 림프구에도 같은 소견을 볼 수 있기 때문에 본 증이 의심될 때에는 위상차현미경으로 특징적인 세포질의 털 모양 형태를 관찰하는 것이 좋다.

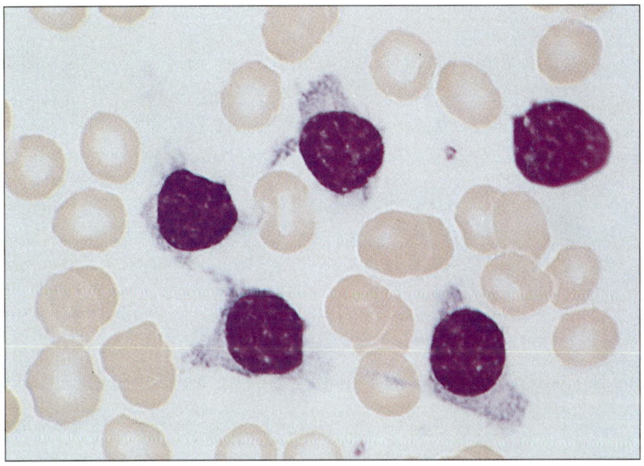

② 자연건조 말초혈액도말염색표본

3) 위상차현미경 약 확대표본 (사진 ③)

- 털세포의 특징은 위상차현미경으로 특징적 형태가 관찰된다.
- 4세포에 복수의 털모양돌기(모상돌기)가 관찰된다(화살표).
- 위상차현미경이 없는 시설에서는 소량의 혈액을 커버글라스에 채취해서 슬라이드 글라스 위에 놓고, 혈구가 1층이 되도록 가볍게 손가락으로 누르고 콘덴서를 내려서 관찰하면 털모양돌기는 뚜렷하게 관찰된다.

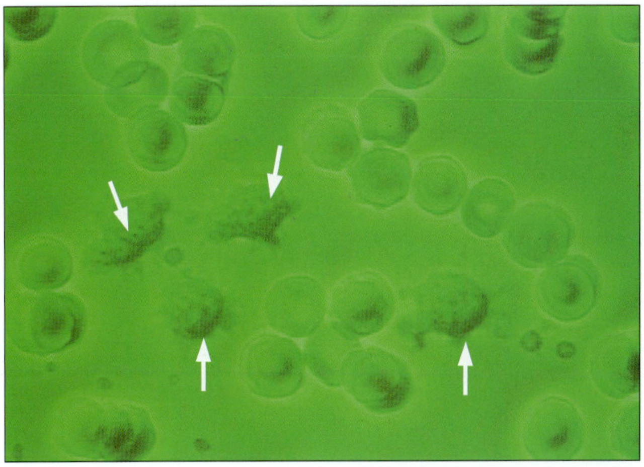

③ 위상차현미경 약 확대표본

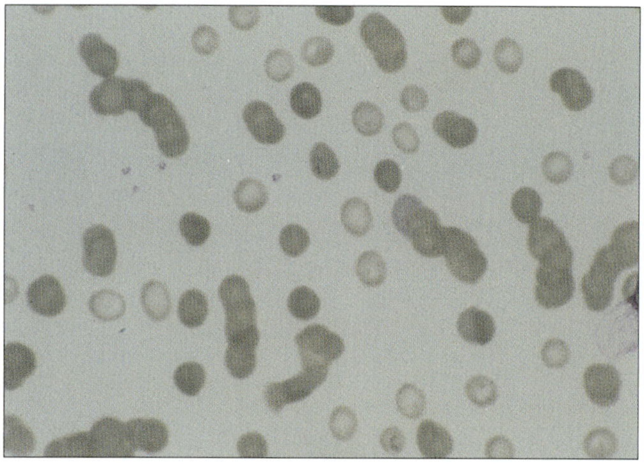

① 혈액표본

1) 혈액표본 (사진 ①)

- 도말표본의 최적 관찰부위를 중 확대한 혈액표본을 나타내었다.
- 적혈구가 복수 겹쳐 있거나 연결된 상태인 연전현상이 관찰된다.
- 담염부가 보이지 않는 구형 적혈구형을 보이는, 2개 이상의 적혈구가 겹쳐진 적혈구상이 관찰된다.

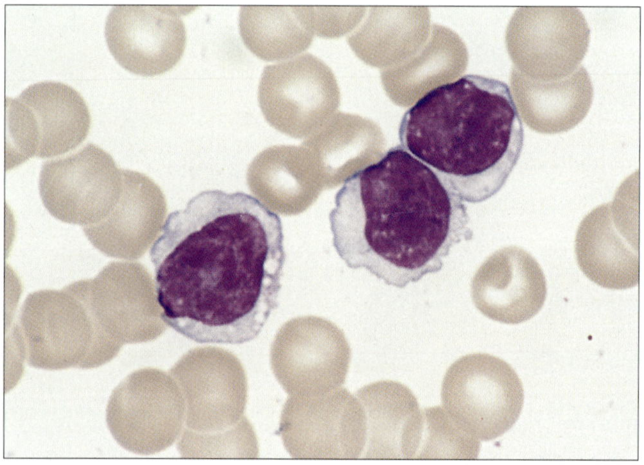

② 혈액표본

2) 혈액표본 (사진 ②)

- 백혈구 수는 경도의 감소를 하는 것부터 10만/μL에 도달하는 것까지 있지만, 이상 세포의 형태는 림프구 혹은 림프구형 세포이다.
- 본 질환에서 보이는 세포는 백혈구 수의 증가가 없으면 정상 림프구과 구별이 어려울 수 있다.
- 림프구의 형태는 얼핏 털세포와 유사하지만 본 증에서는 약간 소형 림프구이며, CLL 세포보다 크다.

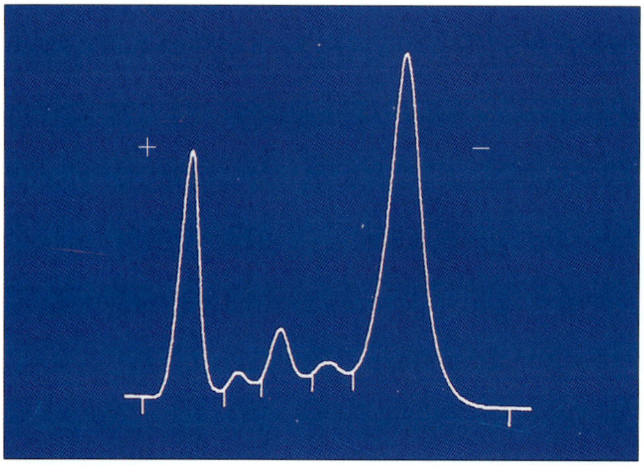

③ 전기영동표본

3) 전기영동표본 (사진 ③)

- 셀룰로즈 아세테이트(cellulose acetate) 막을 사용한 혈청 단백질 전기영동 패턴을 나타내었다.
- 글로불린(globulin) 영역이 뚜렷하게 증가하고 있다.

4-8 다발골수종

1) 혈액표본 (사진 ①)

- 도말표본의 최적 관찰부위의 혈액표본이다.
- 적혈구는 불균등하게 분포되며, 다수의 연전현상이 보인다.
- 이상 단백질의 양이 많은 도말염색표본은 육안으로 보아도 이상 단백질 자체가 세포 외 배경에서 염색되며, 염색성에 차이가 있는 것이 관찰된다.

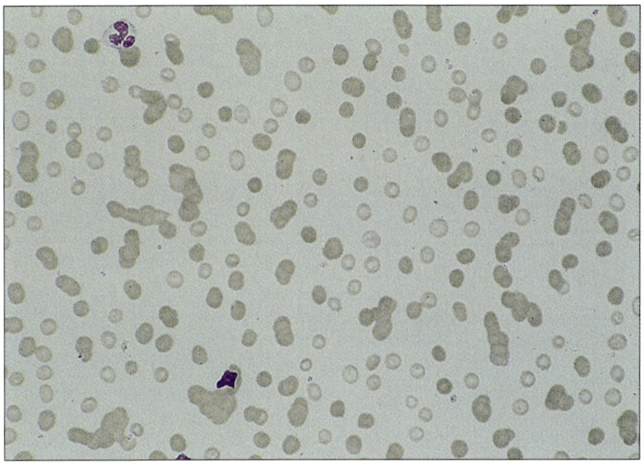

① 혈액표본

2) 골수 압좌표본 (사진 ②)

- 다수의 형질세포가 관찰되지만 3핵의 약간 부풀어 오른 형질세포(①)이나 4핵의 형질세포(②)도 확인된다.
- 복수 핵, 특히 3핵 이상의 핵을 가진 형질세포를 확인할 수 있을 때에는 골수종의 진단이 거의 가능하게 된다.

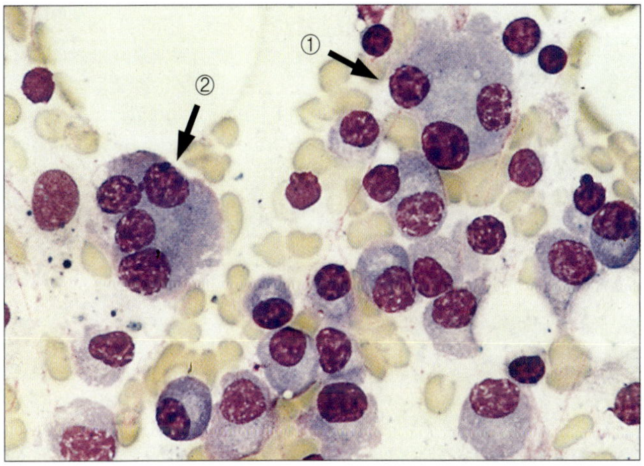

② 골수 압좌표본

3) Bence–Jones 단백질 (사진 ③)

- Bence–Jones 단백질은 면역 글로불린 L 사슬의 2량체로서 혈청이나 소변 중에서 검출된다.
- Bence–Jones 단백질은 분자량이 약 45,000으로 콩팥의 토리(사구체)를 통과할 수 있으므로 쉽게 소변으로 배출된다.
- Bence–Jones 단백질은 신선한 소변을 pH 4.9로 하고, 56℃로 15분간 가열하면 뿌옇게(사진 중앙) 되며, 100℃까지 가열하면 뿌연 것이 재용해된다(사진 ③의 오른쪽 끝).

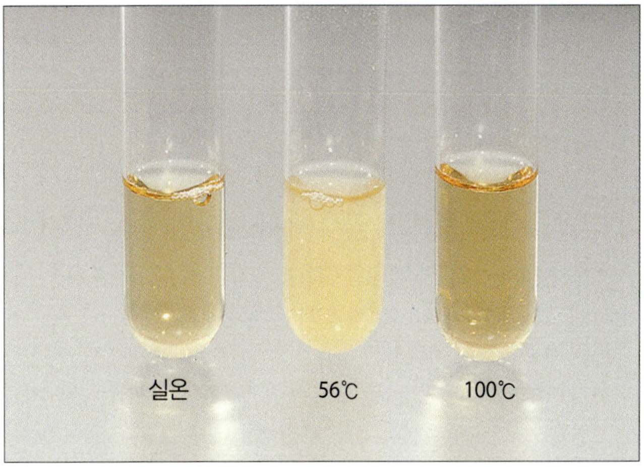

③ 환자의 소변 열처리

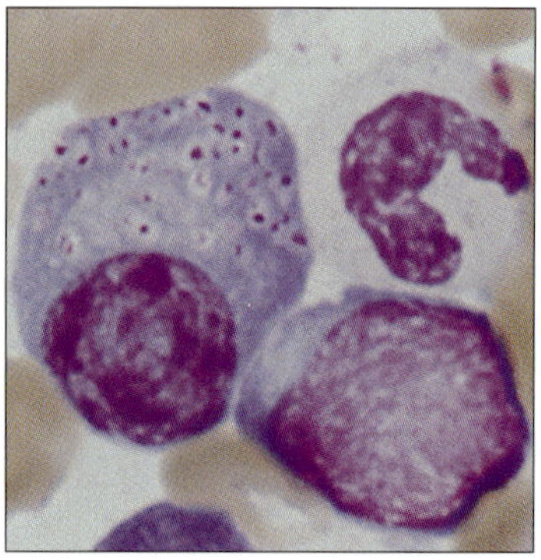
④

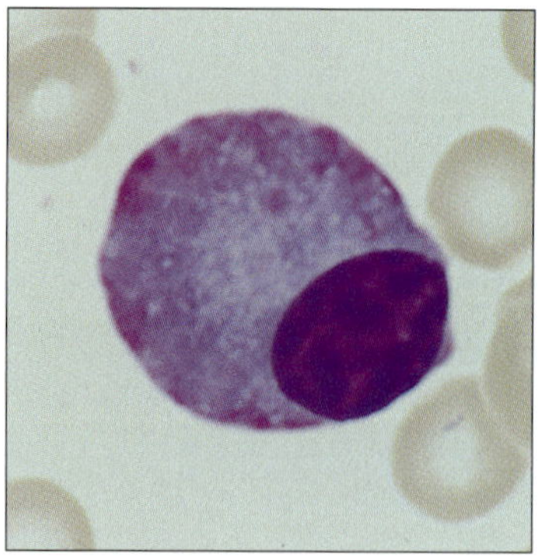
⑤

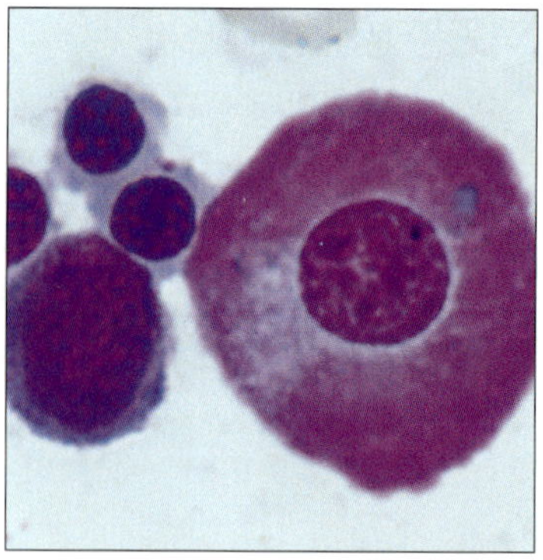
⑥

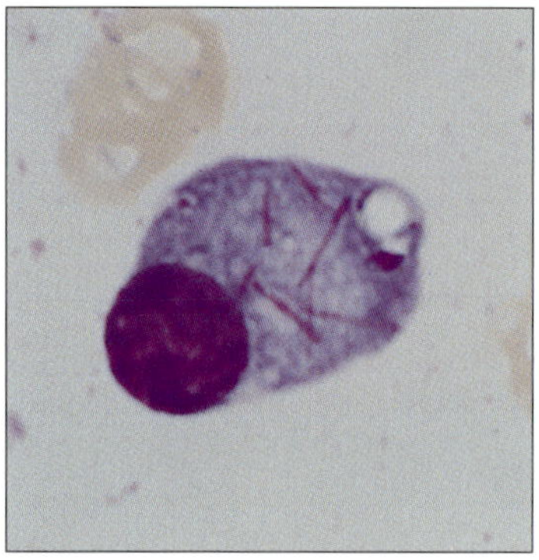
⑦

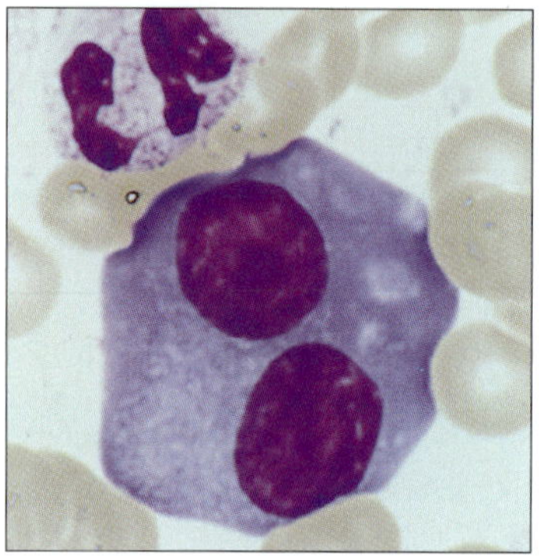
⑧

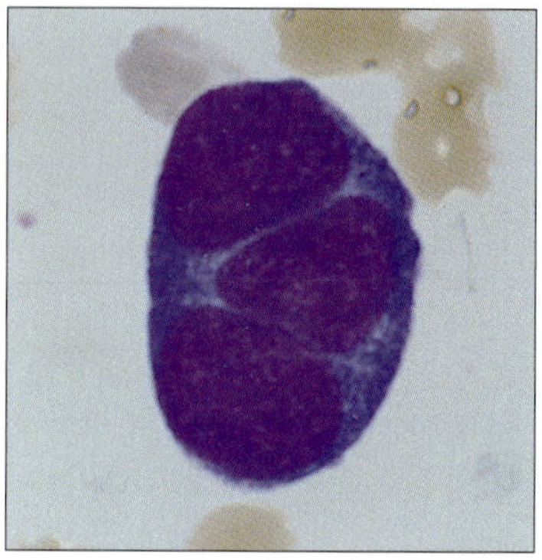
⑨

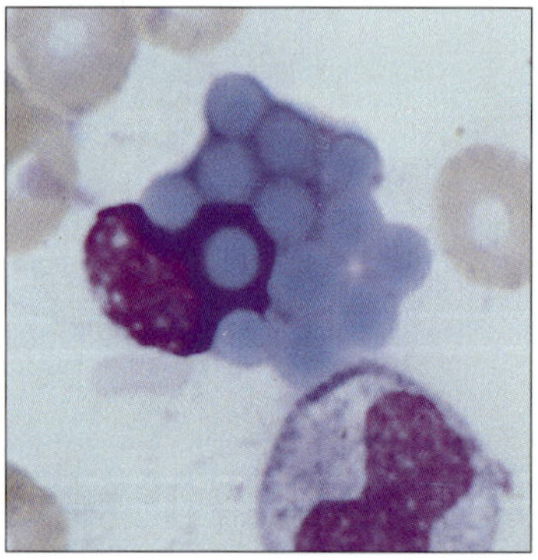
⑩

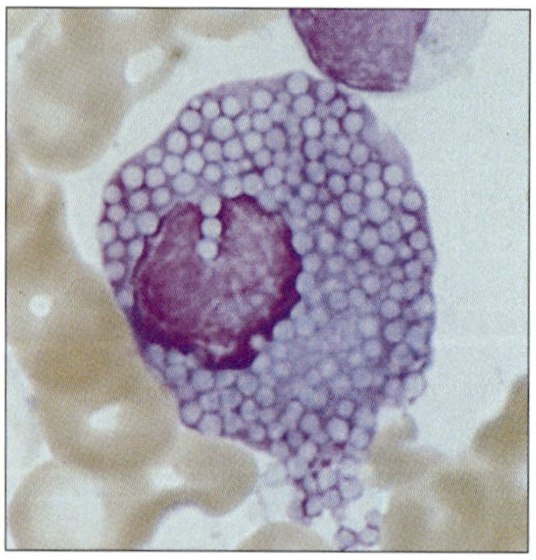
⑪

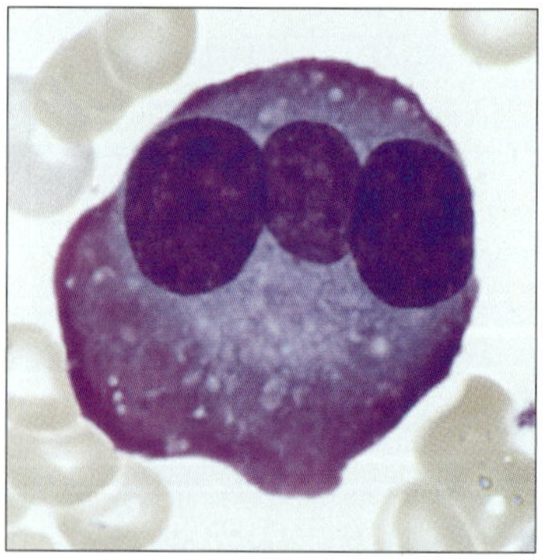
⑫

4) 다발골수종 증례의 골수에서 보이는 형질세포

- 골수종에서는 골수 속 형질세포의 종양성 증식, 즉 골수종 세포 수의 증가와 형태 이상은 반드시 나오는 소견이다.
- **사진** ④: 러셀(Russell) 소체를 가진 형질세포, **사진** ⑤: 러셀 소체를 가지고 세포질 주변부가 빨갛게 물든 형질세포, **사진** ⑥: 불꽃세포(flame cell), **사진** ⑦: 결정체를 가진 형질세포, **사진** ⑧: 2핵의 형질세포, **사진** ⑨: 3핵의 형질세포, **사진** ⑩: 러셀 소체가 이상하게 크게 되며, 포도송이 형상으로 보이는 그레이프 세포(grape cell), **사진** ⑪: 러셀 소체가 세포질 안에 가득 차서 포말형으로 보이는 형질세포, **사진** ⑫: 3핵으로 세포질이 붉게 물든 불꽃세포.
- 분화 성숙단계가 미숙하며, 형질세포의 형태학적 특징이 적은 세포는 제외했다.

1) 혈액표본 (사진 ①)

- 골수섬유 증례에서 보이는 대표적인 누적적혈구(①) 외에 부정형 적혈구(②)도 관찰된다.
- 또한, 약간 대형의 염색성이 다른 다염적혈구(그물적혈구)도 보여서 적혈구의 조혈이 활발한 것을 알 수 있다.
- 정염적혈모세포(③)도 관찰된다.

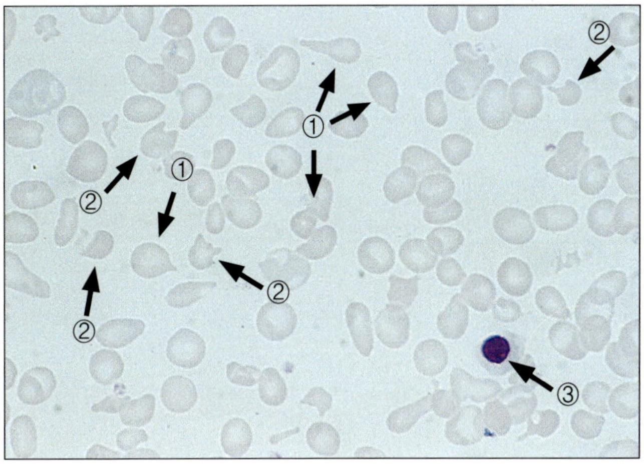

① 혈액표본

2) 골수 압좌표본 (사진 ②)

- 골수천자는 dry tap으로 천자침 안의 내용물을 도말글라스 위에서 압좌표본을 제작하는 요령으로 만든 도말표본을 나타내었다.
- 조혈세포가 분산되어 관찰된다. 세포 성분은 단일하지 않으며 ①에는 과립구계라고 생각되는 핵의 대형 세포, 핵이 짙게 염색된 선명한 성숙 적혈모세포가 여기저기 보인다.

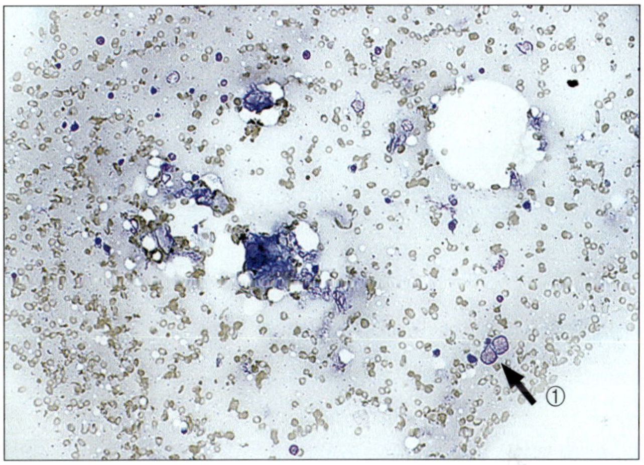

② 골수 압좌표본

3) 골수조직표본 (사진 ③)

- 골수에는 섬유모세포의 증식과 콜라겐의 증가가 관찰된다.
- 조혈세포는 증가한 콜라겐 속에 섬형으로 분산되어 보인다.
- 세포질이 넓은 대형 세포가 아래 방향에 3개 보이는데(화살표), 골수섬유증의 골수소견이 가진 특징 중 하나이다.

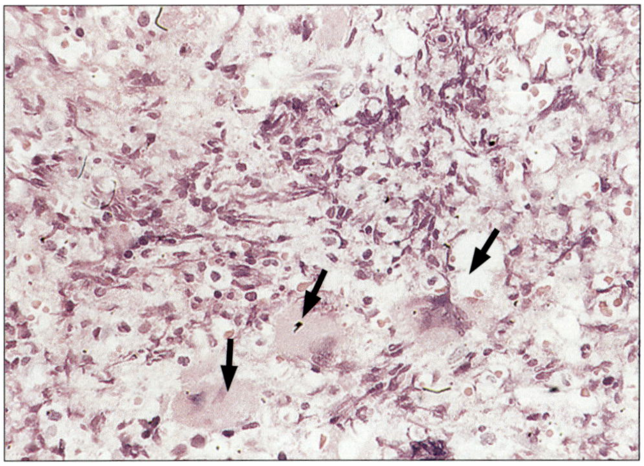

③ 골수조직표본

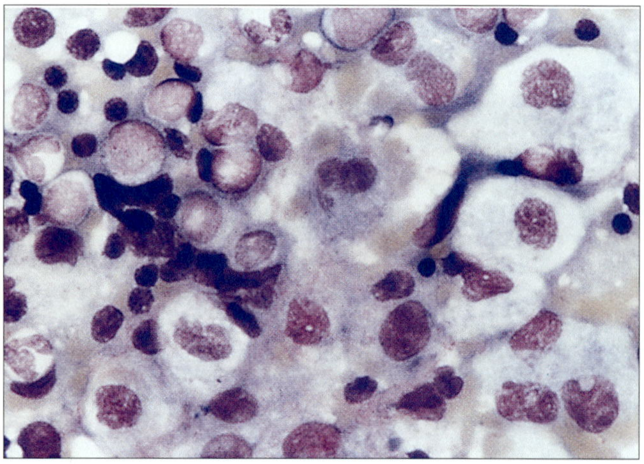
① 골수 압좌표본

1) 골수 압좌표본 (사진 ①)

- Gaucher병은 비교적 빈도가 높은 지질축적증(lipidosis)이다.
- 리소좀(lysosome) 효소인 β-glucocerebrosidase가 선천적으로 결손되어 있기 때문에 골수에는 glucosyl ceramide(glucocer-ebroside)가 축적된 Gaucher 세포가 보인다.
- Gaucher 세포는 대형이며, 세포질이 풍부한 세포로, 다수 관찰되기 때문에 존재의 판정은 비교적 쉽다.

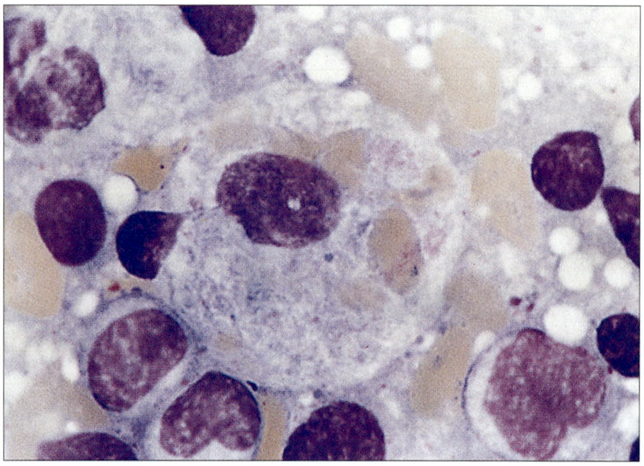
② 골수 압좌표본, 강 확대표본

2) 골수 압좌표본, 강 확대표본 (사진 ②)

- 골수 압좌표본의 강 확대표본이다.
- Gaucher 세포의 핵은 약간 편재된 느낌으로 세포질은 넓고 엷다. 본 표본에서는 Gaucher 세포의 세포질이 엷으므로 겹쳐진 아래층의 적혈구가 비쳐서 관찰된다.

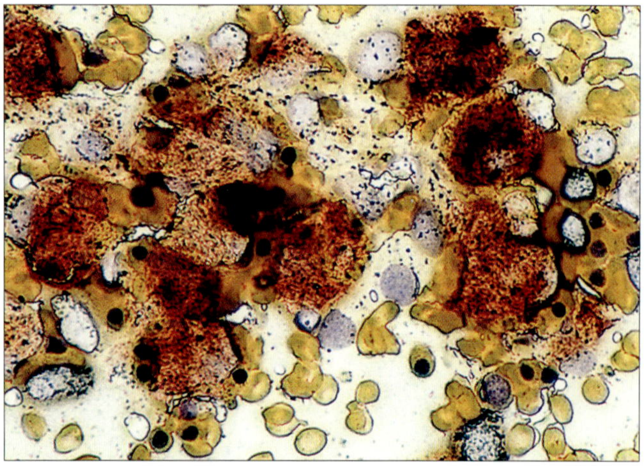
③ 골수 도말표본, 비특이적 esterase 염색

3) 골수 도말표본, 비특이적 esterase 염색 (사진 ③)

- Gaucher 세포는 단핵구 유래의 세포이기 때문에 비특이적 esterase법을 통해서 양성된다.
- 본 염색은 α-naphthyl butyrate와 naphthol AS-D chloroacetate를 사용한 이중 염색법이다. 대형 Gaucher 세포는 적갈색으로 물들며, 비특이적 esterase 양성이다.

4-11 Niemann-Pick 세포

1) 골수표본 (사진 ①)

- Niemann-Pick병은 sphingomyelin과 cholesterol이 전신 장기에 이상 축적을 하는 질환으로, 중앙에 보이는 지름 약 70 μm의 세포가 Niemann-Pick 세포이며, 세포질에 포말형 구조를 확인할 수 있다(foamy cell).

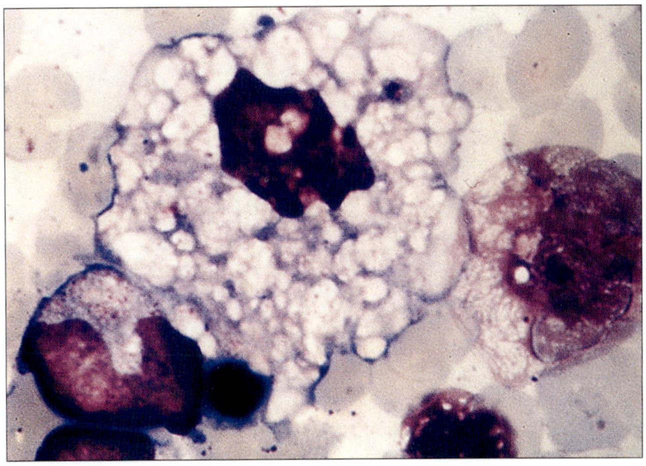

① 골수표본

2) 골수 도말표본, HE 염색 (사진 ②)

- 골수 도말표본의 HE 염색표본을 나타낸다.
- Niemann-Pick 세포의 세포질은 내용이 녹아 나와서 포말형으로 보인다.

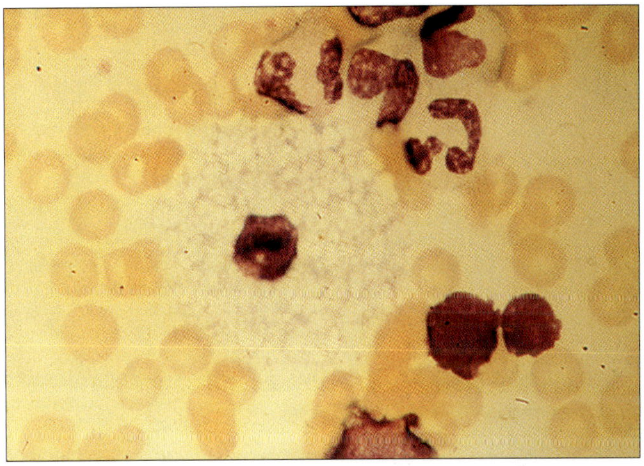

② 골수 도말표본, HE 염색

3) 골수 도말표본, Sudan Black B(SBB) 염색 (사진 ③)

- 골수 도말표본의 SBB 염색표본에서는 Niemann-Pick 세포의 세포질은 드문드문 물들고 약 양성상을 나타낸다.

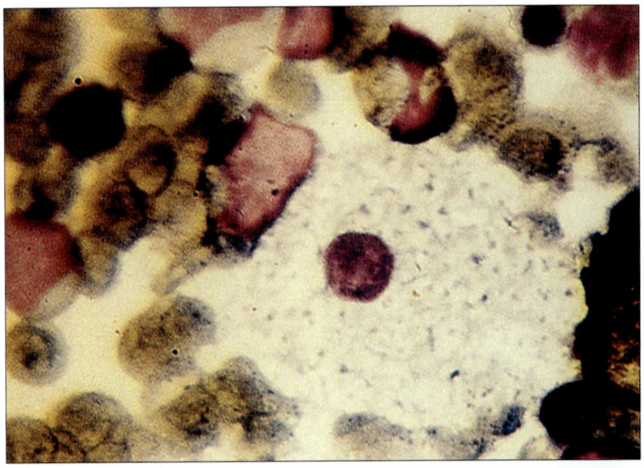

③ 골수 도말표본, Sudan Black B 염색

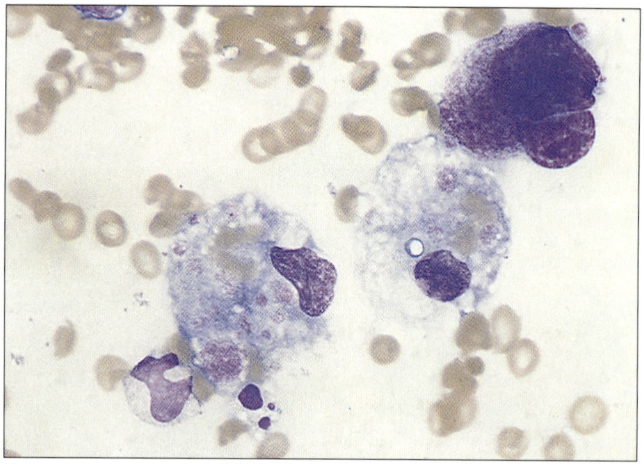

① 골수표본

1) 골수표본 (사진 ①)

- 바이러스 감염증에서 일과성으로 출현한 적혈구를 세포질에 거두어들여진 2개의 탐식세포를 나타내었다.
- 탐식세포는 큰포식세포이다.
- 2시 방향에 있는 대형 세포는 거대핵세포이다.

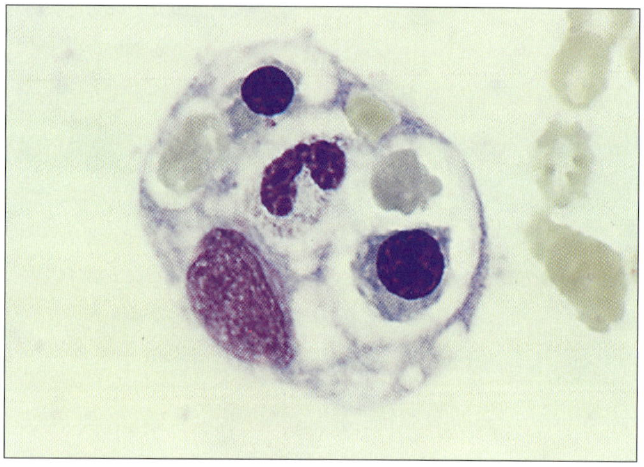

② 골수표본

2) 골수표본 (사진 ②)

- 악성림프종증의 한 가지 예에서 보인 이상 탐식세포로 적혈구, 적혈모세포, 호중구를 세포질에 거두어들이고 있다.
- 본 탐식세포는 큰포식세포라고 생각되며, 핵은 주변부에 눌려져 있다.

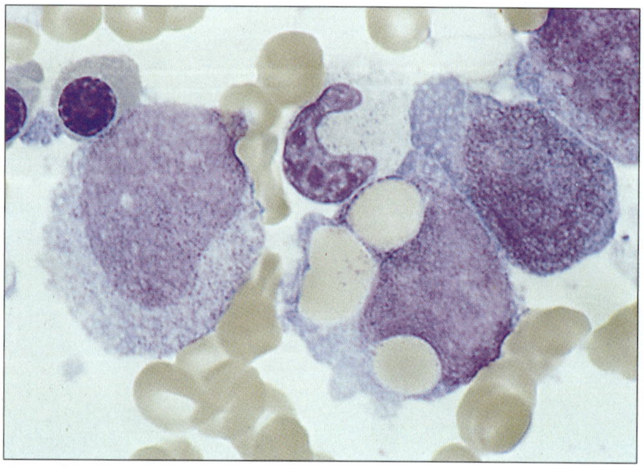

③ 골수표본

3) 골수표본 (사진 ③)

- 악성림프종증에서 보인 호중구를 세포질에 거두어들인 탐식세포를 나타낸다.
- 탐식세포는 3개의 호중구를 탐식하고 있다.

4-13 LE(lupus erythematosus) 세포

1) 저배율 표본 (사진 ①)

- LE 세포 양성 검체에서는 약 확대로 표본의 관찰을 시행하면 도말표본의 주변부에 세포덩어리(rosette 형성)가 관찰된다.
- 이 rosette 형성상은 이탈 LE체를 중심으로 해서 탐식하려고 하는 호중구가 다수 집합한 것이다.

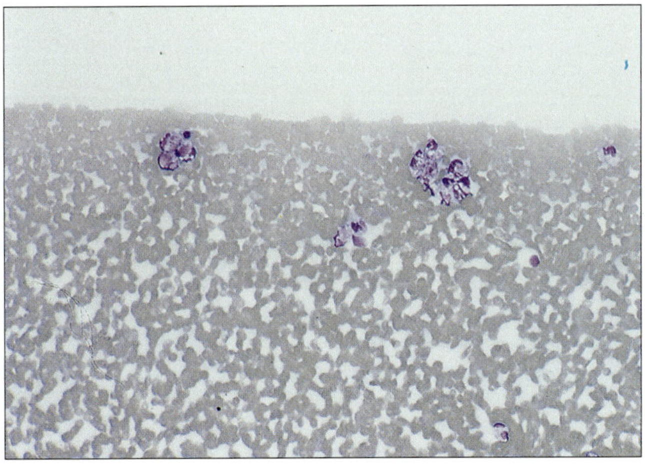

① LE 세포 시험, 도말염색표본, 약 확대

2) 중배율 표본 (사진 ②)

- 사진 ①의 확대 사진이다. 세포 덩어리는 LE 소체를 탐식하려고 호중구가 LE 소체의 주변에 모여서 rosette를 형성하고 있다.

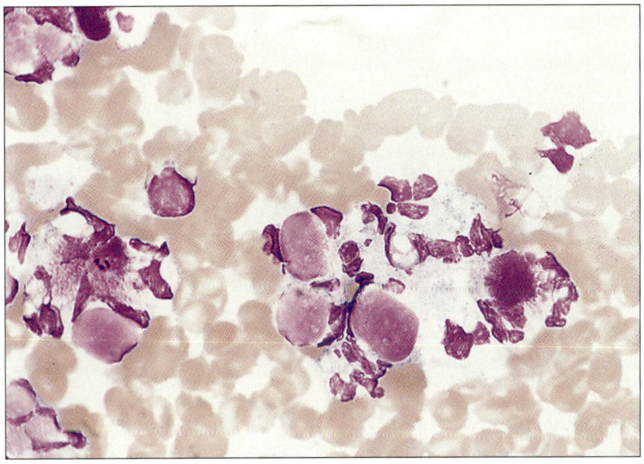

② LE 세포 시험, 도말염색표본, 중 확대

3) 고배율 LE 세포 (사진 ③)

- LE 소체를 탐식한 호중구의 핵은 세포 주변부에 눌려져서 균등 무 구조의 LE 소체가 세포질에 보인다.
- LE 세포의 봉입체 윤곽은 엷고 선명하지 않은 느낌을 준다(사진 ③).
- LE 세포의 봉입체의 크기는 각각 다르며, 원형질에서 대부분 삐져나온 느낌의 것, 소림프구의 핵 정도의 것, 호중구의 분엽핵의 1핵 정도의 것 등 여러 가지가 있다.
- LE 세포의 봉입체는 반드시 1개라고 한정 지을 수 없으며, 몇 개를 볼 수 있는 것도 있다.

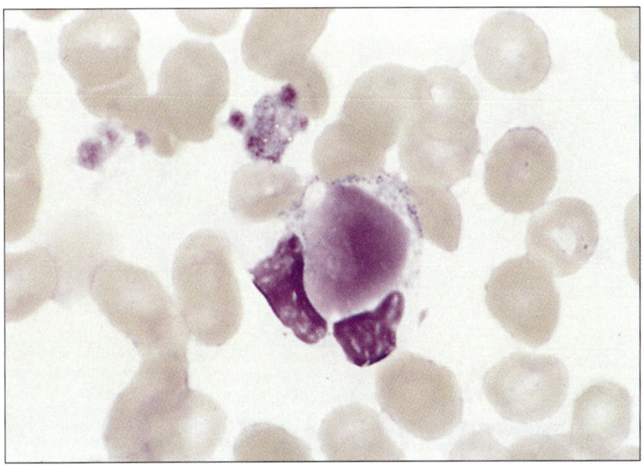

③ 강 확대 LE 세포

4-14 골수로의 암세포 전이

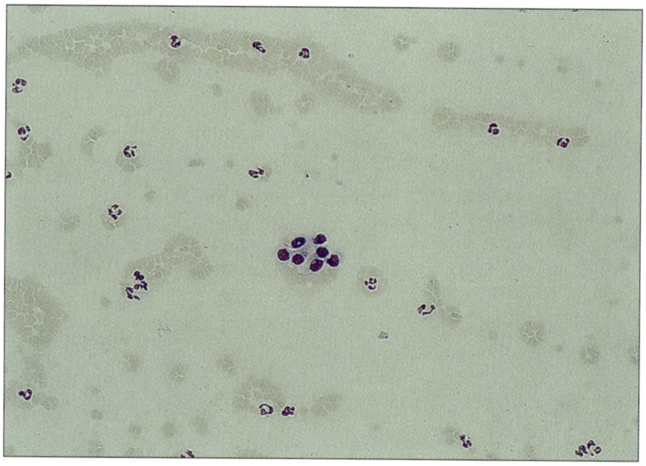

① 혈액표본, 미부표본

1) 혈액표본, 미부표본 (사진 ①)

- 도말표본의 미부에 핵 염색질의 양의 풍부한 대형 핵을 가진 세포의 덩어리가 관찰된다. 본 도말표본의 모든 시야에는 5개의 세포 덩어리가 존재한다.
- 세포 덩어리가 보인 표본의 장소는 도말표본의 주변부와 도말표본 끝부분뿐이다.

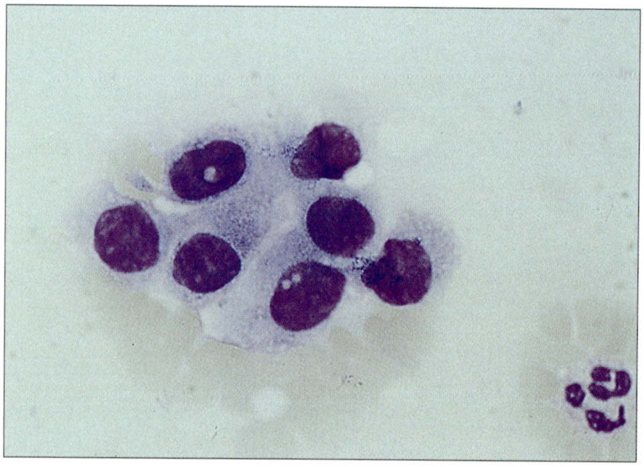

② 혈액표본, 미부 중 확대표본

2) 혈액표본, 미부 중 확대표본 (사진 ②)

- 사진 ①에 나타낸 세포 넝어리의 확대표본을 나타낸다.
- 세포 덩어리에서 보이는 7개 핵의 특징은 핵소체는 분명하지만, 대형 핵을 가지고, 세포질의 넓이는 중등도이며, 호염기성을 나타낸다. 과립형성도 보이지 않는 미숙한 세포이다.

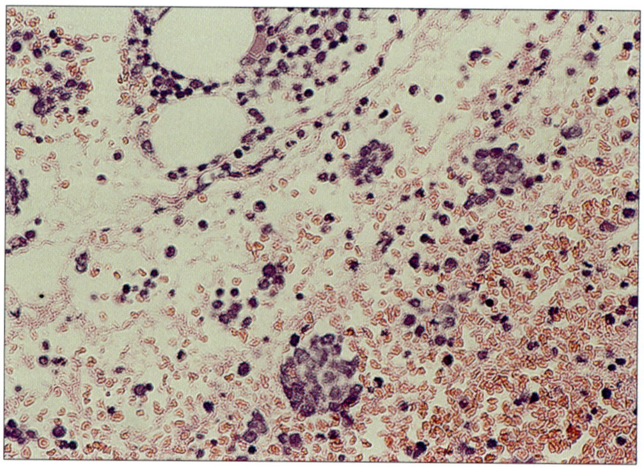

③ 골수조직표본

3) 골수조직표본 (사진 ③)

- 골수 크로트섹션 표본에서는 전이 세포가 모인 rosette 형성상이 관찰된다.

4-15 혈구계수에 영향을 가져오는 형태 이상

1) 혈액표본 (사진 ①)

- 백혈구 수와 혈소판 수가 이상 고수치를 나타낸 혈액표본이다. 중앙에 검은 화살표(➡)로 표시한 것은 혈소판이다. 표본 전반적으로 혈소판과는 다른 엷은 회청색으로 물든 크기가 다른 입자와 그 집합체가 관찰된다(빨간 화살표).
- 이 엷은 회청색으로 물든 입자는 한랭글로불린(냉동글로불린, cryoglobulin)이며, 37℃로 보온하면 이 입자들은 소실된다.
- 백혈구 수의 이상은 적출된 한랭글로불린의 집합체가 자동혈구 계수장치에서 백혈구와 오인식되는 것이다. 혈소판 수에 대해서는 사진 ②에서 설명하였다.

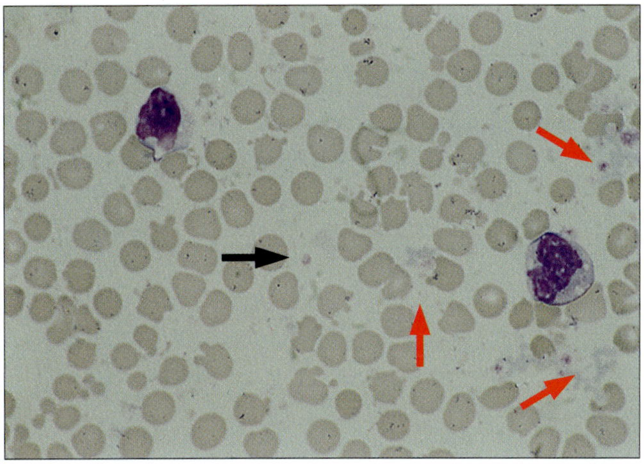

① 혈액표본

2) 혈액표본 (사진 ②)

- 사진 ①과 동일 표본의 확대표본이다.
- 특히 적혈구의 형태 이상이 보인다.
- 이 적혈구의 형태 이상은 채혈 후에 생긴 현상이다.
- 이상 적혈구의 발생 메커니즘은 혈구산정용으로 채혈한 검체가 보온에 놓아둔 것 때문에 한랭글로불린이 저출되어 적혈구에 부착된 후 한랭글로불린이 상호로 응집해서 복합체를 형성하는 것으로 말미암은 물리적 작용이라고 생각된다.
- 자동혈구 계수장치에서 혈소판이 이상 고수치를 나타내는 원인은 나음과 같다. 엷은 회청색으로 물든 한랭글로불린 입자와 미소 적혈구 단편(화살표)이 혈소판으로 잘못 인식되어 혈소판 수가 비정상적으로 높은 수치가 나온 것으로 생각된다.

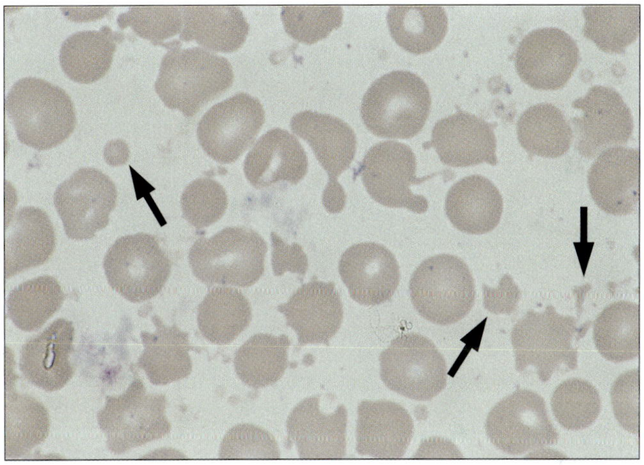

② 혈액표본

3) 혈액표본 (사진 ③)

- 혈액산정용에 채혈된 검체에 fibrin이 출현한 것으로, 도말 표본의 미부에 fibrin의 미소 집합체를 확인할 수 있다(화살표).
- 이 fibrin의 미소 집합체는 백혈구와 크기가 거의 일치하기 때문에 자동혈구 계수장치에서는 백혈구와 오인식되며, 실제 수보다 증가한 결과가 되었다.

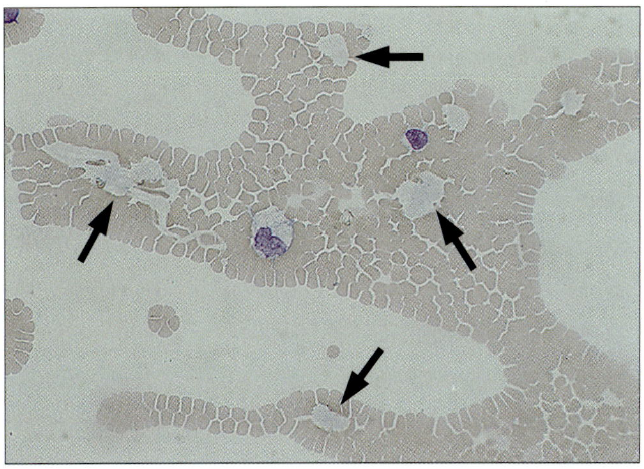

③ 혈액표본

제 5 장

혈소판 및 거대핵세포(거핵구)계의 기초적 지식

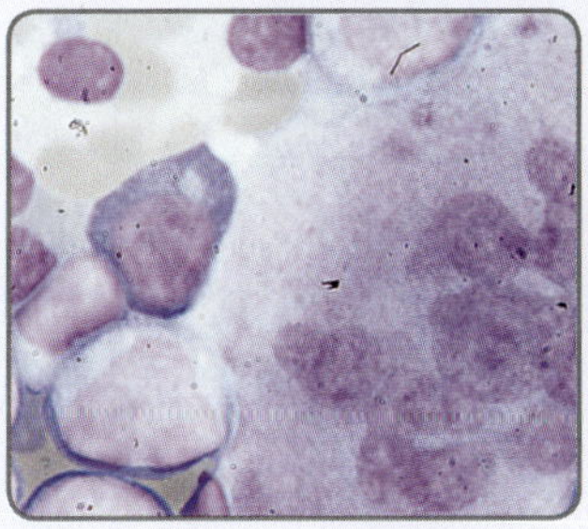

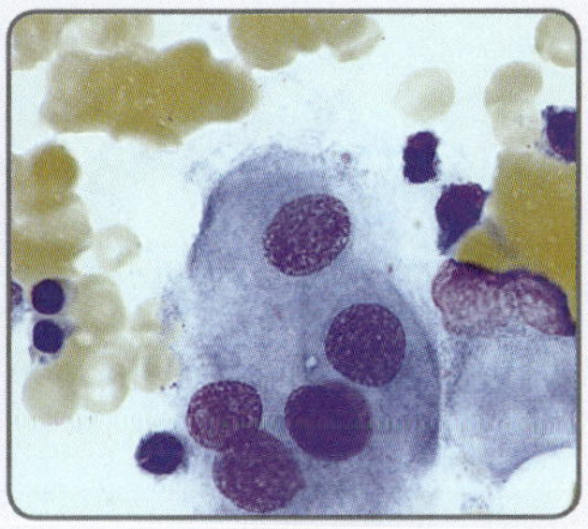

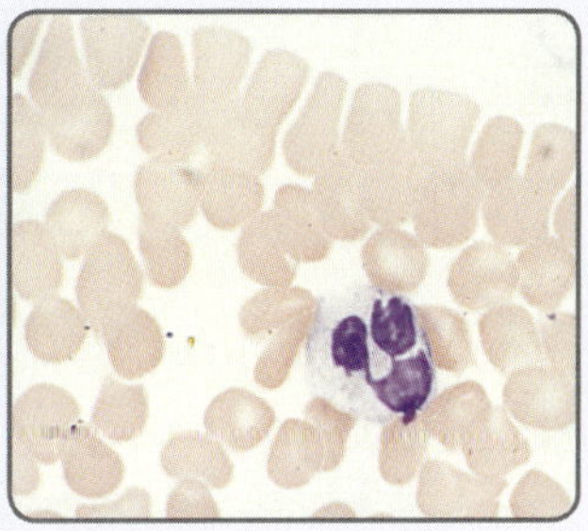

1) 거대핵모세포 (사진 ①, ②)

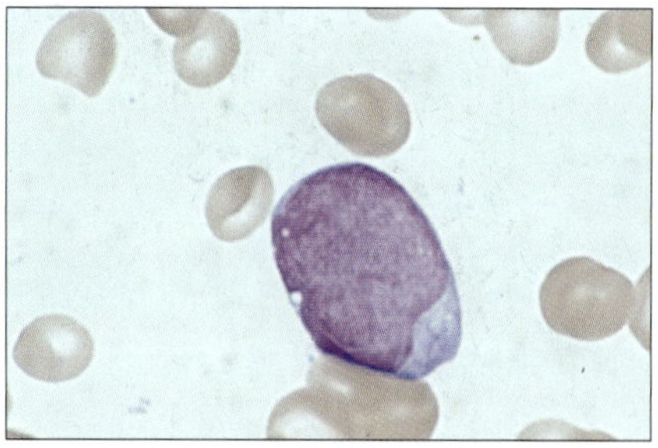

①

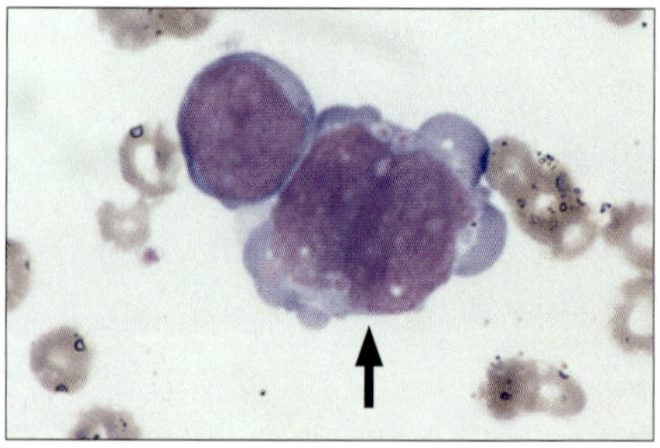

②

2) 혈소판 생성 거대핵세포 (사진 ③, ④)

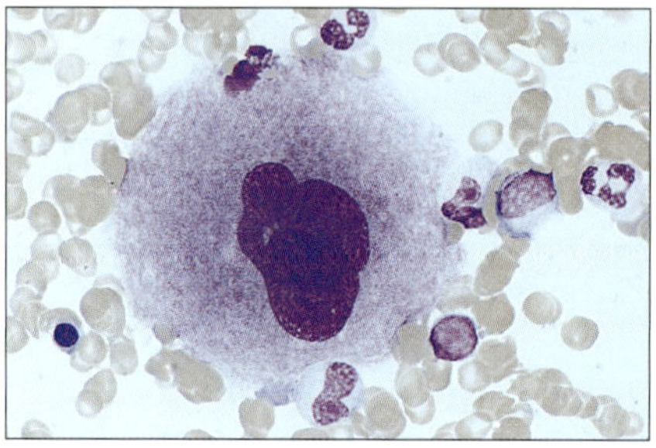

③

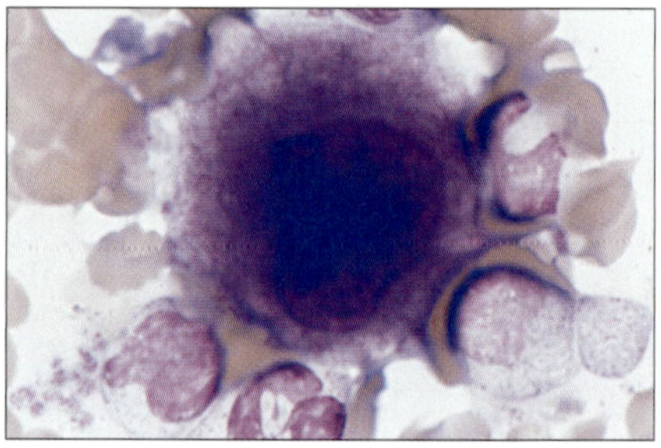

④

3) 만기 성숙 거대핵세포 (사진 ⑤, ⑥)

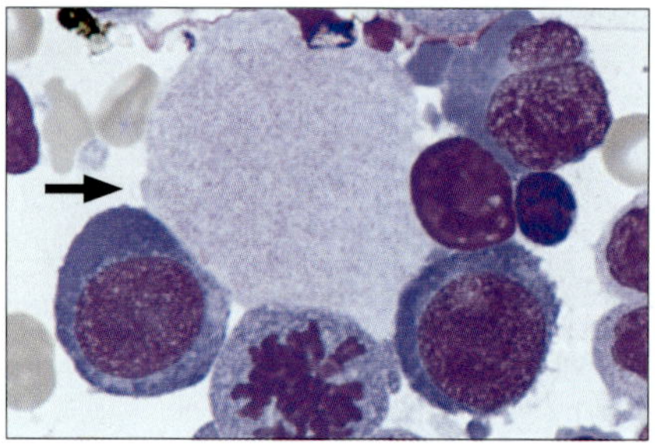

⑤

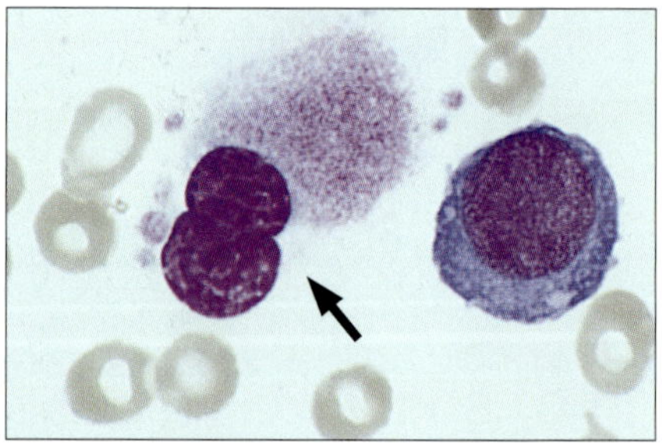

⑥

4) 퇴행변성형 거대핵세포(나핵상) (사진 ⑦, ⑧)

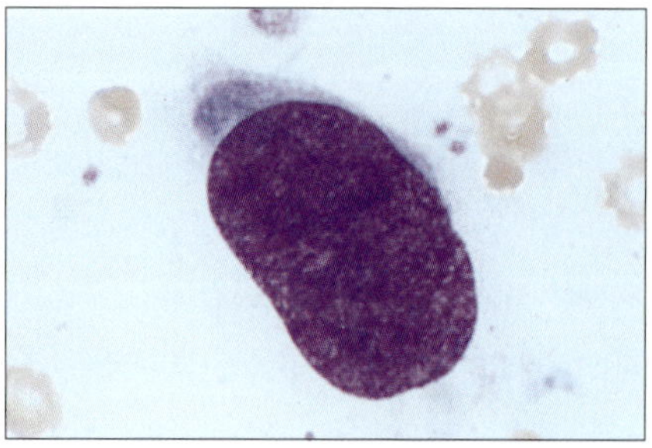

⑦

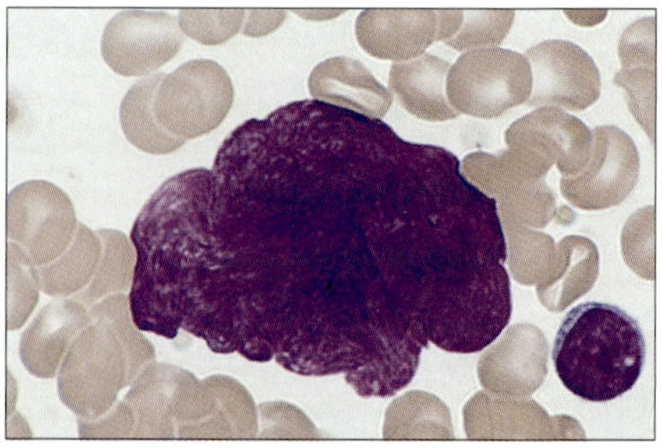

⑧

5-2 말초혈액의 정상 혈소판 형태

1) 항응고제(EDTA-2K) 첨가 혈액도말염색표본 (사진 ①)

- 건강한 사람의 혈소판 크기는 2~5 μm로, 항응고제 EDTA를 첨가한 전혈의 도말염색표본에서는 혈소판의 응집은 나타나지 않고, 표본 중에 혈소판이 흩어져 있다.

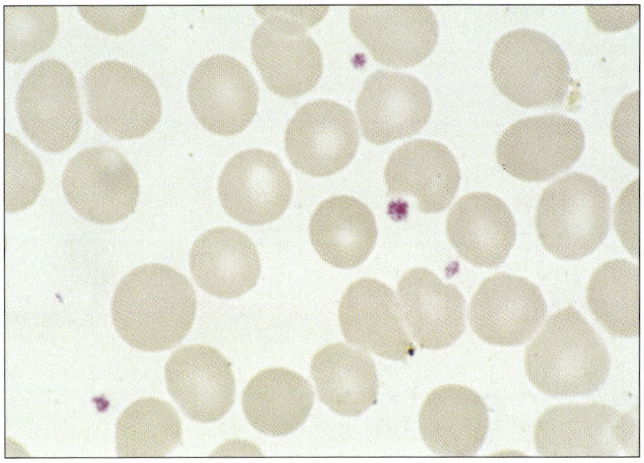

① 항응고제(EDTA-2K) 첨가 혈액도말염색표본

2) 혈항응고제(EDTA-2K) 첨가 혈액도말염색표본 (사진 ②)

- 혈소판은 핵이 없는 세포로 도말염색표본에는 원형 또는 유사원형으로 나타나는 때가 많다.
- 혈소판의 강 확대표본에서는 세포 속에 호아주르성 과립이 보이며, 때로는 호아주르성 과립이 혈소판 중앙에 집합해서 과립질이 되어 주변의 반투명 형태의 유리질과 구분되는 혈소판을 관찰할 수 있다.

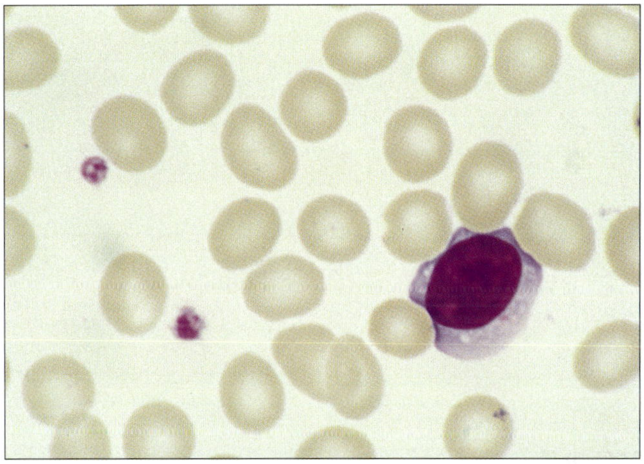

② 항응고제(EDTA-2K) 첨가 혈액도말염색표본

3) 귓불 도말염색표본 (사진 ③)

- 귓불 또는 손끝 채혈을 통한 건강한 사람의 도말염색표본에서는 도말 가장자리에 혈소판의 응집상이 보인다.
- 항응고제 EDTA를 통한 전혈 도말표본에서 혈소판 응집상을 볼 수 있다(위성 혈소판감소증).
- 헤파린(heparin)을 항응고제로 사용했을 때에는 건강한 사람이라도 도말염색표본에 혈소판 응집현상을 보인다.
- 항응고제를 포함하지 않은 혈액도말표본에서 혈소판 응집상이 보이지 않을 때에는 혈소판무력증 등의 혈소판 기능 이상증이 의심된다.

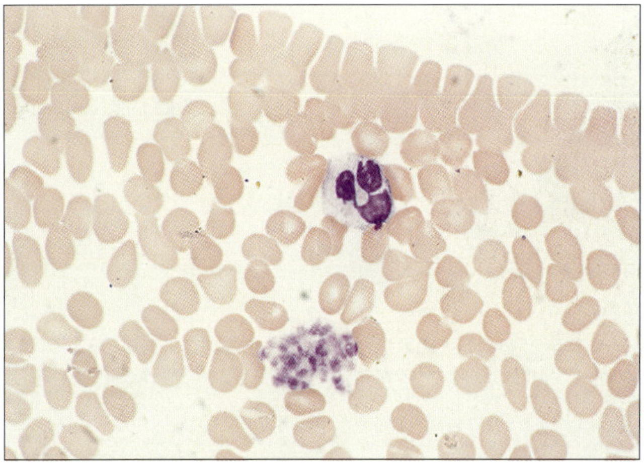

③ 귓불 도말염색표본

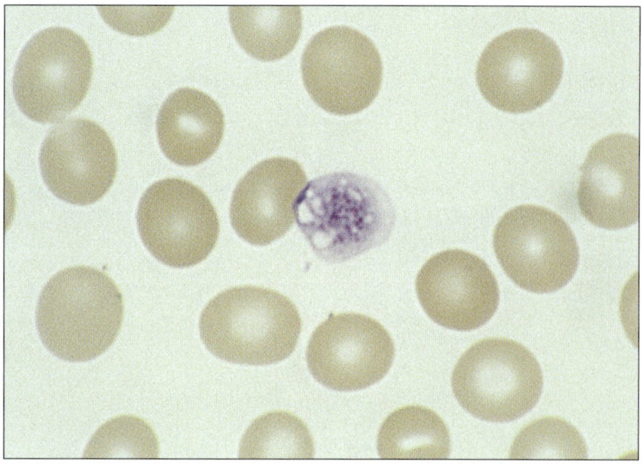

① 대혈소판

1) 대혈소판 (사진 ①)

- 대 혈소판은 5 μm 이상의 지름에서 적혈구 크기의 혈소판까지를 가리킨다.
- 특발혈소판감소자반증, 백혈병이나 악성종양에 대한 화학 요법 후의 회복기, 패혈증 등으로 말미암은 골수 혈소판 생산저하 시부터 골수기능의 회복기에 혈소판 수의 증가에 앞서 대혈소판의 출현을 자주 볼 수 있다.

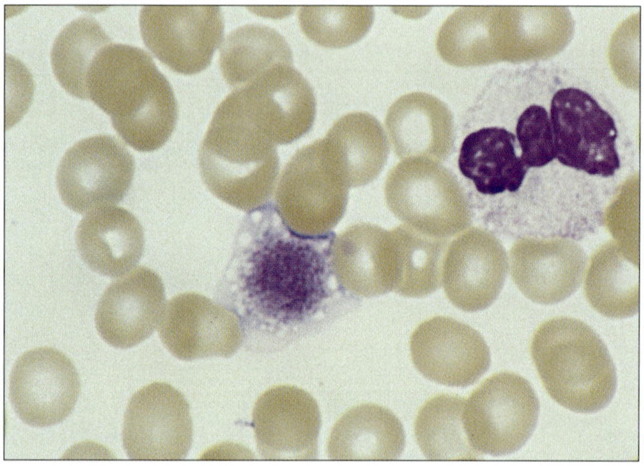

② 거대 혈소판

2) 거대혈소판 (사진 ②)

- 거대 혈소판은 적혈구보다 지름이 큰 혈소판을 가리킨다.
- 거대 혈소판의 출현은 선천성으로는 Bernard Soulier 증후군이 유명하며, 이외에도 May–Hegglin 이상이나 Fechtner 증후군이 알려져 있다. 후천성으로는 만성골수백혈병(CML)이나 골수이형성증후군(MDS) 등의 골수 증식성 질환에도 출현한다.

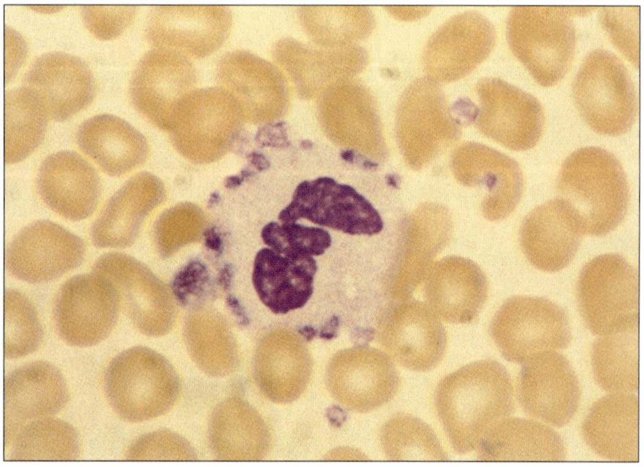

③ 위혈소판감소증

3) 위혈소판감소증 (사진 ③)

- 호중구 세포 주위에 혈소판의 부착(위성현상)이 보인다.
- 보이는 증례로 혈소판 수의 수치가 낮아진다.
- 본 증례는 항응고제 EDTA의 존재와 30℃ 이하의 저온 아래서 호중구 세포 주위에 혈소판의 위성현상이 관찰된다.

5-4 거대핵세포의 형태 이상

1) 미소거대핵세포 (사진 ①)

- 거대핵세포의 혈소판 생성은 8배체부터라고 생각되고 있지만, 표본 중앙에 나타난 세포는 세포질 속에 뚜렷하게 성숙 혈소판을 생성한 거대핵세포이다.
- 본 소거대핵세포는 골수형성이상증후군의 골수표본에서 관찰된 세포로, 세포 크기로 보아 2배체라고 생각된다.

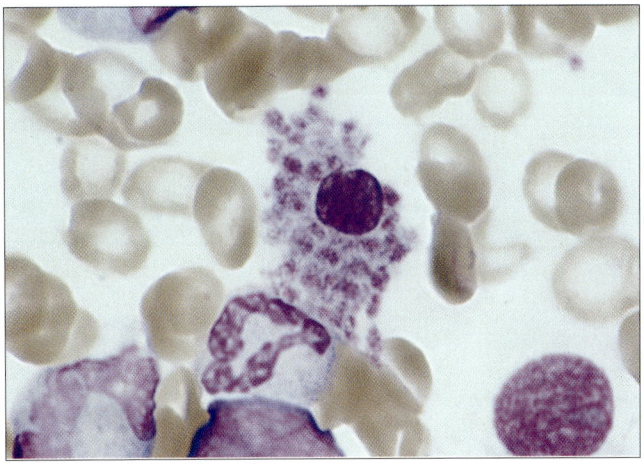

① 미소거대핵세포

2) 과분엽핵 거대핵세포 (사진 ②)

- 거대적혈모세포빈혈(megaloblastic anemia) 증례의 골수표본에서 보이는 세포로 중앙에 대형 거대핵세포가 보이지만 핵은 8개 이상으로 분엽되어 있다.
- 성숙형 거대핵세포이지만 핵 염색질 구조는 촘촘하며, DNA 생성 장애가 관찰된다.
- 거대핵세포 주변에 보이는 세포도 핵 성숙이 늦기 때문에 핵 염색질 구조가 섬세하다.

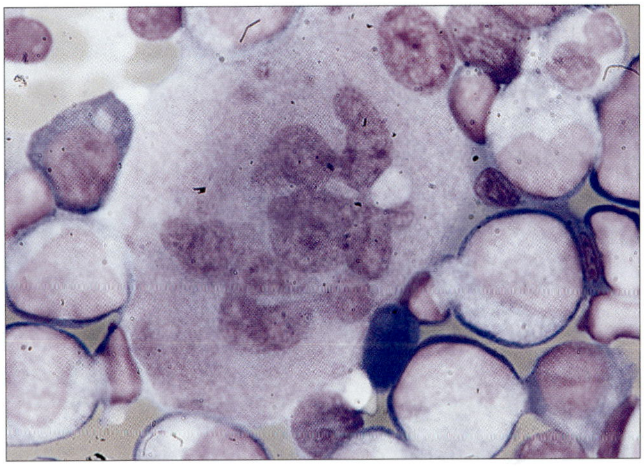

② 과분엽핵 거대핵세포

3) 다분 2핵 거대핵세포 (사진 ③)

- 골수형성이상증후군의 골수표본에서 보이는 세포로 중앙에 2개의 대형 세포가 보인다.
- 왼쪽의 거대한 거대핵세포는 5개로 분엽되어 핵은 성숙형을 나타내고 염색질의 양은 풍부하지만, 핵 염색질 구조는 거칠다. 세포질은 미숙하고 염기성을 나타내며, 청색으로 염색되어 있다.
- 3시 방향의 대형 세포 역시 같은 거대핵세포이며 염기성 정도는 9시 방향 옆과 같지만, 핵의 미숙성이 남아 있다.

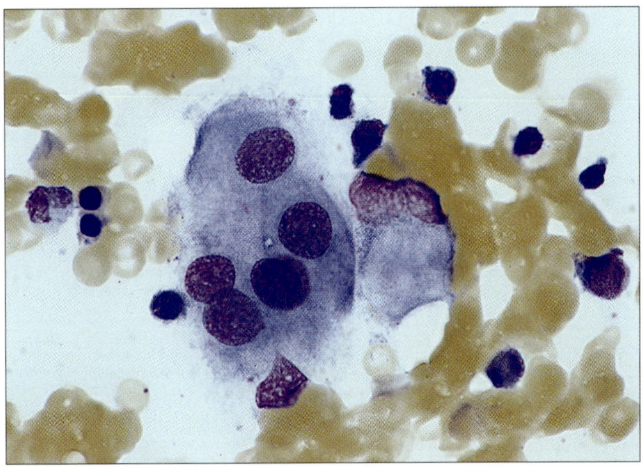

③ 다분 2핵 거대핵세포

제 6 장

혈소판계 질환

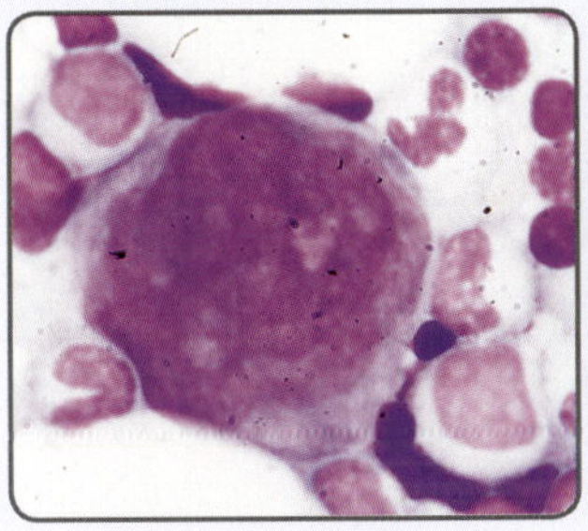

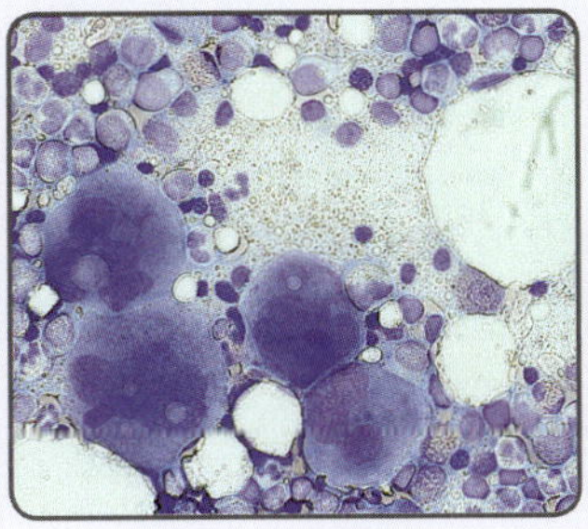

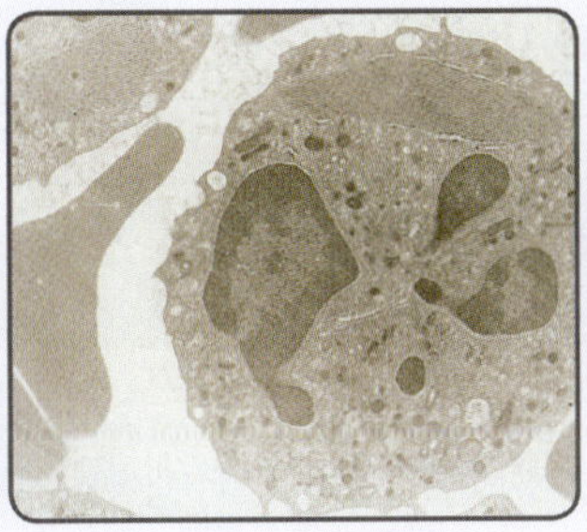

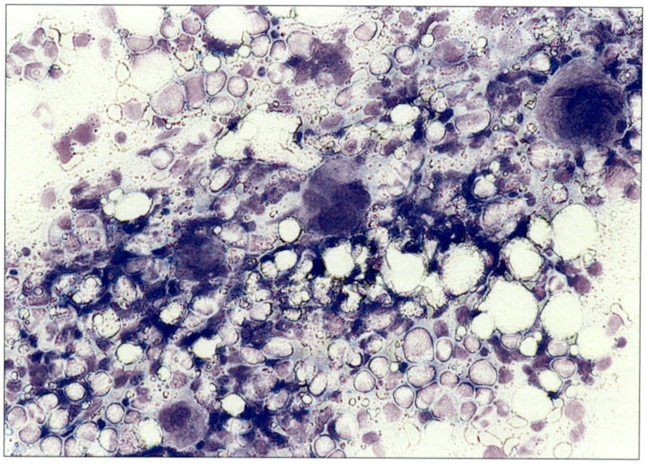

① 골수 압좌표본, 약 확대표본

1) 골수 압좌표본 (사진 ①)

- 말초혈액에서는 혈소판 수의 감소~뚜렷한 감소를 하지만 다른 혈액세포의 이상 소견은 보이지 않는다.
- 골수표본에서는 거대핵세포가 정상~과형성을 나타내며, 표본 중에도 다수 거대핵세포를 확인할 수 있다.
- 본 증의 골수에서는 거대핵세포를 제외하고 다른 혈액세포와 그 유약세포에 이상 소견을 볼 수 없다.

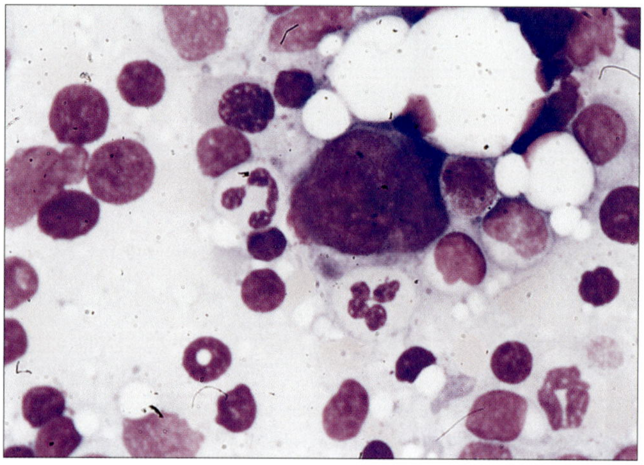

② 골수 압좌표본, 강 확대표본

2) 골수 압좌표본, 강 확대표본 (사진 ②)

- ITP에서는 말초혈액 중의 혈소판 수 감소에 비해 골수 소견은 거대핵세포가 오히려 증가경향을 나타내며, 거대핵세포의 과형성상을 자주 볼 수 있다.
- 거대핵세포는 혈소판 비생성형이 다수 관찰되며, 거대핵세포의 세포질은 푸른 빛이 강하게 그것도 세포질이 부족한 것이 눈에 띈다.

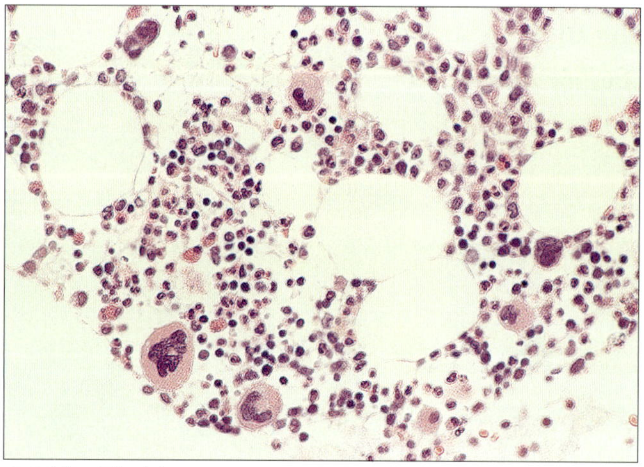

③ 골수조직표본

3) 골수조직표본 (사진 ③)

- 골수의 조직표본은 골수구가 약 50%를 차지하며, 세포 밀도는 정형성이다
- 골수구는 대형 거대핵세포계의 세포가 눈에 띈다. 거대핵세포의 세포형 태도 크기가 다르며, 핵의 형태도 유사원형에서부터 분엽 경향을 나타내는 것이 보인다.
- 성숙단계가 다른 거대핵세포가 골수에서 증가하고 있는 것은 그것만 혈소판 생성계가 항진상태에 있는 것을 의미한다.
- 이외의 조혈세포에는 이상 소견을 볼 수 없다.

6-2 혈전혈소판감소자반병(TTP)

1) 혈액표본, 확대표본 (사진 ①)

- 말초혈액의 도말염색표본의 최적 부위상이지만 빈혈이 뚜렷하고, 적혈구 사이의 틈이 넓다.
- 본 증은 적혈구의 형태 이상이 뚜렷한 미세혈관장해성 용혈빈혈과 혈소판 수의 감소를 동반한 비교적 드문 질환이다.
- 기형 적혈구 및 구형화한 적혈구가 다수 출현하며, 중앙 왼쪽에는 정염적혈모세포가 확인된다.
- 본 시야에서는 혈소판은 보이지 않는다.

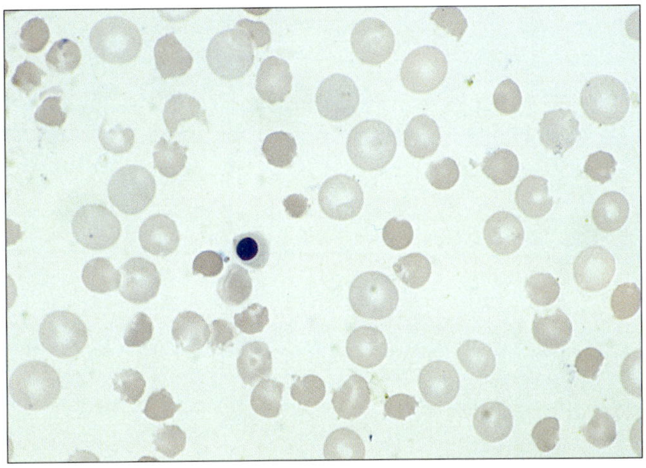

① 혈액표본, 확대표본

2) 혈액표본, 확대표본 (사진 ②)

- 중앙에 있는 청색으로 짙게 염색된 다수 대형 세포는 거대핵세포이다. 넓게 산재한 거대핵세포가 관찰되며, 말초혈액 중의 혈소판 수는 감소하고 있지만, 골수에서의 거대핵세포 수는 증가하고 있다.

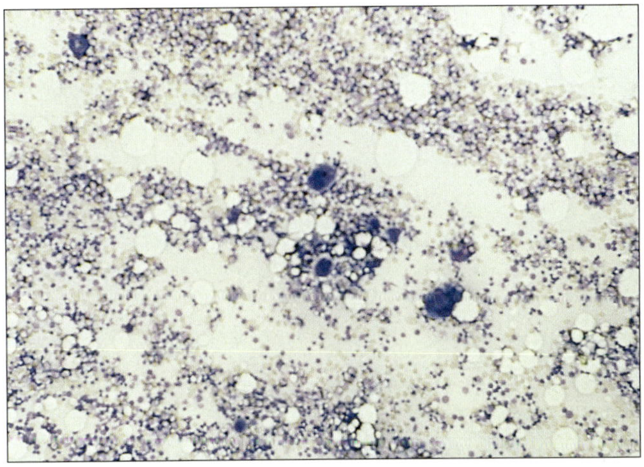

② 혈액표본, 확대표본

3) 골수조직표본 (사진 ③)

- 골수는 소형인 핵이 짙게 염색된 적혈모세포가 다수 관찰되며, 적혈모세포 과형성상을 나타내고 있다.
- 골수의 지방조직이 약간 감소 경향에 있으며, 세포 밀도는 높다.
- 거대핵세포도 성숙형이 다수 관찰되며, 혈소판 생성에 문제는 보이지 않는다.

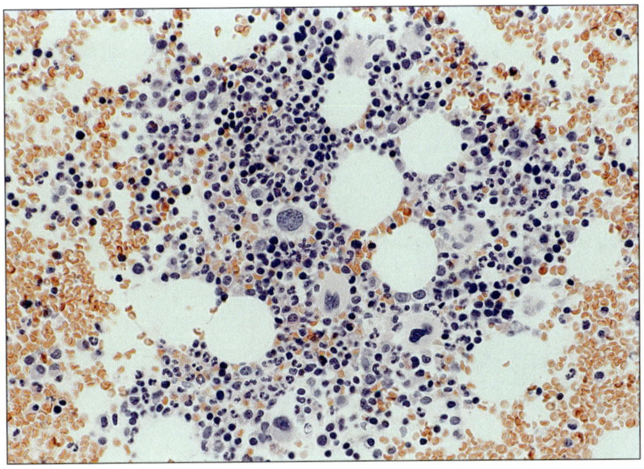

③ 골수조직표본

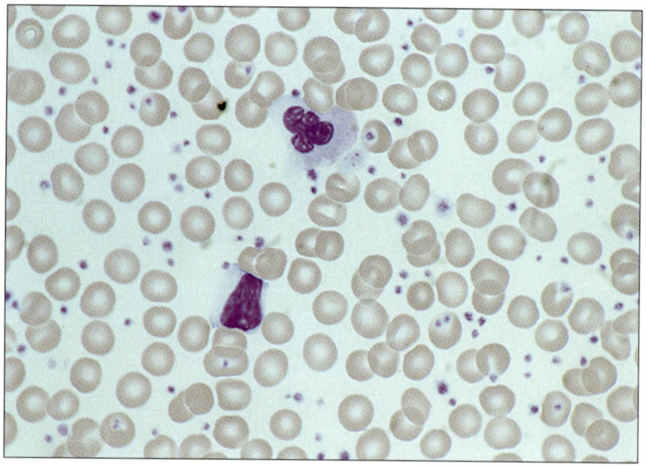

① 혈액표본

1) 혈액표본 (사진 ①)

- 말초혈액도말표본에서는 적혈구에 섞여서 혈소판 다수가 산재하여 있다.
- 혈구산정에서는 혈소판 수는 100만/μL로 증가하여 있었다.
- 표본의 위쪽에는 분엽호중구, 아래쪽에는 림프구가 보인다.

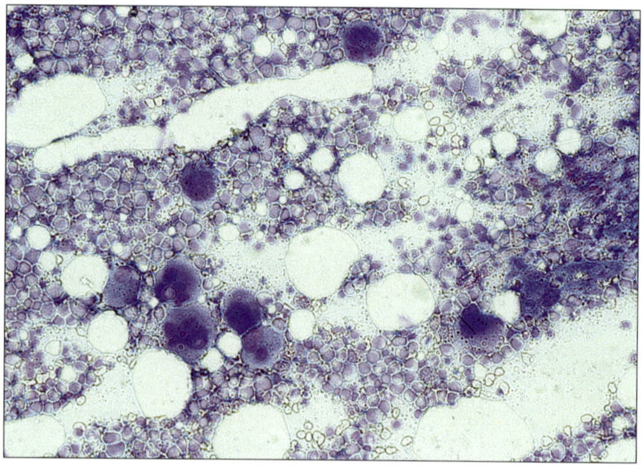

② 골수 압좌표본, 확대표본

2) 골수 압좌표본, 확대표본 (사진 ②)

- 거대핵세포의 세포질은 넓으며, 각 거대핵세포의 세포질에는 과립질이 보이며, 혈소판 생성 거대핵세포이다.

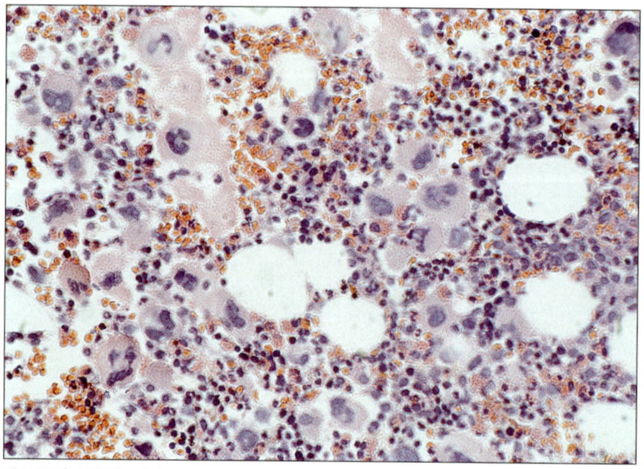

③ 골수조직표본

3) 골수 압좌표본, 확대표본 (사진 ③)

- 거대핵세포의 세포질은 넓으며, 각 거대핵세포의 세포질에는 과립질이 보이며, 혈소판 생성 거대핵세포이다.

6-4 May-Hegglin 이상

1) 혈액표본 (사진 ①)

- 말초혈액 중에는 혈소판의 크기가 다른 것이 보인다.
- 적혈구와 같은 크기 혹은 더 큰 혈소판이 관찰된다.
- 본 시야는 혈소판의 형태적 특징을 관찰하기 위해서 도말표본 중앙부를 선택했기 때문에 적혈구가 서로 붙어 있다.

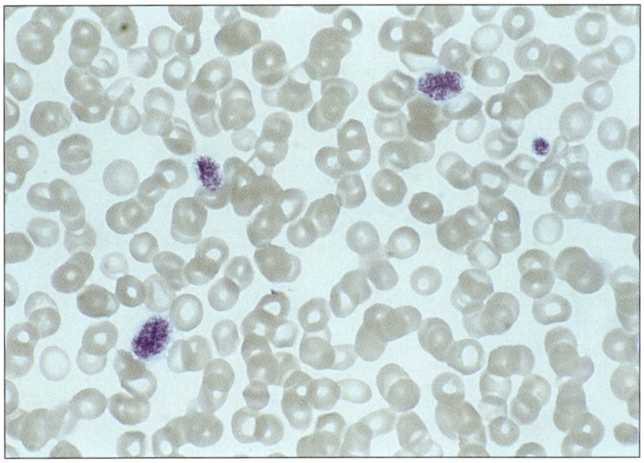

① 혈액표본

2) 혈액표본 (사진 ②)

- 말초혈액의 확대표본이지만 호중구의 세포질에는 청색으로 염색된 초승달 형상의 봉입체 May-Hegglin 봉입체가 관찰된다(화살표).
- 중앙에서 약간 오른쪽 위에도 대혈소판이 보인다.

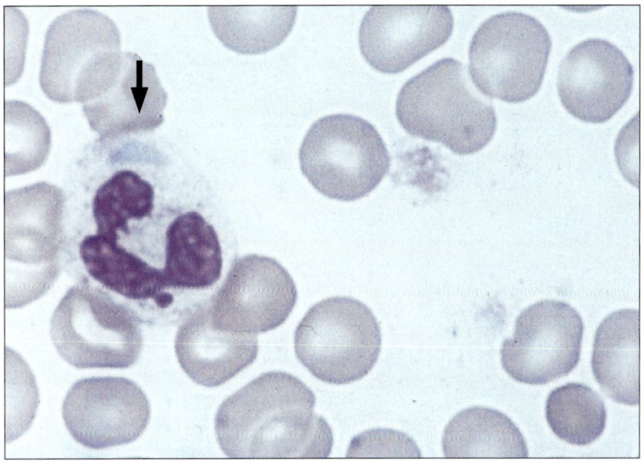

② 혈액표본

3) 골수표본 (사진 ③)

- 골수표본에서는 거대핵세포의 형태에 이상이 보이며, 세포질이 호염기성으로 물든 호반(호랑이 가죽 무늬를 띤) 모양이 관찰된다.
- 골수표본은 Unna-Pappenheim 염색을 하면 거대핵세포의 호반 모양으로 일치해서 염색의 양성상을 얻을 수 있다.

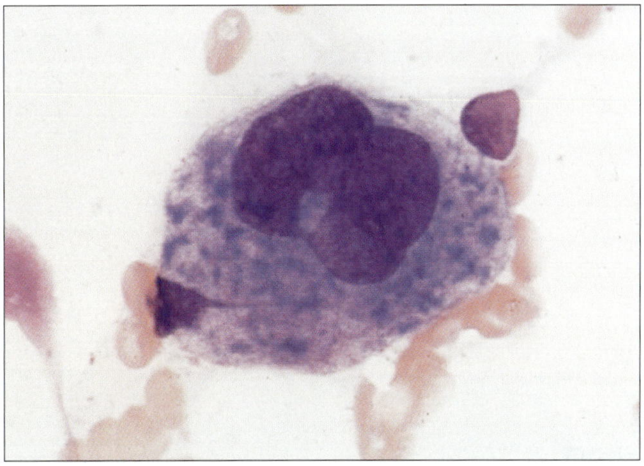

③ 골수표본

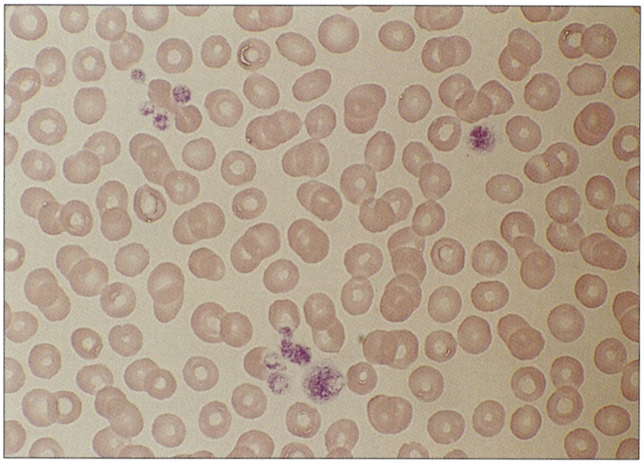

① 혈액표본

1) 혈액표본 (사진 ①)

- Bernard-Soulier syndrome(BSS)은 출혈 시간의 연장과 거대 혈소판을 동반한 혈소판감소증을 특징으로 한다. 어릴 때부터 출혈경향을 초래한다. 혈소판 수는 5~8만/μL 정도를 나타내는 증례가 많다.
- 중앙에서 6시 방향에 보이는 대형 혈소판(거대 혈소판)이 출현한다.

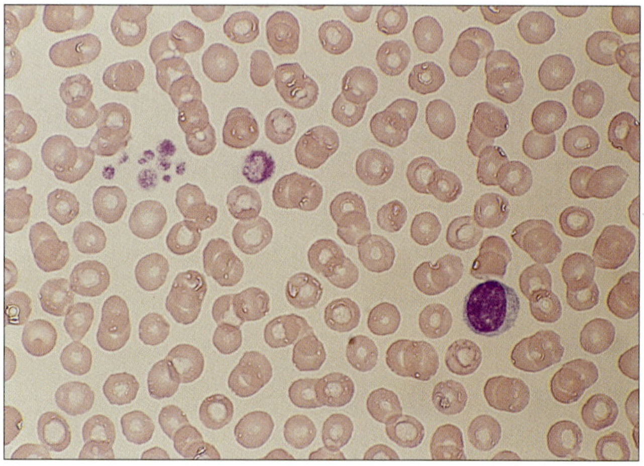

② 혈액표본

2) 혈액표본 (사진 ②)

- BSS에서 보이는 혈소판에는 타원형이나 올챙이형 등의 형태 이상이 보인다는 보고도 있지만 본 증례에서 확인된 혈소판은 원형으로 크기가 일정하지 않은 성향을 보이며, 혈소판 크기가 거대한 것 16.6%, 적혈구 크기만한 것 50.2%, 정상 크기의 것 33.2%이다.

제 I 부

혈구 형태 실기 문제

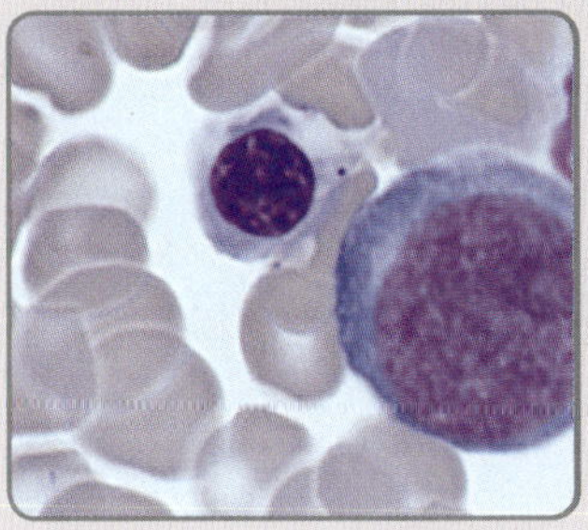
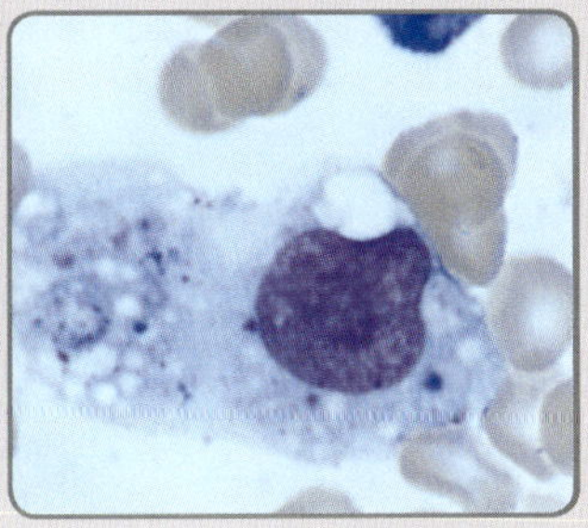
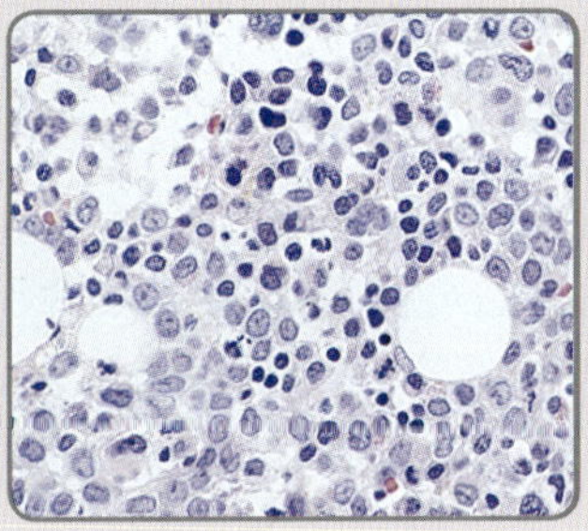

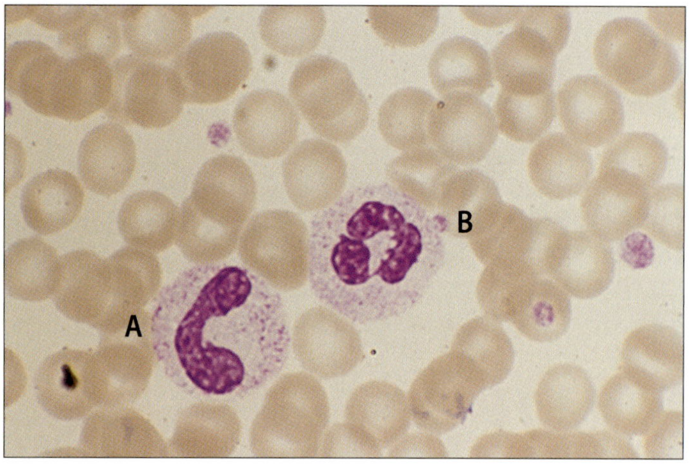

1 사진 속 혈구에 대하여 설명하시오.

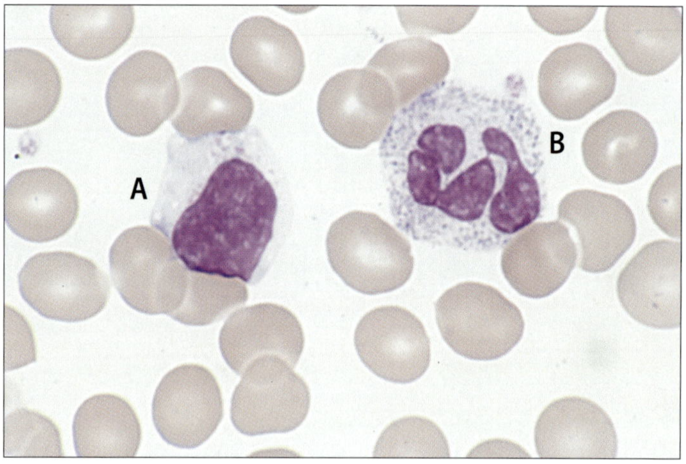

2 사진 속 혈구에 대하여 설명하시오.

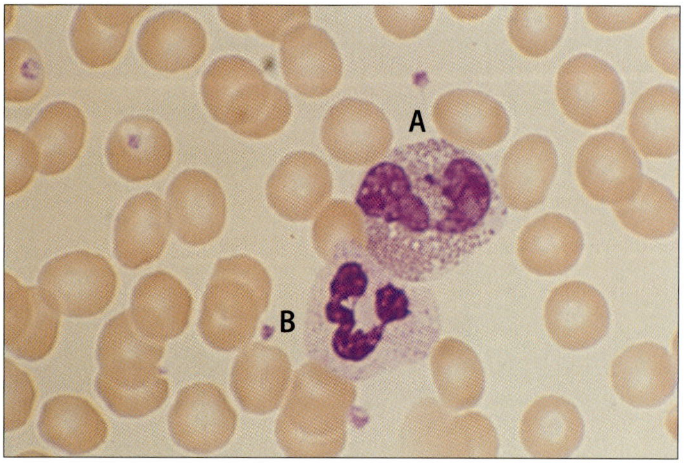

3 사진 속 혈구에 대하여 설명하시오.

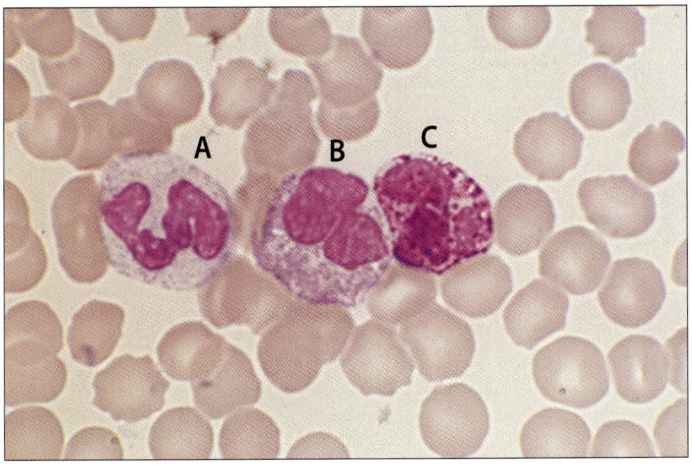

4 사진 속 혈구에 대하여 설명하시오.

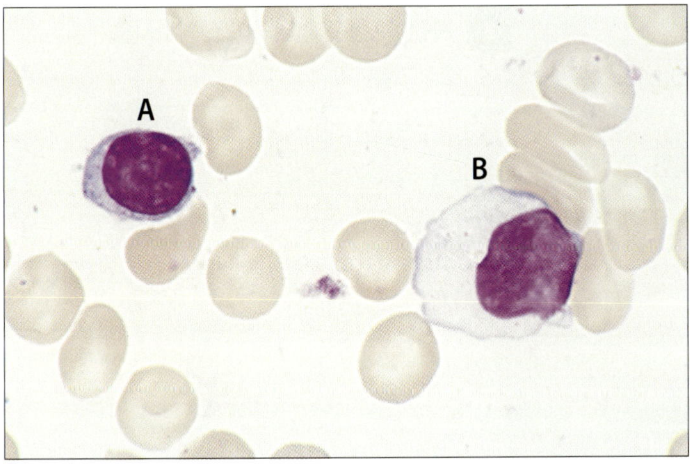

5 사진 속 혈구에 대하여 설명하시오.

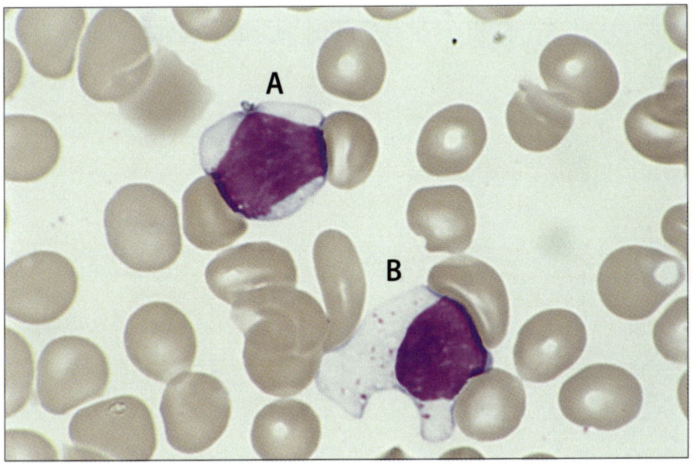

6 사진 속 혈구에 대하여 설명하시오.

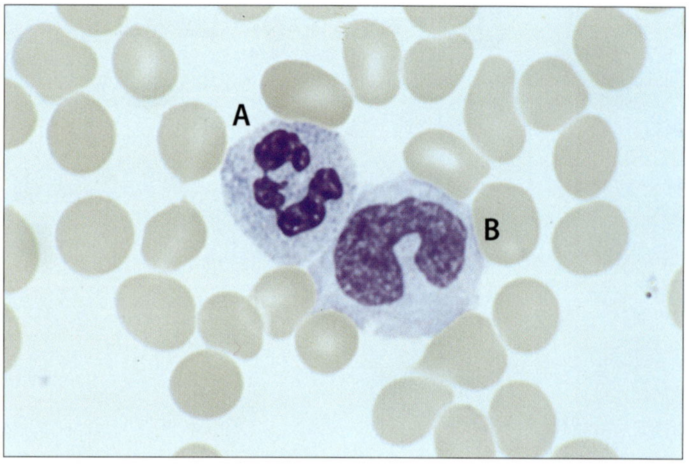

7 사진 속 혈구에 대하여 설명하시오.

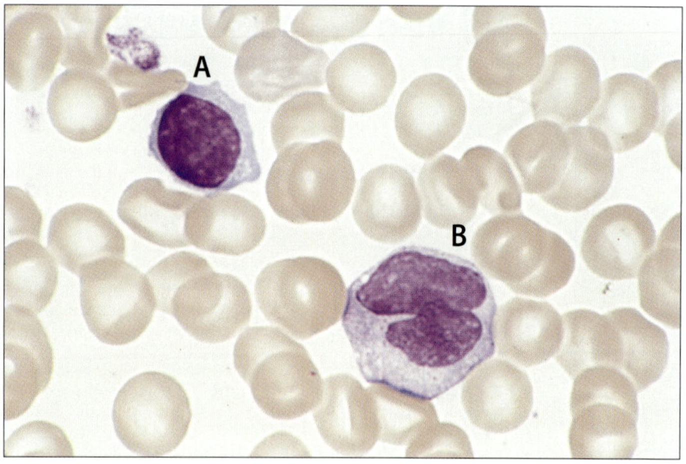

8 사진 속 혈구에 대하여 설명하시오.

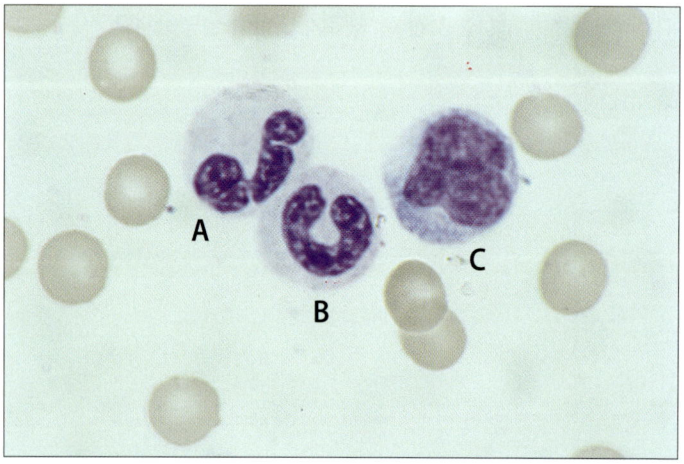

9 사진 속 혈구에 대하여 설명하시오.

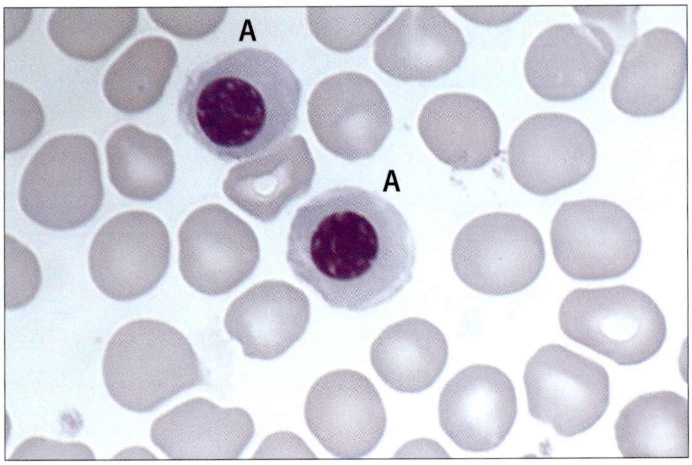

10 사진 속 혈구에 대하여 설명하시오.

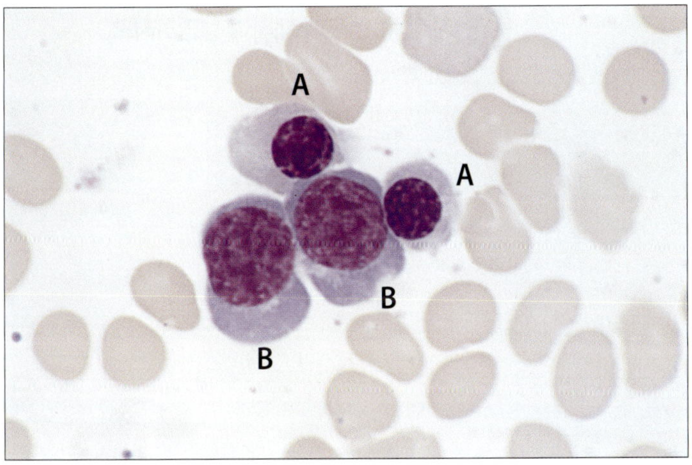

11 사진 속 혈구에 대하여 설명하시오.

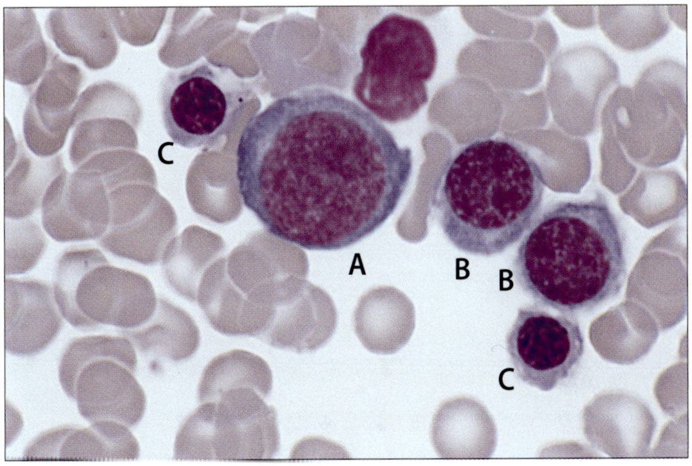

12 사진 속 혈구에 대하여 설명하시오.

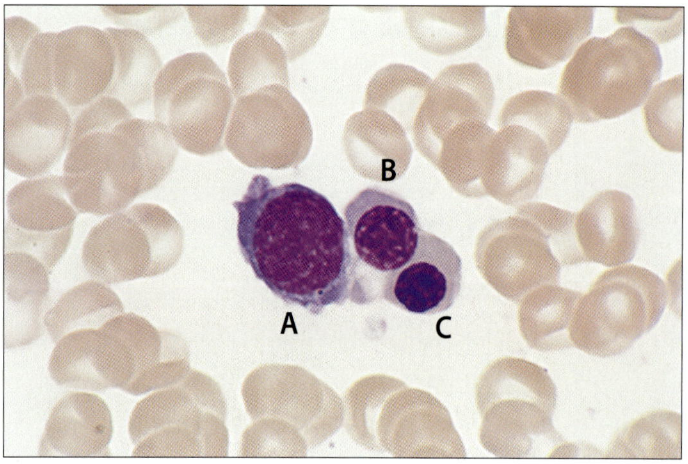

13 사진 속 혈구에 대하여 설명하시오.

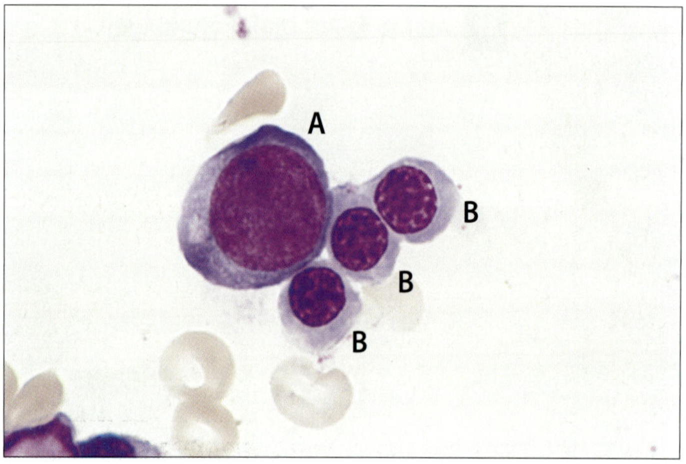

14 사진 속 혈구에 대하여 설명하시오.

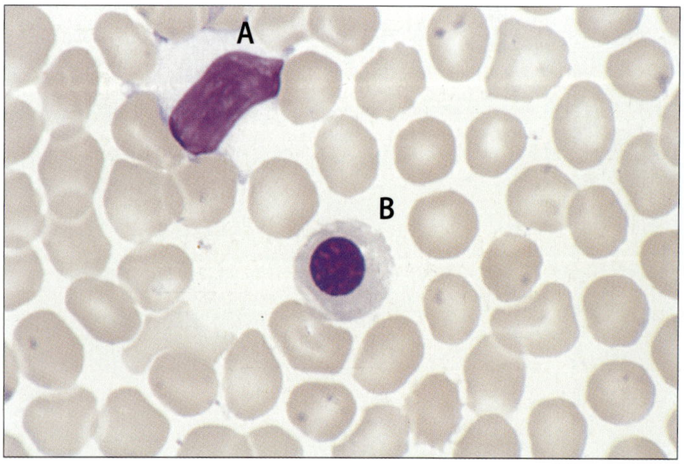

15 사진 속 혈구에 대하여 설명하시오.

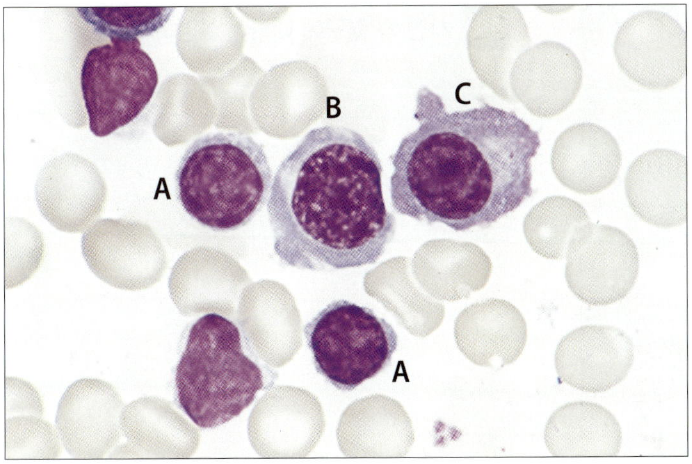

16 사진 속 혈구에 대하여 설명하시오.

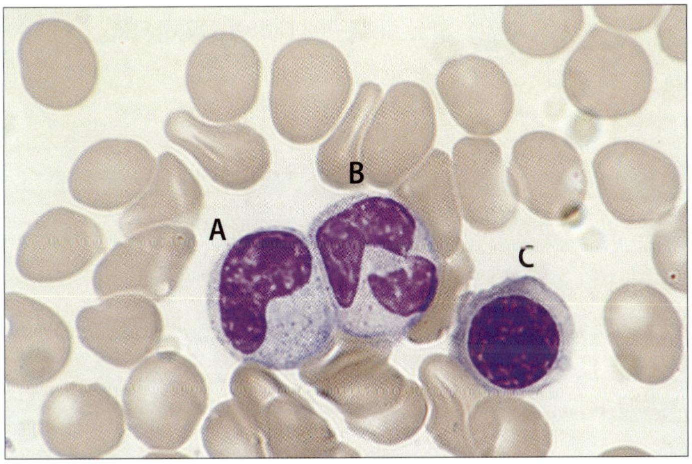

17 사진 속 혈구에 대하여 설명하시오.

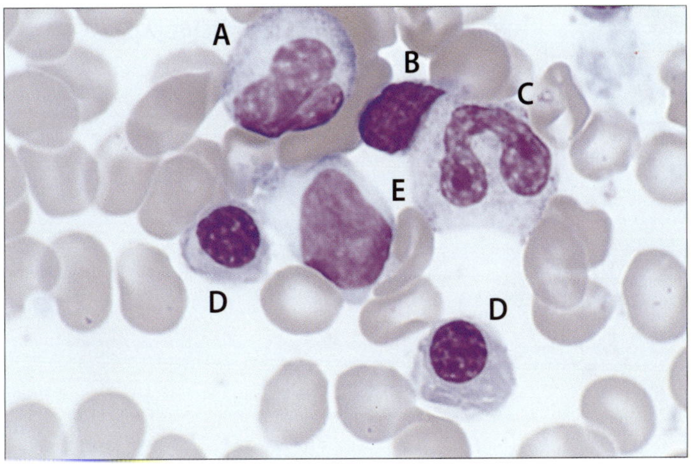

18 사진 속 혈구에 대하여 설명하시오.

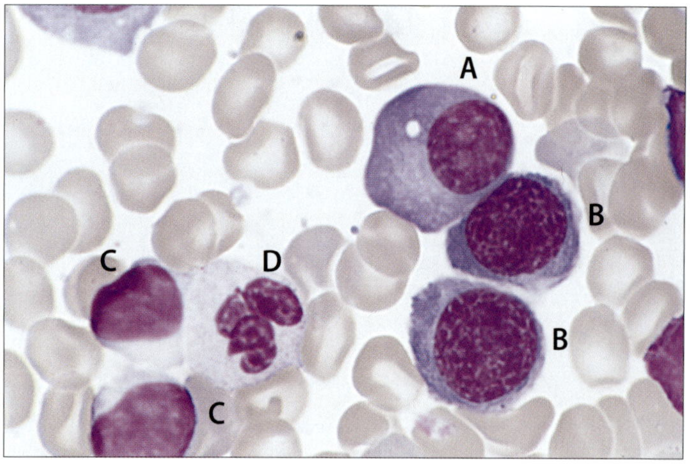

19 사진 속 혈구에 대하여 설명하시오.

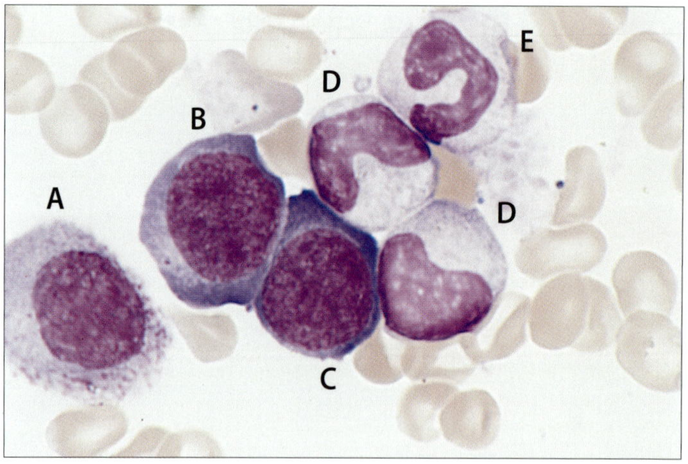

20 사진 속 혈구에 대하여 설명하시오.

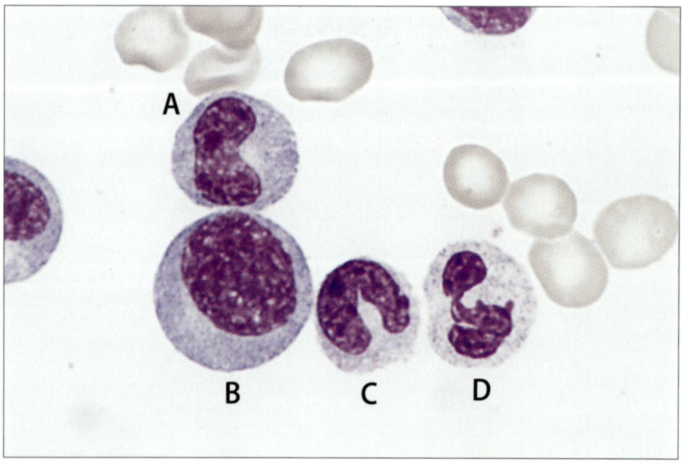

21 사진 속 혈구에 대하여 설명하시오.

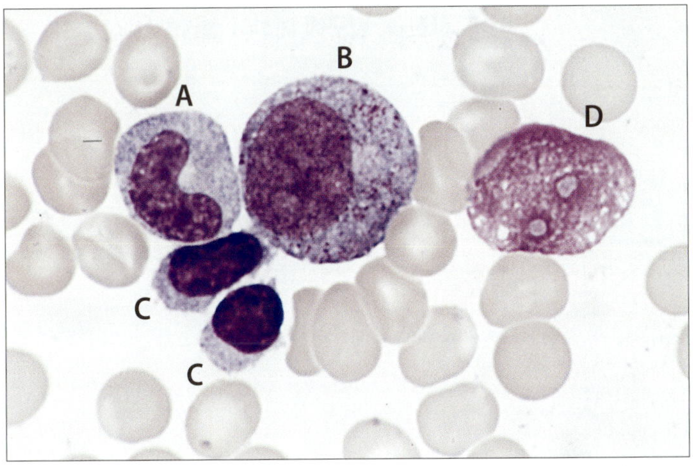

22 사진 속 혈구에 대하여 설명하시오.

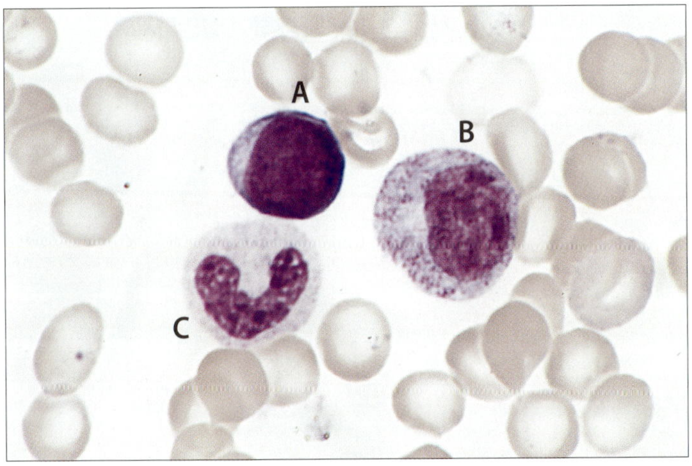

23 사진 속 혈구에 대하여 설명하시오.

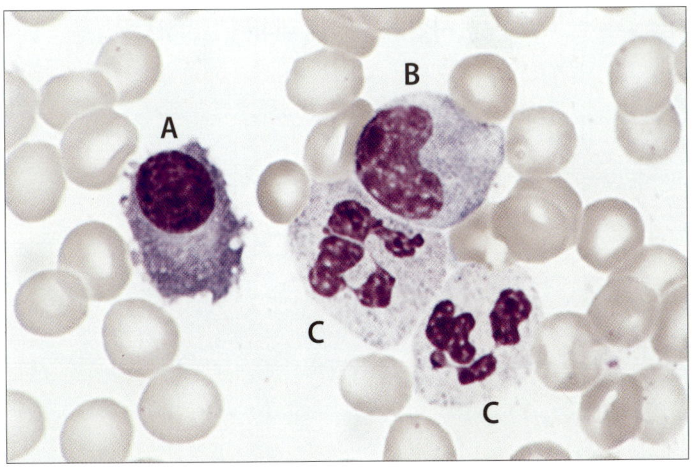

24 사진 속 혈구에 대하여 설명하시오.

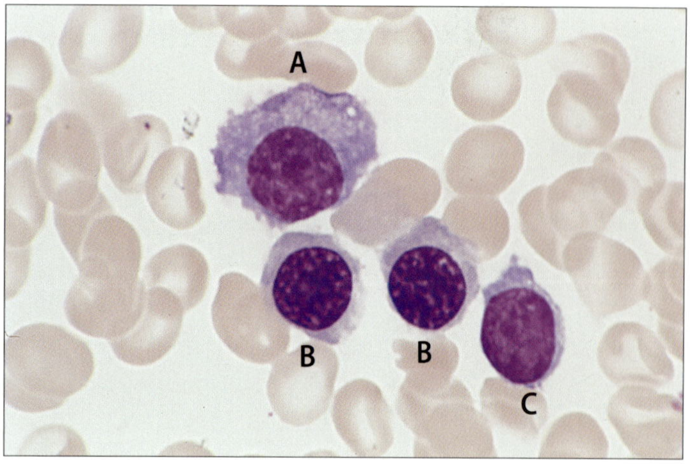

25 사진 속 혈구에 대하여 설명하시오.

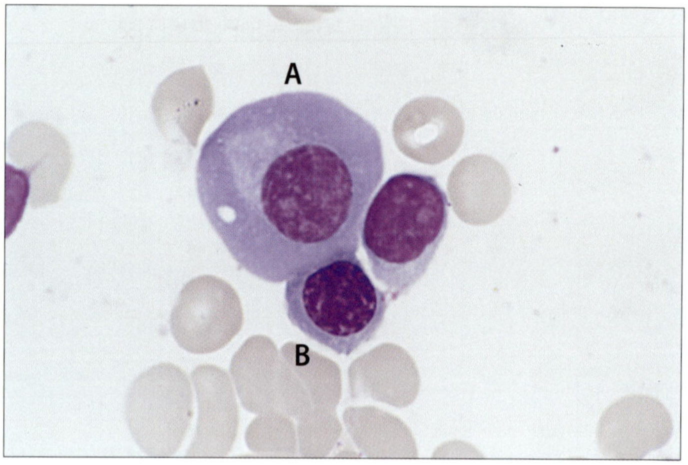

26 사진 속 혈구에 대하여 설명하시오.

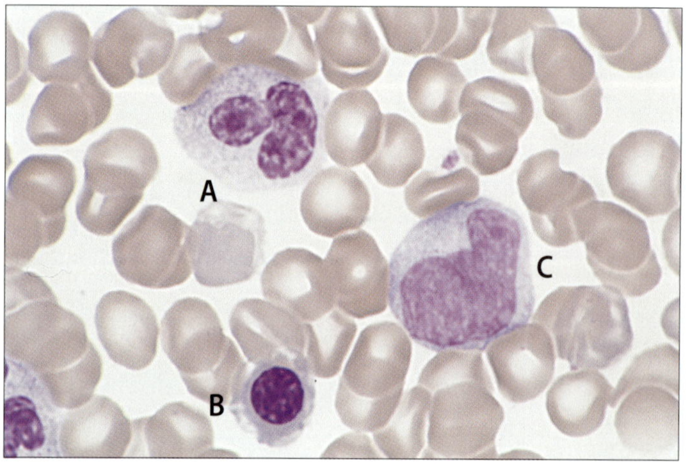

27 사진 속 혈구에 대하여 설명하시오.

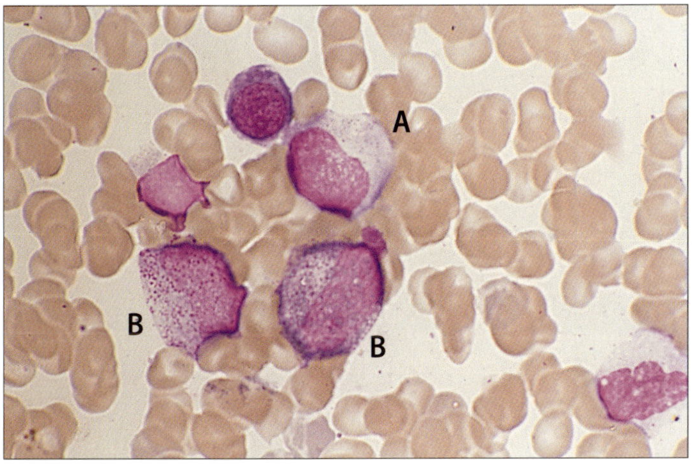

28 사진 속 혈구에 대하여 설명하시오.

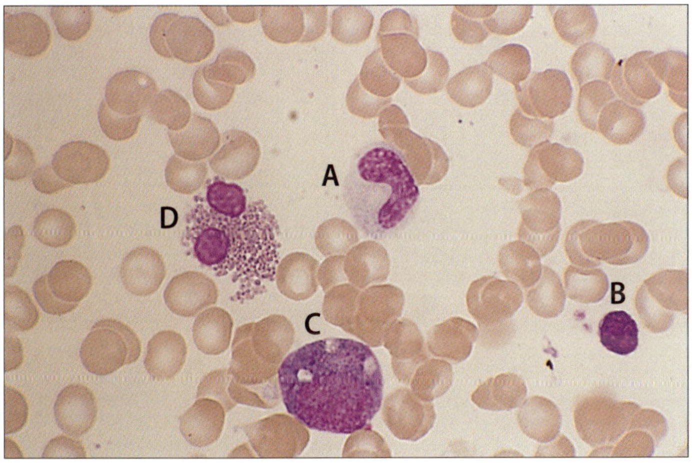

29 사진 속 혈구에 대하여 설명하시오.

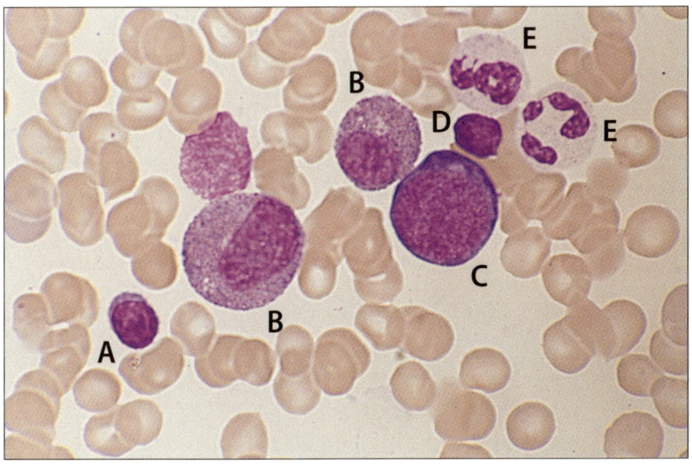

30 사진 속 혈구에 대하여 설명하시오.

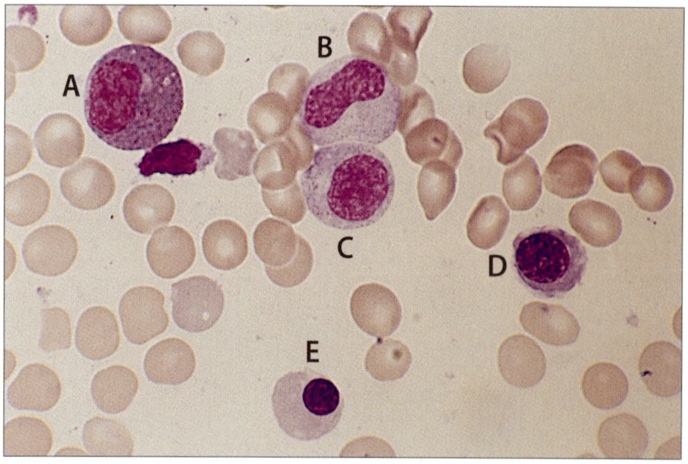

31 사진 속 혈구에 대하여 설명하시오.

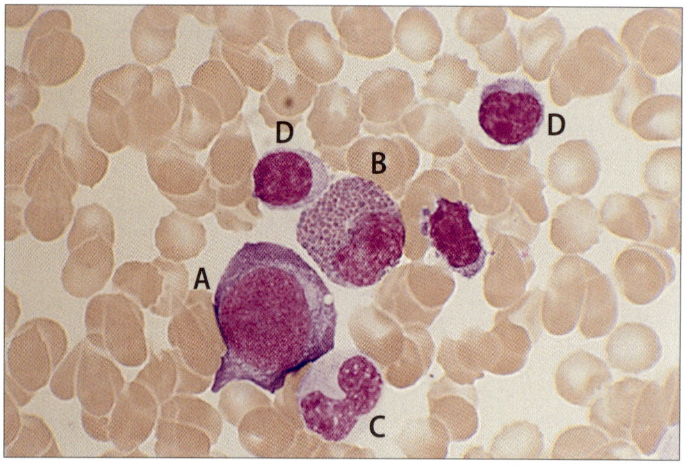

32 사진 속 혈구에 대하여 설명하시오.

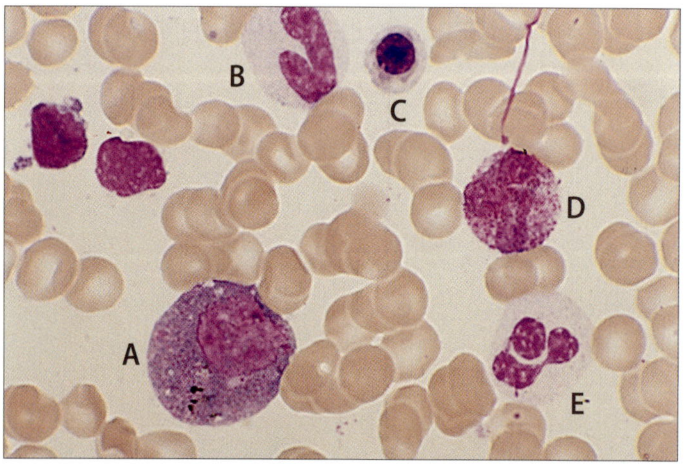

33 사진 속 혈구에 대하여 설명하시오.

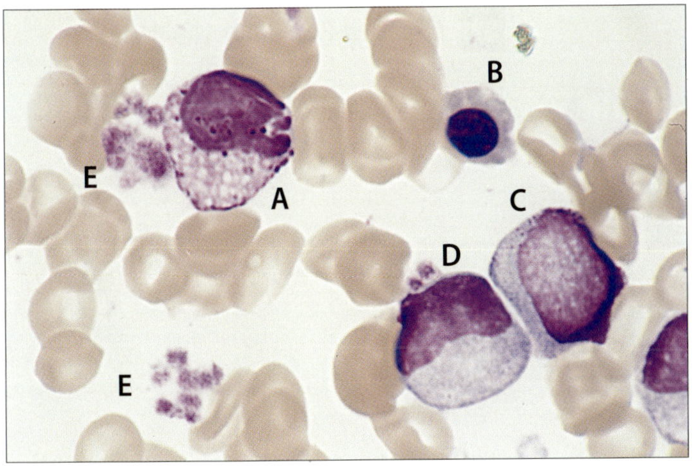

34 사진 속 혈구에 대하여 설명하시오.

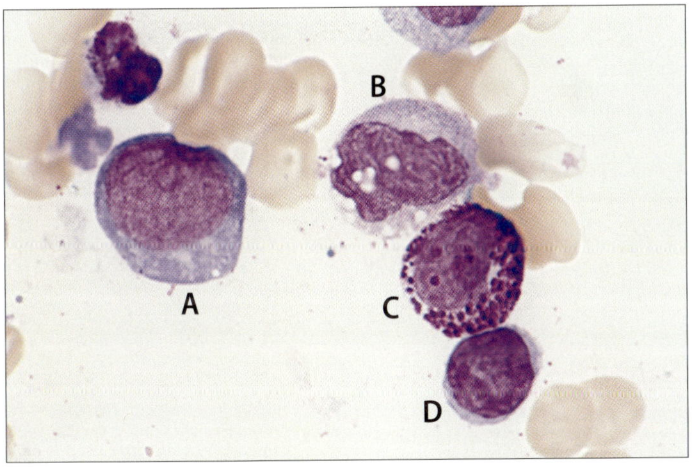

35 사진 속 혈구에 대하여 설명하시오.

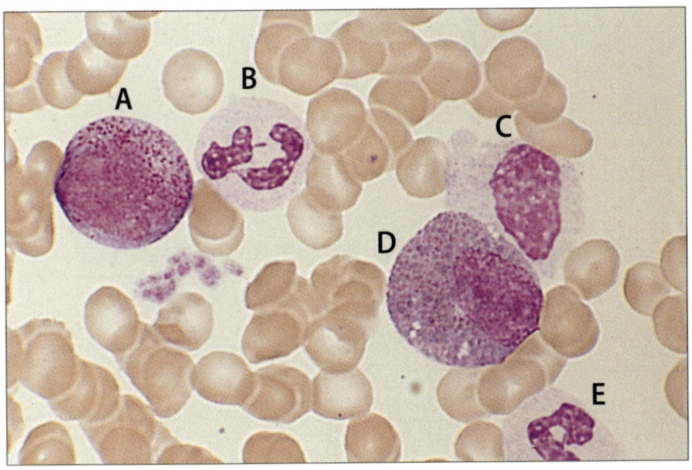

36 사진 속 혈구에 대하여 설명하시오.

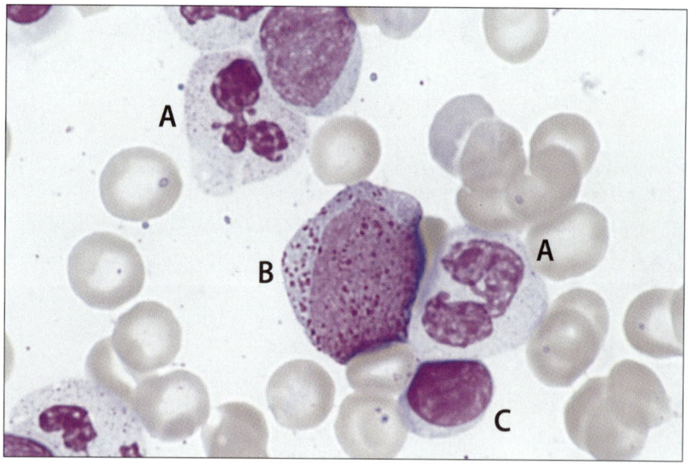

37 사진 속 혈구에 대하여 설명하시오.

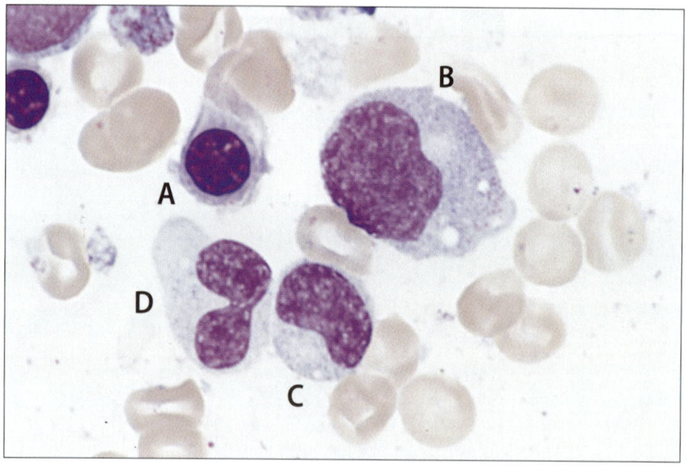

38 사진 속 혈구에 대하여 설명하시오.

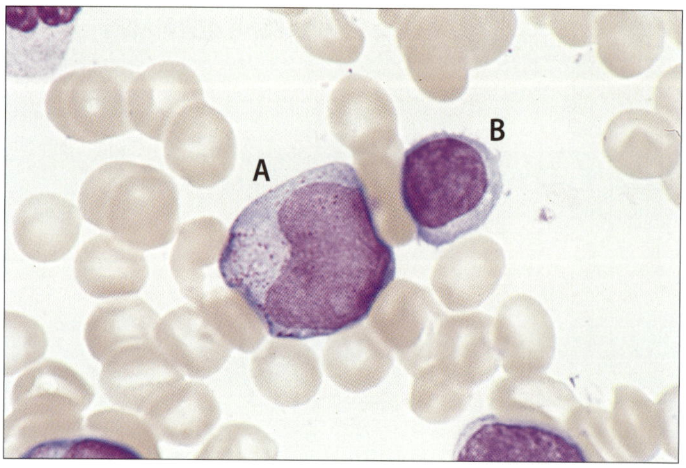

39 사진 속 혈구에 대하여 설명하시오.

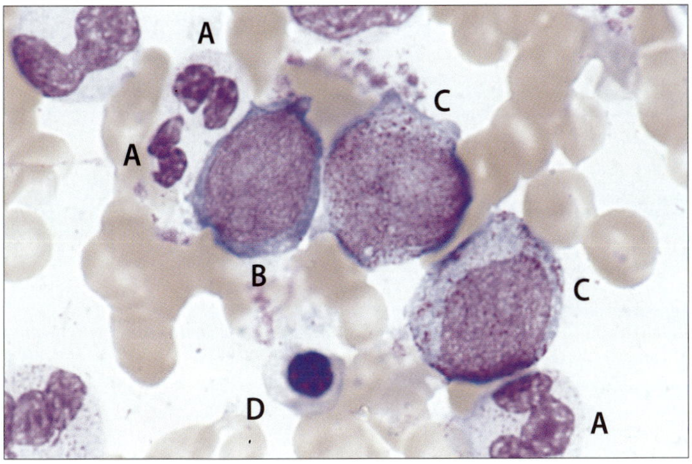

40 사진 속 혈구에 대하여 설명하시오.

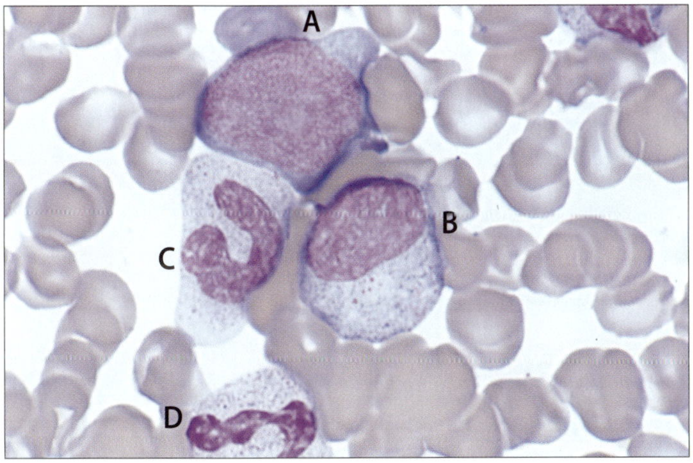

41 사진 속 혈구에 대하여 설명하시오.

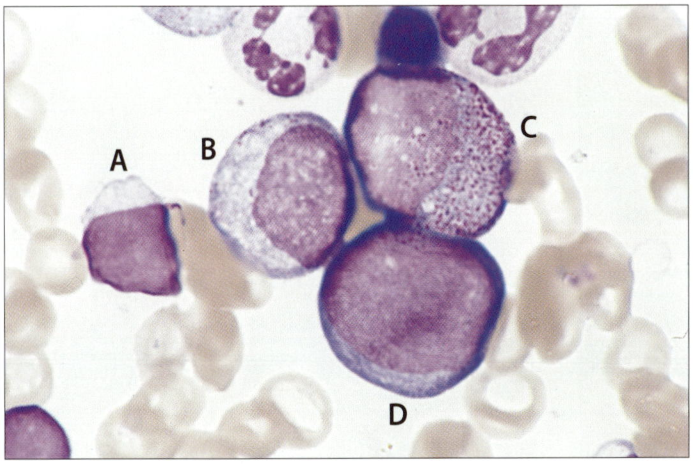

42 사진 속 혈구에 대하여 설명하시오.

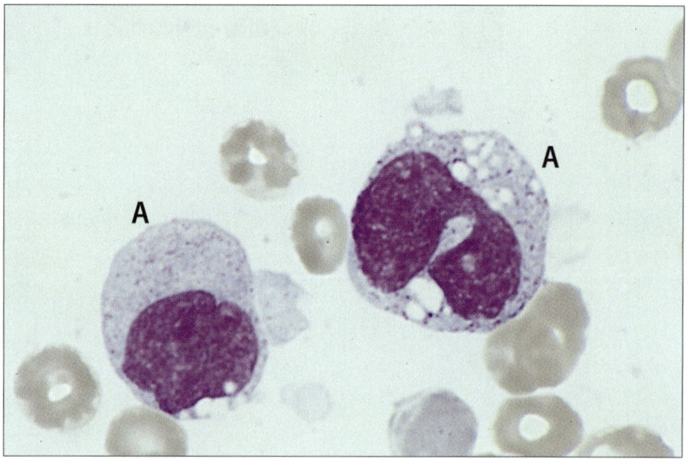

43 사진 속 혈구에 대하여 설명하시오.

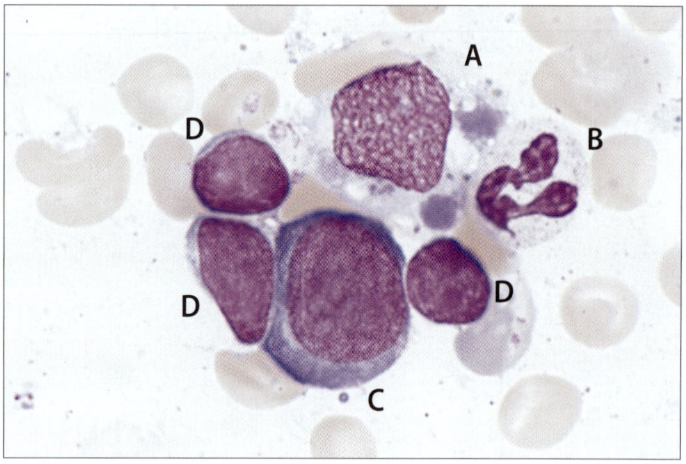

44 사진 속 혈구에 대하여 설명하시오.

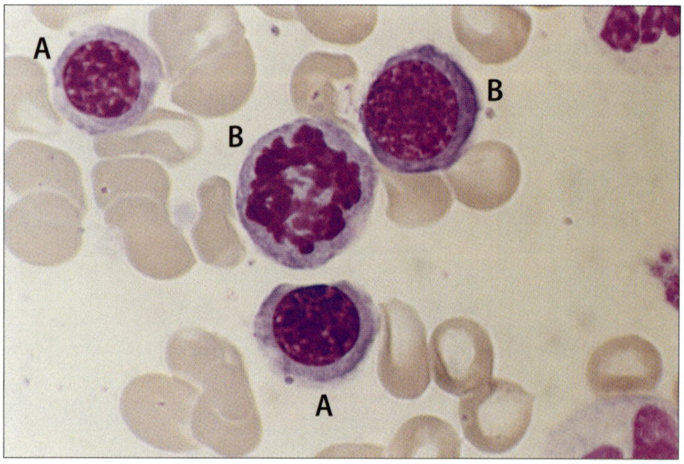

45 사진 속 혈구에 대하여 설명하시오.

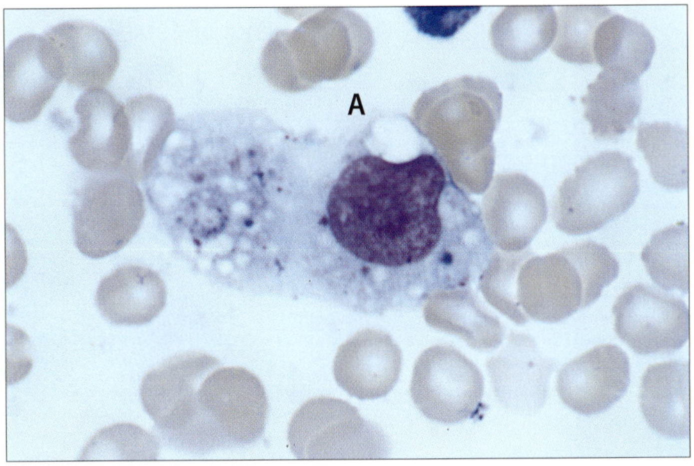

46 사진 속 혈구에 대하여 설명하시오.

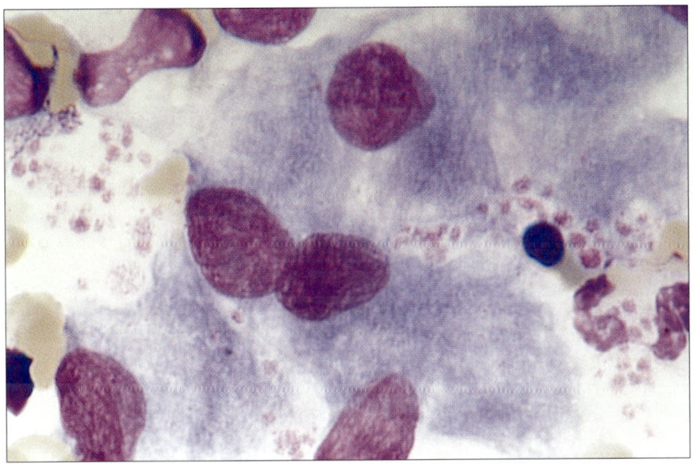

47 사진 속 혈구에 대하여 설명하시오.

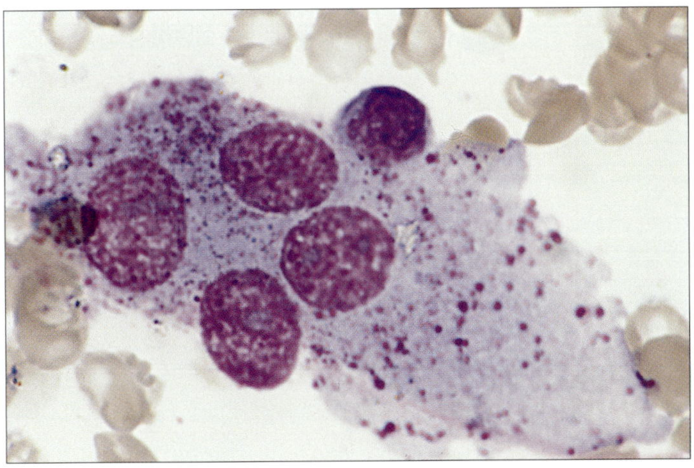

48 사진 속 혈구에 대하여 설명하시오.

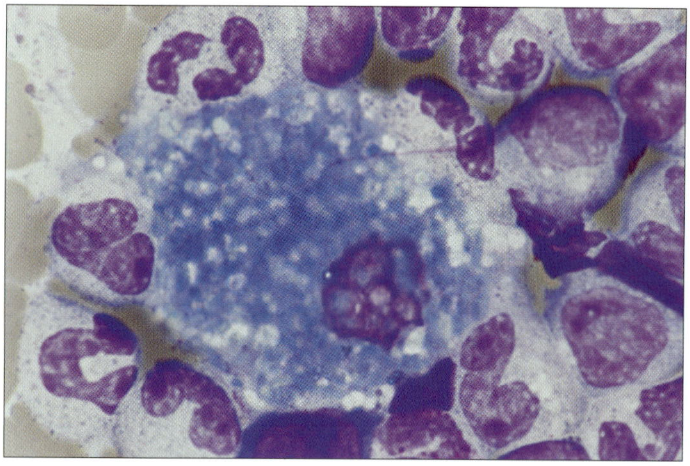

49 사진 속 혈구에 대하여 설명하시오.

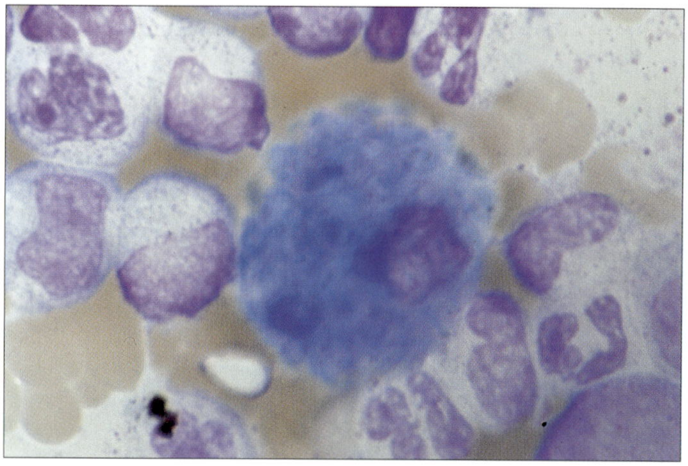

50 사진 속 혈구에 대하여 설명하시오.

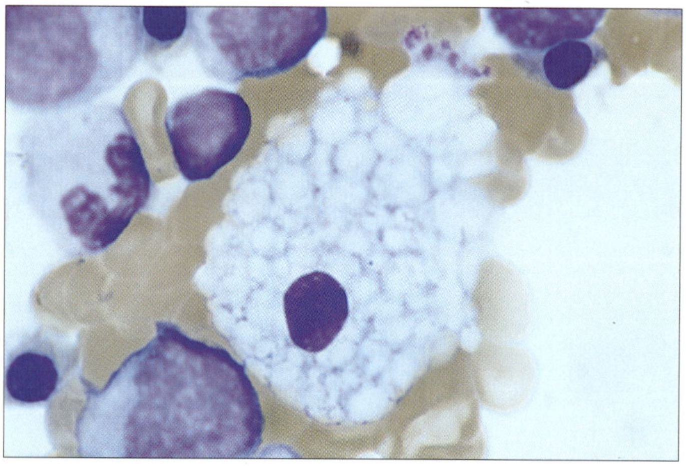

51 사진 속 혈구에 대하여 설명하시오.

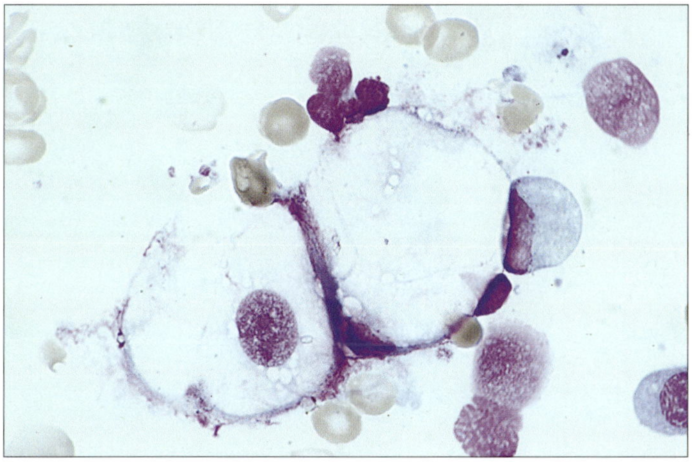

52 사진 속 혈구에 대하여 설명하시오.

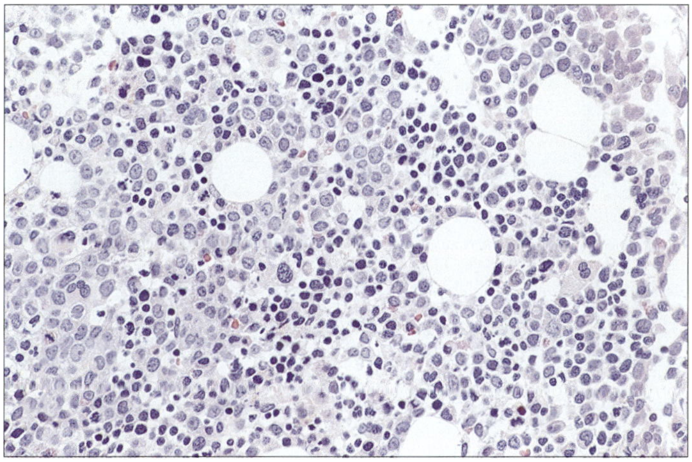

53 사진 속 표본의 조혈 상태에 대하여 설명하시오.

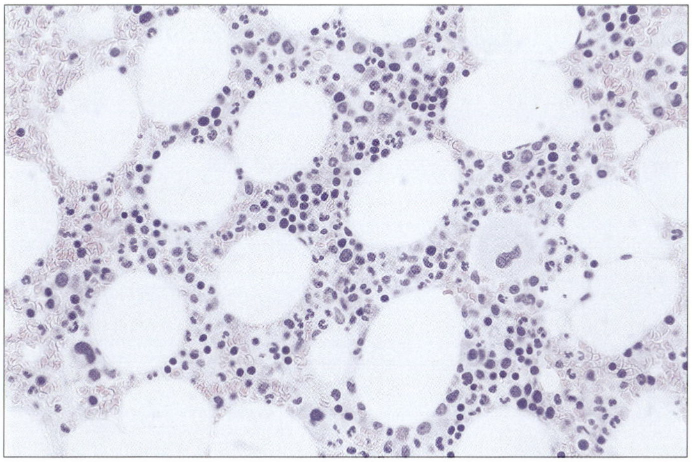

54 이 표본의 세포충실도를 쓰시오.

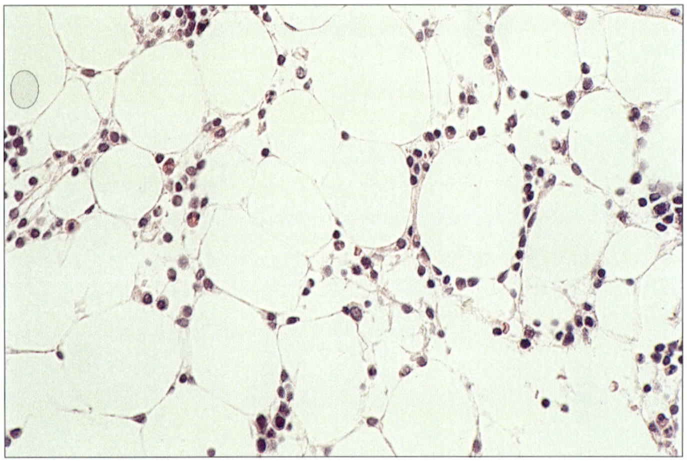

55 이 표본으로 예상되는 질환들을 쓰시오.

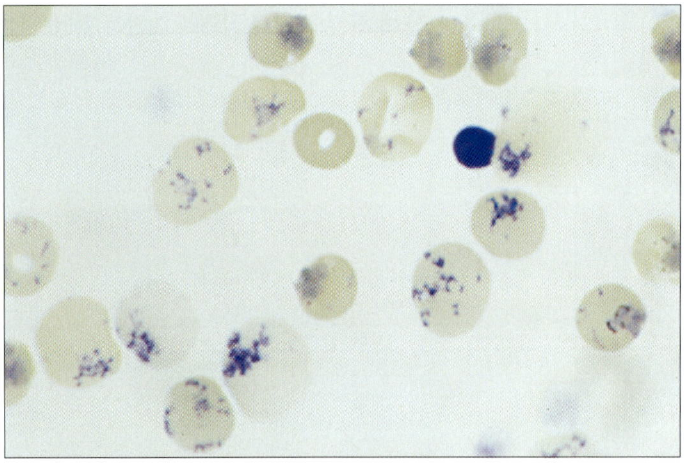

56 사진은 말초혈액도말 염색 사진이다. 올바른 설명은?

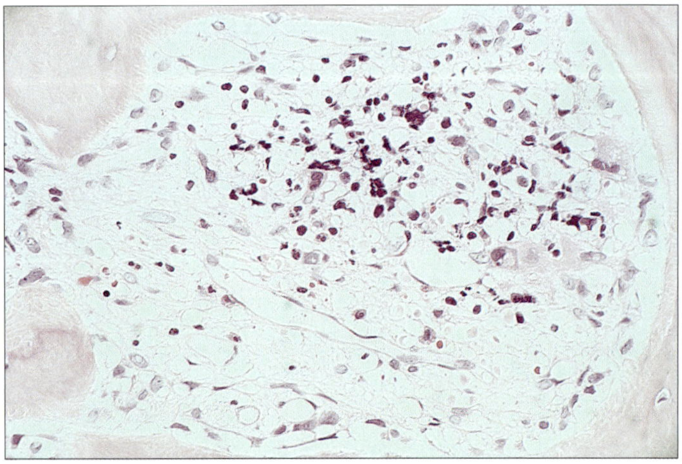

57 사진 속 표본에 대하여 설명하시오.

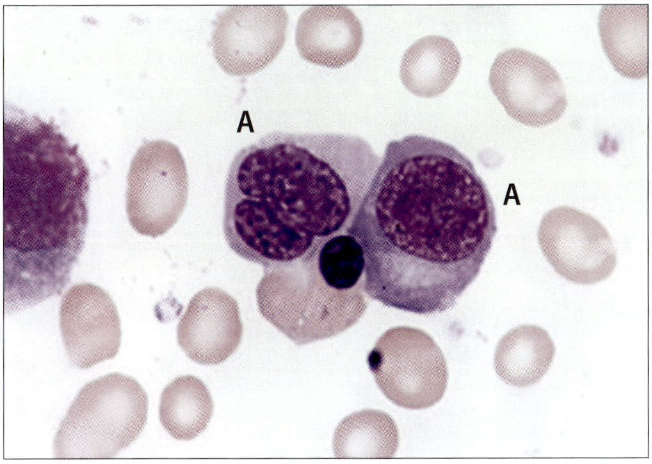

58 사진 속 혈구에 대하여 설명하시오.

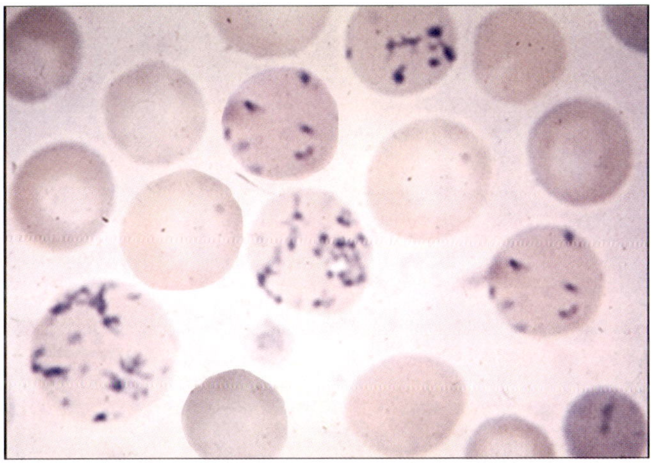

59 이 표본의 그물적혈구 결과 보고를 쓰시오.

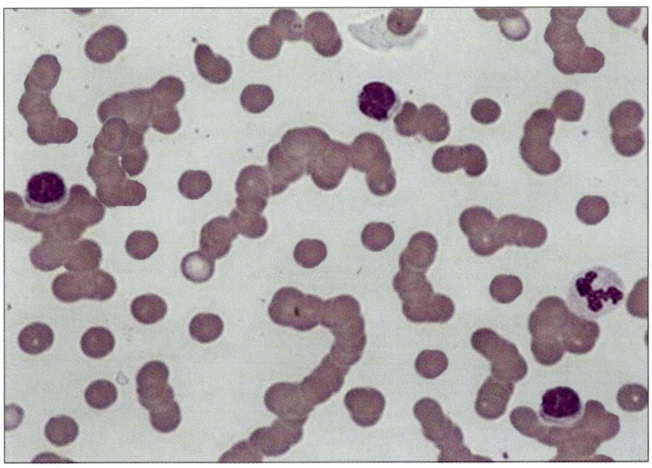

60 사진 속 표본에 대하여 설명하시오.

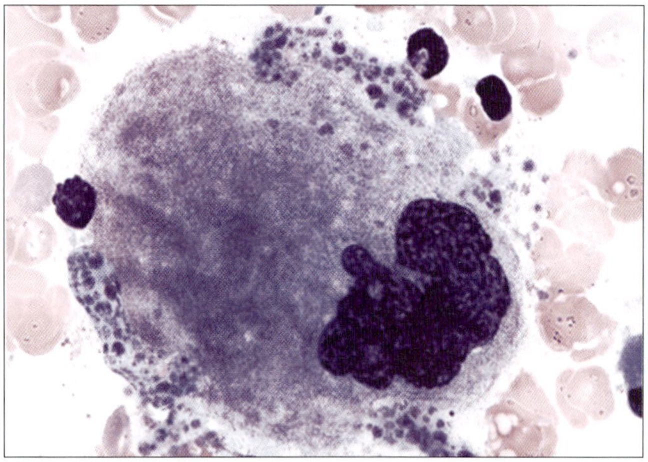

61 사진 속 혈구에 대하여 설명하시오.

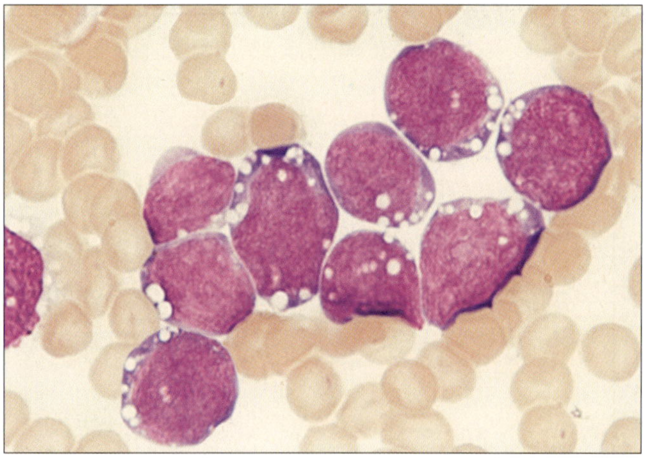

62 예상되는 질환을 쓰시오.

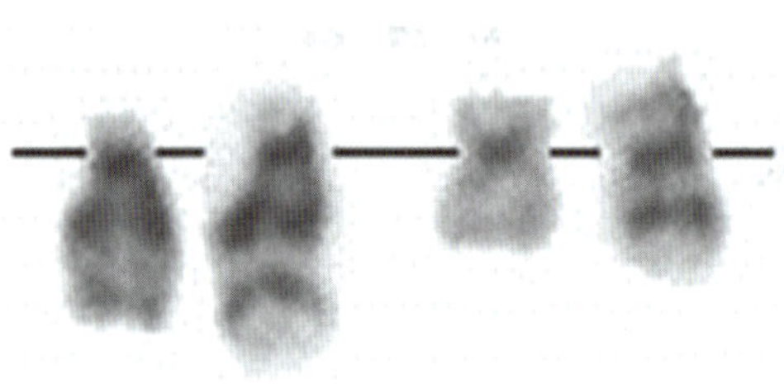

t(15;17)

63 연관되는 질환을 쓰시오.

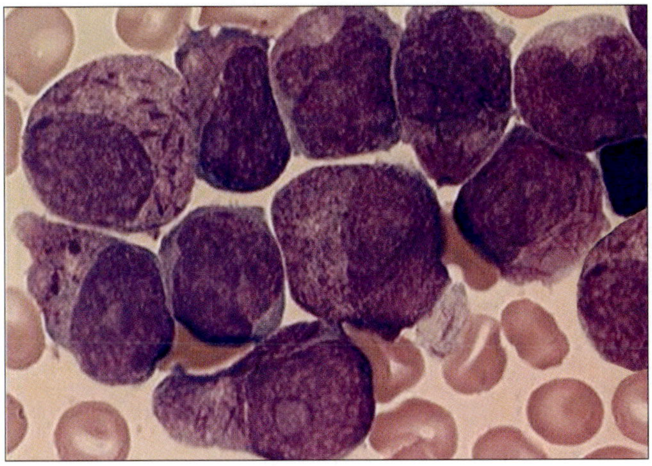

64 이 염색으로 예상되는 질환과 연관되는 검사 결과들을 쓰시오.

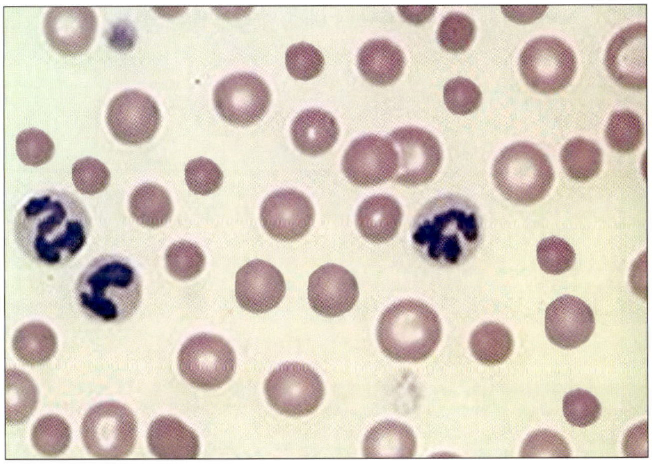

65 이 염색 표본으로 예상되는 결과들을 쓰시오.

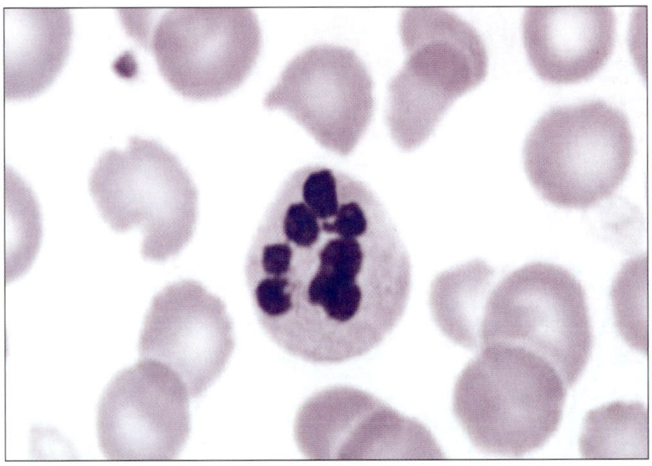

66 사진 속 혈구에 대하여 설명하시오.

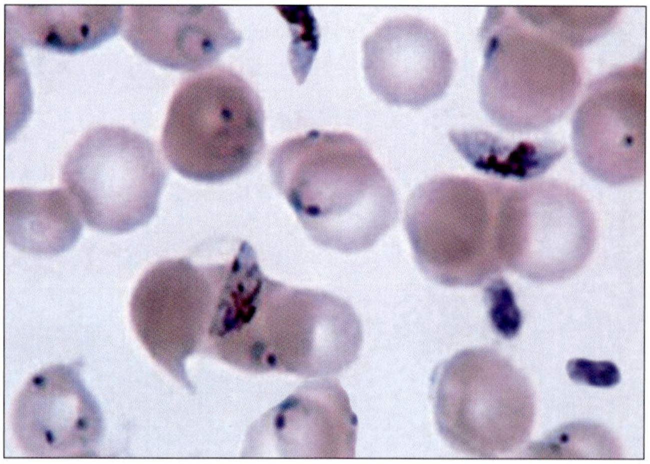

67 사진 속 표본에 대하여 설명하시오.

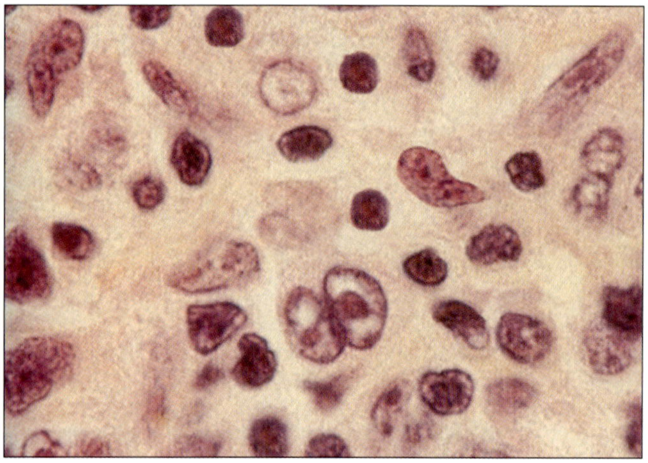

68 이 표본으로 예측가능한 질환을 쓰시오.

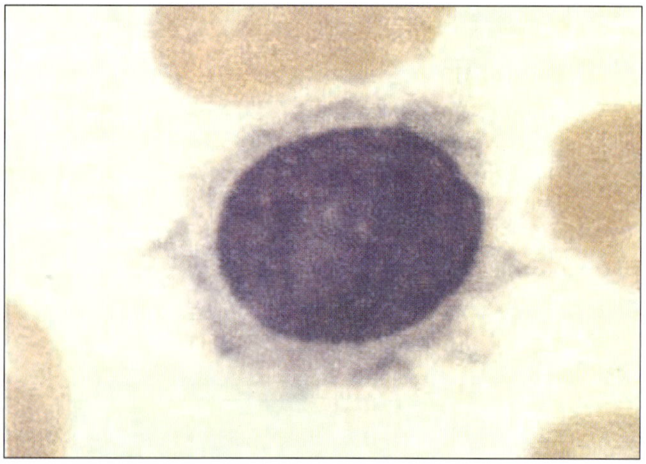

69 사진 속 혈구에 대하여 설명하시오.

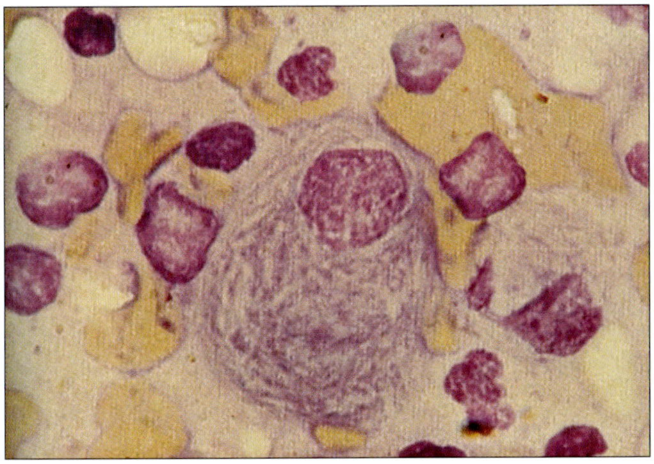

70 사진 속 혈구에 대하여 설명하시오.

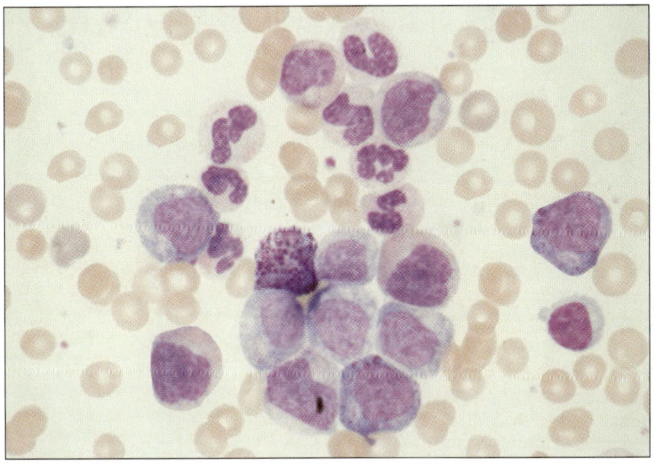

71 이 결과로 예상되는 질환을 쓰시오.

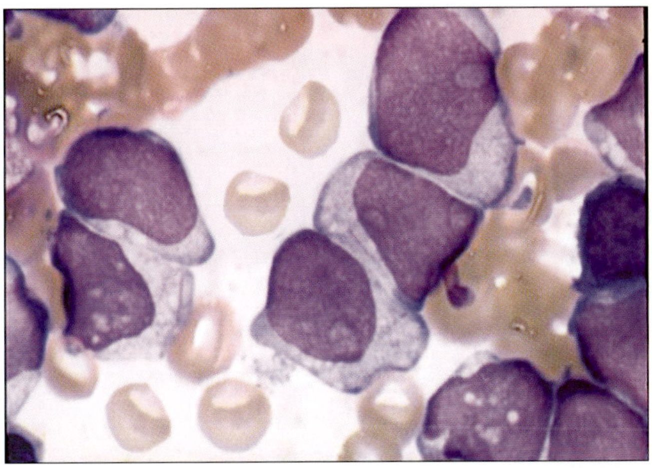

72 사진 속 표본에 대하여 설명하시오.

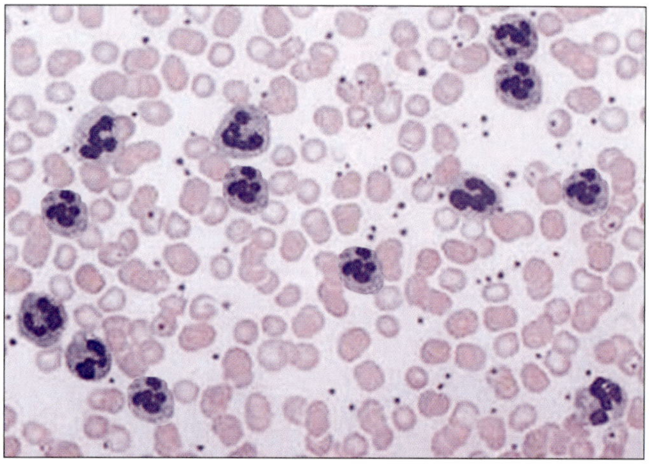

73 이 결과로 예상되는 질환을 쓰시오.

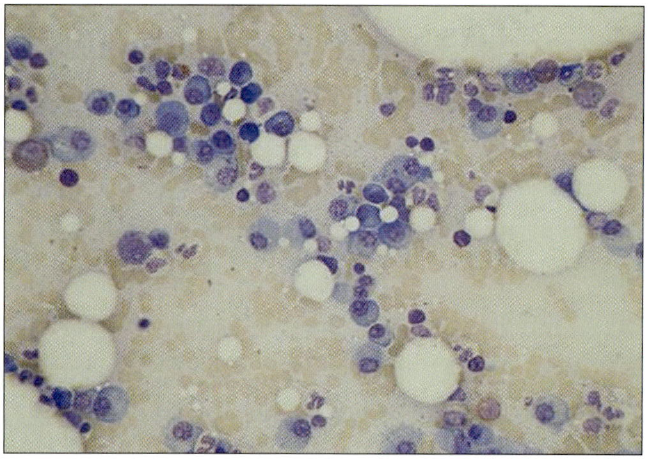

74 이 결과로 예상되는 질환을 쓰시오.

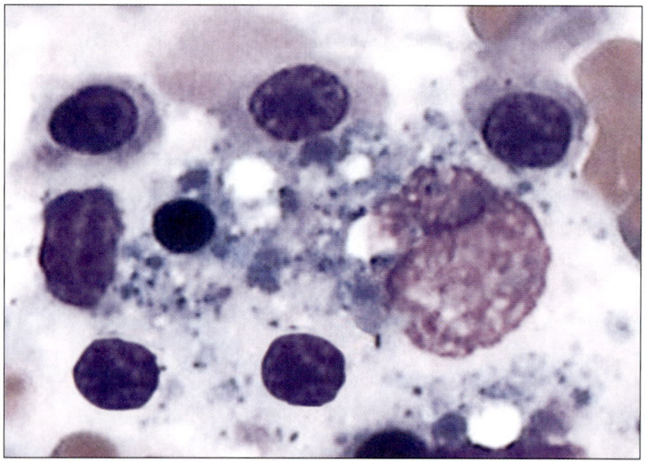

75 사진 속 혈구에 대하여 설명하시오.

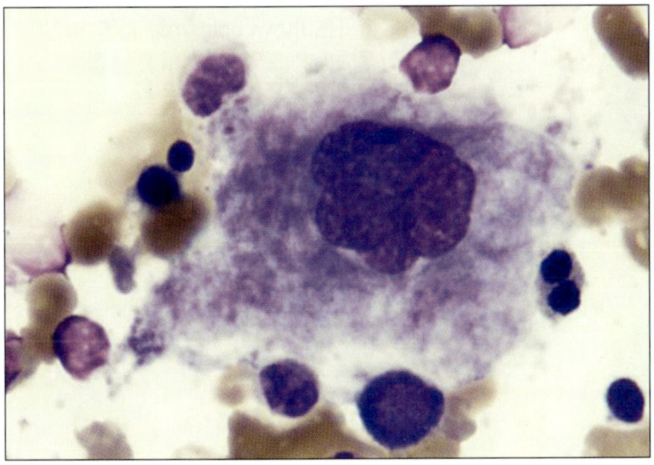

76 사진 속 혈구에 대하여 설명하시오.

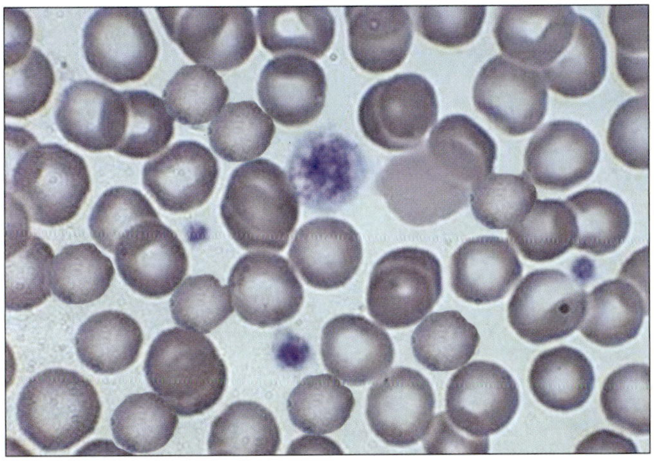

77 사진 속 표본에 대하여 설명하시오.

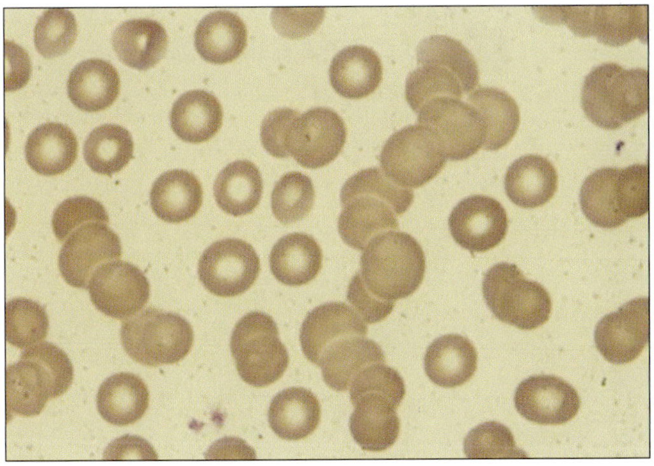

78 사진 속 표본에 대하여 설명하시오.

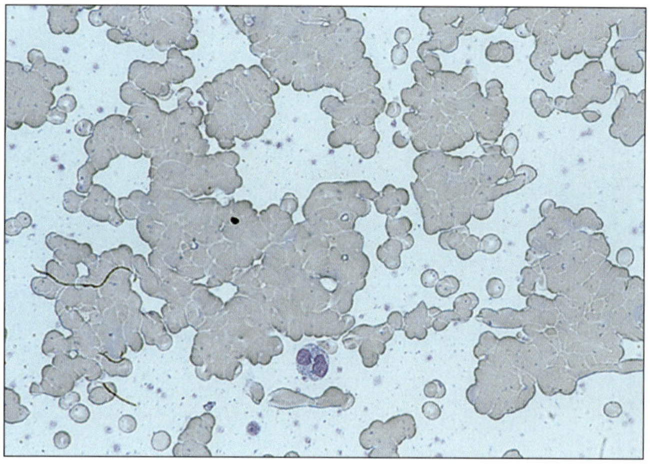

79 마이코플라즈마(mycoplasma) 감염 의심 환자의 말초혈액도말 사진이다. 응집을 해리하기 위한 적절한 방법은?

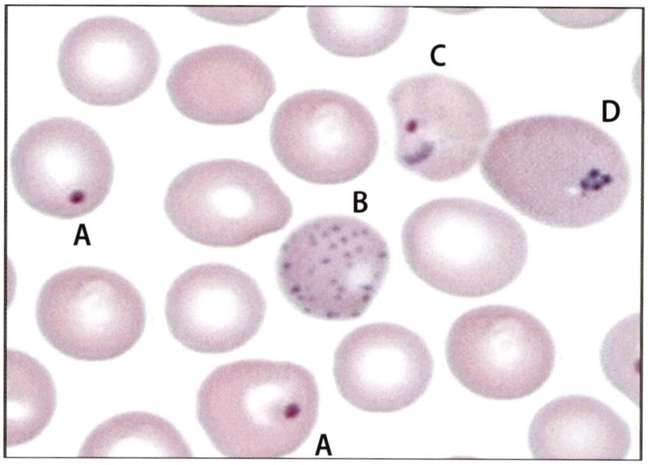

80 사진 속 혈구에 대하여 설명하시오.

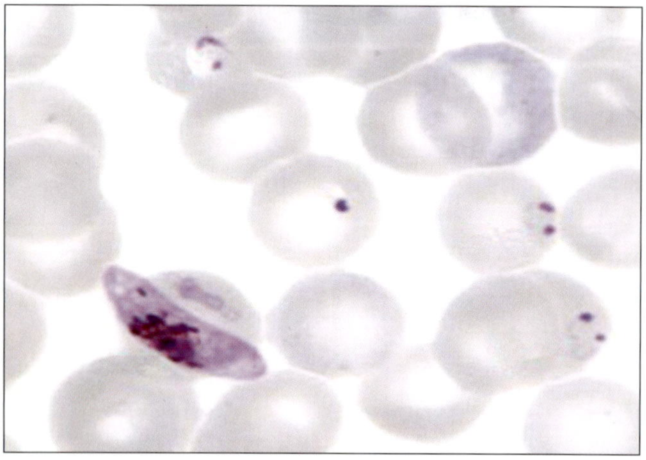

81 사진 속 혈구에 대하여 설명하시오.

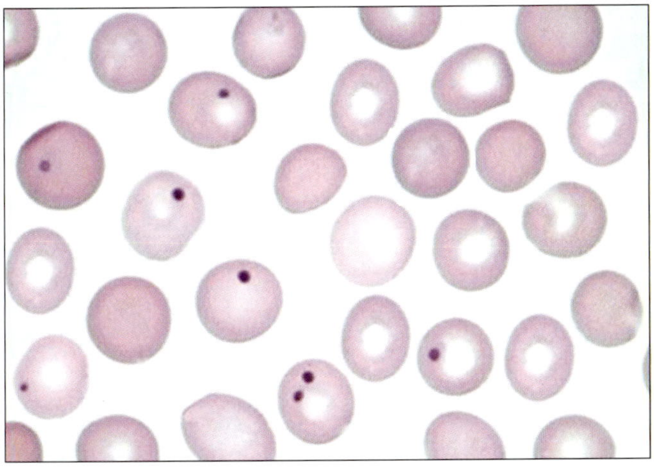

82 사진 속 표본에 대하여 설명하시오.

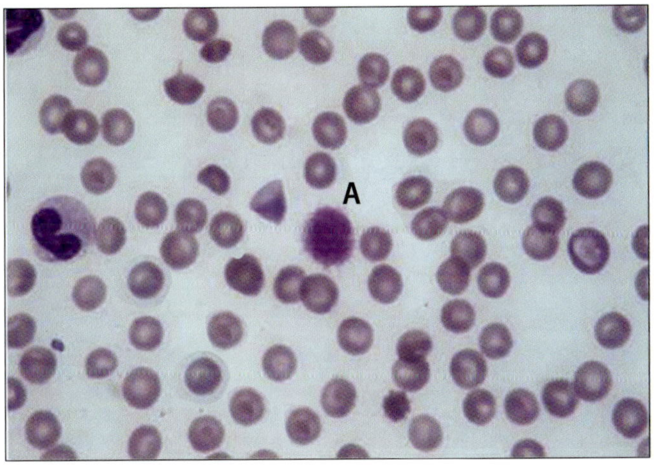

83 사진 속 혈구에 대하여 설명하시오.

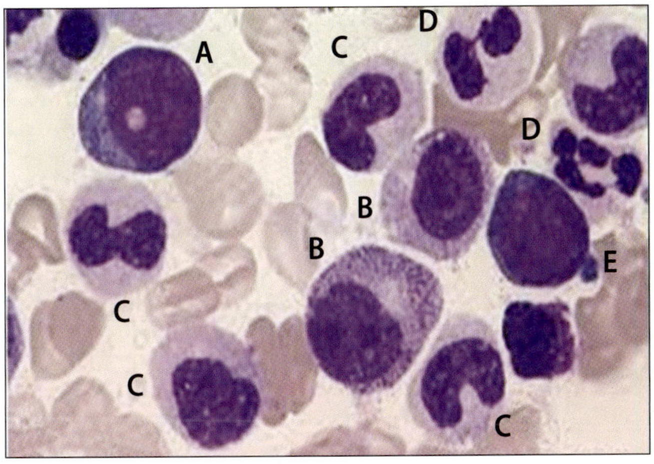

84 사진 속 혈구에 대하여 설명하시오.

제 II 부

혈액 검사 실기

제 7 장

일반혈액검사

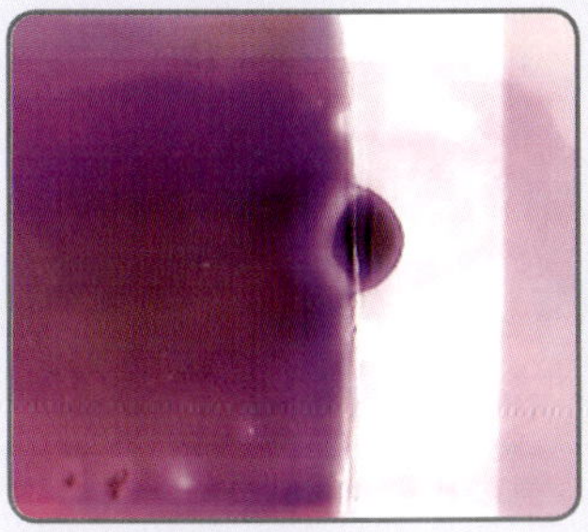

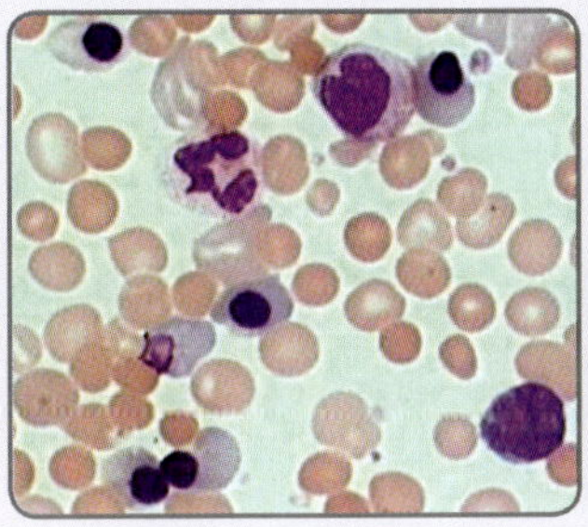

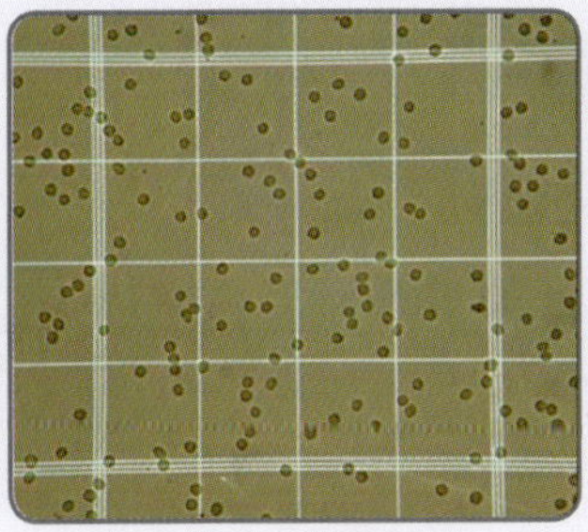

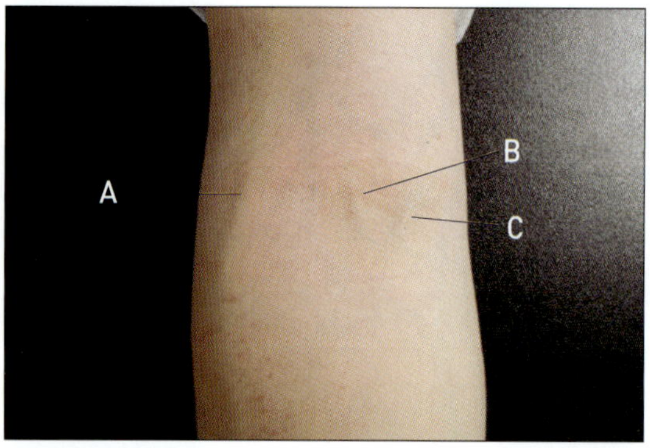

①

1) 정맥채혈 (사진 ①)

- 채혈은 아침 공복 채혈이 원칙이나, 불가피한 경우에는 식후 2~3시간 후에 채혈한다.
- A : 노쪽피부정맥(cephalic vein),
  B : 팔오금중간정맥(median cubital vein),
  C : 자쪽피부정맥(median basilic vein)에서 채혈한다.

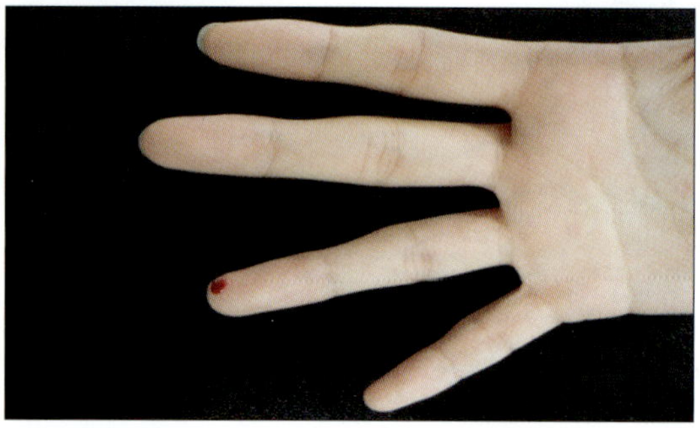

②

2) 모세혈관채혈 (사진 ②, ③, ④)

〈손가락 끝〉

- 모세혈관채혈은 중지, 약지 끝부분의 모세혈관 분포가 많은 측면을 천자한다.

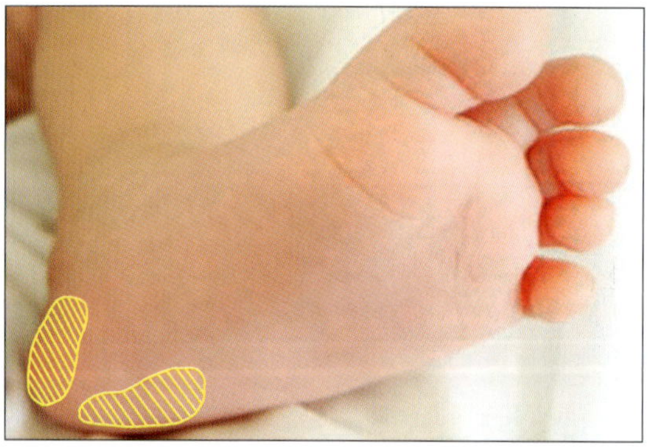

③

〈뒤꿈치〉

- 신생아는 발바닥 좌우 뒤꿈치를 천자한다.

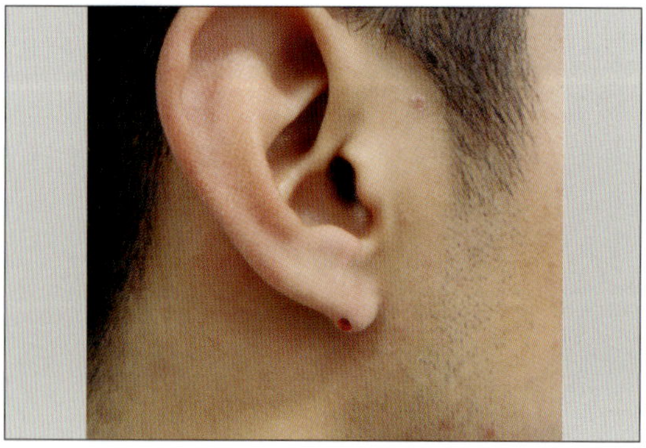

④

〈귓불〉

- 채혈부위를 alcholo sponge로 닦고 멸균된 lancet으로 충분히 찌른다(깊이2–3mm)

7-2 진공 채혈법

1) 정맥 채혈 순서

정맥채혈 순서(CLSI 지침)

1) 검사의뢰서 확인
2) 환자 ID 확인 및 손씻기
3) 공복 여부 확인
4) 채혈도구 준비
5) 환자 자세잡기(하향자세)
6) 압박대 감고 채혈 정맥 찾은 후 압박대 풀기
7) 장갑 착용
8) 채혈부위 소독하고 말리기
9) 압박대 다시 감고 정맥 고정 후 주사침 찌르기
   (채혈 시작되면 주먹 풀기)
10) 시험관 순서에 따라 진공시험관에 혈액을 채우고 혼합
11) 압박대 풀기
12) 주사침 뺀 후 거즈대고 채혈부위 압박
13) 주사침을 폐기통에 버리기
14) 지혈 확인 및 밴드 붙이기
15) 시험관에 라벨링 하기
16) 장갑 벗고 손씻기
17) 시험관 검체를 검사실로 보내기

2) 진공 채혈관의 종류

Tube와 검사

튜브명	색	검사	Mixing	첨가제	주의사항
Blood culture vials		Blood Culture	8회	Ion exchange resins	Aerobic vial먼저 채혈
Sodium Citrate		PT/aPTT, 특수 응고 검사, 응고 인자	4회	3.2% Sodium Citrate	시약 : 혈액 (1:9) 비율이 중요하므로 정확한 채혈 양 (2.7ml) 이 중요
Serum (Plain)		Blood typing, 약물	5회	Clot activator	응고 시간 최소 60분 필요
SST		생화학, 혈청학	8회	Clot activator & Acrylic gel	응고 시간 최소 30분 필요
PST		응급 생화학	8회	Lithium heparin & gel	응고시간 필요 없음
Heparin		분자 유전학	8회	Heparin	
EDTA		혈액 검사	8회	Spray-dried K2 EDTA	K2EDTA는 잘 용해 되지 않아 완전한 mixing
Glucose		Glucose 검사	8회	Sodium Flouride & Na2 EDTA	Hemolysis에 민감하므로 부드럽게 mixing

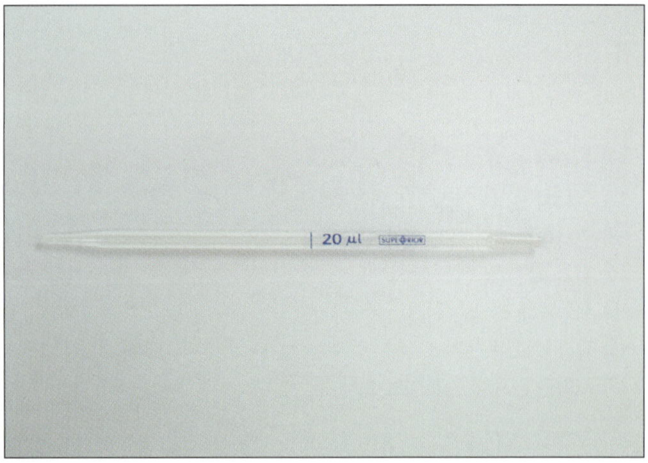

①

1) Sahli 파이펫(pipette) (사진 ①)

- 20µL 혈액 채취에 사용한다.

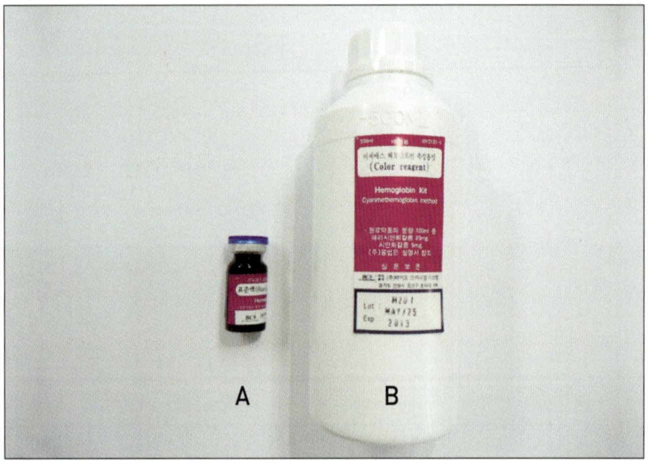

②

2) Cyanmethemoglobin법 (사진 ②)

(1) Cyanmethemoglobin법에 사용되는 Drabkin's 용액과 표준액

A : 표준액
B : Drabkin's 용액

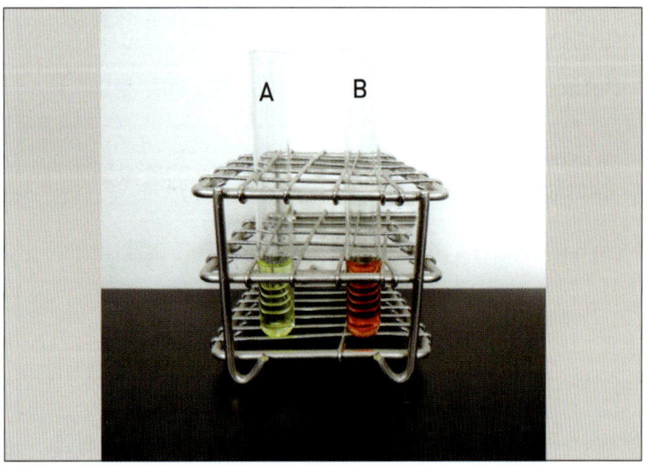

③

(2) 측정법 (사진 ③)

- Drabkin's 용액 5mL에 전혈 20µL를 혼합 후(251배 희석) 5분간 반응한다.

A : Drabkin's 용액
B : Drabkin's 용액과 혈액 반응 후

(3) 분광광도계 (사진 ④)

• 파장 540nm에서 Drabkin's 용액을 blank로 0을 맞춘 후 각 시험관의 흡광도를 측정한다.

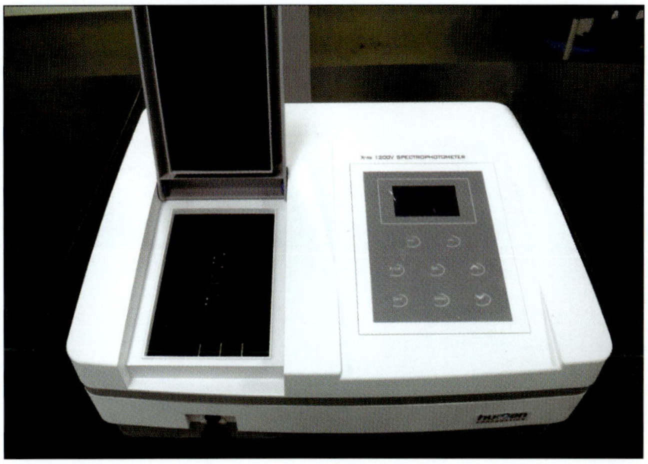

④

(4) 검량선 (사진 ⑤)

• 표준액으로 작성된 검량선에서 혈색소치를 구한다.

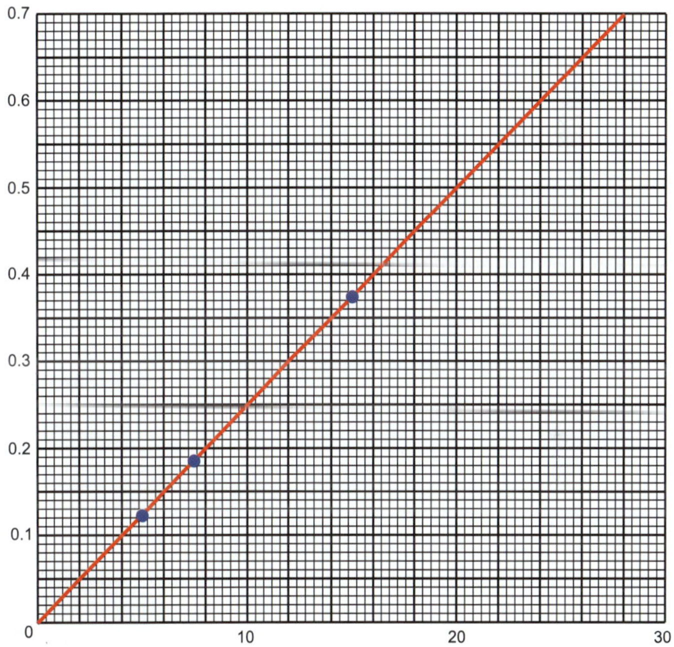

⑤

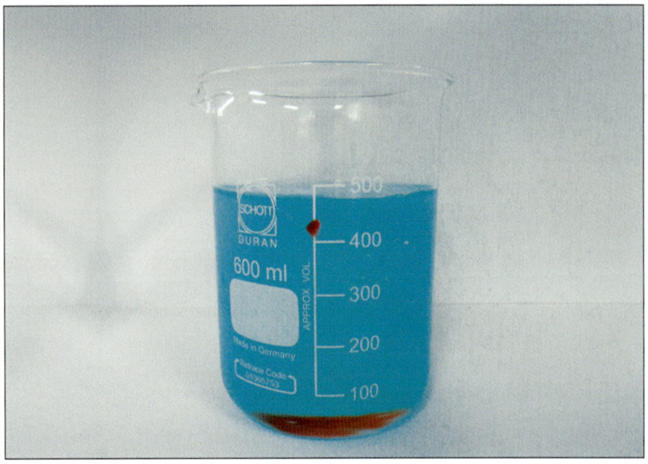

⑥

3) 황산동법 (사진 ⑥)

- 황산동 기준 원액에 혈액을 한 방울 떨어뜨려서 비중을 측정하여 빈혈 검사로 사용된다.
- 전 혈헌혈용비중 1.053이상(혈색소 12.5g/dL이상) 성분헌혈용 비중 1.052이상(혈색고 12.0g/dL이상)으로 조정한다.

4) 혈색소 측정기 (사진 ⑦)

- 혈액내의 Hb의 농도를 정량적으로 측정할 수 있는 휴대용분석장치로 20초 안에 검사결과를 볼 수 있는 one-step의 분석기기
- 측정원리 : 혈액내의 Hb를 cyanide free reagent 방법을 이용하여 혈액과 시약을 반응시킨 뒤 그 용액을 spectrophotometer(540nm)로 측정하여 결과값을 정량적으로 검사

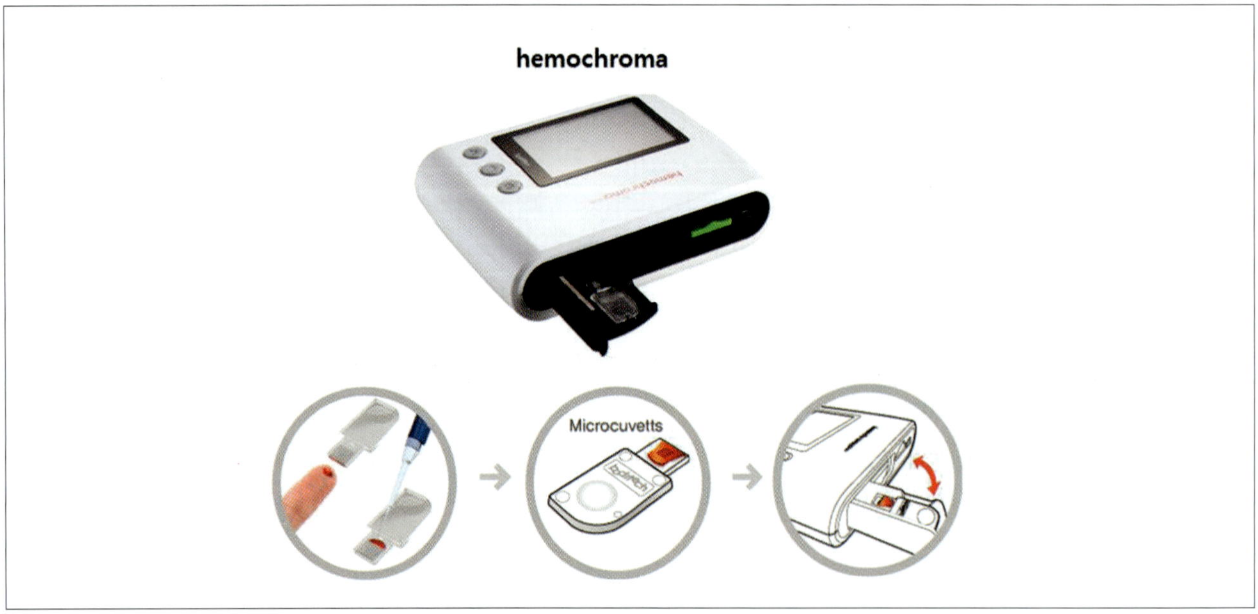

⑦

7-4 적혈구용적률(Hematocrit: Hct) 측정

1) 모세관 (사진 ①)

- 규격 : 1.5~1.6×75 mm

  A : plain capillary

  B : heparinized capillary

  C : 모세관 봉입에 사용되는 critoseal

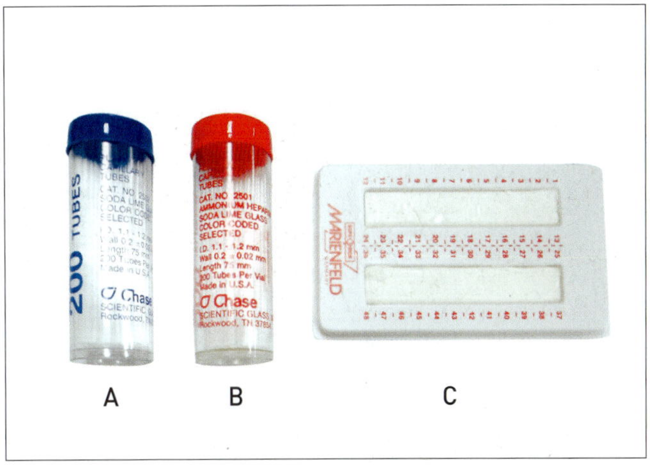

①

2) Microhematoctit centrifuge (사진 ②)

- Heparinized Capillary tube에 2/3 정도 전혈을 채워 seal 또는 화염으로 봉입 후 봉입한 부분이 바깥쪽으로 향하게 microhematocrit에 넣고 속뚜껑을 덮고 겉뚜껑을 닫는다.
- 11,000~12,000rpm으로 3~5분간 원심한다.

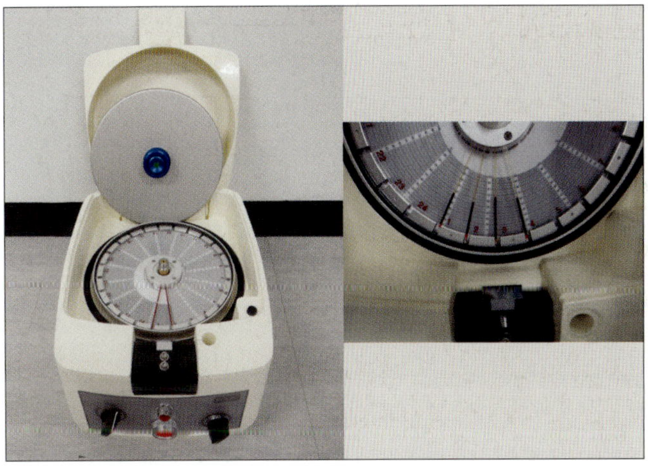

②

3) Hematocrit reader (사진 ③)

- 혈액이 시작되는 부분을 0, 혈액의 끝부분을 100으로 하여 우측의 hematocrit %를 읽는다.

  적혈구 용적을 측정할 때 완충층(buffy coat)은 제외한다.
- Wintrobe Hct.보다 3% 정도 낮게 측정된다.

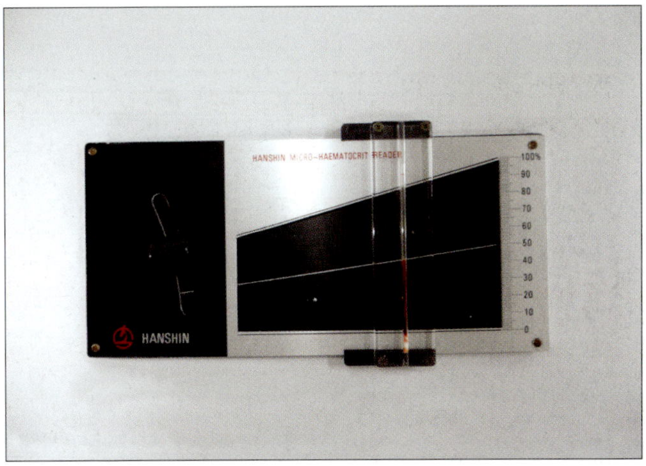

③

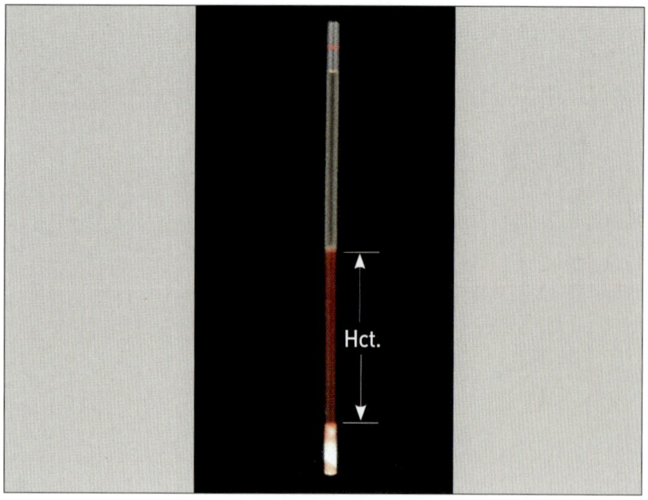

④

4) 적혈구용적률 (사진 ④)

- 적혈구용적률을 측정할 때 완충층(buffy coat)은 제외한다.
- 참고치

  유　 아 : 44~64% (평균 54%)
  어 린 이 : 34~41% (평균 38%)
  성인(남) : 40~54% (평균 47%)
  성인(여) : 38~47% (평균 42%)

7-5 혈구 수 계산

1) RBC, WBC 파이펫(pipette) (사진 ①)

- 혈구 계산에서 혈액을 희석하기 위한 초자기구
- 일반적으로 혈액을 0.5mark까지 흡입했을 때 적혈구는 200배, 백혈구는 20배 희석된다.
- RBC 파이펫은 혼합실(mixing bulb)에 붉은볼이 들어있고, 101mark 눈금이 표시되어 있다.
- WBC 파이펫은 혼합실(mixing bulb)에 흰색볼이 들어있고, 11mark 눈금이 표시되어 있다.

  A : RBC 파이펫
  B : WBC 파이펫

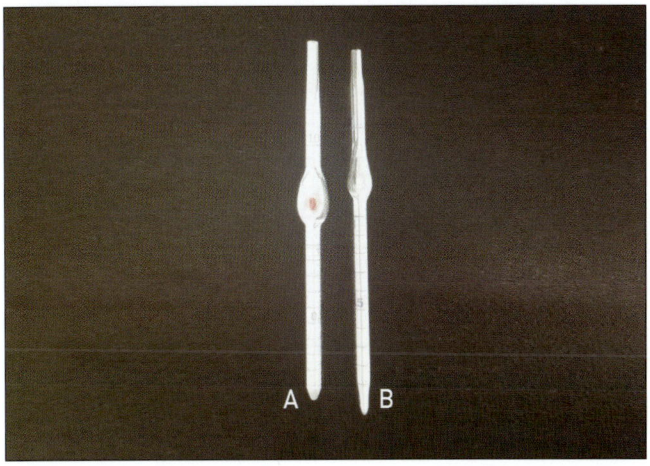

①

2) Neubauer chamber (사진 ②)

- Neubauer chamber 계산판은 가로세로 3mm씩 전체 면적은 9 mm^2 이다.

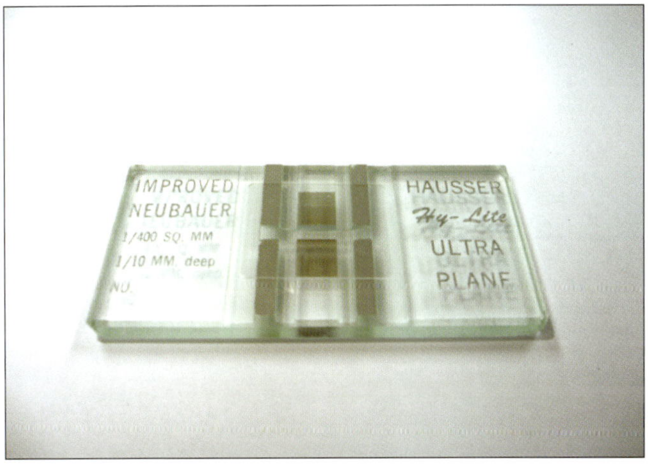

②

3) Neubauer chamber 전용 커버글라스 (coverglass) (사진 ③)

- 계산판에 커버글라스를 덮었을 때 깊이는 0.1 mm 이다.

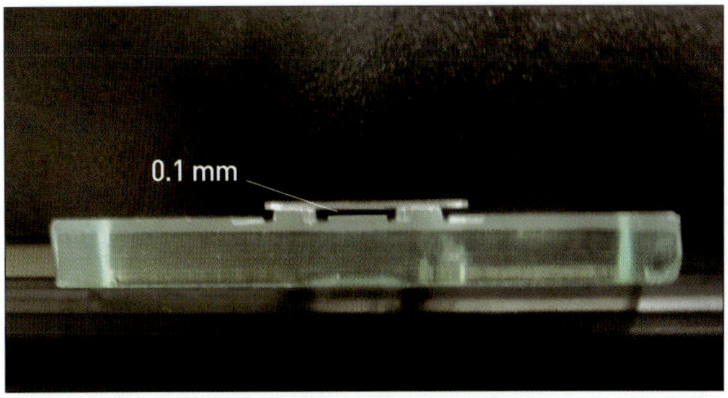

③

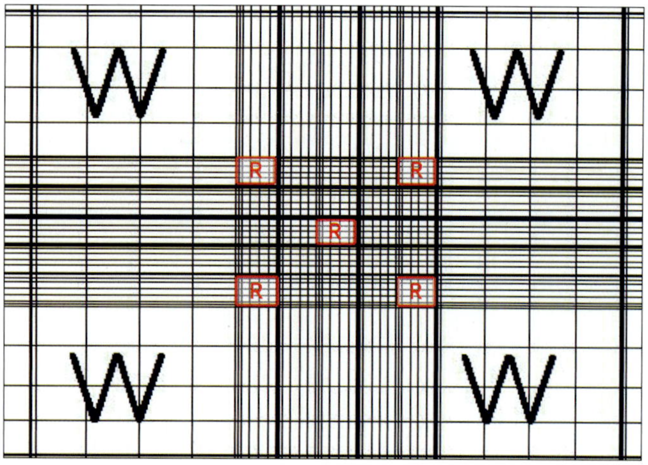

④

4) Neubauer chamber 구획 (사진 ④)

- 가로, 세로 3 mm씩 전체 구획이 9 mm^2인 정사각형이고, W칸(1 mm^2)은 백혈구 계산을 하는 구획으로 4개(4 mm^2)로 되어 있다. 각각의 백혈구 구획은 16개의 중구획으로 나누어져 있다.
- 중앙의 R칸(1 mm^2)은 적혈구 계산을 하는 구획으로 25개의 중구획(1/25 mm^2)으로 분할되어 있고, 하나의 중구획은 16개의 소구획(1/400 mm^2)으로 구분되어 있다.

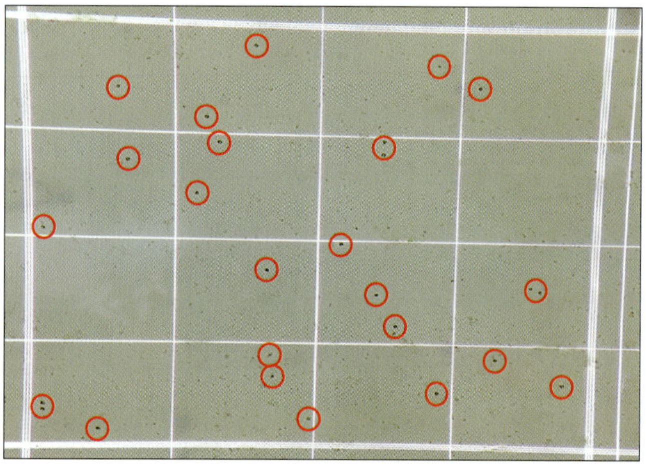

⑤

5) 표준 백혈구 수 산정 (사진 ⑤)

- WBC 희석액(Türk액)
- 현미경 확대 배율 100배에서 대구획 4칸(4 mm^2)을 계수하고, 계수된 수에 ×50을 하여 백혈구 수를 산출한다.

  예) 계수된 백혈구 수×20×1/4×10

  희석배수 ← 20, 계수면적 ← 1/4, chamber 깊이 ← 10

- 참고치

  성　인 : 4,000~10,000/mm^3

  유아기 : 10,000~13,000/mm^3

  노　인 : 3,000~9,000/mm^3

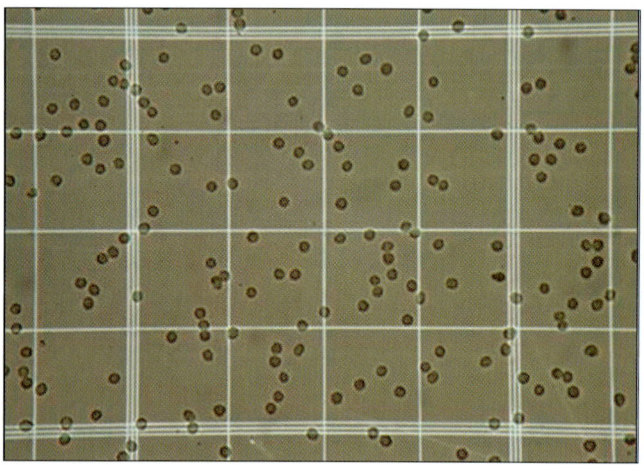

⑥

6) 표준 적혈구 수 산정 (사진 ⑥)

- RBC 희석액(Hayem's solution, Gower's solution, 0.85% Sodium chloride solution Dacie's solution, Strong's solution))
- 현미경 확대 배율 400배에서 중구획 5칸(1/5 mm^2)을 계수하고, 계수된 수에 ×10,000을 하여 적혈구 수를 산출한다.

  예) 계수된 적혈구 수×200×5×10

  희석배수 ← 200, 계수면적 ← 5, chamber 깊이 ← 10

- 참고치

  성인남자 : 4.5~5.5×10^{12}/L

  성인여자 : 4.0~5.0×10^{12}/L

7) 구획의 활용 (사진 ⑦)

- 혈구가 구획에 걸려 있는 경우, 정확한 혈구 수 계산을 위해 두 줄은 세고, 두 줄은 세지 않는다.

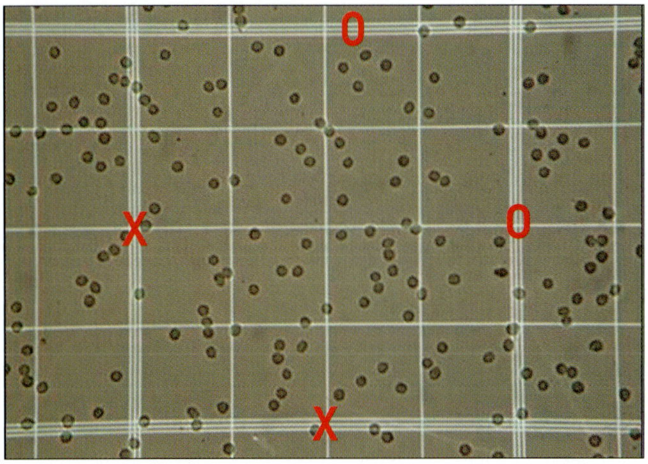

⑦

8) 백혈구 수의 교정 (사진 ⑧)

- 백혈구 희석액(Türk 용액)은 무핵세포인 적혈구는 용혈시키지만, 유핵적혈구는 용혈시키지 못한다.
- 말초혈액에 존재하는 미성숙 적혈구는 백혈구로 계산되므로, 도말염색에서 백혈구 100개당 유핵적혈구가 10개 이상 관찰되면 백혈구 수를 교정해 주어야 한다.

$$\frac{\text{미보정백혈구 수} \times 100}{\text{백혈구 100개 중 유핵적혈구 수} + 100}$$

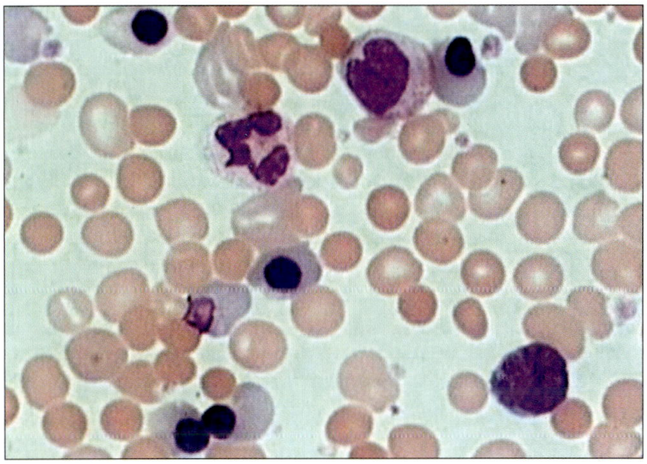

⑧

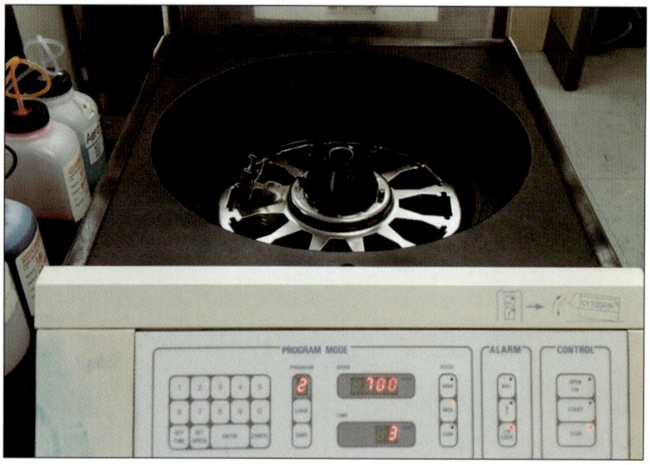

⑨

9) 체액 및 세포 수 감별 (사진 ⑨~⑬)

〈Cytospin(Cytocentrifuge)〉

• 체액에 존재하는 세포수 산정시에 주로 사용한다. Cytospin에 슬라이드를 장착하고 체액을 100μL 용기에 넣고 1,000rpm, 5min 원침 후 Wright염색하여 백혈구 감별 및 암세포 유무를 관찰한다(사진 ⑨).
사진 ⑩ : Neutrophil exudate(CSF).
사진 ⑪ : Lymphocytosis(CSF).
사진 ⑫, ⑬ : Mesothelial cell(CSF).

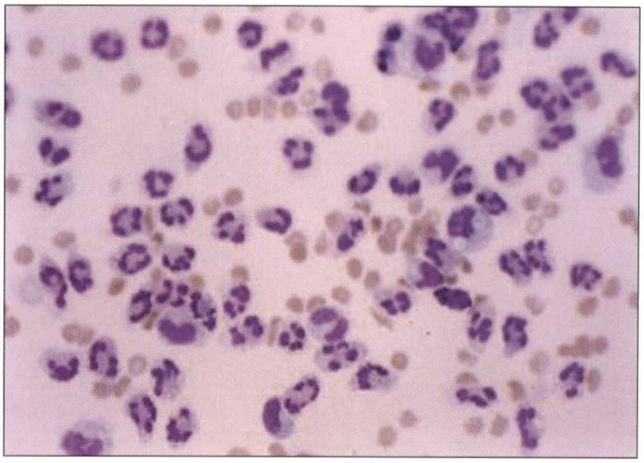
⑩

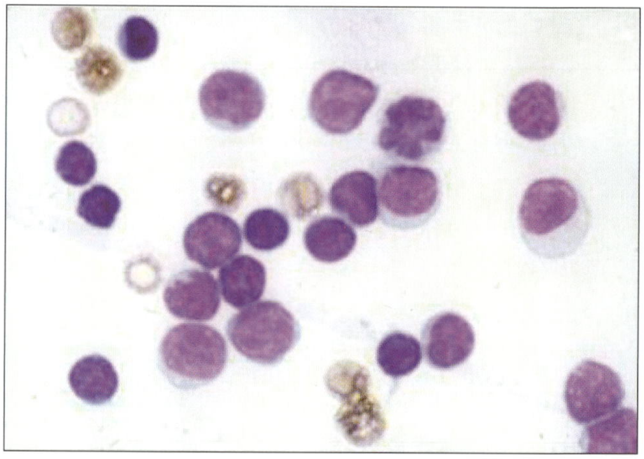
⑪

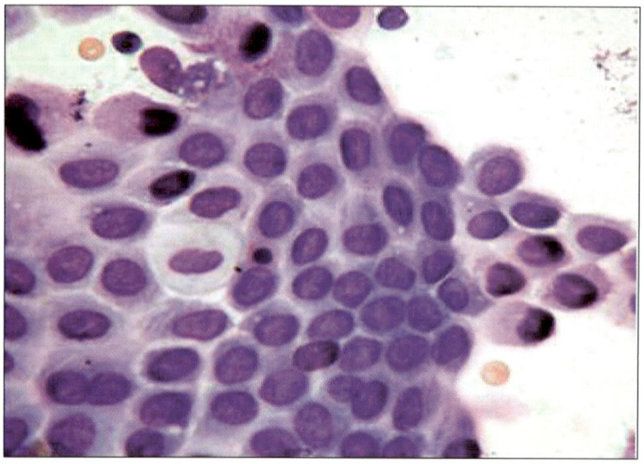
⑫

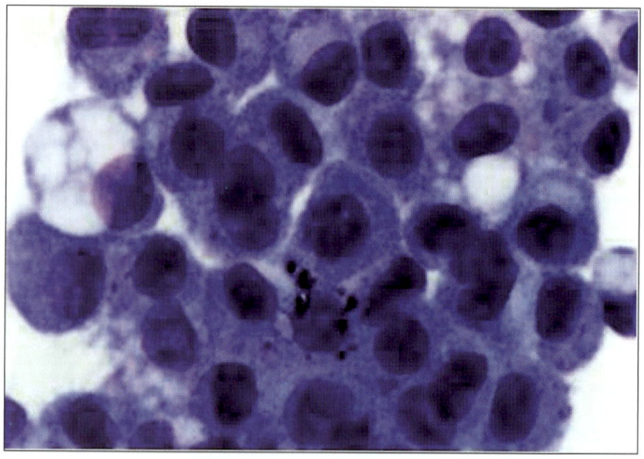
⑬

1) 혈액도말 (사진 ①)

- 도말은 spreader(밀대슬라이드)각도는 30도 각도로 일정한 속도로 끝가지 도말하고 슬라이드 전체의 1/2~2/3정도가 되면 좋으며, 끝부분은 부드럽게 끊어져야 한다.
- spreader의 각도(30도)가 크면 두껍게, 작으면 얇게 도말되고, 미는 속도가 빠르면 두껍게 되고, 느리면 얇은 표본이 된다.
  빈혈이 심환 환자의 도말은 각도를 크게 하고 다혈증인 경우는 이와 반대로 한다.

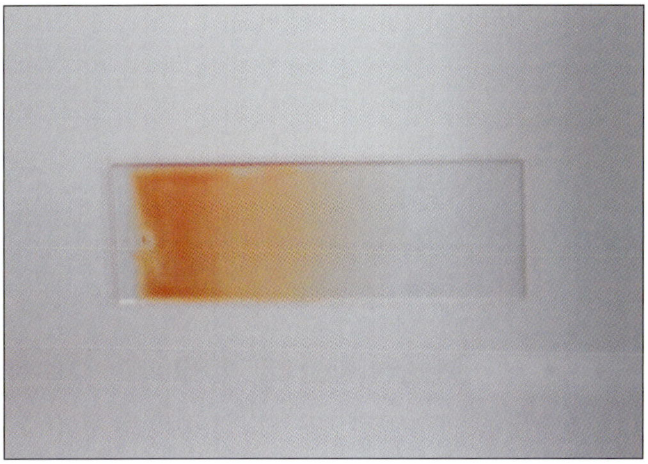

①

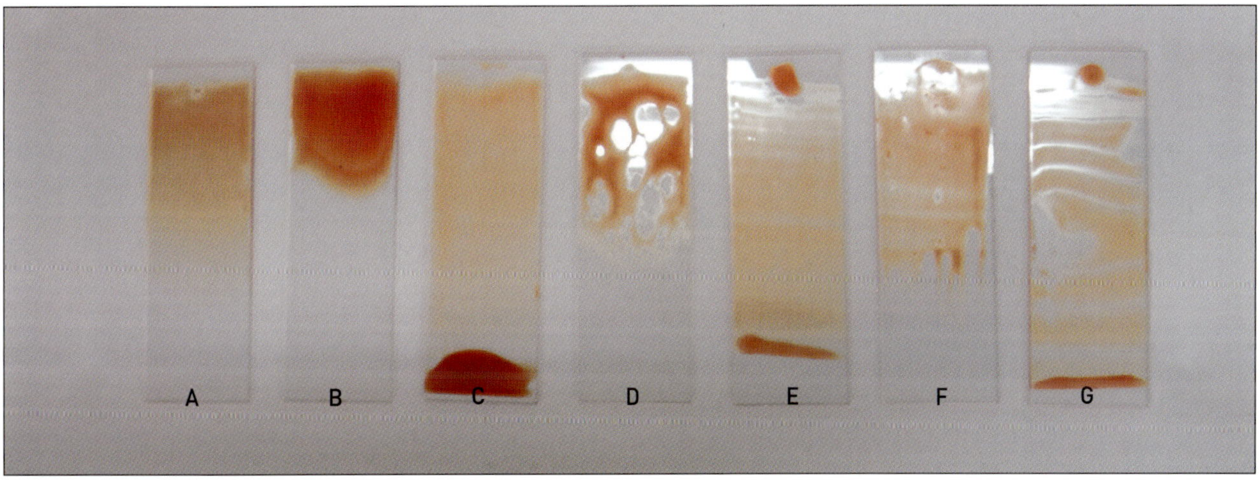

②

2) 도말 표본의 오류들 (사진 ②)

A. 도말이 잘된 표본
B. 속도가 빠르고, spreader의 각도가 컸다.
C. 혈액량이 많거나 속도가 느리고, spreader의 각도가 작았다.
D. 슬라이드 도말면이 깨끗하지 못했다.
E. 혈액도말 중 중간에 멈추었다.
F. spreader가 슬라이드에 밀착되지 않았다.
G. spreader의 힘조절이 되지 않았다.

3) 이상구역(ideal zone) (사진 ③)

- 적혈구가 중복되지 않고 고르게 분포되어 있는 이상구역(B)에서 관찰한다.
- 도말이 두꺼운 부분(thick zone, C)은 림프구가 많고, 도말의 끝부분(thin zone, A)은 단핵구와 호중구 등의 분포가 많으며, 혈구의 변형도 심하다.

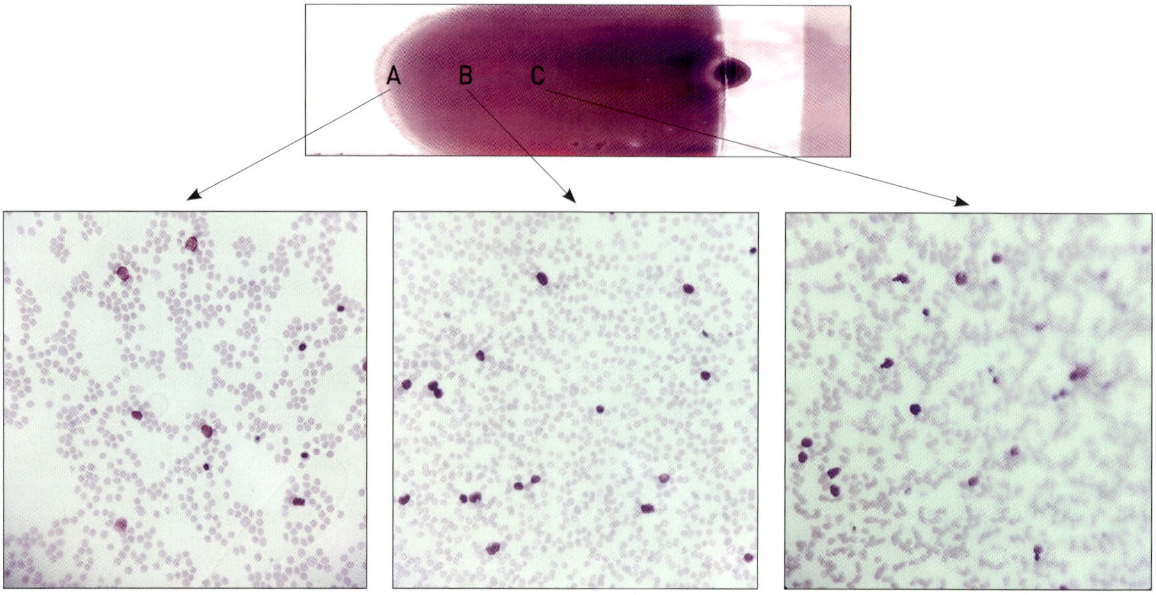

③

4) 백혈구 백분율 계산기 (사진 ④, ⑤)

- 백혈구를 종류별로 분류하여 백분율을 구할 수 있다.
  사진 ④ : 수동　　사진 ⑤ : 전자식

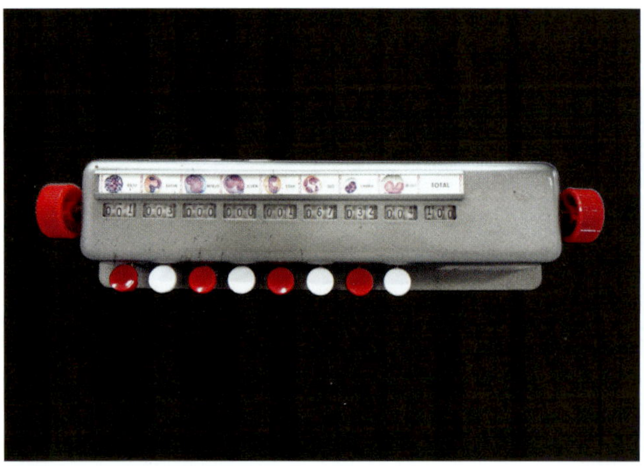

④

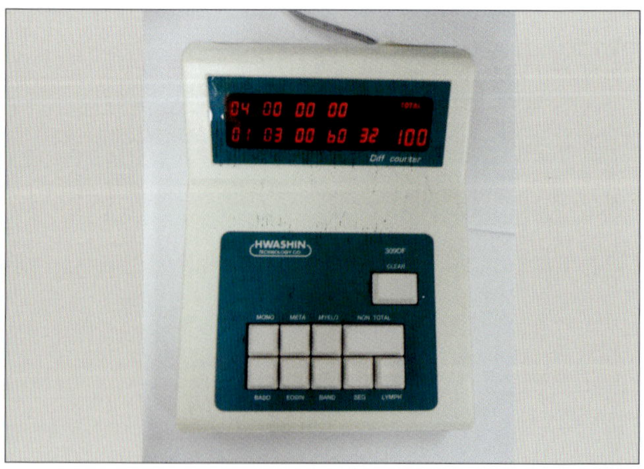

⑤

7-7 적혈구침강비(ESR)

1) Westergren 법 (국제표준법, 사진 ①)

- 전혈과 3.2% Sod. Citrate를 4 : 1의 비율로 혼합 한다.
- Westergran tube 0 mm 눈금까지 채우고 rack에 수직으로 세워서 1시간 뒤에 buffy coat층을 제외한 혈장층을 판독한다.
- 적혈구 침강속도는 염증, 외상, 암 등에서 촉진되며, 측정관이 경사가 질 때, 적혈구가 microcytic, 측정 온도가 높으면 촉진된다.
- 참고치
  남 : 0~15 mm/hr
  여 : 0~20 mm/hr

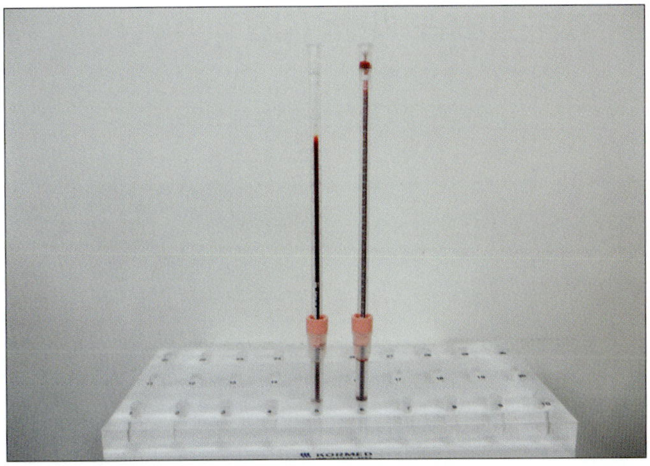

①

2) Wintrobe 법 (사진 ②)

- EDTA와 혼합한 혈액을 Wintrobe tube 0 mm 눈금까지 채우고 rack에 수직으로 세워서 1시간 뒤에 buffy coat층을 제외한 혈장층을 판독한다.
- 참고치
  남 : 0~9 mm/hr
  여 : 0~15 mm/hr

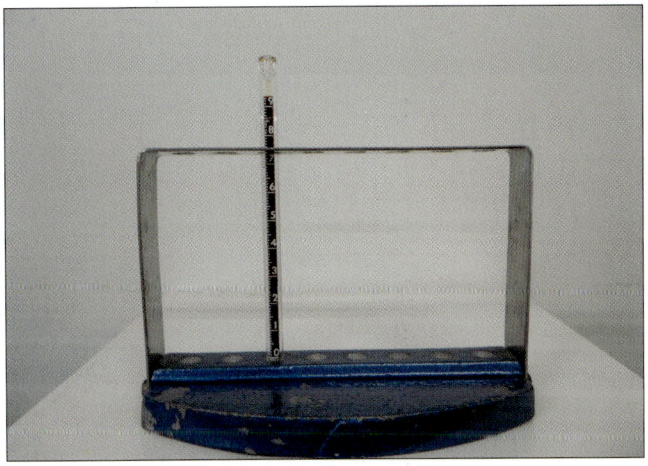

②

3) 적혈구 침강속도 기계법 (사진 ③, ④)

사진 ③ : TEST-1
사진 ④ : JOKOH 전자동 ESR 측정기

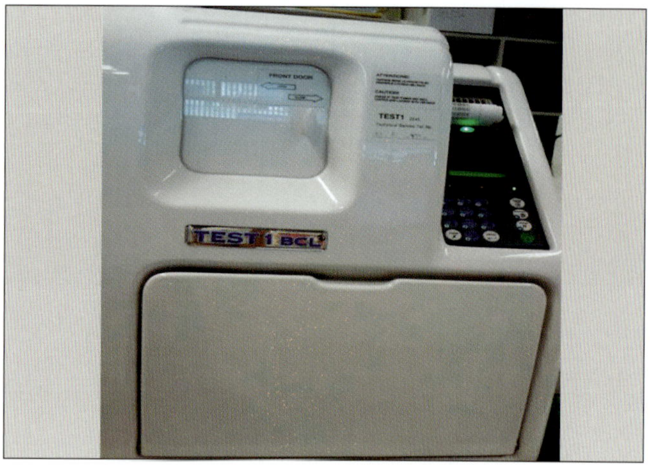

③

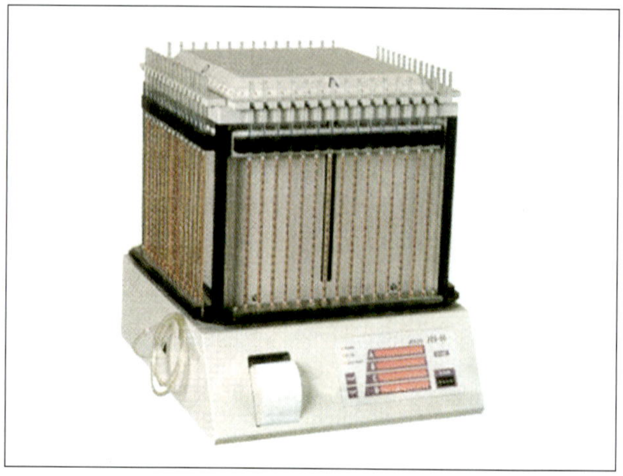

④

4) ESR에 영향을 주는 인자들

ESR에 영향을 주는 인자들		
	촉진인자	지연인자
혈장	Fibrinogen 증가 Globulin 증가	Albumin 증가, Fibrinogen 감소 수분증가(혈장단백희석) 담즙산 증가, 탄산가스 증가
혈구	적혈구의 심한 감소	적혈구 증가, 혈소판 감소
기술적 요인	경사(3° 경사에 30%) 고온(27℃ 이상) 관의 길이가 길 때 진동을 주었을 때	채혈 후 3시간 방치 저온(20℃ 이하) 관의 내경이 작을 때 관의 길이가 짧을 때 오염된 관을 사용시 과잉의 항응고제 사용시 부분 응고된 혈액 사용시 기포가 생겼을 때
질환	다발골수종 조직의 파괴나 염증 교원병 악성종양	진성적혈구증 구상적혈구증 낫적혈구증

제 8 장

특수혈액검사

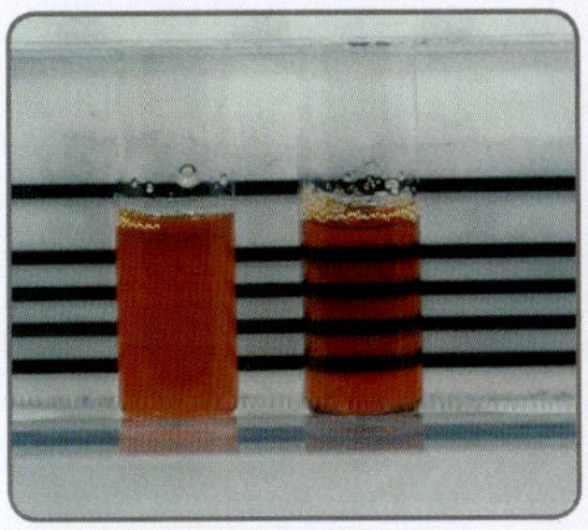
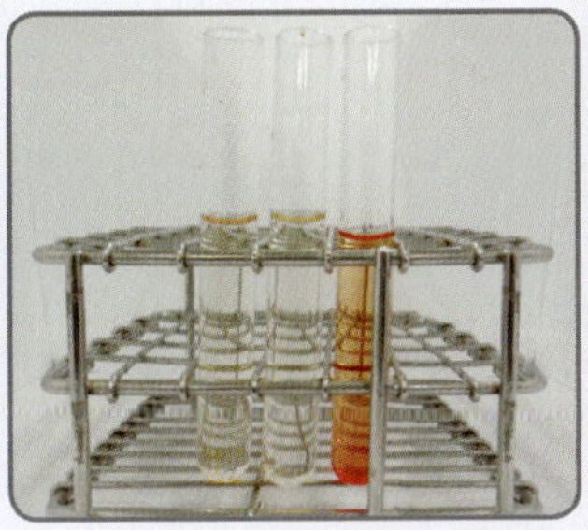
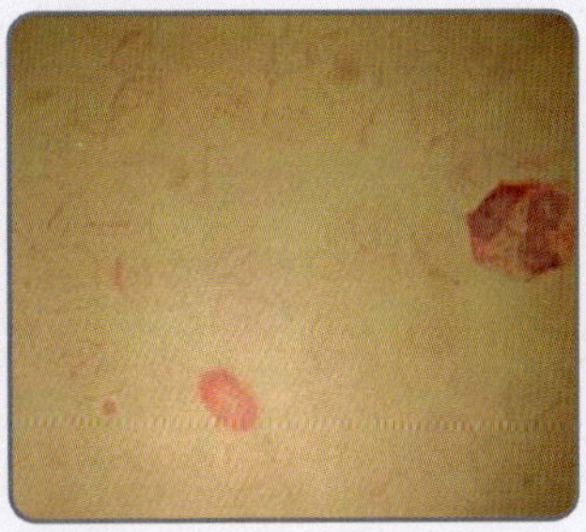

8–1 골수조직표본
8–2 특수 염색
8–3 비정상 혈색소
8–4 적혈구삼투압취약성검사
8–5 용혈질환

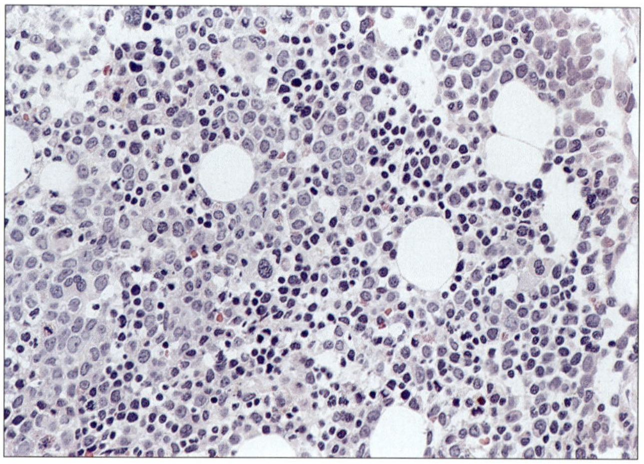

①

1) 과다세포충실성 골수 (사진 ①)

- 골수의 세포 밀도는 골수구가 약 85%를 차지하면 과형성이다.
- 골수구에는 핵담염성의 대형 세포 증식이 보이며, 급성림프모세포백혈병 증례에서는 이런 조직상을 보이는 일이 많다.

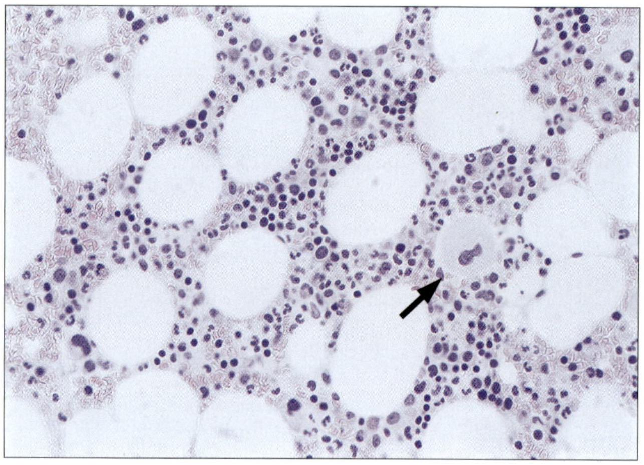

②

2) 정상세포충실성 골수 (사진 ②)

- 건강한 성인의 골수상을 나타냈다. 건강한 사람의 골수는 골수구와 지방조직의 비율이 약 1:1이다.
- 이 정도 건강한 사람의 골수조직 시야에서는 통상 1~2개 정도의 거핵구(화살표)를 관찰할 수 있다.

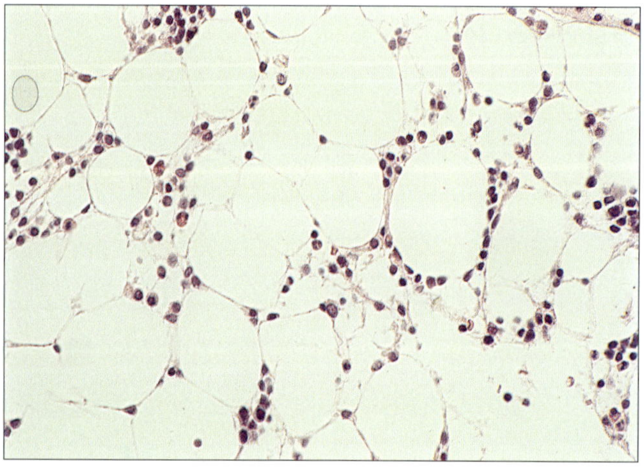

③

3) 저세포충실성 골수 (사진 ③)

- 골수의 골수구는 퇴화하며 세포 밀도는 약 15%로, 지방조직으로 변환되어 있다.
- 이런 골수조직상을 보이는 것은 재생불량빈혈이 대표적인 질환이며, 혈액 악성종양이나 고형 종양의 화학요법을 시행할 때에도 골수의 저형성상이 보인다.
- 골수구 밀도의 저형성상 판정은 60세 미만에서는 30% 미만, 60세 이상은 20% 미만으로 한다.

8-2 특수 염색 (1)

1) 말초혈액, 골수도말 Wright 염색 및 철(Iron) 염색 (사진 ①)

A : Wright 염색(말초혈)
B : Wright 염색(골수혈)
C : Wright 염색(골수혈)
D : Wright 염색(Touch 골수혈)
E : 철 염색(골수혈)

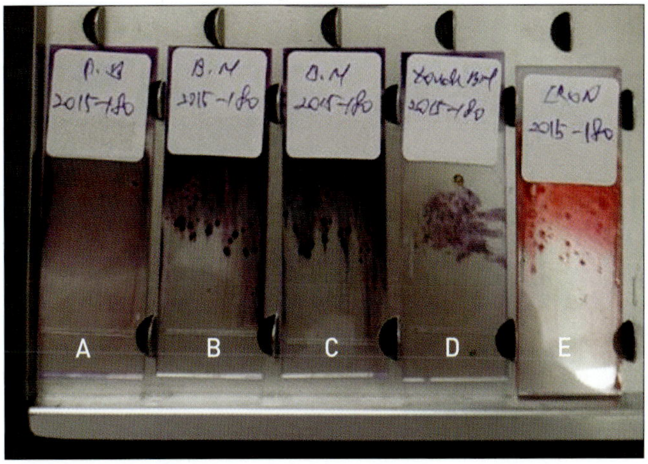

①

2) 골수도말 특수염색(Wedge 도말법) (사진 ②)

A : Peroxidase 염색
B : PAS염색
C : Esterase염색

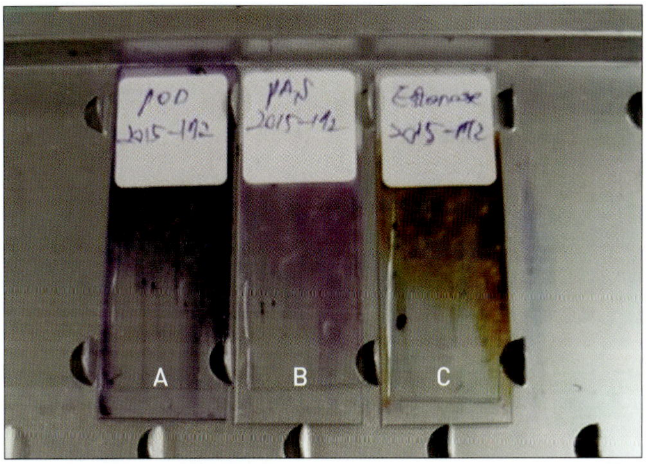

②

3) 골수도말 특수염색(Squash 도말법) (사진 ③)

A : Non-specific esterase염색
B : Peroxidase염색
C : PAS염색

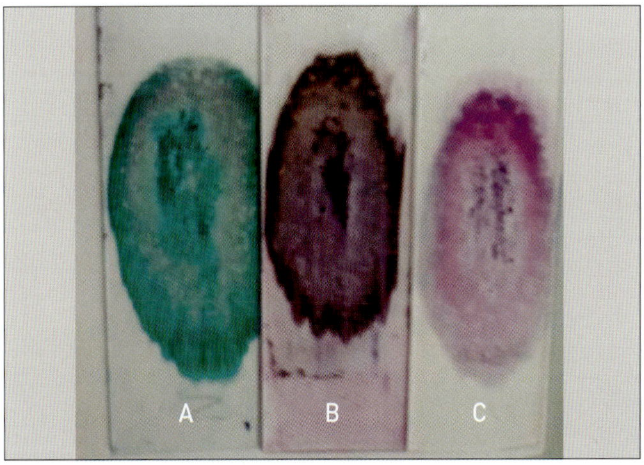

③

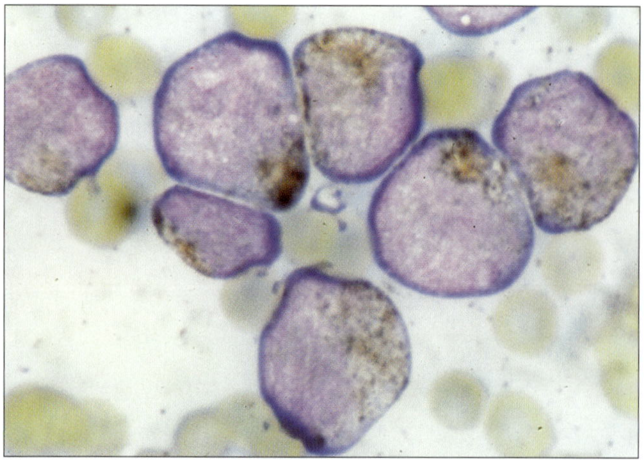

①

1) Peroxidase 염색 (사진 ①)

- 양성 과립은 황갈색이며 과립구계와 단핵구계의 세포가 양성 (FAB 분류 M2 증례)

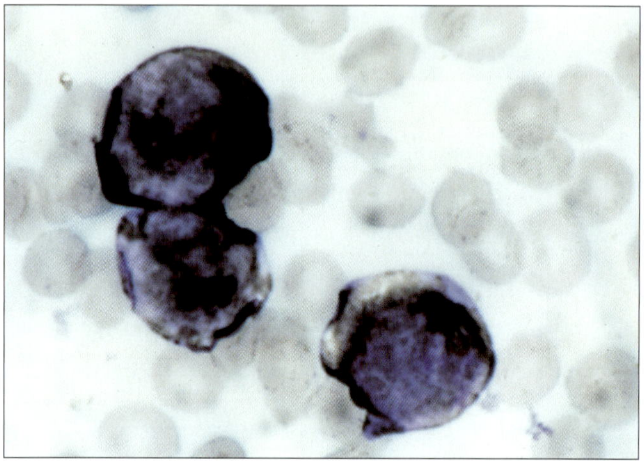

②

2) Sudan Black B(SBB) 염색 (사진 ②)

- 양성 괴립은 흑회색을 나타내며 과립구계와 난핵구계의 세포가 양성 (FAB 분류 M3 증례)

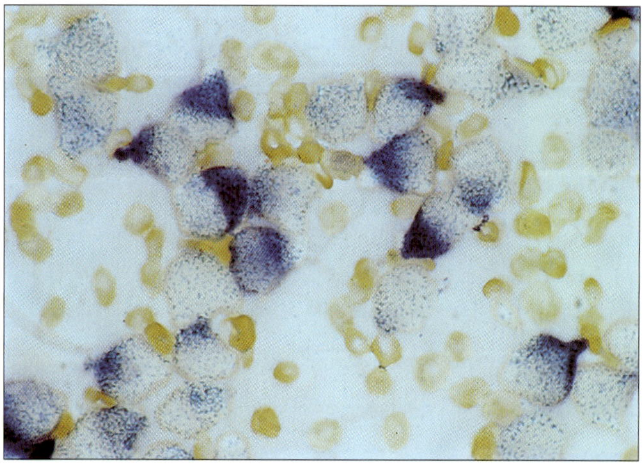

③

3) esterase 이중 염색 (사진 ③)

- 청색~짙은 청색 과립은 특이적 esterase인 AS-D chloro-esterase 양성상으로 과립구계의 세포를 나타낸다(FAB 분류 M3 증례).

4) 이중esterase염색 (사진 ④)

- 적갈색 과립은 비특이적 esterase인 naphtyl butyrate 양성상으로 단핵구계의 세포를 나타낸다(FAB 분류 M5a 증례).

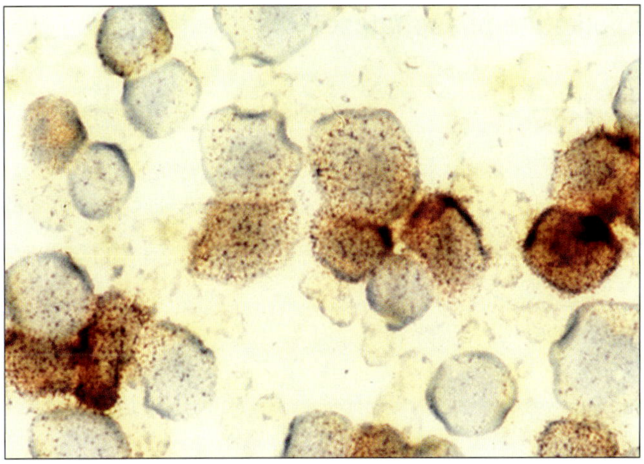

④

5) PAS 염색 (왼쪽: 사진 ⑤, 오른쪽 사진 ⑥)

- 사진 ⑤
  왼쪽: 성숙 호중구
  오른쪽 : 유약 과립구
- 사진 ⑥
  PAS 양성 림프구계 종양세포

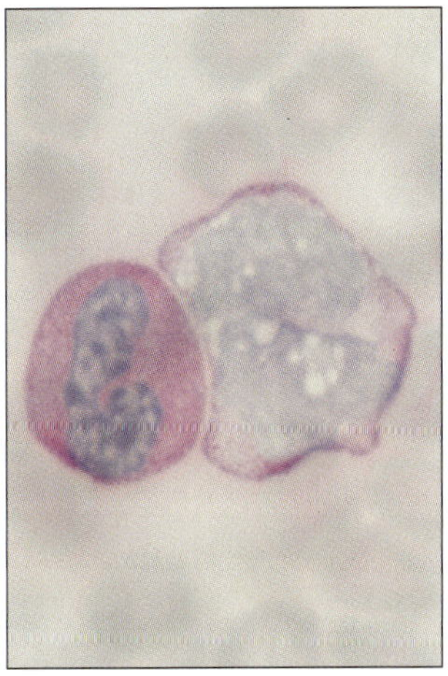

⑤

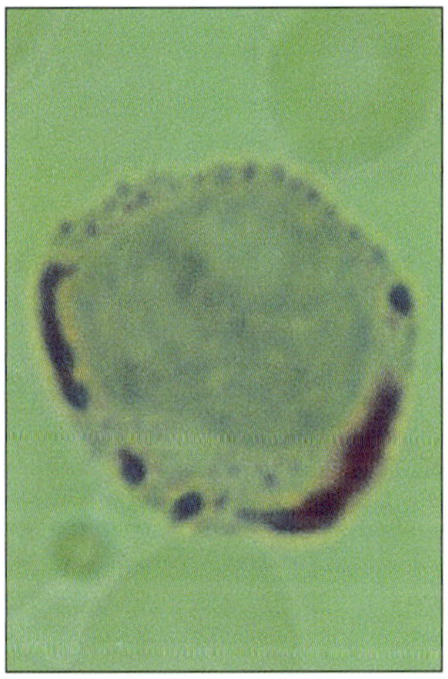

⑥

6) PAS 염색 (사진 ⑦)

- 농염세포는 성숙 호중구, 적혈모세포의 세포질이 양성을 나타낸다(FAB 분류 M6 증례).

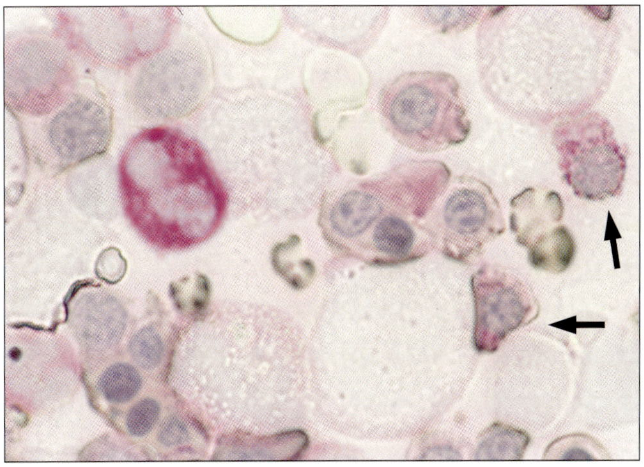

⑦

7) alkaline phosphatase 염색

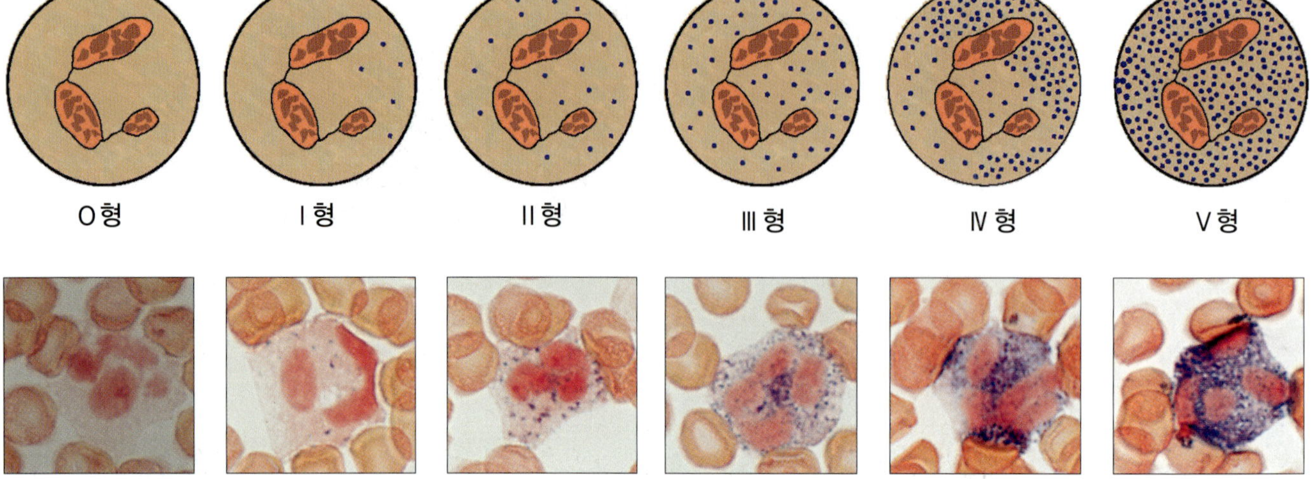

① 정상표본 (사진 ①)

- 양성 과립은 짙은 청색으로 세포 내의 과립수로 스코어링된다.

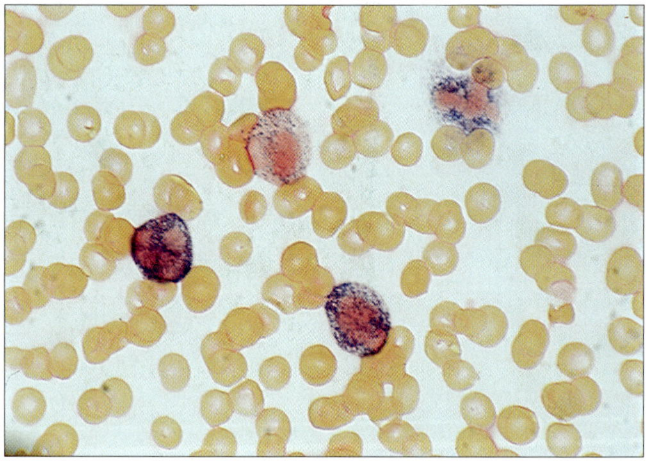

① 정상표본

② 만성골수구백혈병(CML) (사진 ②)

- CML에는 양성률, 양성지수 모두 저하된다.

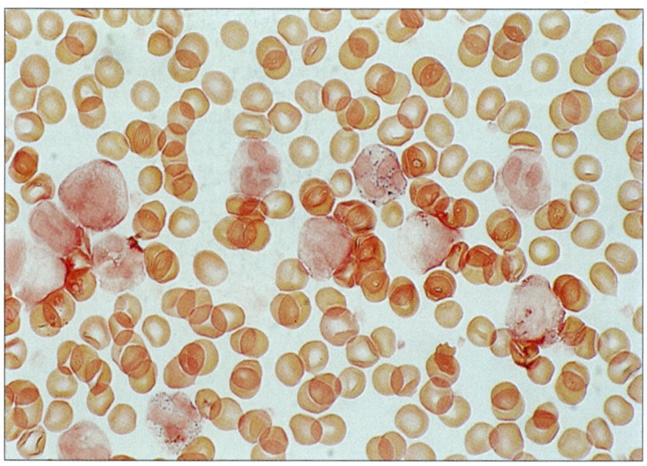

② 만성골수백혈병(CML)

8) 철 염색

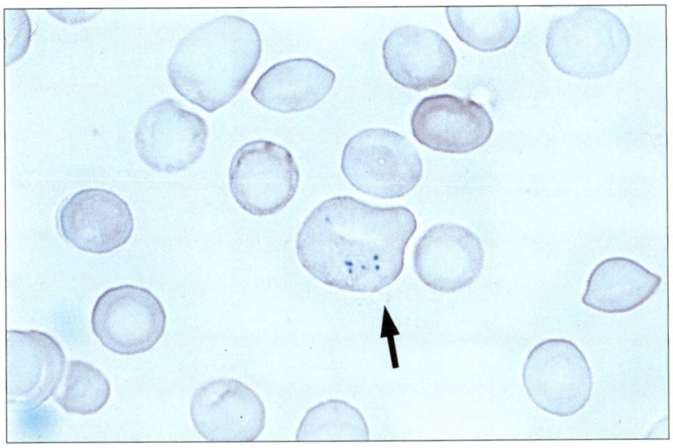

① 철적혈구(siderocyte)

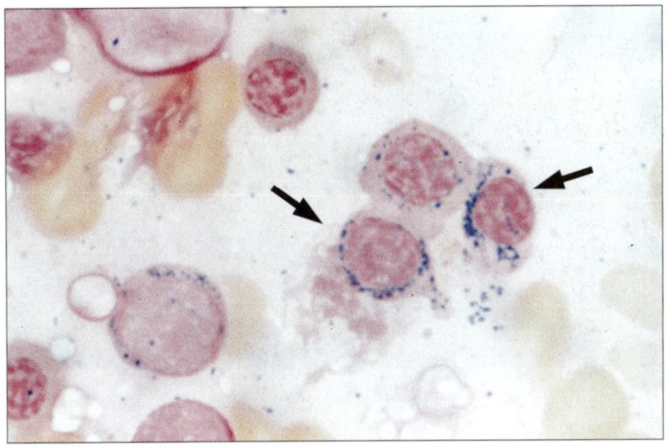

② 고리 철적혈모세포(ringed sideroblast)

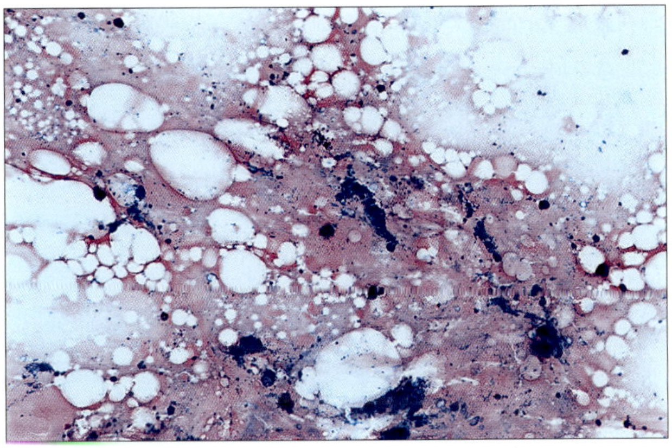

③ 압좌표본 양성 과립

- 양성 과립은 짙은 청색을 나타낸다(충분한 저장철 존재).

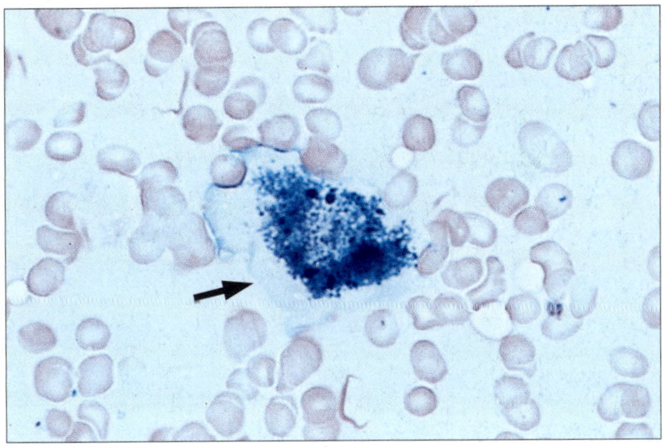

④ 대식세포

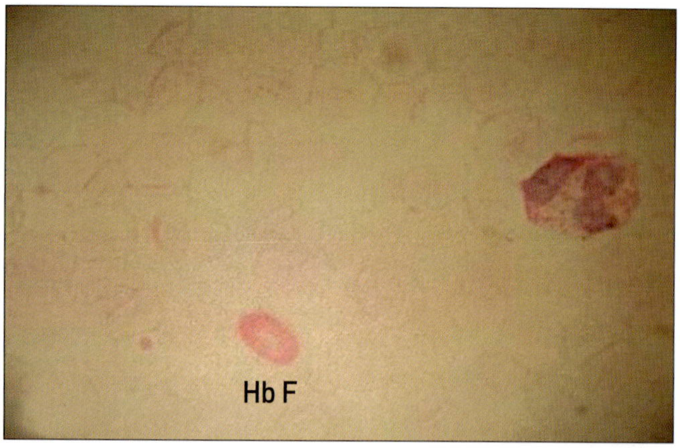

①

1) Hb F 측정 (사진 ①)

〈Acid elution법〉

- Hb A는 변성되어 ghost 세포처럼 보이나, Hb F는 저항력이 있어 적혈구내 침전되고 선홍색으로 염색된다.

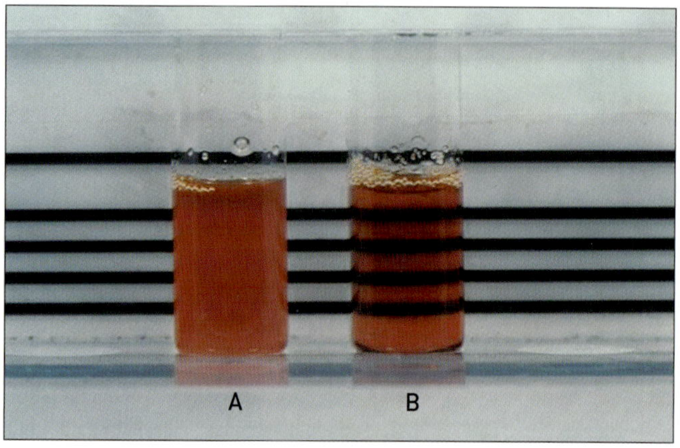

②

2) Hb S 측정 (사진 ②)

〈Dithionite법〉

A : Hb S는 dithionite에 의해 환원되어 혼탁해진다.
B : Hb A는 투명하다.

3) 혈색소 전기영동 (사진 ③)

- Cellurose acetate를 사용한 혈색소 전기영동 결과이다.
- Hb A가 가장 멀리 이동하여 빠른 혈색소(fast Hb)라고 한다.

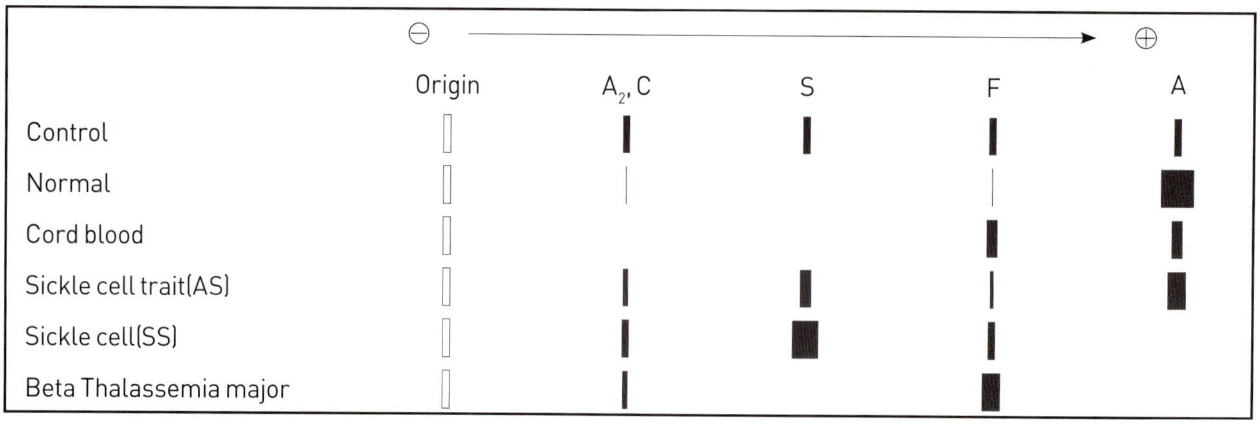

③

8-4 적혈구삼투압취약성검사

1) 적혈구삼투압취약성검사 (사진 ①)

- 적혈구취약성검사는 구상적혈구에의한용혈성빈혈 진단에 유용하다.
- 여러 단계의 저장 식염수 용액에 혈액을 넣어 적혈구 용혈의 증가 또는 감소를 관찰한다.
- 상층이 연한 분홍색으로 나타나는 시점이 용혈 시작이고, 시험관 아래에 적혈구가 없는 농도가 완전 용혈이다.

  A : 용혈 시작(0.46%~0.40%)

  B : 완전 용혈(0.36%~0.30%)

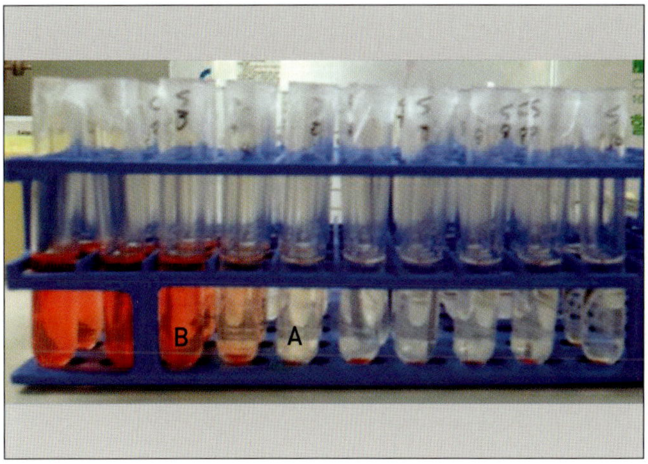

①

2) 적혈구삼투압취약성 관련 질환 (사진 ②)

취약성 감소 (저항성 증가)	취약성 증가 (저항성 감소)
1. 낫적혈구빈혈	1. 유전구상(둥근)적혈구증
2. 지중해빈혈	2. 악성 빈혈
3. 철결핍성 빈혈	3. 용혈질환
4. 철적모세포성 빈혈	

②

3) 적혈구삼투압취약성검사 검체별 비교 (사진 ③)

- 신선혈액 검체와 37℃/24시간 incubation 검체의 비교.

신선혈액에 비해 37℃에서 24시간 가온한 혈액으로 검사하면 예민도가 증가된다.

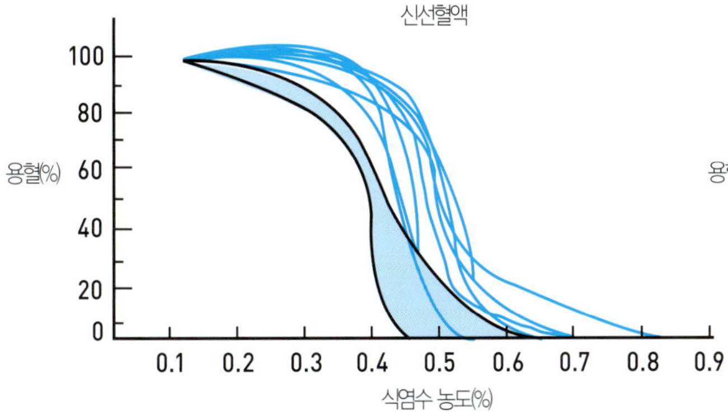

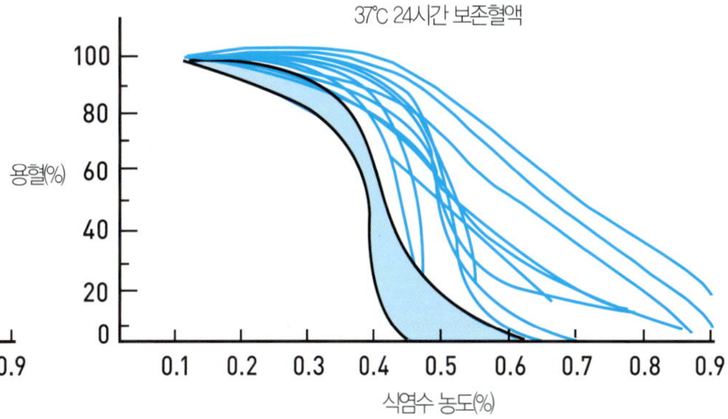

③

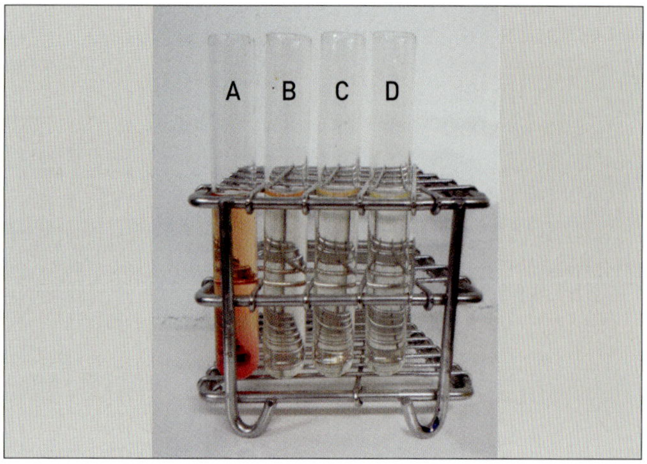

①

1) 발작야간혈색소뇨증 검사 (사진 ①)

〈Ham's test〉

- 적혈구 막이 보체에 민감하게 반응하는가를 검사한다.
- 신선정상혈청, 0.2N HCl, 50% 피검자 적혈구 부유액을 넣은 시험관에서 용혈되면 발작야간혈색소뇨증으로 진단한다.

  A : PNH 양성결과

  B,C,D : control.

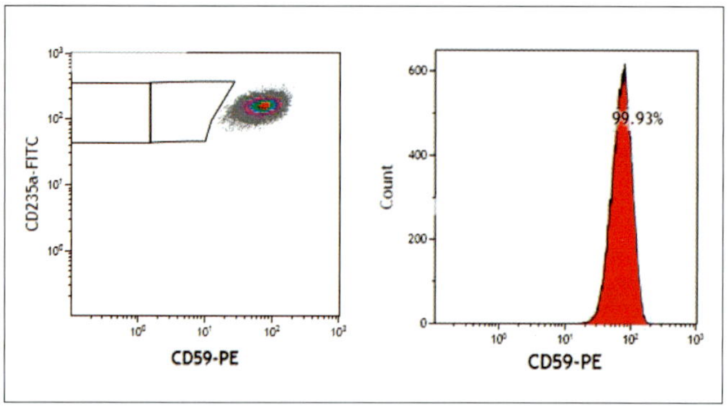

②

〈유세포분석 결과〉 (사진 ②, ③)

- 발작야간혈색소뇨증인 경우에는 적혈구막 단백인 CD 55, 59가 결손되는 결과를 나타낸다.

  사진 ② : 정상결과(CD59 발현량이 높다)

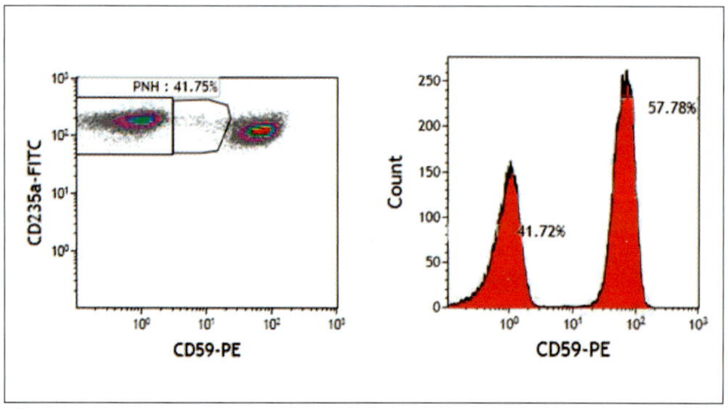

③

사진 ③ : 발작야간혈색소뇨증의 결과(CD59 발현량이 낮다)

〈Sucrose Hemolysis test=Sugar water test〉

- Sucrose를 첨가하면 medium의 이온강도가 감소되고, PNH 세포는 이온강도가 감소되면 쉽게 용혈이 되는 점을 이용한 검사이다.

2) 발작한냉혈색소뇨검사 (사진 ④)

〈Donath Landsteiner검사〉

- 발작한냉혈색소증의 Donath–Landsteiner 항체는 anti–P 특이성을 갖는 IgG항체로서 자가면역성 용혈성빈혈의 일종으로 한냉 시에는 적혈구와 결합하고, 37℃로 다시 가온해 주면 보체의 존재로 용혈을 일으킨다.
- 5%적혈구 부유액에 환자혈청을 섞은 후 관찰한다.

  A : 4℃에 30분간 incubation : 비용혈

  B : 37℃에 2시간 incubation : 비용혈

  C : 4℃에 30분 incubation → 37℃ 2시간 incubation : 용혈

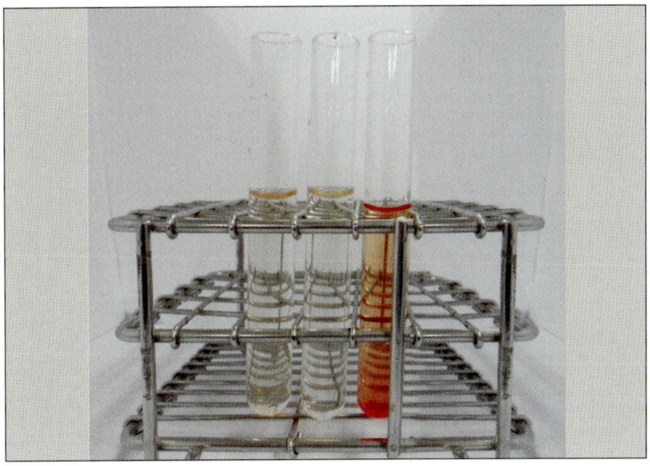

④

제 9 장

혈액응고검사

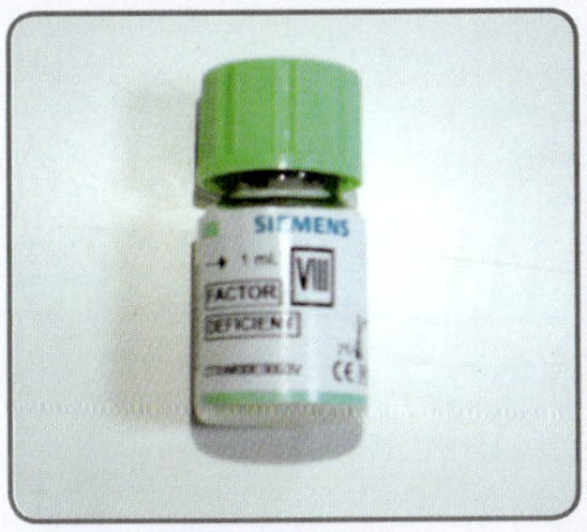

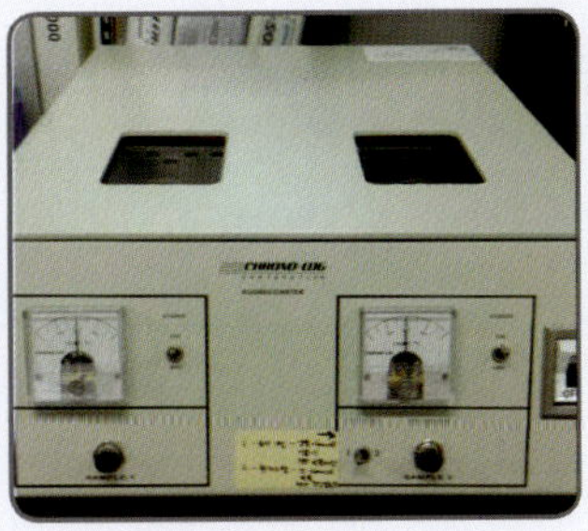

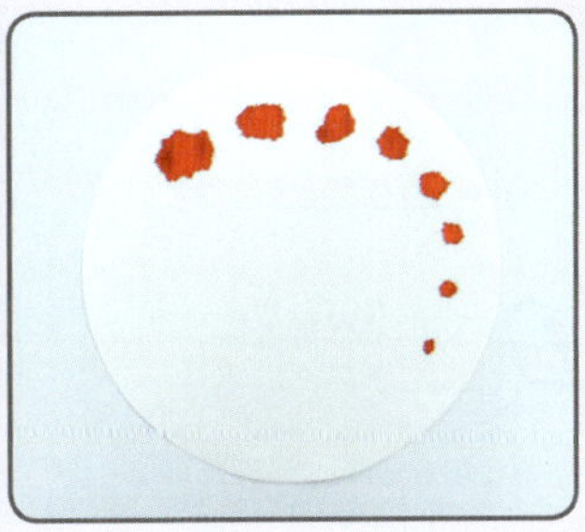

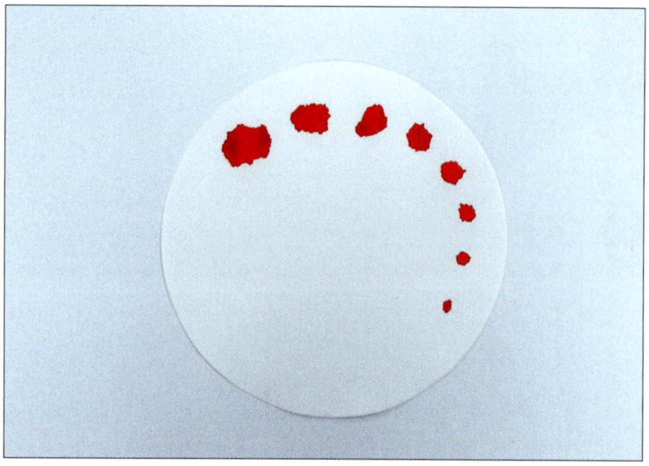

①

1) 출혈 시간 (사진 ①)

〈Duke 법〉

- 귓불을 천자(2–3mm 깊이)하여 혈액이 나오면 초시계를 누르고, 30초 간격으로 여과지를 가볍게 접촉하여 측정한다.
- 참고치 : 1~3분

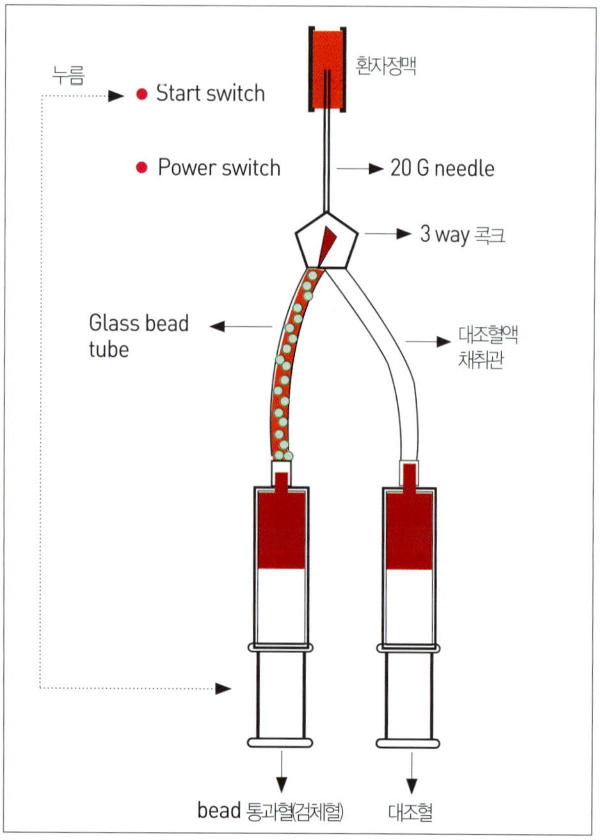

②

2) 혈소판 점착능 검사 (사진 ②)

〈Salzman 법〉

- 대조혈액과 유리 구슬을 통과한 혈액의 혈소판수로 혈소판 점착능을 산출한다.
- 혈소판 점착능의 계산

$$\frac{(\text{대조혈액의 혈소판수} - \text{검체혈액의 혈소판수})}{\text{대조혈액의 혈소판수}} \times 100$$

검체혈액 : 유리 구슬이 들어 있는 관을 통과한 혈액.
대조혈액 : 유리 구슬이 들어 있지 않은 관을 통과한 혈액.

- 참고치 : 10~51%

3) 혈소판 응집능 검사 (사진 ③, ④, ⑤)

- 혈소판 풍부 혈장(platelet rich plasma, PRP)에 혈소판의 응집을 자극시키는 물질을 가하여 실시간으로 혈소판의 응집반응을 기록한다.
- 혈소판 결핍 혈장(platelet poor plasma, PPP)을 blank로 하여 투과광의 그래프로 기록한다.
- 혈소판 응집분석기의 시약(aggregation reagents)
  ADP
  Collagen
  Epinephrin
  Ristocetin
  Arachidonic acid

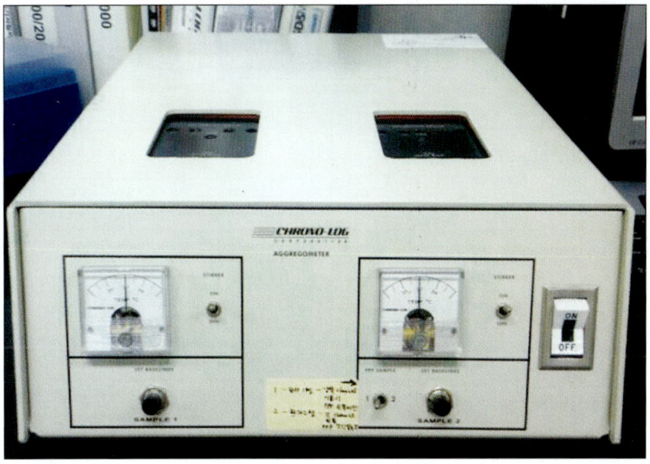

③

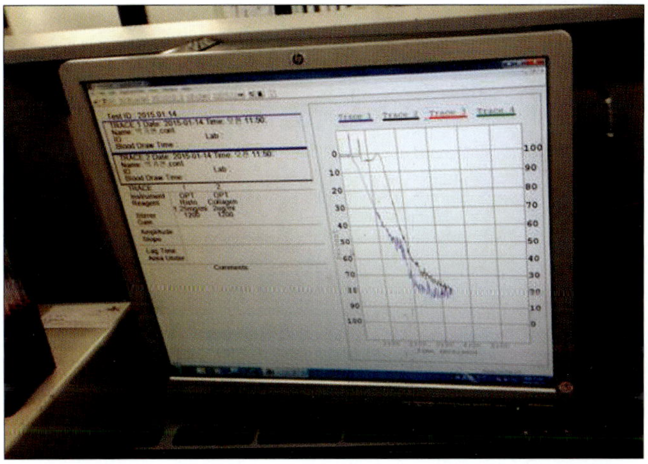

④

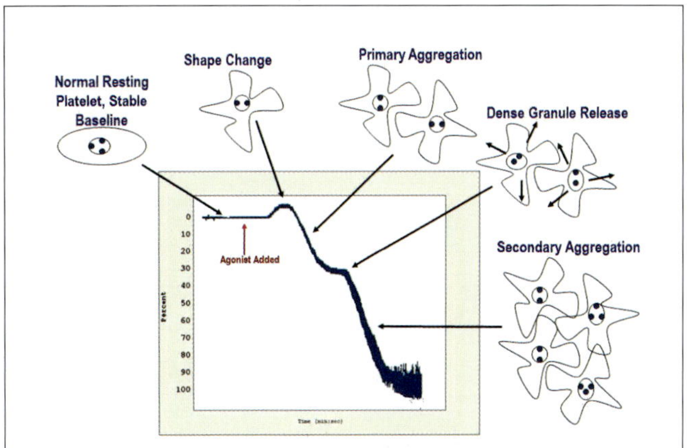

four stages of platelet aggregation

⑤

〈질환별 혈소판 응집능 결과〉 (사진⑤)

Typical Aggregating Pattern in Platelet Disorders				
Platelet Disorders	Collagen	ADP	Epinephrine	Ristocetin
Normal	2° wave only	1° and 2° wave	1° and 2° wave	1° and 2° wave
von Willebrand disease	Normal	Normal	Normal	No response
Bernard-Soulier syndrome	Normal	Normal	Normal	No response
Glanzmann's thrombasthenia	No response	No response	No response	Normal
Storagepool disease	No response	1° wave only	1° wave only	Normal
Aspirin ingestion	No response	1° wave only	1° wave only	Normal

⑤

〈von Willebrand disease〉 (사진 ⑥)

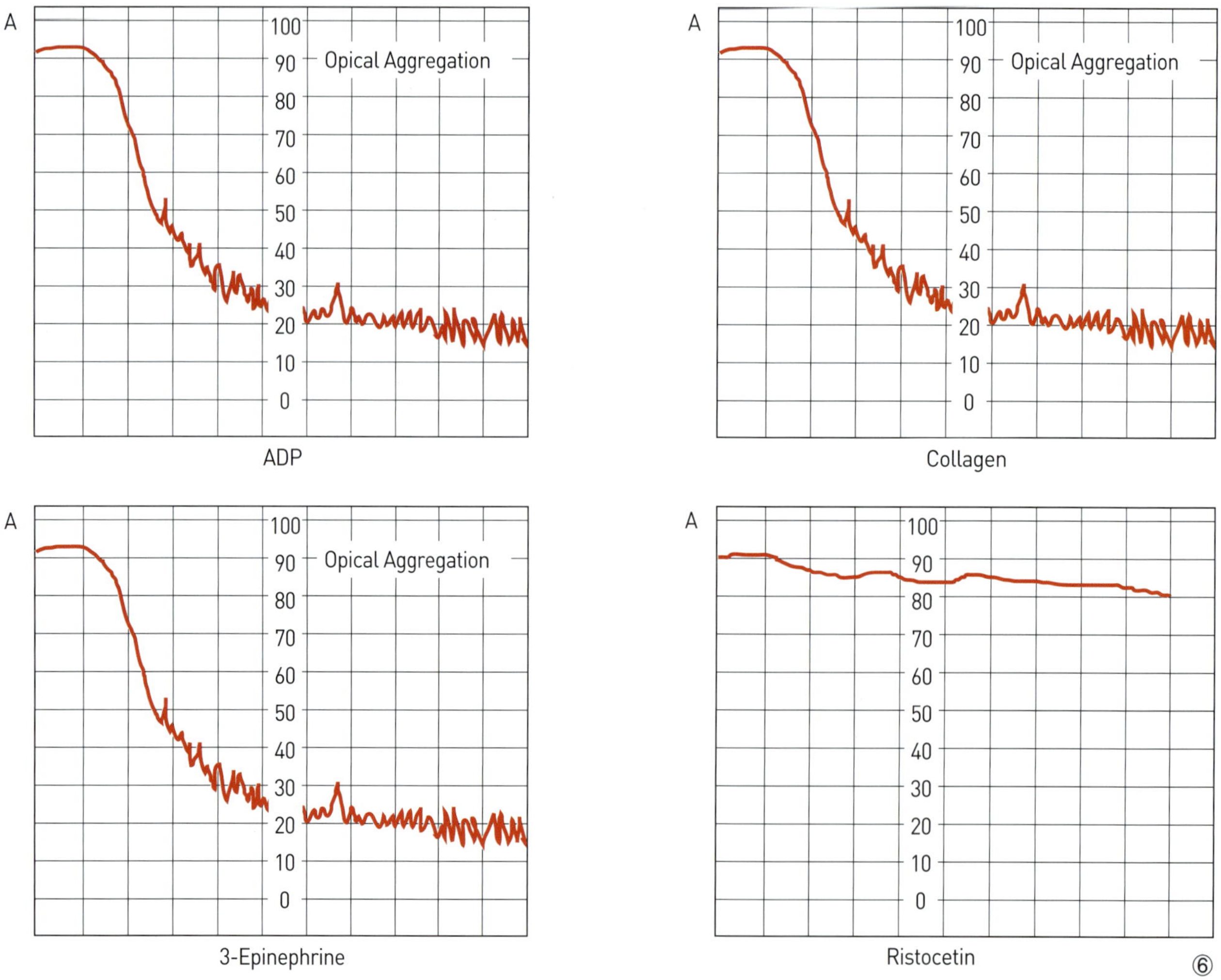

⑥

4) PFA 100(200) (사진 ⑦)

- 일차 지혈과정을 체외에서 시뮬레이션하여 혈소판기능부전을 선별하는 검사이다.
- 비침습적이며, 전혈을 검체로 사용하여 간편하고 신속하게 혈소판 기능을 평가한다.
- 참고치

  Collagen/Epi : 82–182초

  Collagen/ADP : 62–109초

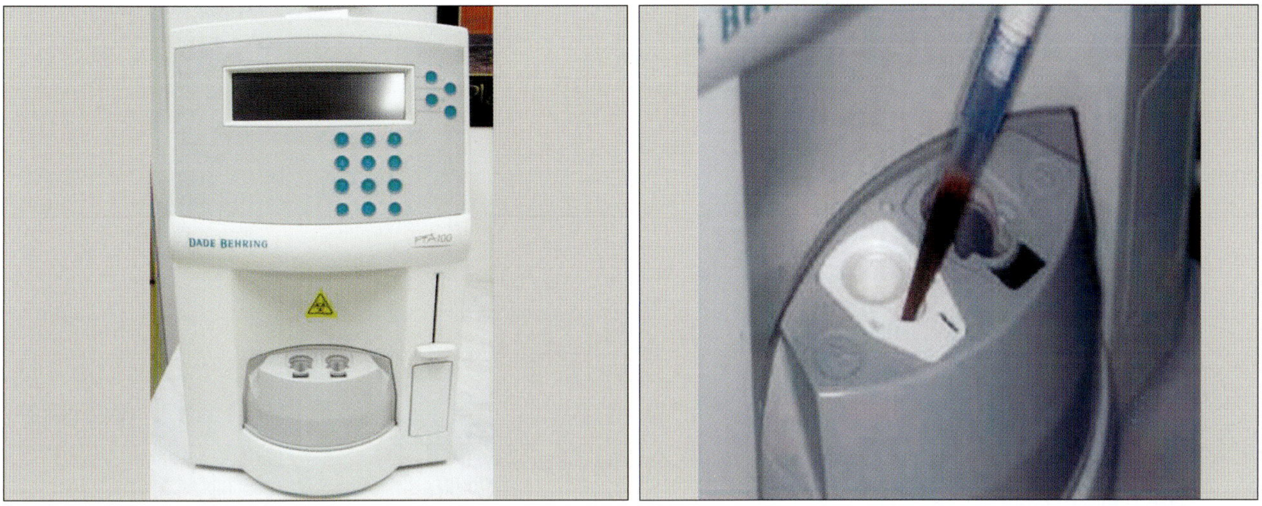

⑦

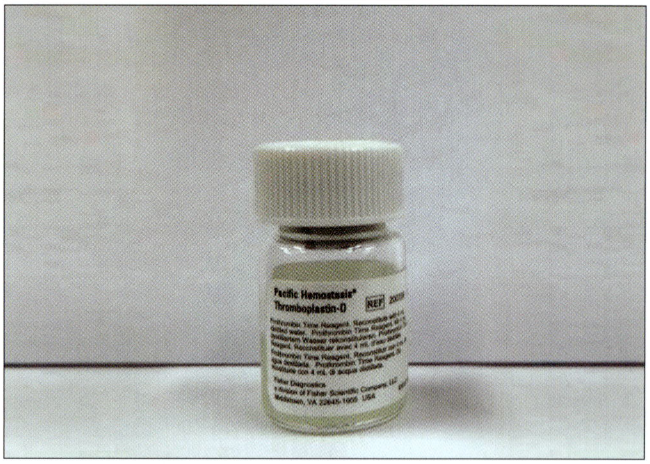

①

1) PT (사진 ①, ②)

- 외인계 응고계(Ⅱ, Ⅴ, Ⅶ, Ⅹ인자)의 응고활성을 종합적으로 검사하는 방법이다.
- 혈장에 조직 thomboplastin과 0.025M $CaCl_2$를 첨가하여 응고시간을 측정한다.
- 보고방법
  초(second): 12~14초.
  활성도(prothrombin activity, %): 80~100%
  INR(국제표준비계산): 0.9~1.2 IN

- International Normalized Ratio(INR, 국제표준비의 계산)
  INR=(Patient PT/Normal PT)^{ISI}
  INR은 경구용 항응고제치료 중인 환자의 관리지표로서 표준화된 척도로 이용된다.

〈INR 판독표〉

ISI	International Sensitivity Index(ISI)																				
Ratio	1.0	1.1	1.2	1.3	1.4	1.5	1.6	1.7	1.8	1.9	2.0	2.1	2.2	2.3	2.4	2.5	2.6	2.7	2.8	2.9	3.0
1.0	1.0	1.0	1.0	1.0	1.0	1.0	1.0	1.0	1.0	1.0	1.0	1.0	1.0	1.0	1.0	1.0	1.0	1.0	1.0	1.0	1.0
1.1	1.1	1.1	1.1	1.1	1.1	1.2	1.2	1.2	1.2	1.2	1.2	1.2	1.2	1.2	1.3	1.3	1.3	1.3	1.3	1.3	1.3
1.2	1.2	1.2	1.2	1.4	1.3	1.3	1.3	1.4	1.4	1.4	1.4	1.5	1.5	1.5	1.5	1.6	1.6	1.6	1.7	1.7	1.7
1.3	1.3	1.3	1.4	1.5	1.4	1.5	1.5	1.6	1.6	1.6	1.7	1.7	1.8	1.8	1.9	1.9	2.0	2.0	2.1	2.1	2.2
1.4	1.4	1.4	1.5	1.7	1.6	1.7	1.7	1.8	1.8	1.9	2.0	2.0	2.1	2.2	2.2	2.3	2.4	2.5	2.6	2.7	2.7
1.5	1.5	1.6	1.6	1.8	1.8	1.8	1.9	2.0	2.1	2.2	2.3	2.3	2.4	2.5	2.6	2.8	2.9	3.0	3.1	3.2	3.4
1.6	1.6	1.7	1.8	2.0	1.9	2.0	2.1	2.2	2.3	2.4	2.6	2.7	2.8	2.9	3.1	3.2	3.4	3.6	3.7	3.9	4.1
1.7	1.7	1.8	1.9	2.1	2.1	2.2	2.3	2.5	2.6	2.7	2.9	3.0	3.2	3.4	3.6	3.8	4.0	4.2	4.4	4.7	4.9
1.8	1.8	1.9	2.0	2.3	2.3	2.4	2.6	2.7	2.9	3.1	3.2	3.4	3.6	3.9	4.1	4.3	4.6	4.9	5.2	5.5	5.8
1.9	1.9	2.0	2.2	2.5	2.5	2.6	2.8	3.0	3.2	3.4	3.6	3.8	4.1	4.4	4.7	5.0	5.3	5.7	6.0		
2.0	2.0	2.1	2.3	2.6	2.6	2.8	3.0	3.2	3.5	3.7	4.0	4.3	4.6	4.9	5.3	5.7					
2.1	2.1	2.3	2.4	2.8	2.8	3.0	3.3	3.5	3.8	4.1	4.4	4.7	5.1	5.5	5.9						
2.2	2.2	2.4	2.6	3.0	3.0	3.3	3.5	3.8	4.1	4.5	4.8	5.2	5.7								
2.3	2.3	2.5	2.7	3.1	3.2	3.5	3.8	4.1	4.5	4.9	5.3	5.7									
2.4	2.4	2.6	2.9	3.3	3.4	3.7	4.1	4.4	4.8	5.3	5.8										
2.5	2.5	2.7	3.0	3.5	3.6	4.0	4.3	4.7	5.2	5.7											
2.6	2.6	2.9	3.1	3.6	3.8	4.2	4.6	5.1	5.6												
2.7	2.7	3.0	3.3	3.8	4.0	4.4	4.9	5.4	6.0												
2.8	2.8	3.1	3.4	4.0	4.2	4.7	5.2	5.8													
2.9	2.9	3.2	3.6	4.2	4.4	4.9	5.5														
3.0	3.0	3.3	3.7	4.4	4.7	5.2	5.8														
3.1	3.1	3.5	3.9	4.5	4.9	5.5															
3.2	3.2	3.6	4.0	4.7	5.1	5.7															
3.3	3.3	3.7	4.2	4.9	5.3	6.0															
3.4	3.4	3.8	4.3	5.1	5.5																
3.5	3.5	4.0	4.5	5.3	5.8																
3.6	3.6	4.1	4.7	5.5	6.0																
3.7	3.7	4.2	4.8	5.7																	
3.8	3.8	4.3	5.0	5.9																	
3.9	3.9	4.5	5.1																		
4.0	4.0	4.6	5.3																		
4.1	4.1	4.7	5.4																		
4.2	4.2	4.8	5.6																		
4.3	4.3	5.0	5.8																		
4.4	4.4	5.1	5.9																		
4.5	4.5	5.2																			
4.6	4.6	5.4																			
4.7	4.7	5.5																			
4.8	4.8	5.6																			
4.9	4.9	5.7																			
5.0	5.0	5.9																			

②

2) APTT (사진 ③)

- 내인성 응고계 인자(Ⅷ, Ⅸ)와 Ⅱ,Ⅴ,Ⅹ인자의 결핍유무를 종합적으로 검사한다.
- 혈장과 첨가활성제(kaolin, silica, celite 등) $CaCl_2$를 첨가하여 응고시간을 측정한다.
- 참고치 : 25~40초

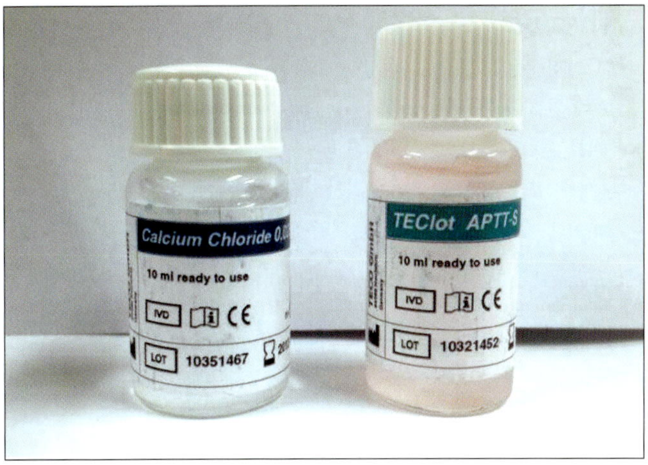

③

3) 혼합검사(mixing test) (사진 ④)

- 응고시간(PT, aPTT)이 연장된 환자 혈장과 정상 혈장 동량을 혼합하여 다시 응고시간(PT, aPTT)을 측정하는 검사로, 응고인자의 결핍과 응고억제물질의 존재 여부를 구별할 수 있다.
- 응고시간이 보정되면 혈액응고인자 결핍
- 응고시간이 보정되지 않는 경우는 응고억제인자, 순환항응혈소 존재.

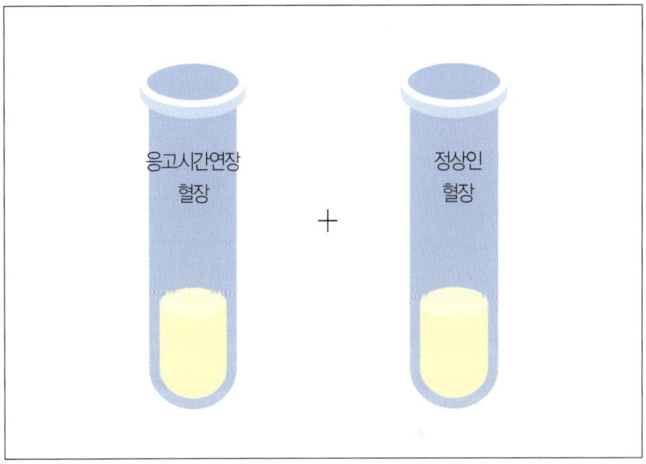

④

4) 응고인자검사(factor assay) (사진 ⑤)

- 혈장에 APTT시약, 인자결핍혈장을 섞은 후 $CaCl_2$를 첨가하여 응고인자 결핍여부를 확인한다.
- 참고치

  정상 60~160%

  Mild hemolysis : FVIII activity 5~25%

  Moderate hemolysis : FVIII activity 1~4%

  Severe hemolysis : FVIII activity < 1%

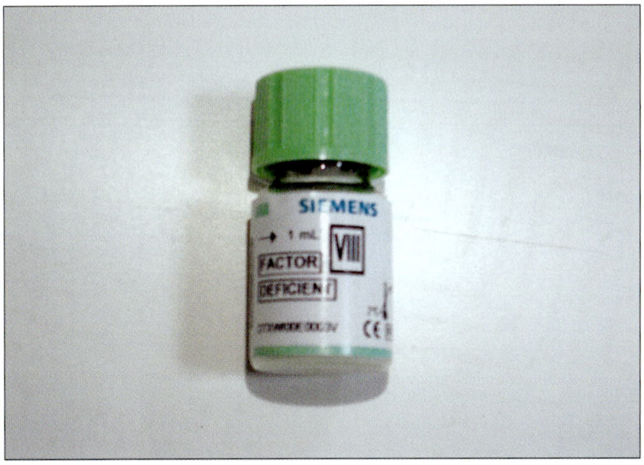

⑤

5) Thrombin time(TT)

- 혈장에 thrombin 용액을 가하여 응고까지의 시간을 측정한다.
- 응고기전의 제3단계에 이상이 있는 경우나 항 thrombin 물질이 증가하는 것을 검사하는 데 이용된다.
- 참고치 : 15~20초
- 연장되는 경우 : 피브리노젠(fibrinogen)감소 및 질적 이상, 파종혈관내응고(disseminated intravascular coagulation; DIC), 피브리노젠분해산물(fibrinogen degradation product: FDP) 증가, 헤파린(heparin) 증가, 다발골수종, 이상 단백혈증

제 10 장

자동혈액 분석기

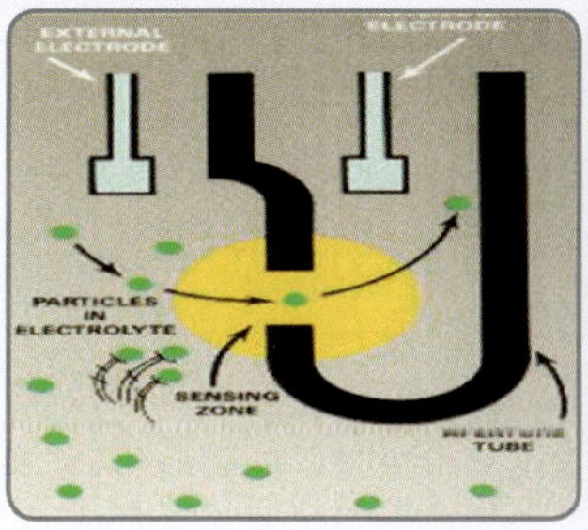

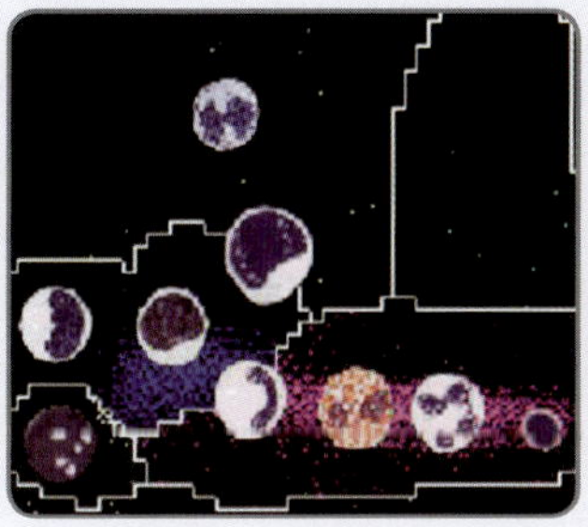

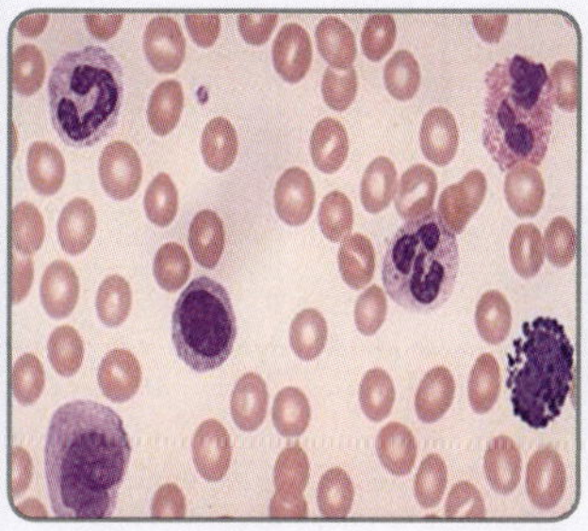

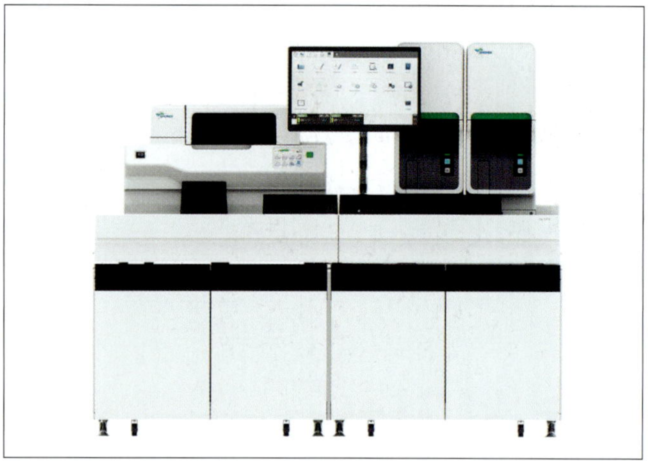

①

1) XN-3000 자동혈구분석기 (사진 ①)

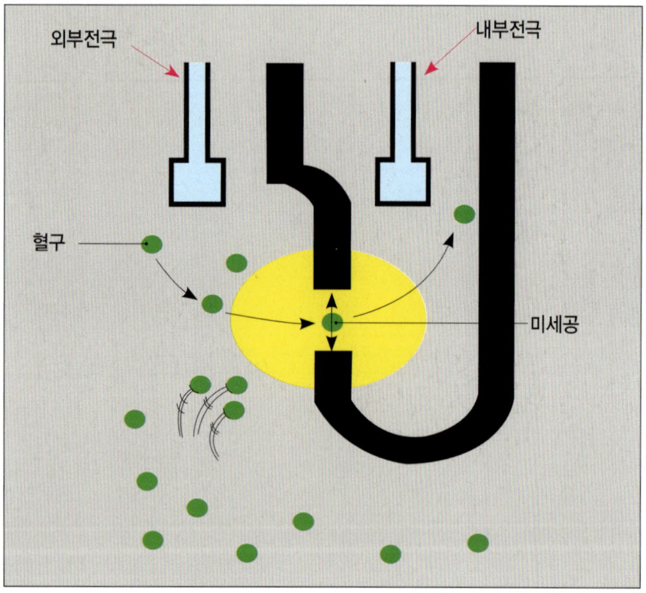

②

2) 측정원리 (사진 ②)

〈직류저항법〉

- 정전류가 흐르고 있는 검출기의 미세공(aperture)에 희석된 혈구부유액이 통과할 때 혈구 하나하나에 대해 전기저항이 생기게 되고 이것이 전기적 전압 변화(pulse)로 나타난다.
- pulse의 수는 혈구의 수와 pulse의 크기는 혈구의 크기와 비례한다.
- 적혈구 수와 혈소판 수를 측정할 수 있다.

3) 유세포분석기법(flow cytometry)

〈혈구 수 측정〉 (사진 ③)

- 레이저 광원을 통과한 혈구들은 빛의 산란정도에 따라 전방산란(forward scatterd, FS), 측방산란(side scatterd, SS)으로 나누어진다.
  전방산란(forward scattered light) : 혈구의 크기 측정.
  측방산란(side scattered light) : 혈구의 핵모양, 크기, 염색질 밀도, 과립정도 같은 내부구조 측정.
  형광(fluorescence light) : 혈구에 붙여진 형광색소의 강도 측정.

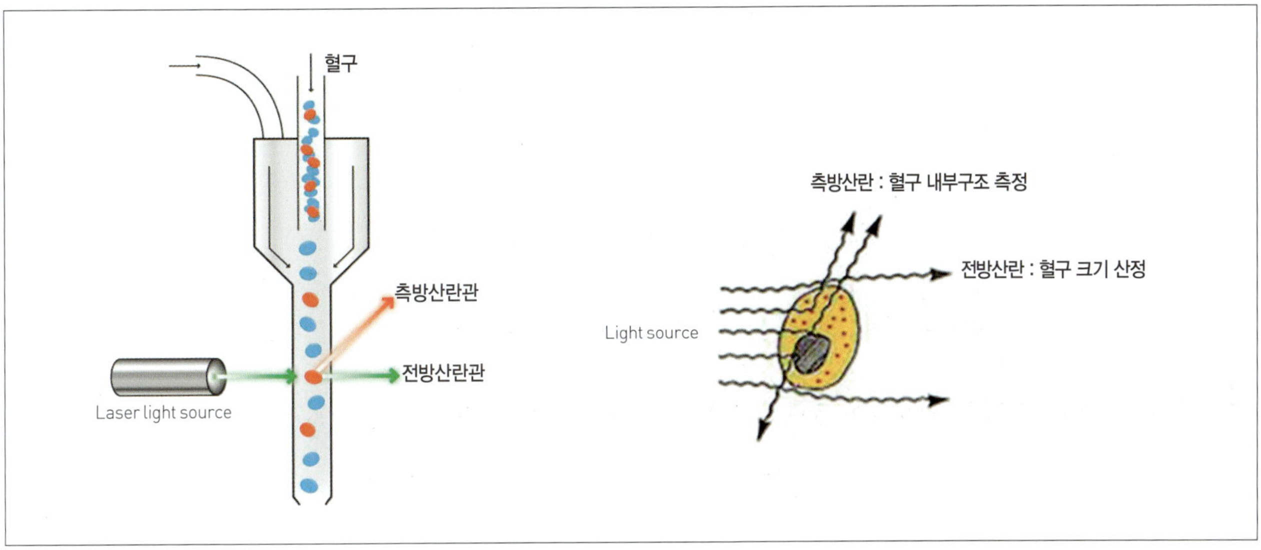

③

〈백혈구 백분율 측정〉 (사진 ④)

- 산성용혈시약으로 적혈구를 용혈하고 백혈구 세포 속으로 색소를 투과시켜 세포 내의 DNA와 RNA를 염색한다. Flowcytomerty법의 측방산란광과 측방형광의 정보를 검출하여 림프구, 단핵구, 호산구, 호중구+호염기구의 4종류 백혈구를 산출한다.

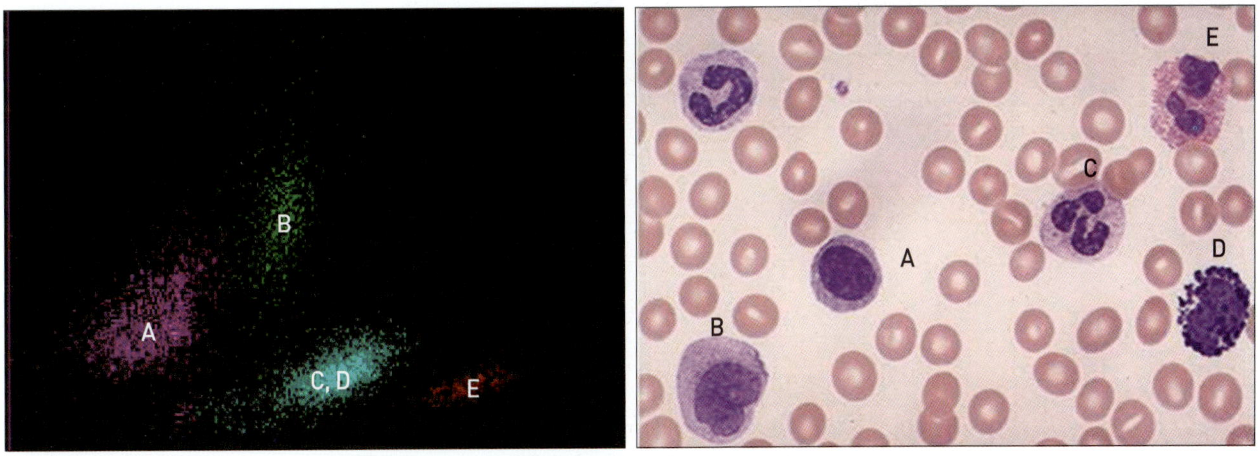

④

A : 림프구, B : 단핵구, C : 호중구, D : 호염기구, E : 호산구

〈그물적혈구〉 (사진 ⑤)

- 그물적혈구를 형광염색하여 각 형광강도 영역의 그물적혈구 비율과 미성숙그물적혈구 비율을 산출한다.
- 그물적혈구 비율은 그 형광 강도에 따라 LFR(light fluorescence rate), MFR(medium fluorescence rate), HFR(high fluorescence rate)로 나눌 수 있고 이 중 형광강도가 높은 MFR과 HFR은 미성숙그물적혈구 비율(IRF, immature fluorescence rate)을 의미한다.

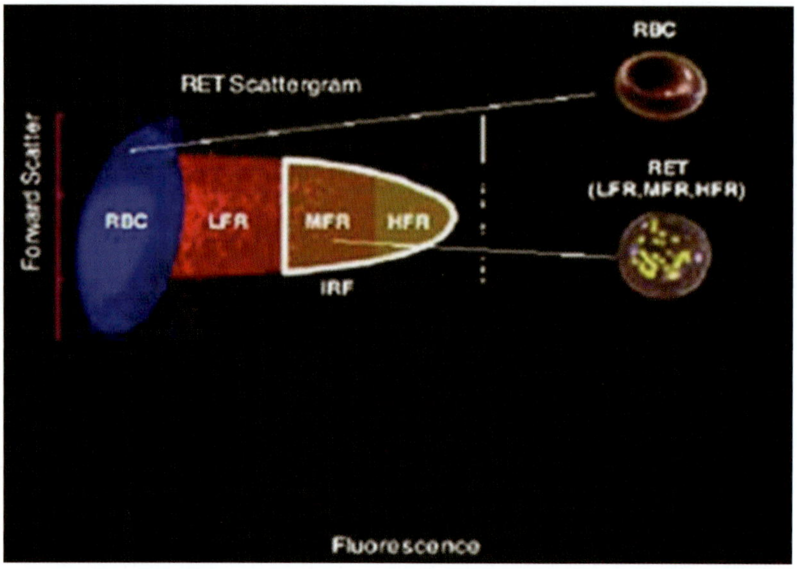

⑤

4) 정상 측정결과 (사진 ⑥)

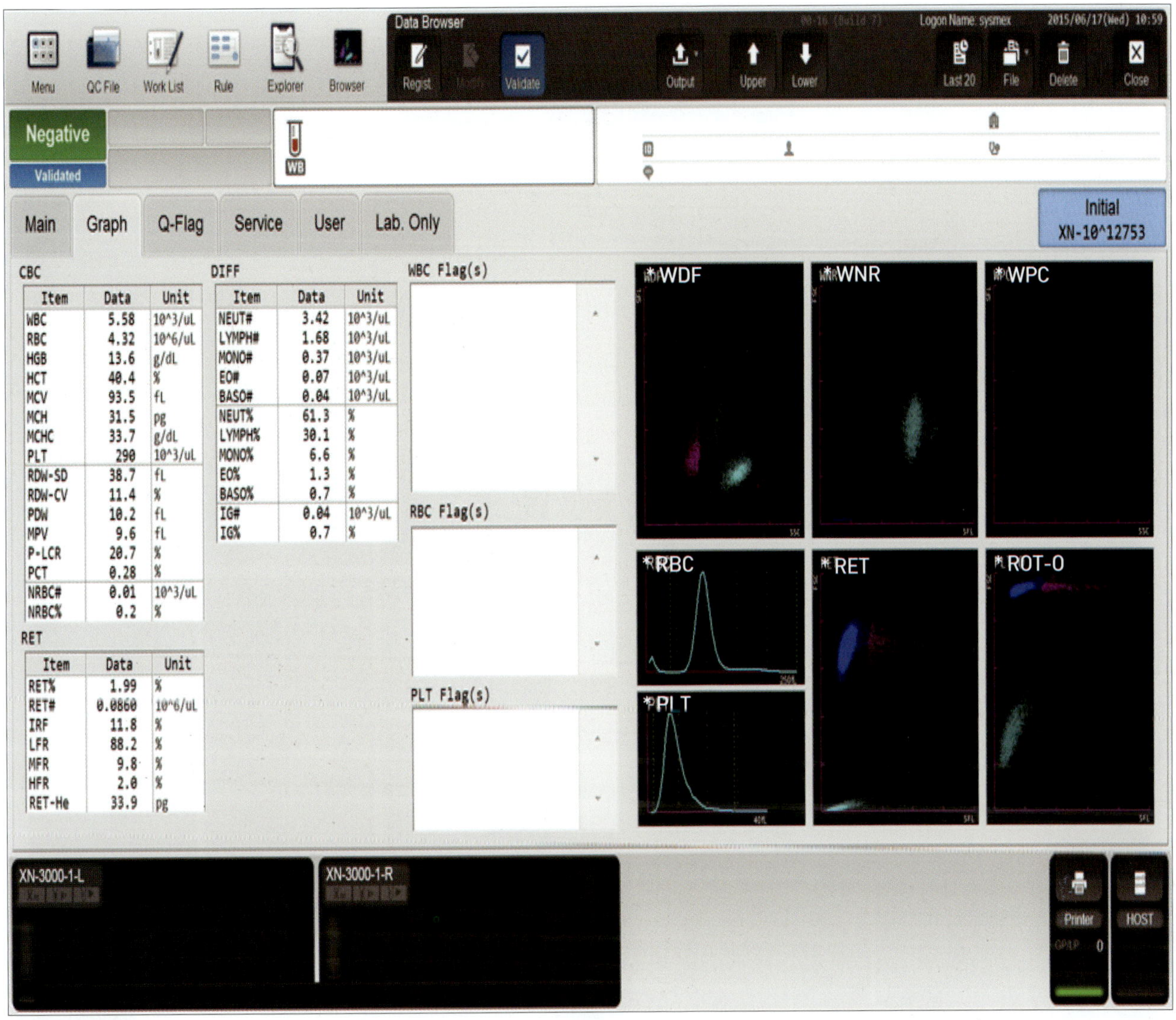

⑥

> *WDF : 백혈구 종류 구분
> *WNR : 유핵적혈구가 교정된 백혈구 수 측정
> *WPC : 비정상 백혈구(blast, abnormal lymphocyte, pluripotential stem cell 등) 측정
> *RET : 그물적혈구 측정
> *POT–O : 광학측정 혈소판

- CBC data에 이상이 없고 비정상 flags들도 없는 정상적인 결과를 보인다.

5) 비정상 측정결과

■ 증례 1 (사진 ⑦)

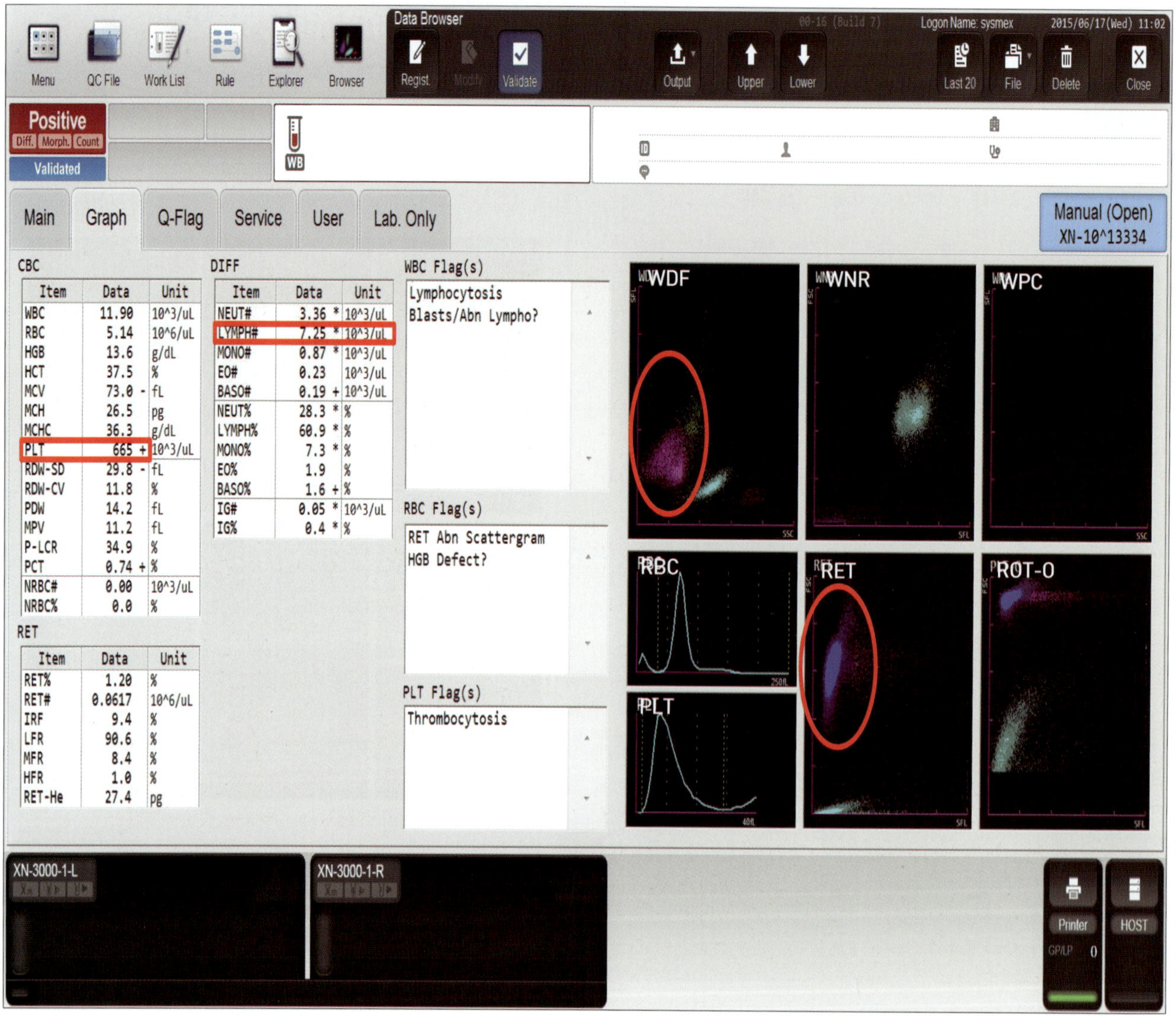

⑦

- 림프구 증가와 모세포/비정상림프구가 의심된다.
- 비정상 그물적혈구 산포도(scattergram)가 보이고 혈소판이 증가되었다.

■ 증례 2 (사진 ⑧)

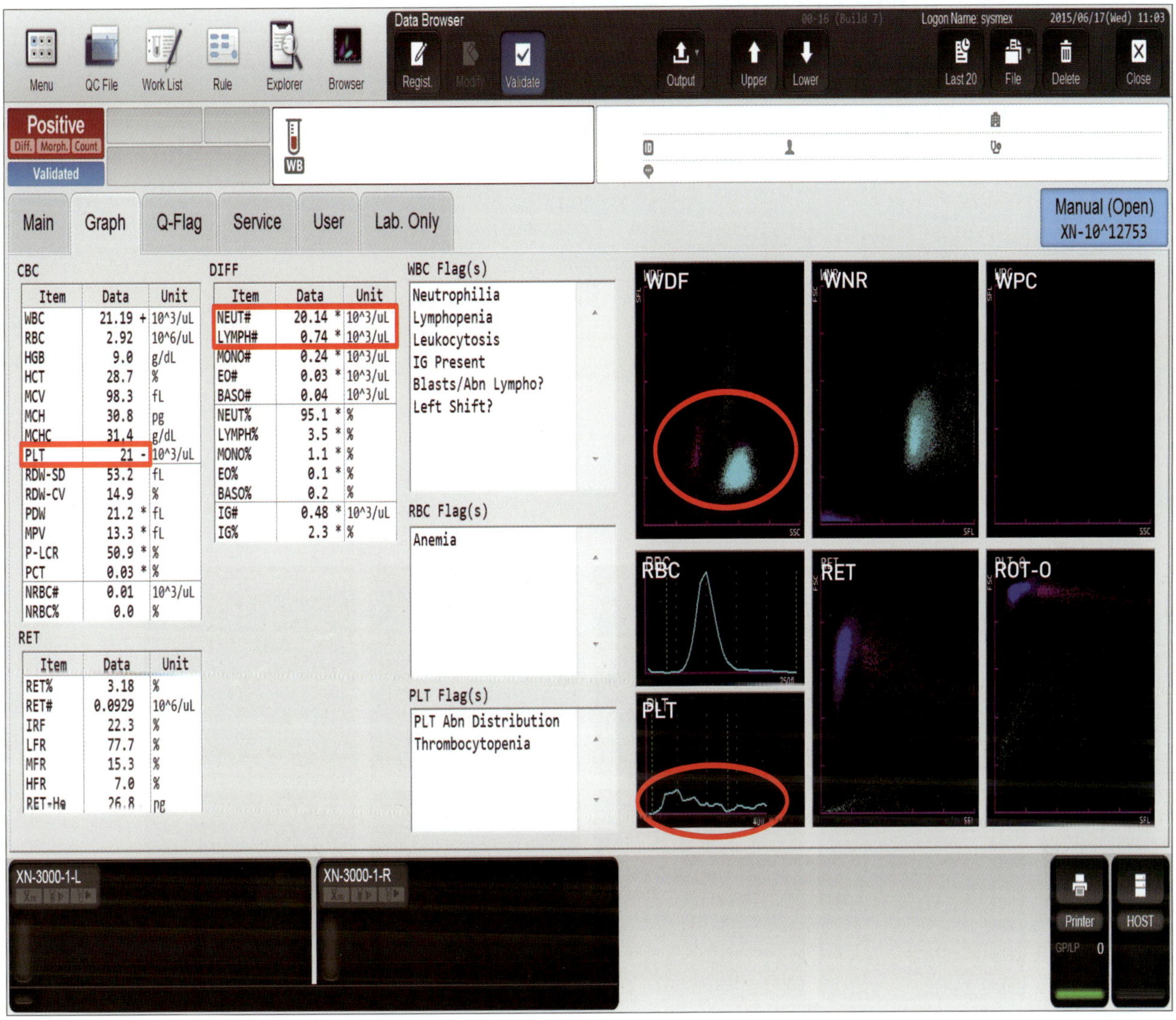

⑧

- neutrophil은 증가, lymphocyte는 감소되었다.
- blast/abnormal lymphocyte, left shift가 의심된다.
- 빈혈이 의심된다.
- 비정상 혈소판 히스토그램(histogram)을 보이고, 혈소판이 감소되었다.

■ 증례 3 (사진 ⑨)

| XN-Series **Megaloblastic anemia**

Information from XN-Series

Item	Value	Unit	Flag
WBC	2.74	$10^3/\mu L$	−
RBC	1.23	$10^6/\mu L$	−
HGB	5.0	g/dL	−
HCT	14.8	%	−
MCV	120.3	fL	+
MCH	40.7	pg	+
MCHC	33.8	g/dL	
PLT&F	36	$10^3/\mu L$	−
RDW-SD	79.3	fL	+
RDW-CV	21.8	%	+
PDW	----	fL	
MPV	----	fL	
P-LCR	----	%	
PCT	----	%	
NRBC	0.02	$10^3/\mu L$	0.7 /100WBC

Item	Value	Unit	%
NEUT	1.57	$10^3/\mu L$	57.2 %
LYMPH	1.06	$10^3/\mu L$	38.7 %
MONO	0.07	$10^3/\mu L$	2.6 %
EO	0.04	$10^3/\mu L$	1.5 %
BASO	0.00	$10^3/\mu L$	0.0 %
IG	0.01	$10^3/\mu L$	0.4 %
RET	0.0123	$10^6/\mu L$	1.00 %
IRF	17.9	%	
LFR	82.1	%	
MFR	14.0	%	
HFR	3.9	%	
RET-He	40.9	pg	
IPF	3.0	$10^3/\mu L$	8.3 %

Flags

WBC Flag(s)

RBC Flag(s)
Anisocytosis
Macrocytosis
Anemia
Fragments?

PLT Flag(s)
PLT Abn Distribution
Thrombocytopenia

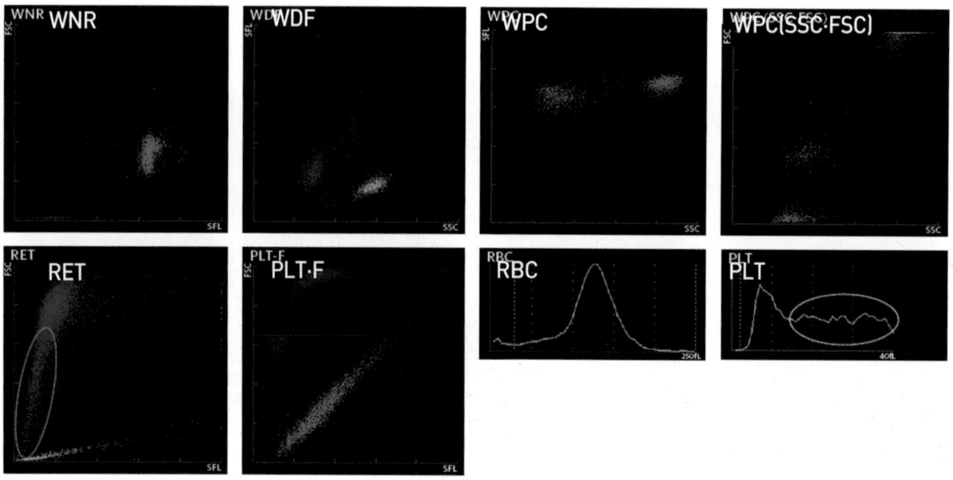

⑨

- 백혈구 수는 약간의 감소, 적혈구 수, 혈소판 수는 현저한 감소를 보이고 있다. MCV, RDW-SD가 높고 RBC 히스토그램에서 적혈구 대소부동이 예상되며 "Anisocytosis", "Macrocytosis"의 플래그가 표시되고 있다.
- 도말표본 상에서 관찰된 기형 적혈구 중에는 소형으로 농염된 것도 여러 개 보이며, 따라서 MCH가 높은 수치가 된 것으로 생각된다.
- RET산포도에서는 성숙 적혈구 클러스터가 혈소판 영역 방향으로 뻗어 있고(O) 소구성 적혈구의 출현이 예상된다.
- PLT히스토그램은 기형 적혈구의 간섭을 받고 있는 것으로 생각되며 PLT계의 분석 항목은 표시되고 있지 않다(O).
- 혈소판의 특이사항을 검출하는 PLT-F 산포도는 정상 패턴을 보이고 있다.

■ 증례 4 (사진 ⑩)

XN-Series **Chronic myelogenous leukemia** (CML)

Information from XN-Series

WBC	218.53 $10^3/\mu L$	*	
RBC	3.72 $10^6/\mu L$		
HGB	10.3 g/dL		
HCT	34.3 %		
MCV	92.2 fL		
MCH	27.7 pg		
MCHC	30.0 g/dL	-	
PLT&F	1048 $10^3/\mu L$	*	
RDW-SD	56.9 fL	+	
RDW-CV	17.0 %	+	
PDW	12.5 fL	*	
MPV	10.6 fL	*	
P-LCR	30.0 %	*	
PCT	1.10 %	*	
NRBC	1.52 $10^3/\mu L$	*	0.7 /100WBC *

NEUT	184.46 $10^3/\mu L$ *	84.4 % *	
LYMPH	5.97 $10^3/\mu L$ *	2.7 % *	
MONO	6.52 $10^3/\mu L$ *	3.0 % *	
EO	7.78 $10^3/\mu L$ *	3.6 % *	
BASO	13.80 $10^3/\mu L$ *	6.3 % *	
IG	72.11 $10^3/\mu L$ *	33.0 % *	
RET	0.1001 $10^6/\mu L$	2.69 %	
IRF	30.8 %		
LFR	69.2 %		
MFR	18.4 %		
HFR	12.4 %		
RET-He	26.3 pg		
IPF	50.3 $10^3/\mu L$ *	4.8 % *	

Flags

WBC Flag(s)
WBC Abn Scattergram
Neutrophilia
Lymphocytosis
Monocytosis
Eosinophilia
Basophilia
Leukocytosis
IG Present
Blasts?
Left Shift?

RBC Flag(s)

PLT Flag(s)
Thrombocytosis

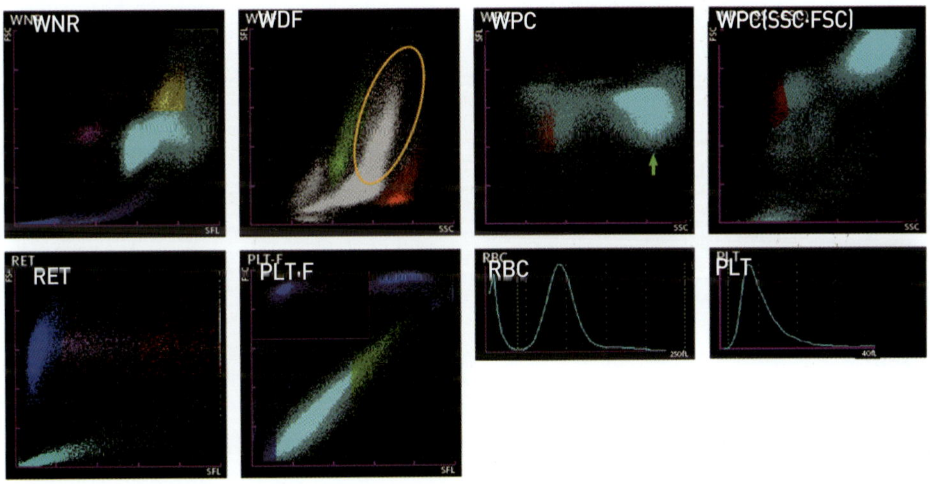

⑩

- 백혈구 수가 현저한 증가를 보이고 WDF 산포도는 일부 분획 불능 상태이지만, IG(미성숙 과립구)영역에 다수의 플롯이 관찰되어 (O)육안 소견과 일치한다.
- WPC 산포도에서는 미성숙 과립구 출현 시의 특징이 관찰되며, 과립구에 상당하는 클러스터가 아래쪽으로 퍼져 있다(↑).
- WPC 및 WPC(SSC−FSC) 산포도에서는 도말표본 상에서 확인된 아구가 이상 세포로 감지되고(적색으로 표시) "Blasts?" 플래그도 표시되고 있다.

■ 증례 5 (사진 ⑪)

Positive
Diff. Morph. Count

Item	Value	Flag	Unit	Value	Flag	Unit
WBC	0.36	-	[10^3/uL]			
RBC	2.77		[10^6/uL]			
HGB	8.7		[g/dL]			
HCT	25.0	-	[%]			
MCV	90.3		[fL]			
MCH	31.4		[pg]			
MCHC	34.8		[g/dL]			
PLT &F	43	-	[10^3/uL]			
RDW-SD	43.1		[fL]			
RDW-CV	13.2		[%]			
PDW	12.5		[fL]			
MPV	11.1		[fL]			
P-LCR	34.2		[%]			
PCT	0.05	-	[%]			
NRBC	0.01		[10^3/uL]	2.8		[%]
NEUT	0.03	*	[10^3/uL]	8.3	*	[%]
LYMPH	0.21	*	[10^3/uL]	58.3	*	[%]
MONO	0.11	*	[10^3/uL]	30.6	*	[%]
EO	0.01	*	[10^3/uL]	2.8	*	[%]
BASO	0.00	*	[10^3/uL]	0.0	*	[%]
IG	0.00	*	[10^3/uL]	0.0	*	[%]
RET			[%]			[10^6/uL]
IRF			[%]			
LFR			[%]			
MFR			[%]			
HFR			[%]			
RET-He			[pg]			
IPF	2.5		[%]			
HPC#			[10^3/uL]			
WBC-BF			[10^3/uL]			
RBC-BF			[10^6/uL]			
MN			[10^3/uL]			[%]
PMN			[10^3/uL]			[%]
TC-BF#			[10^3/uL]			

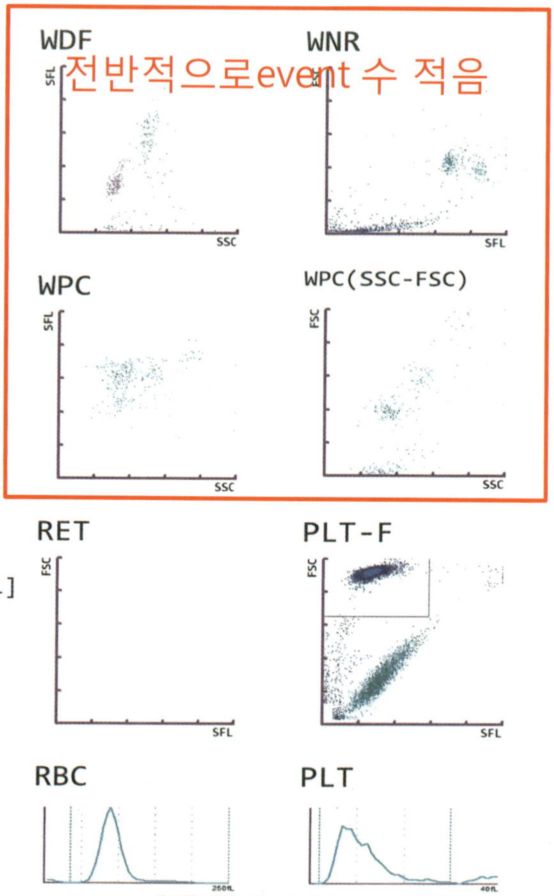

WBC IP Message
Monocytosis
Leukocytopenia
NRBC Present
Blasts?

RBC IP Message

PLT IP Message

⑪

- 백혈구 수가 1000/μL 이하로 감소해 있다.
- 산포도(scattergram) 상에도 전반적으로 백혈구 수가 감소되어 있다.

■ 증례 6 (사진 ⑫)

Positive
Morph. Count

Item	Value	Unit	%	Unit
WBC	6.82	[10^3/uL]		
RBC	3.64	[10^6/uL]		
HGB	12.1	[g/dL]		
HCT	36.3	[%]		
MCV	99.7	[fL]		
MCH	33.2	[pg]		
MCHC	33.3	[g/dL]		
PLT &F	207	[10^3/uL]		
RDW-SD	71.7 +	[fL]		
RDW-CV	20.4 +	[%]		
PDW	9.2	[fL]		
MPV	9.9	[fL]		
P-LCR	22.5	[%]		
PCT	0.18	[%]		
NRBC	2.14	[10^3/uL]	31.4	[%]
NEUT	4.74 *	[10^3/uL]	69.6 *	[%]
LYMPH	1.16 *	[10^3/uL]	17.0 *	[%]
MONO	0.90 *	[10^3/uL]	13.2 *	[%]
EO	0.01	[10^3/uL]	0.1	[%]
BASO	0.01	[10^3/uL]	0.1	[%]
IG	0.05 *	[10^3/uL]	0.7 *	[%]
RET	6.68	[%]	0.2432	[10^6/uL]
IRF	43.8	[%]		
LFR	56.2	[%]		
MFR	28.6	[%]		
HFR	15.2	[%]		
RET-He	25.6	[pg]		
IPF	2.7	[%]		
HPC#		[10^3/uL]		

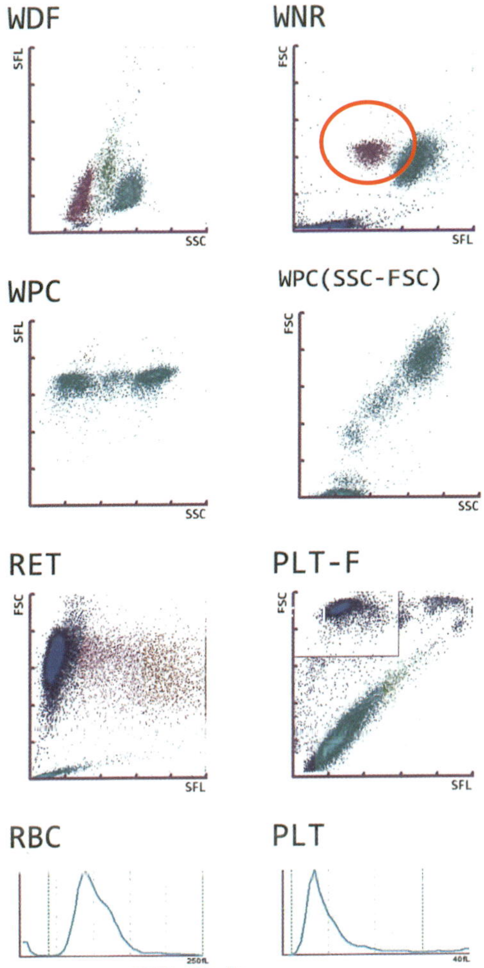

WBC IP Message
NRBC Present
Abn Lympho?

RBC IP Message
Reticulocytosis

PLT IP Message

⑫

- 유핵적혈구가 측정되었다.
- WNR 산포도 상에서도 유핵적혈구 분포를 볼 수 있다.

■ 증례 7 (사진 ⑬)

Positive
Morph. Count

Item	Value	Flag	Unit	Value (%)	Flag	Unit
WBC	24.44	+	[10^3/uL]			
RBC	2.47	-	[10^6/uL]			
HGB	7.8	-	[g/dL]			
HCT	23.0	-	[%]			
MCV	93.1		[fL]			
MCH	31.6		[pg]			
MCHC	33.9		[g/dL]			
PLT &F	77	*	[10^3/uL]			
RDW-SD	50.5		[fL]			
RDW-CV	15.3		[%]			
PDW	19.2	*	[fL]			
MPV	13.2	*	[fL]			
P-LCR	47.0	*	[%]			
PCT	0.10	*	[%]			
NRBC	0.07		[10^3/uL]	0.3		[%]
NEUT	12.61	*	[10^3/uL]	51.6	*	[%]
LYMPH	9.27	*	[10^3/uL]	37.9	*	[%]
MONO	2.39	*	[10^3/uL]	9.8	*	[%]
EO	0.08		[10^3/uL]	0.3		[%]
BASO	0.09		[10^3/uL]	0.4		[%]
IG	0.30	*	[10^3/uL]	1.2	*	[%]
RET	2.46		[%]	0.0608		[10^6/uL]
IRF	22.2		[%]			
LFR	77.8		[%]			
MFR	14.5		[%]			
HFR	7.7		[%]			
RET-He	30.9		[pg]			
IPF	9.5	*	[%]			
HPC#			[10^3/uL]			
WBC-BF			[10^3/uL]			
RBC-BF			[10^6/uL]			
MN			[10^3/uL]			[%]
PMN			[10^3/uL]			[%]
TC-BF#			[10^3/uL]			

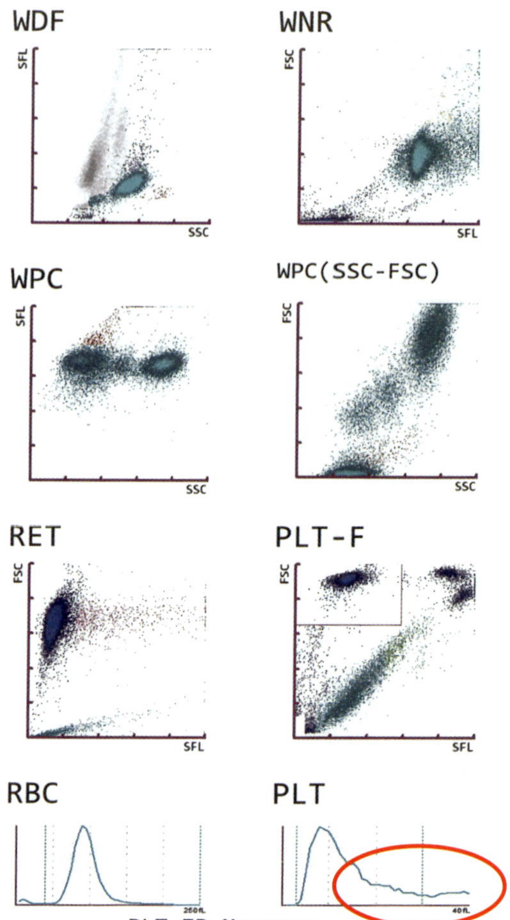

WBC IP Message
WBC Abn Scattergram
IG Present
Abn Lympho?
Atypical Lympho?

RBC IP Message

PLT IP Message
PLT Abn Distribution
PLT Clumps?

⑬

- 혈소판 clumps가 측정되었다.
- PLT 히스토그램(histogram) 상에서도 혈소판 clumps를 볼 수 있다.

■ 증례 8 (사진 ⑭)

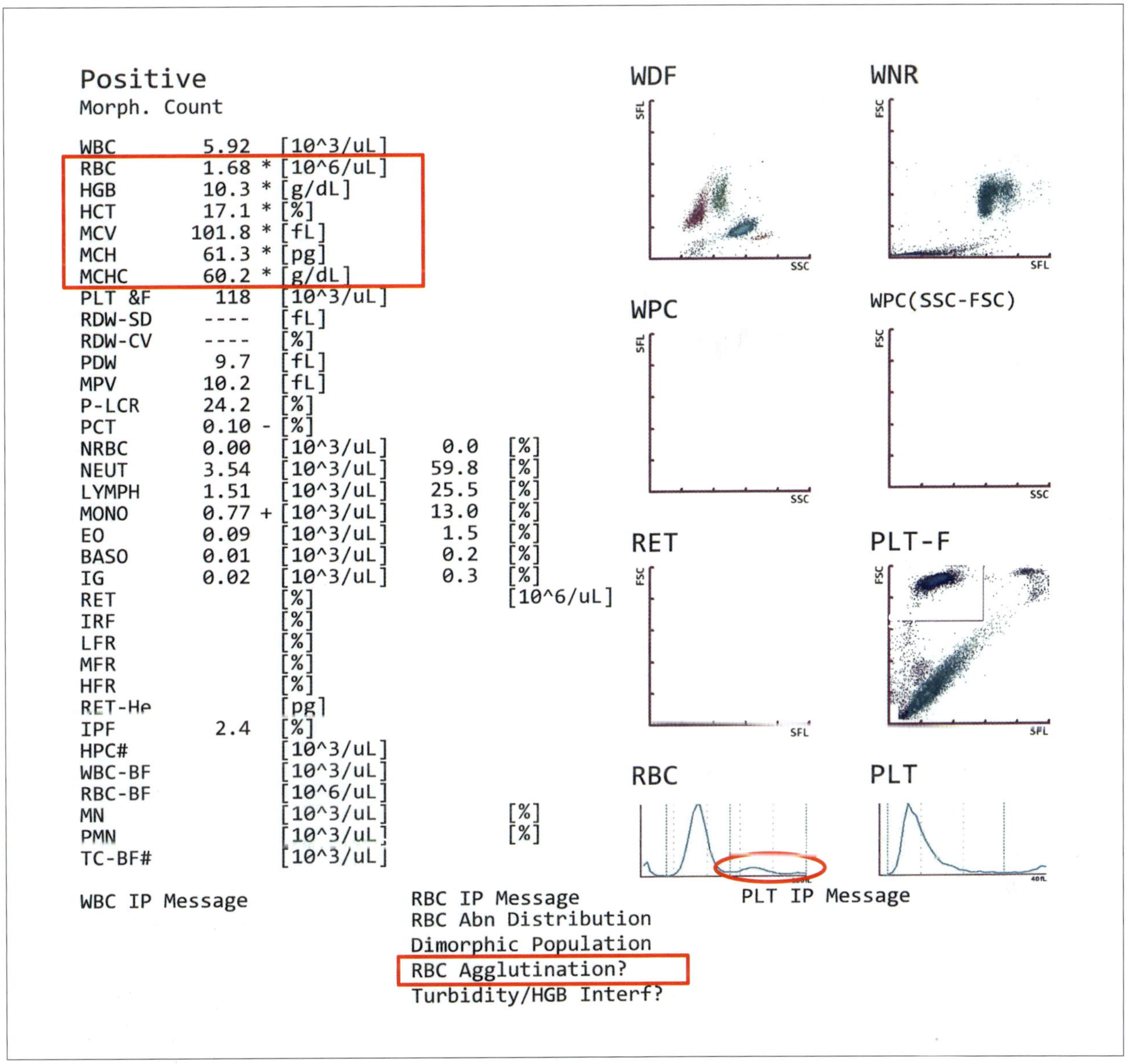

Positive
Morph. Count

WBC	5.92		[10^3/uL]		
RBC	1.68	*	[10^6/uL]		
HGB	10.3	*	[g/dL]		
HCT	17.1	*	[%]		
MCV	101.8	*	[fL]		
MCH	61.3	*	[pg]		
MCHC	60.2	*	[g/dL]		
PLT &F	118		[10^3/uL]		
RDW-SD	----		[fL]		
RDW-CV	----		[%]		
PDW	9.7		[fL]		
MPV	10.2		[fL]		
P-LCR	24.2		[%]		
PCT	0.10	-	[%]		
NRBC	0.00		[10^3/uL]	0.0	[%]
NEUT	3.54		[10^3/uL]	59.8	[%]
LYMPH	1.51		[10^3/uL]	25.5	[%]
MONO	0.77	+	[10^3/uL]	13.0	[%]
EO	0.09		[10^3/uL]	1.5	[%]
BASO	0.01		[10^3/uL]	0.2	[%]
IG	0.02		[10^3/uL]	0.3	[%]
RET			[%]		[10^6/uL]
IRF			[%]		
LFR			[%]		
MFR			[%]		
HFR			[%]		
RET-He			[pg]		
IPF	2.4		[%]		
HPC#			[10^3/uL]		
WBC-BF			[10^3/uL]		
RBC-BF			[10^6/uL]		
MN			[10^3/uL]		[%]
PMN			[10^3/uL]		[%]
TC-BF#			[10^3/uL]		

WBC IP Message

RBC IP Message
RBC Abn Distribution
Dimorphic Population
RBC Agglutination?
Turbidity/HGB Interf?

PLT IP Message

⑭

• 적혈구 응집이 측정되었다.
• 심한 적혈구 응집으로 Hb/Hct balance뿐 아니라 적혈구 수까지 영향을 받았다.

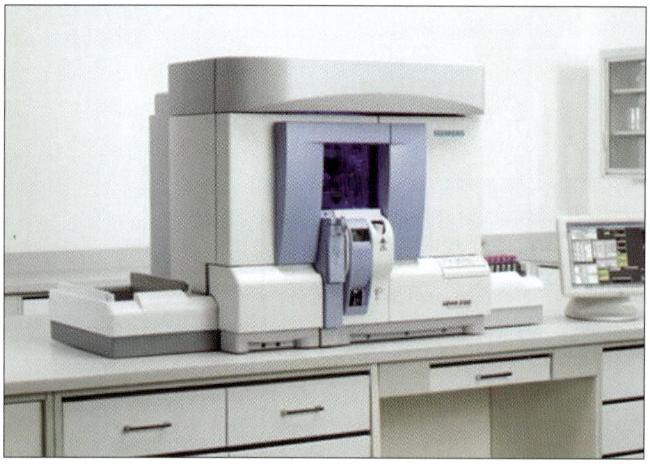

①

1) Advia 2120i(Siemens) (사진 ①)

2) Baso/Lobularity Channe (사진 ②, ③)

- 세포화학적 반응과정
  1단계 : Baso시약에 의해 RBC, 혈소판이 용해
  2단계 : 호염기구를 제외한 모든 백혈구는 세포질은 제거되고 핵만 남는다.

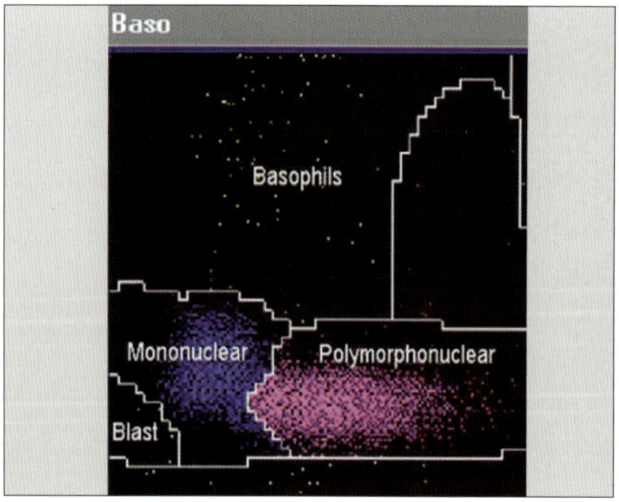

②

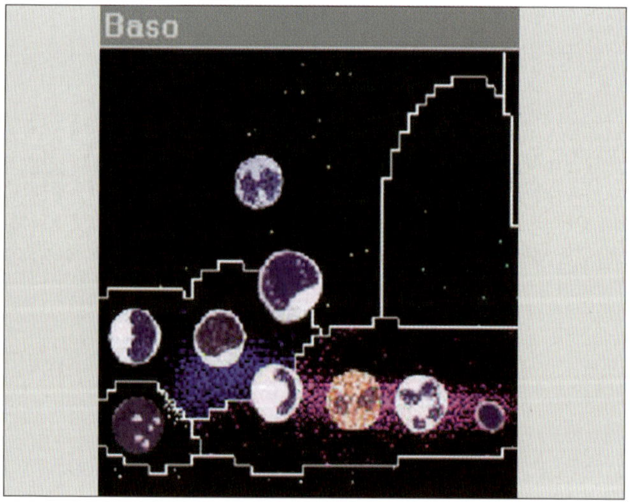

③

3) Peroxidase channel (사진 ④, ⑤)

- 원리 : 세포들은 peroxidase 염색의 정도에 비례하여 빛을 흡수하고 세포 크기에 비례하여 빛을 산란하여 각각 x, y축에 나타난다.
- 호중구, 단핵구, 호산구들은 peroxidase 활성 정도에 따라 염색되고, peroxidase가 없는 림프구는 염색이 되지 않는 상태로 나타난다.

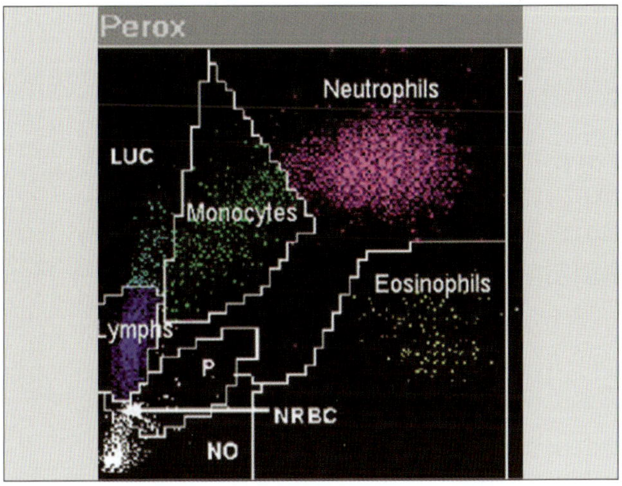

④

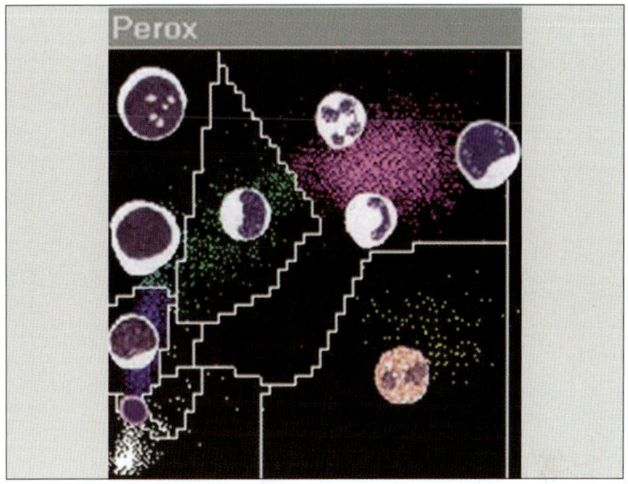

⑤

4) Reticulocyte channel (사진 ⑥)

- 세포화학적 반응과정

1단계 : Auto retic 시약에 의해 RBC/PLT가 구형화된다.

2단계 : 시약성분 중의 oxazine 750에 의해 RNA가 염색된다.

- 측정원리 : Retic 반응조에서 세포화학적 반응과정을 거친 일정량의 혈구부유액이 flow cell을 통해 지나가는 동안 2각도 산란광에 의해 세포의 크기, Hb 농도, 흡광도값의 측정에 의해 RNA 함량을 측정
- 그물적혈구의 성숙도를 3영역(L, M, H)으로 구분하여 미성숙그물적혈구지수를 산정

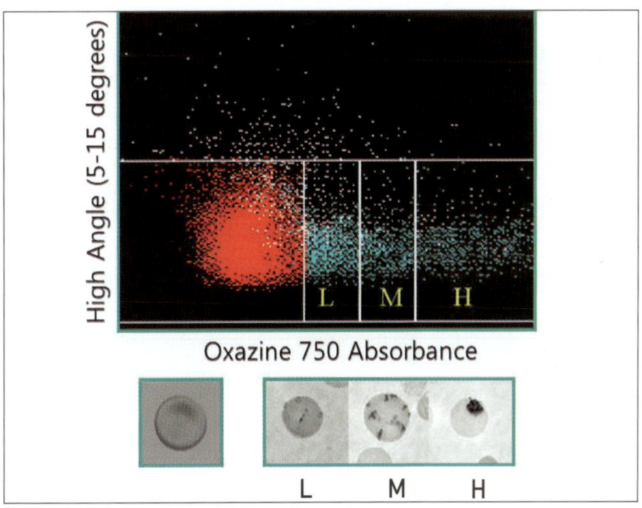

⑥

1. 정상 말초혈 림프구

림프구 서브셋의 분류는 원발성 및 후천성면역결핍증의 진단, 장기이식에 동반되는 거부반응과 자가면역질환 등 림프구 증가 및 감소를 보이는 질환 진단과 병태 파악에 유용한 검증법이다. 림프구 서브셋의 분류는 단일클론(monoclonal) 항체를 사용해서 유세포분석기(flow cytometry)로 해석한다.

표 10-1 말초혈 림프구에 발현되는 대표적 표면항원

T세포	CD2, CD3, CD4 or CD8, CD5, CD7, TCR
B세포	CD19, CD20, CD21, CD22, HLA-DR, sIg, CD5(일부의 B세포)
NK세포	CD2, CD7, CD16, CD56, CD57, CD8(일부의 NK세포)

TCR: T세포항원 수용체, sIg: 표면 면역 글로불린

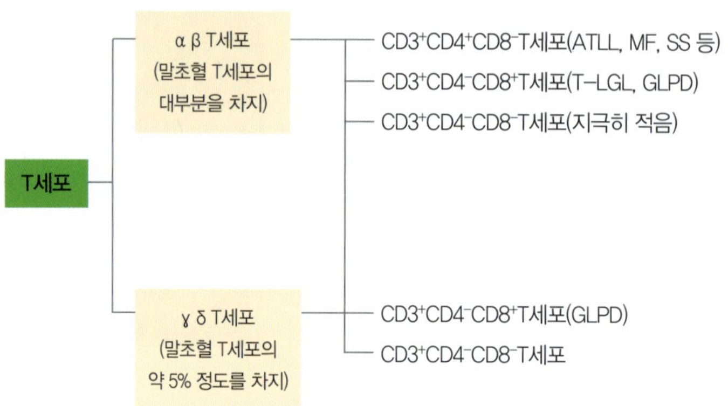

그림 10-1 T 세포의 분류

ATLL: adult T cell leukemia/lymphoma(성인 T세포 백혈병/림프종), MF:mycosis fungoides(균상식육종), SS: sézary syndrome(세자리 증후군), T-LGL: T-cell large granular lymphocytic leukemia(T세포성 LGL 백혈병), GLPD: granular lymphocyte proliferative disorders(과립 림프구 증다증)

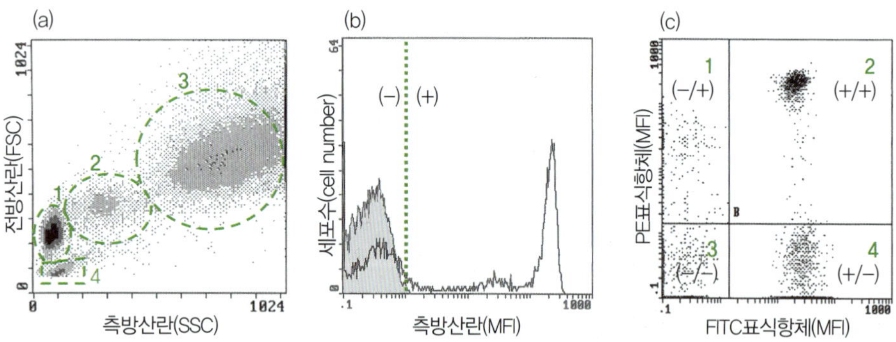

사이트그램	1. 패러메터 히스토그램	2. 패러메터 히스토그램
1: 림프구 영역 2: 단핵구 영역 3: 과립구 영역(호중구, 호산구) 4: 적혈구 찌꺼기, 혈소판 영역 *호염기구는 림프구 영역과 단핵구 영역 사이에 분포한다.	적음 ← 항원량 → 많음	분획 1: FITC(−)/PE(+) 분획 2: FITC(+)/PE(+) 분획 3: FITC(−)/PE(−) 분획 4: FITC(+)/PE(−)

그림 10-2 유세포분석기(flow cytometry)에서 얻을 수 있는 정보

1) 게이팅(gating)의 중요성

FCM에 있어서는 게이팅의 선택이 측정결과에 크게 영향을 준다. FCM에서는 크기의 지표인 전방산란광(FCS)과 세포 내 구조의 복잡함을 반영하는 측방산란광(SSC)을 조합시키는 것으로 대략 세포를 분별할 수 있지만(그림 10-3), 단핵세포인 모세포(blast)와 림프종 세포와 정상 림프구를 완전히 구별하는 것은 할 수 없다. 그러므로 급성백혈병 세포의 표면 마커 해석을 하는 경우는 모세포가 CD45 약양성인 것을 이용해서 모세포와 정상림프구를 분별하는 CD45 게이팅이 사용된다(그림 10-3a).

성숙림프구 유래의 종양인 악성 림프종의 해석에서도 통상 림프종 세포가 정상 림프구보다 대형이고, 정상 림프구보다 CD45를 많이 발현하는 것 때문에 CD45 게이팅이 유효한 경우가 많다. 또한, 기관지 세정액으로 악성림프종 세포의 표면 마커 해석을 한 경우, 기관지 세정액 중에는 세포 이외의 성분이 많이 포함되어 있기 때문에 성숙 림프구가 CD45 강 발현이라는 것을 이용해서 해석한다.

CD3 항원의 발현이 정상 T 세포보다 약해져 있는 성인 T 세포 백혈병/림프종(ATLL)에는 CD3 게이팅이 유효하다(그림 10-3b). 자연살해세포성 백혈병은 CD3 음성 세균을 해석하는 것으로 종양세포를 보다 선택적으로 해석할 수 있다. 만성림프구백혈병의 해석에는 B 세포 특이적인 CD19(RMFLA 8-3c)와 CD20을 조합해서 해석한다. 골수종세포의 표면 마커 해석에서는 골수종세포와 혼재하는 적혈모세포가 CD45 항원 음성이기 때문에 CD45 게이팅으로는 양자를 분별할 수 없다.

그러므로 골수종세포의 해석에는 골수종세포가 CD38과 CD138가 양성인 것을 이용한 CD38 게이팅(그림 10-3b) 혹은 CD138 게이팅을 실시한다.

2) 백혈병 세포의 표면항원 해석 패턴-증례-

(1) APL: t(15;17) (q22; q21); PML–RARA를 가진 AML (그림 10-4)

이 타입 AML의 전형적인 표면 마커는 $CD2^{-/P+}CD4^{-/+}CD13^{+}CD15^{-/W+}CD33^{b+}CD34^{-/P+}CD56^{-/+}CD65^{-/W+}CD117^{+/-}HLA^{-}DR^{-/P+}MPO^{b+}$이며, CD13보다도 CD33의 양성률이 높고(그림 10-4b, c), CD2와 CD34를 발현하는 증례가 있다(이 증례는 음성, 그림 10-4e,g), CD2와 CD34의 발현은 15번 염색체상의 PML유전자의 절단점(PML, bcr3 isoform)과 관련이 있다고 보고되고 있다. 이런 증례는 형태적으로 variant 타입에 속해 있는 것도 많다. 급성전골수구백혈병(APL)에서도 t(8;21)을 가진 AML과 같이 CD56을 발현하는 증례가 있으며(예후불량), 이 증례에서는 음성이다(그림 10-4h). APL의 치료에는 모든트랜스레티노산(ATRA) 요법이 실시되지만 t(11;17) (q23;q21)의 염색체 이상을 가진 증례는 ATRA에 저항성이 있다. 이 타입의 APL은 형태적으로 원형에서 난원형의 핵을 가진다. 또한, CD56을 발현한다는 보고도 있다.

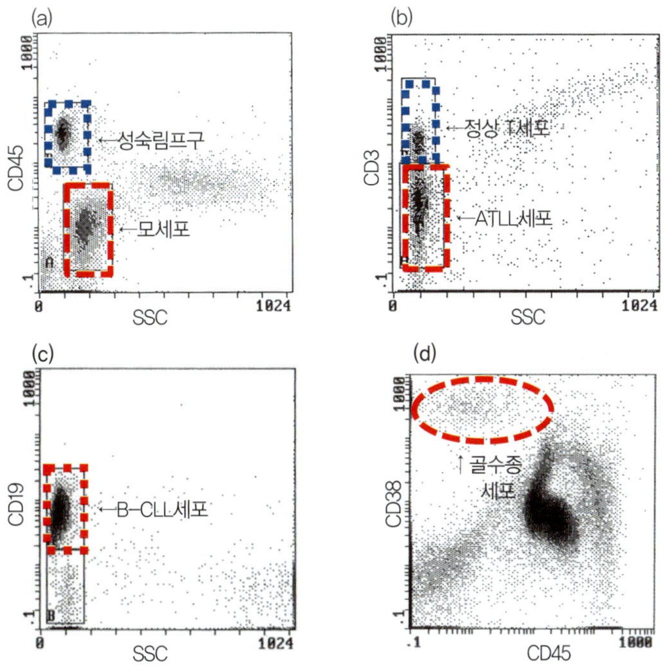

그림 10-3 표면 마커 해석에 사용되는 게이팅

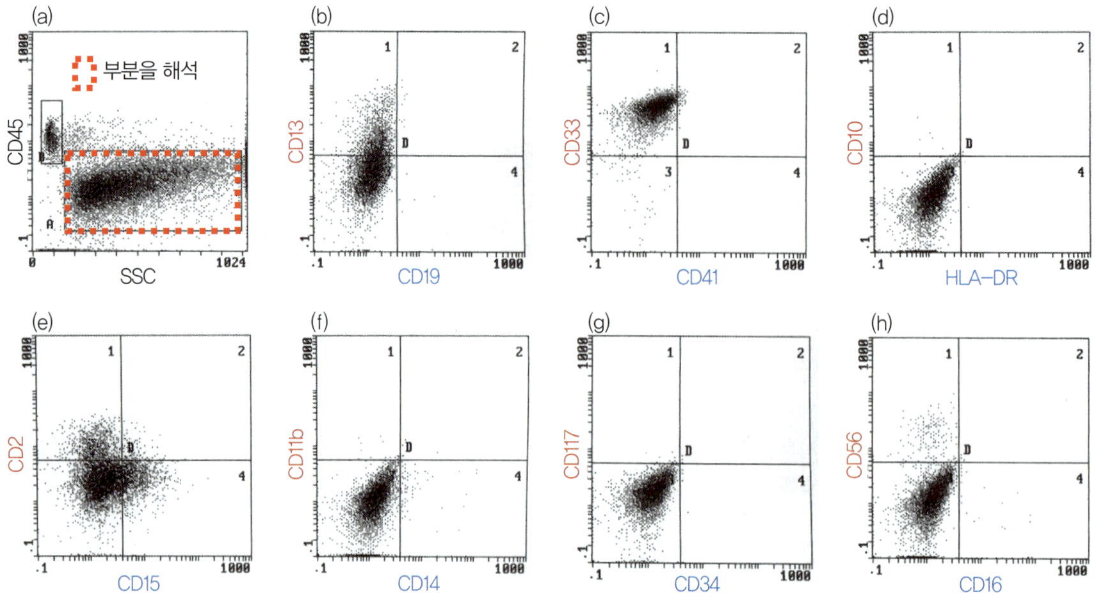

본 증례의 양성 항원 (>20%): CD13, CD15, CD33

음성 항원 (≦20%): CD2, CD3, CD4, CD7, CD10, CD11b, CD11c, CD16, CD14, CD34, CD36, CD41a, CD56, CD117, HLA-DR

그림 10-4 t(15;17) (q22;q21): *PML-LRARA*를 가진 AML(APL)

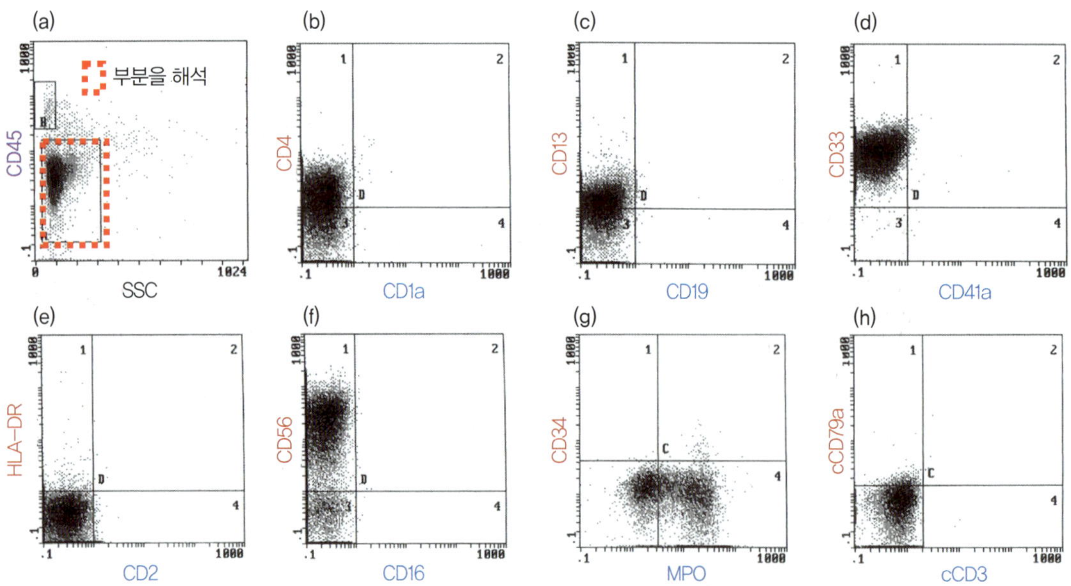

본 증례의 양성 항원 (>20%): CD4, CD11c, CD13, CD33, CD38, CD56, CD117, MPO

음성 항원 (≦20%): CD1a, CD2, CD3, cCd3, CD5, CD7, CD8, CD10, CD11b, CD14, CD15, CD16, CD19, CD20, CD22, CD34, CD36, CD41a, CD66c, cCD79a, HLA-DR, TdT, cIgM

그림 10-5 미분화급성림프모세포백혈병

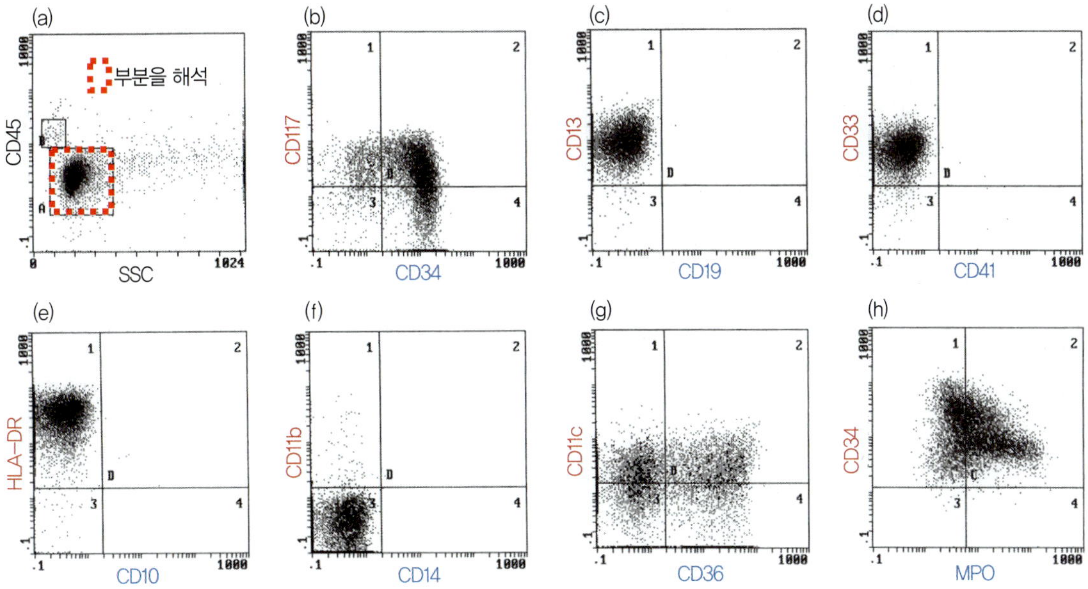

본 증례의 양성 항원 (>20%): CD4, CD11c, CD13, CD33, CD34, CD36, CD117, HLA-DR, MPO

음성 항원 (≤20%): CD2, CD3, CD7, CD10, CD11b, CD14, CD15, CD16, CD19, CD41a, CD56

그림 10-6 급성 단핵구성 백혈병

(2) 미분화급성골수구백혈병(FAB분류 M1) (acute myeloid leukemia without differentiation) (그림 10-5)

이 타입의 AML은 MPO를 발현하고(그림 10-5g), 골수 관련 항원의 CD13, CD33, CD117을 하나 이상 발현한다(그림 10-5c, d), CD34와 HLA-DR은 약 70%의 증례로 양성이지만, 이 증례에서는 CD34, HLA-DR 모두 음성이다(그림 10-5g, e). 과립구 분화형 마커의 CD15와 CD65는 음성이지만, 단핵구 마커 CD11b, CD14, CD64의 발현은 드물게 볼 수 있다. 모세포는 B 및 T 림프계 세포질 항원(cCd3, cCD79, cCD22)은 음성이다(그림 10-5h).

AML에 있어서 HLA-DR$^-$CD34$^-$CD13$^-$CD33$^+$의 표면 형질은 형태학적으로 cup-like nuclear morphology와 관련해서 *FLT*-3 *ITD*를 고빈도로 동반하는 정상 핵형으로 예후불량이 있다고 보고되고 있다. 이 증례는 HLA-HR$^-$CD34$^-$였지만 CD13$^+$CD33$^+$이며 cup-like nuclear morphology도 보이지 않았다.

(3) 급성단핵구백혈병(FAB 분류 M5a, M5b) (acute monocytic leukemia; AMoL) (그림 10-6)

백혈병 세포의 80% 이상을 단핵구계 세포가 차지, 단모세포가 단핵구계 세포의 80% 이상을 차지하는 경우는 급성 단모세포성 백혈병(FAB 분류 M5a), 전단핵구가 대부분을 차지하는 경우는 급성 단핵구성 백혈병(FAB 분류 M5b)이 된다.

전형적인 표면 마커는 CD13, CD33 양성(여러 차례 강양성), CD15와 CD65는 여러 정도에 양성으로 단핵구계 분화 미커인 CD4, CD11b, CD11c, CD14, CD36, CD64, CD68, 리소자임(lysozyme) 중 적어도 2종류를 발현하게 된다. 이 증례도 D13+CD33+이며(그림 10-6c, d), 단핵구계 분화 마커에 대해서는 CD11b와 CD14는 음성이지만(그림 10-6f), CD4, CD11c, CD36이 양성이다(그림 10-6g). CD4는 단핵구성 백혈병에 높은 빈도로 양성이 되지만, 다른 AML에 있어서도 양성이 되어 병형태 분류에는 도움이 되지 않는다.

CD34와 CD117은 30% 이상의 증례에서 양성이 되며, 이 증례에서도 양성이다(그림 10-6b). MPO는 급성 단핵구성 백혈병에서 양성이 되는 때가 있고, 이 증례에서도 양성이다(그림 10-6h).

(4) 급성적백혈병(FAB 분류 M6) (acute erythroid leukemia) (그림 10-7)

급성적백혈병은 분화형과 미분화형이라는 2개의 아형으로 크게 구별된다. 분화형 [erythroleukemia(erythroid/myeloid)]은 FAB 분류 M6에 해당하며, WHO 분류 제3판에서는 FAB 분류 M6a로 기재되어 있다. 이 형태는 급성 적백혈병 분화형이라 부르고, 골수계 줄기세포 수준에서의 백혈병화라고 생각되고 있으며, 골수유핵세포의 50% 이상을 적혈모세포계 세포가 차지하고, 나머지 적혈모세

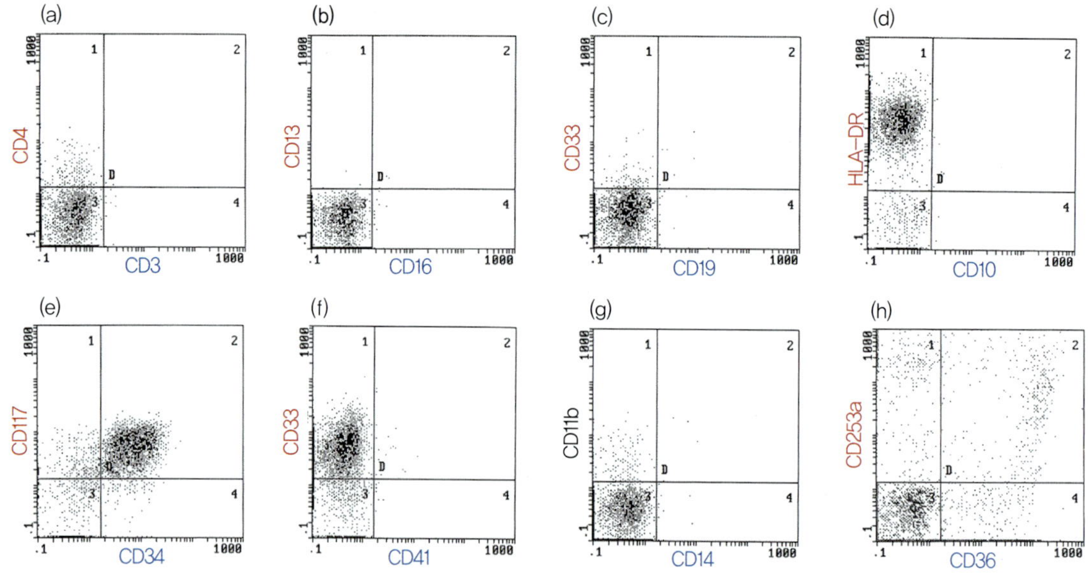

본 증례의 양성 항원 (>20%): CD7, CD11c, CD15, CD33, CD34, CD36, CD117, HLA-DR

음성 항원 (≦20%): CD2, CD3, CD4, CD5, CD8, CD10, CD11b, CD14, CD16, CD19, CD20, CD22, CD25, CD36, CD41, CD56, CD235e

그림 10-7 급성적백혈병

포계 이외의 세포(NEC)의 20% 이상을 골수모세포가 차지한다. 모든 분화단계의 적혈모세포가 보이지만, 형태적으로 미숙한 적혈모세포가 증가하고 있는 경우가 많다. 미분화형(pure erythroid leukemia)은 급성적백혈병 미분화형이라고 부르며, 종래의 FAB 분류에는 대응하는 질환이 규정되어 있지 않지만, WHO 분류에서는 FAB 분류 M6b에 상당하는 것으로 되어 있다. 이 질환은 BFU-E(전적혈모세포계 전구세포)/CFU-E(적혈모세포계 전구세포) 수준에서의 백혈병화로 생각되고 있으며 골수유핵세포의 80% 이상을 종양성 적혈모세포계 유약세포(형태적으로는 미분화한 모세포 혹은 전적혈모세포양세포로, 모세포가 소형은 ALL 림프모세포에 유사한 것도 있다)가 차지하며 골수모세포의 증가는 볼 수 없다.

그림 10-7은 급성 적백혈병 분화형의 증례이며, 모세포 대부분이 CD33$^+$CD34$^+$CD117$^+$HLA-DR$^+$인 골수모세포라는 것을 알 수 있다(그림 10-7f, e, d). 혼재하는 적혈모세포는 혈색소 A와 글리코포린이 양성으로 CD71을 약하게 발현한다.

미숙한 적혈모세포는 혈색소 A와 글리코포린 음성이다. 적혈모세포계 세포는 골수계 마커 및 MPO는 음성이다. 급성 적백혈병 미분화형에서는 가장 분화한 적혈모세포계 유약세포(전적혈모세포양세포)가 주체를 이루는 증례에서는 혈색소 A와 글리코포린이 양성이 되지만, 골수계 마커 및 MPO는 음성이다. 더욱 미분화한 모세포가 주체를 이룬 증례에서는 혈색소 A와 글리코포린이 음성 혹은 일부 약양성으로 가장 빠른 시기의 적혈모세포 마커인 carbonic anhydrese1과 CD36이 통상 양성이 된다. 단 CD36은 적혈모세포에 특이적이지 않고, 단핵구와 거핵구에도 양성이 되므로 주의가 필요하다(그림 10-6g 참조).

(5) t(9;22)(q34;q11.2); BCR-ABL1을 가진 B-ALL/LBL (그림 10-8)

이 타입의 B-ALL/LBL의 전형적인 표면 마커는 CD2$^{-/p+}$CD9$^+$CD10^{b+}CD13$^{+/-}$CD19$^+$CD20$^{w+/-}$CD22^{w+}CD24$^+$CD25$^{+/-}$CD33$^{+/-}$CD34$^{+/-}$CD38^{w+}CD66^{c+}HLA-DR$^+$TdT$^+$이다. t(9;22)를 가지지 않은 B-ALL에서도 1/3에서 약 반수의 증례에 CD13과 CD33 등의 골수구계의 항원이 발현하지만 t(9;22)을 가진 B-ALL/LBL에서는 높은 확률(약 70%의 증례)로 발현한다고 되어 있으며, 성인에서는 CD25가 높은 빈도로 발현한다고 되어 있다. 이 증례도 CD33이 약양성이다(그림 10-8).

(6) T림프모세포백혈병/림프종 (T lymphoblastic leukemia/lymphoma; T-ALL/LBL) (그림 10-9)

T-ALL/LBL의 모세포는 정상 T 전구세포의 가슴샘 안에서의 분화단계를 거쳐 세분되어 세포질 내

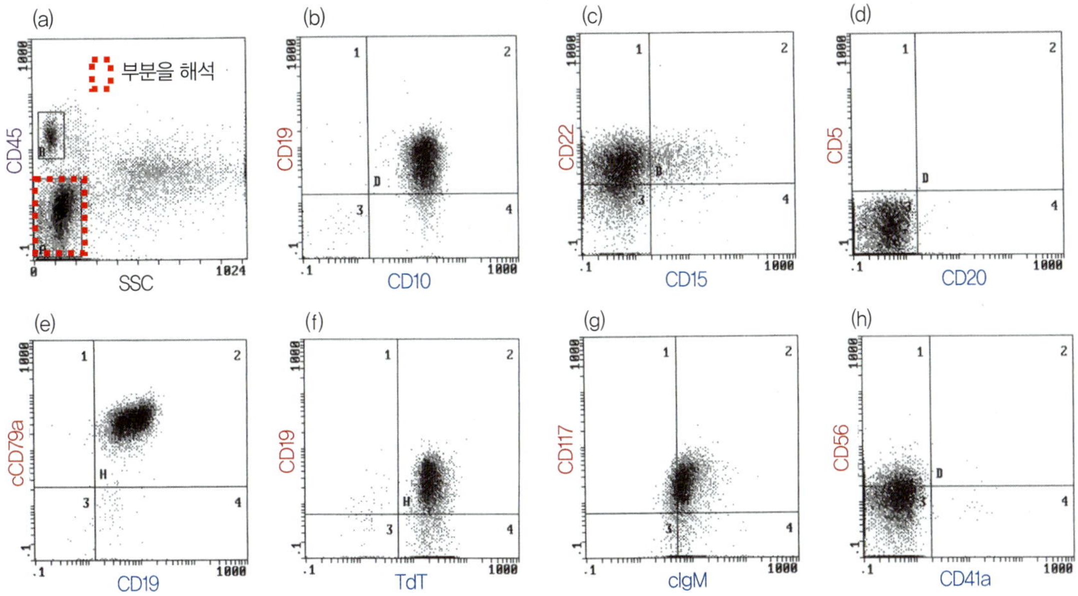

본 증례의 양성 항원 (>20%): CD10, CD19, CD22, CD33, CD34, cCD79a, HLA-DR, TdT, cIgM

음성 항원 (≤20%): CD1a, CD2, CD3, CD4, CD5, CD7, CD8, CD11b, CD11c, CD13, CD14, CD15, CD16, CD20, CD36, CD41a, CD56, CD66c, CD117, MPO, sIg

그림 10-8 t(9;22)(q34;11.2); *BCR-ABL1*을 공유하는 B-ALL/LBL

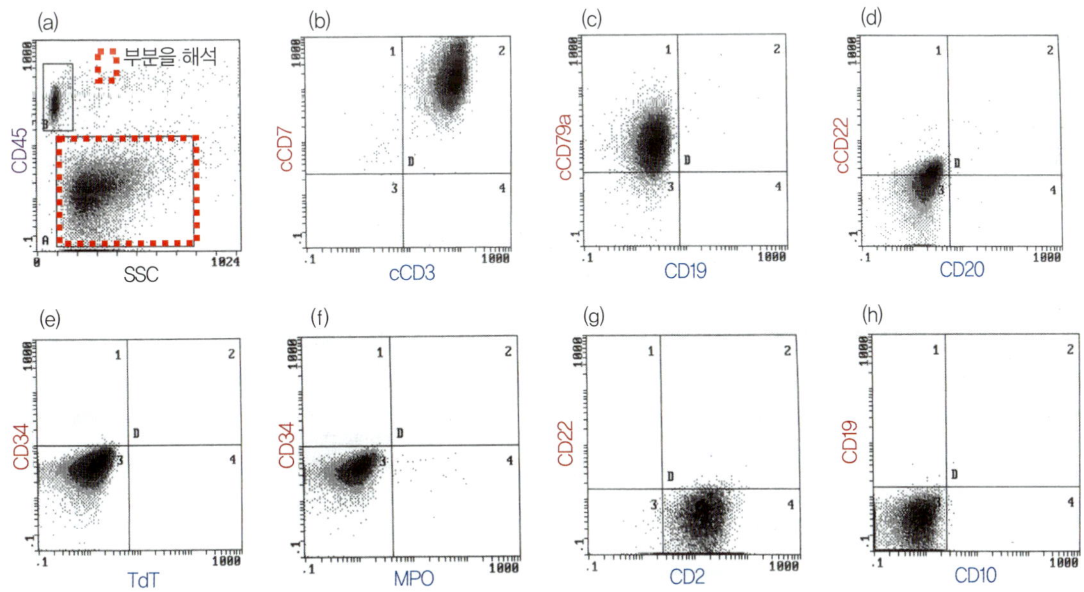

본 증례의 양성 항원 (>20%): CD2, cCD3, CD7, cCD22, CD30, cCD79a, HLA-DR

음성 항원 (≤20%): CD1a, sCD3, CD4, CD5, CD8, CD10, CD11c, CD13, CD15, CD16, CD19, CD20, sCD2, CD23, CD25, CD34, MPO, TdT

그림 10-9 T림프모세포백혈병/림프종(T-ALL/LBL)

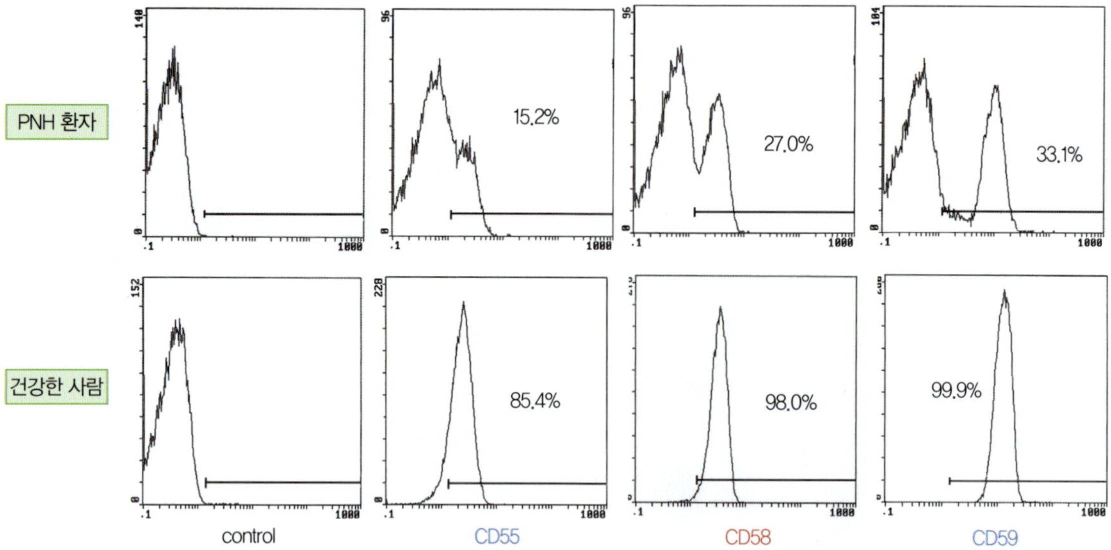

그림 10-10 발작야간혈색소뇨증(PNH)-적혈구막 항원의 측정-

CD3(cCD3)와 CD7, TdT가 양성으로 CD1a, CD2, sCD3, CD4, CD5, CD8, CD34와 HLA-DR은 성숙과 함께 발현 혹은 소실된다.

이들 항원 중에서는 CD3만이 T 세포계에 특이적으로 알려졌다. CD4와 CD8을 동시에 발현하는 것과 CD10을 발현하는 것, 그리고 CD21의 발현도 보고되어 있다. CD4와 CD8의 동시발현은 T세포전림프구백혈병(T-PLL)에서도 보이며, CD10의 발현은 말초 T 세포성 림프종, 특히 혈관면역모구성 T 세포성 림프종에서 자주 보인다. T-ALL/LBL에 있어서도 CD13과 CD33 골수계 마커의 발현도 보인다. 때로는 CD117을 발현하는 것도 있으며, FLT3 유전자 변이와 관련이 보고되어 있다.

이 증례는 $cCD3^{+}sCD3^{-}cCD7^{+}CD2^{+}$이며(그림 10-9b, g) cCD79a와 cCD22도 발현하고 있다(그림 10-9c). CD19가 양성이라면 T 세포와 B 세포 양쪽의 형질을 가지게 되지만, CD19는 발현하고 있지 않으므로(그림 10-9h) T-ALL로 진단된다.

(7) 발작야간혈색소뇨증(PNH)에 대한 대응

PNH의 진단에는 PNH 환자 적혈구의 보체 감염성이 촉진되고 있는 것에 대한 증명이 중요하다. PNH 환자 적혈구의 보체감염성 촉진이 보체제어 단백질 막의 결합 이상에 의한 것이 판명되고, 그 원인 유전자로서 PIG-A 유전자의 이상이 밝혀져 있다. 이 PIG-A 유전자의 이상으로 GPI(glycosylphosphatidyl-inositol)의 합성에 장애가 생기기 때문에 GPI-앵커를 통해서 막 표면에 고정되는 표면분자가 결손된다. 따라서 PNH의 진단에는 적혈구막상의 GPI-앵커-단백질의 측정이 유효하다. 그림 10-10은 PNH 환자 적혈구막상의 GPI-앵커-단백질인 CD55, CD58 및 CD59의 해석 패턴을 나타낸다. 그림 10-10의 건강한 사람에 비해 PNH 환자 적혈구에서는 이들 분자가 결손된 적혈구가 많이 존재하는 것을 알 수 있다. 이들 3개 중에서는 CD59가 적혈구 1개당 발현량이 가장 많이 검색되기 쉽다. PNH는 조혈줄기세포 수준에서의 이상이므로 과립구와 림프구상에서도 이들의 항원 결손이 관찰된다. 또한, 호중구의 alkaline phosphatase도 GPI-앵커 단백질이라는 것에서 PNH 환자의 NAP 활성이 낮은 수치를 나타낸다.

제 11 장

세포유전학

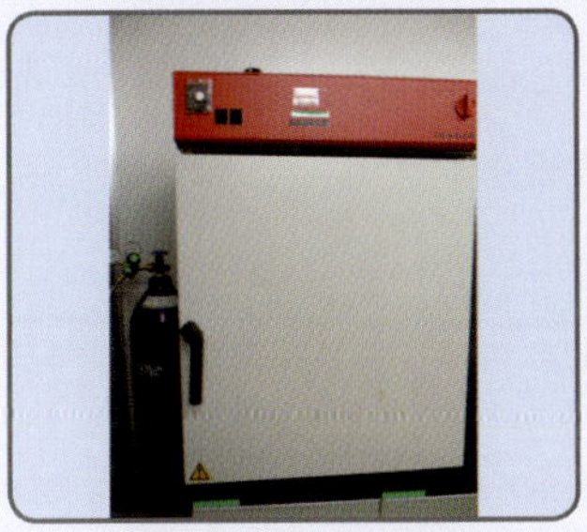

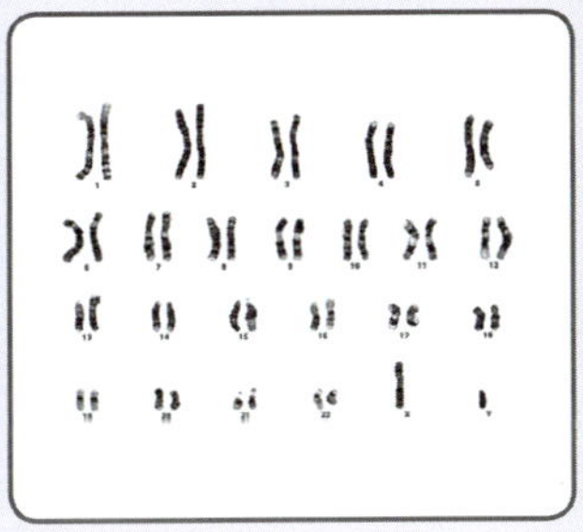

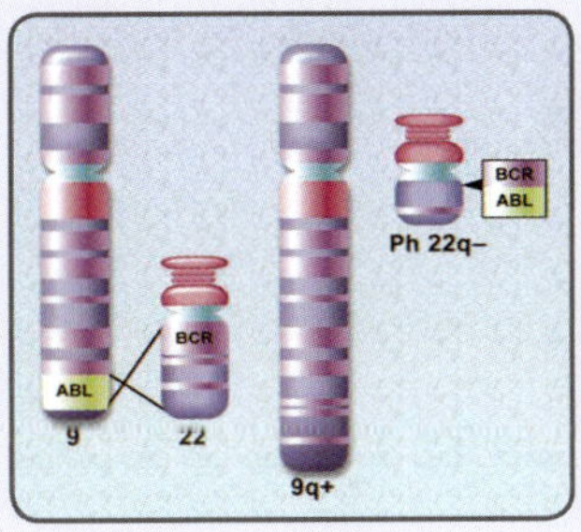

11–1 염색체 문석

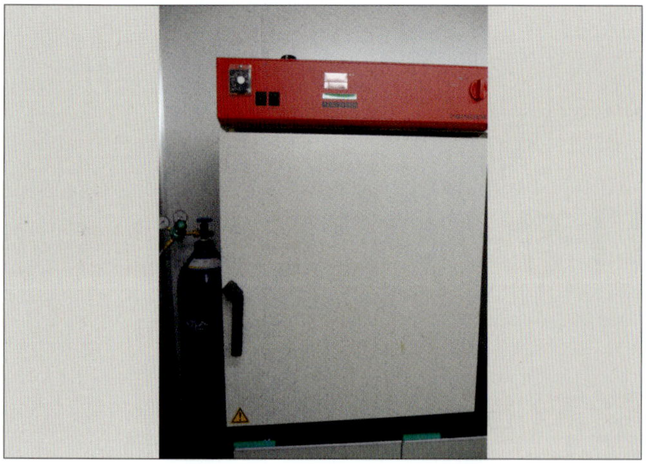
①

1) CO_2 배양기(incubator) (사진 ①)

• 헤파린(heparin) 처리된 말초혈액에 T 림프구의 분열을 유도하기 위해 phytohemagglutinin을 첨가하여 37℃ CO_2 배양기에 72시간 배양한다.

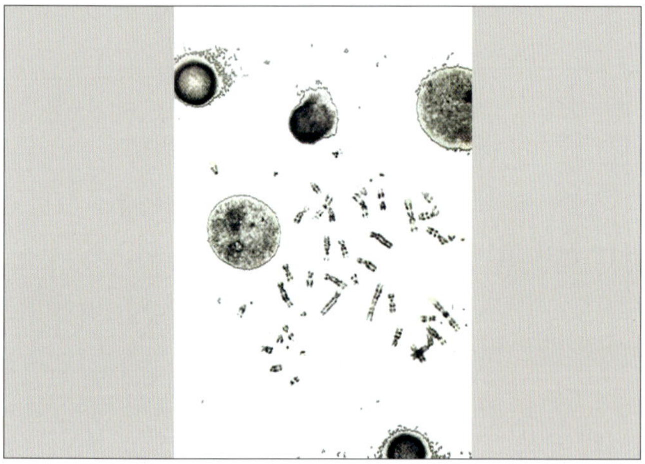
②

2) G banding (사진 ②)

(1) 현미경상

• 배양 3일 후 유사분열 중기(metaphase)가 최고일 때 G banding법으로 염색체를 분석한다.

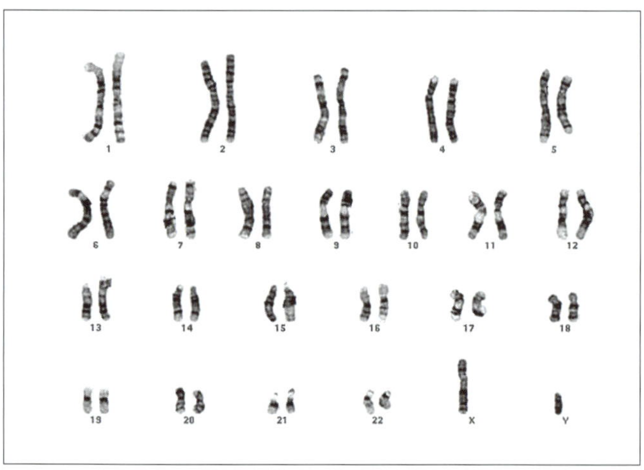

③

(2) 정상인의 염색체 핵형 (사진 ③)

• Banding의 위치, 수, 동원체의 위치 등으로 각 염색체를 구별하여 핵형을 분석(karyotyping)한다.

(3) 다운증후군(Down syndrome) (사진 ④)

- 상염색체 이상인 삼체성(trisomy)의 대표적 경우로, 핵형은 47, XY, +21이며, 다발성 기형을 동반한다.

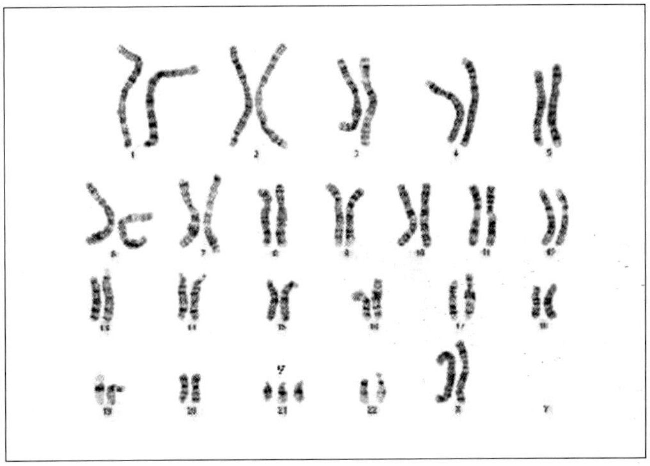

④

(4) 터너증후군(Turner syndrome) (사진 ⑤)

- 핵형은 45, X.
- 여성에서 볼 수 있는 성염색체 이상증으로, 불임증의 원인이 된다.

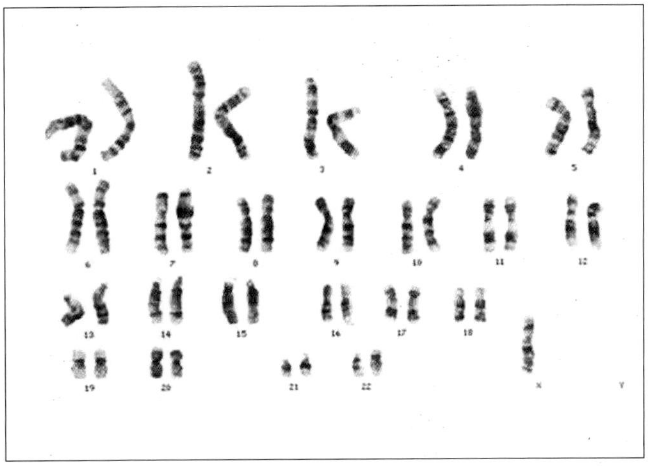

⑤

(5) 필라델피아 염색체(Philadelphia chromosome) (사진 ⑥)

- 핵형은 46, XY, t(9;22)
- 대표적 구조적 이상으로, 9번 염색체의 장완에 위치한 abl과 22번 장완의 bcr 유전자가 상호전좌(translocation)되어 생성된다.
- 만성골수구백혈병의 90% 정도에서 발견된다.

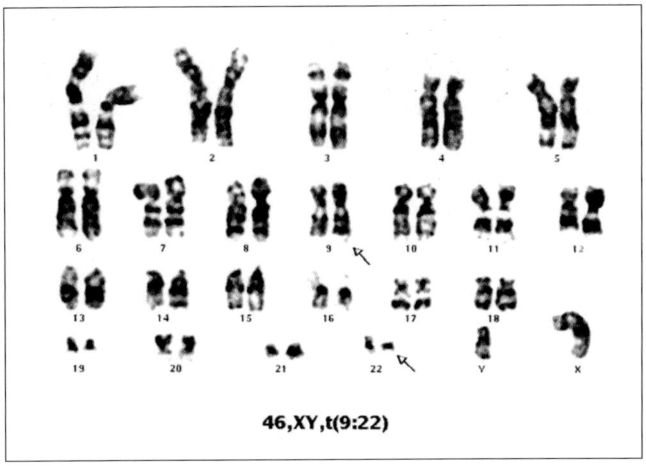

⑥

3) 형광제자리부합법(Fluorescence in situ hybridization: FISH) (사진 ⑦, ⑧, ⑨, ⑩)

- 세포유전학에 분자생물학적 방법을 접목시킨 방법이다.
- 각 염색체에 특이적 DNA probe(소식자) 발색이 형광 신호로 나타나는 것을 형광현미경으로 관찰하는 방법이다.
- 신속하고 특이적이지만, 예측하지 못한 염색체 이상은 검출하지 못하므로 전통적 염색체 분석 방법과 병행해야 한다.

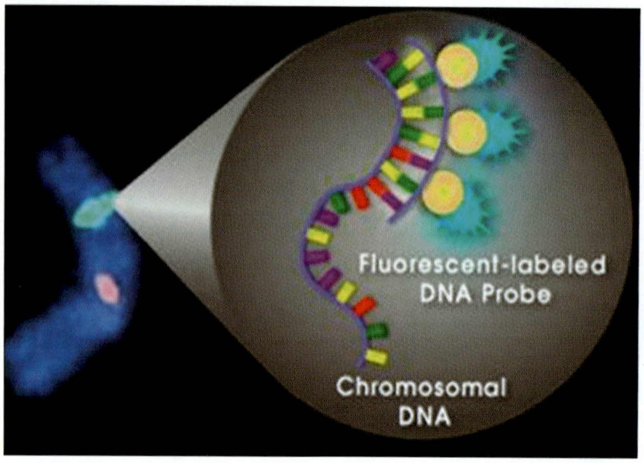

⑦

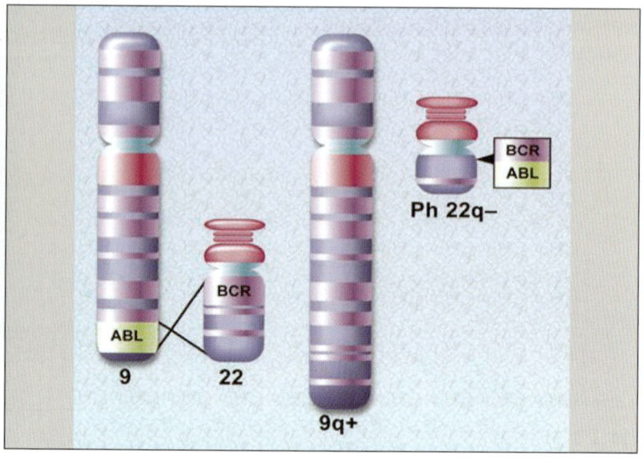

- 필라델피아 염색체 생성 모식도 ⑧
- BCR–ABL 유전자 재배열

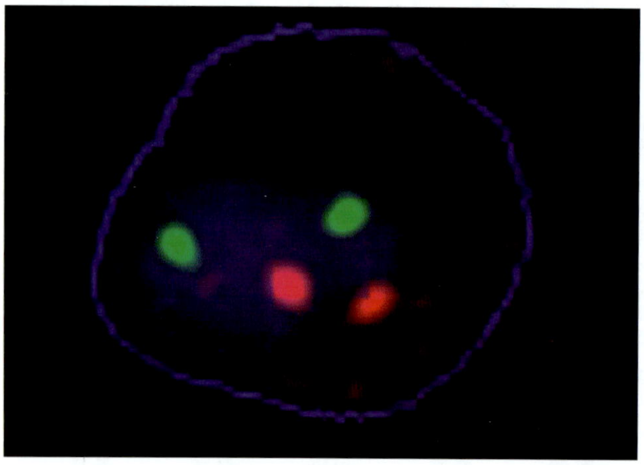

⑨

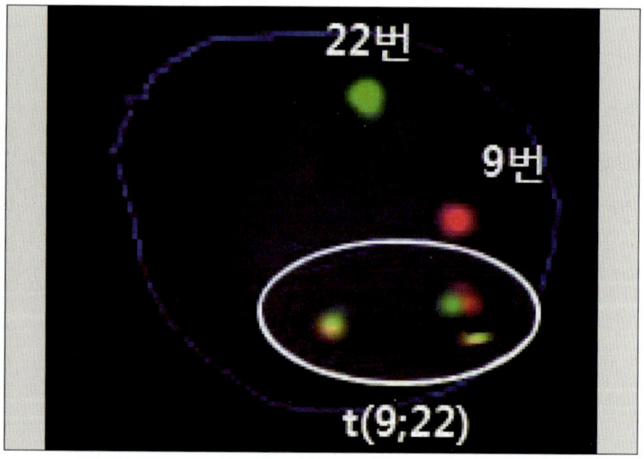

⑩

- 정상 : BCR 유전자와 ABL 유전자가 각각 2개씩 보인다.
- 비정상 : 서로 융합된 BCR, ABL 유전자를 볼 수 있다.

제 II 부

혈액 검사 실기 문제

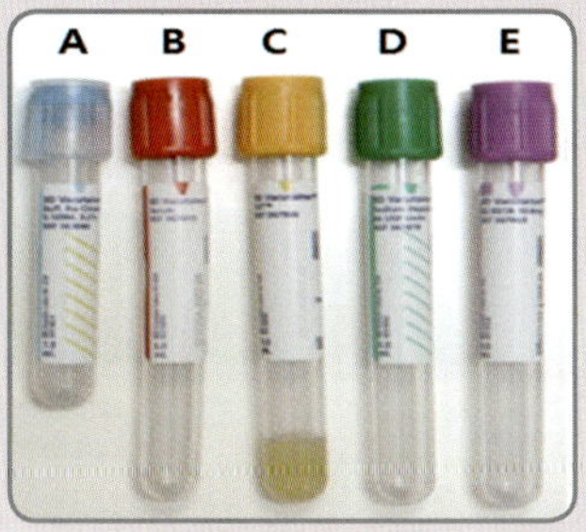

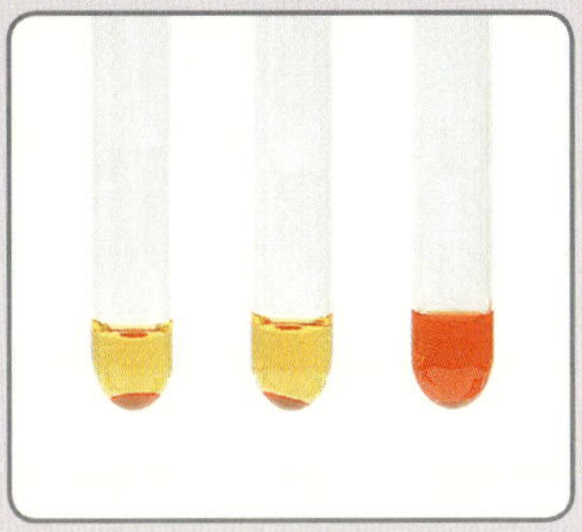
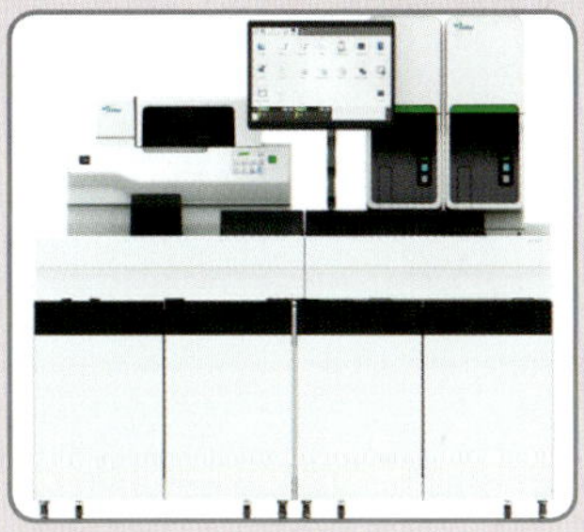

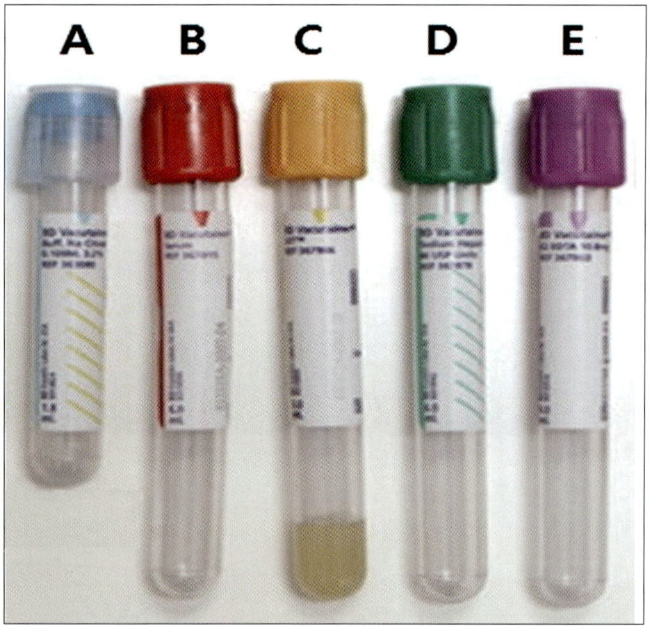

1 사진의 진공채혈관 중 혈액응고 관련 선별 검사인 Prothrombin Time(PT)와 Activated Partial Thrombin Time(aPTT) 검사를 위한 검체 채혈에 사용해야 할 것은?

2 호중구 주변에 혈소판이 모이는 현상(platelet satellitism)이 관찰될 수 있는 진공채혈관은?

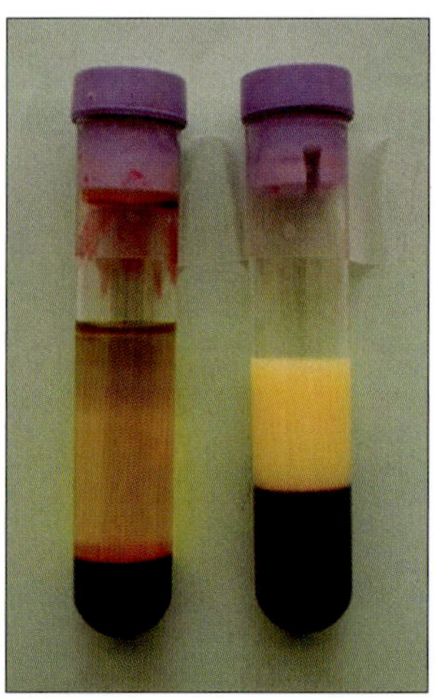

3 아래 사진과 같은 상태의 혈액검체는 어떻게 처리해야 하는가?

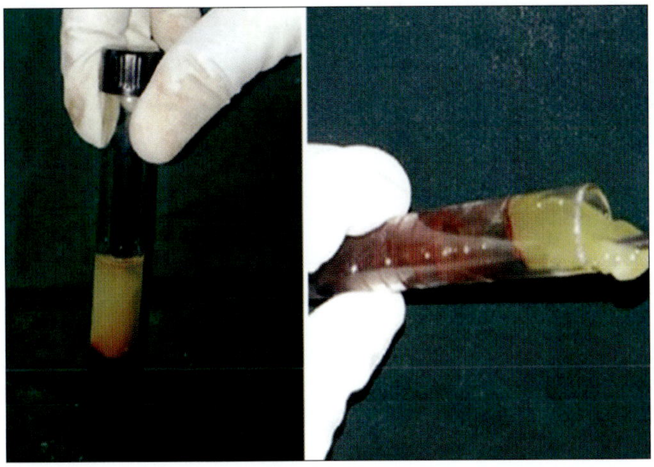

4 그림과 같이 부분응고된 검체는 어떻게 처리해야 하는가?

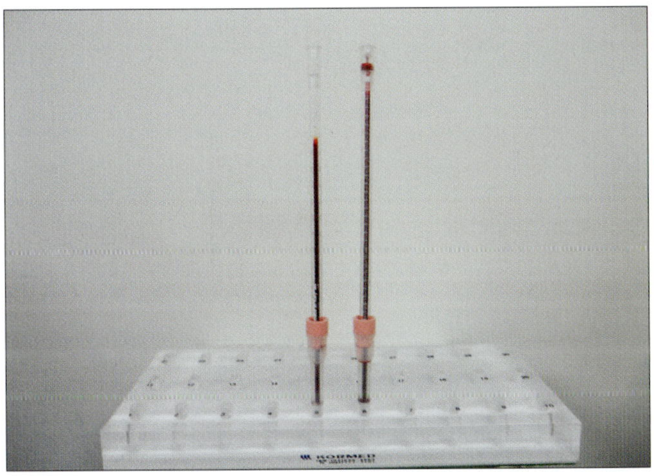

5 사진과 같이 ESR을 측정할 경우, 혈액검체 400 μl에 대한 항응고제의 양은?

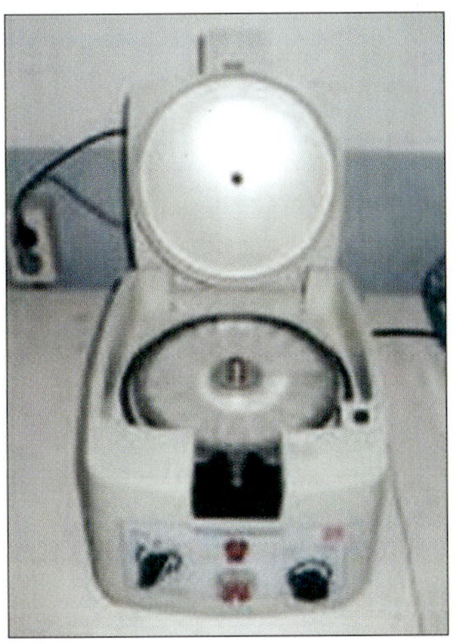

6 사진의 장비를 사용하여 진행하는 검사는?

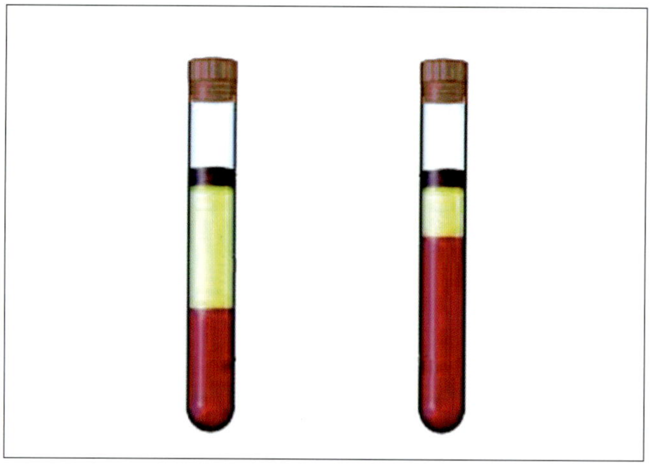

7 적혈구층이 정상 보다 높은 검체의 CBC 검사 결과 특징을 설명하시오.

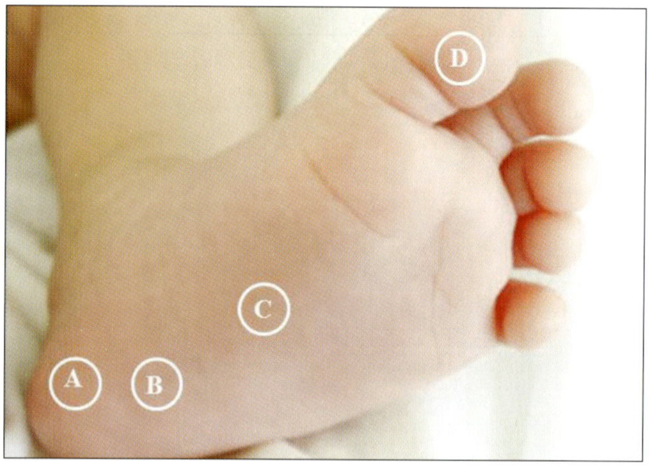

8 Lancet를 이용한 소아의 채혈부위로 가장 좋은 곳은?

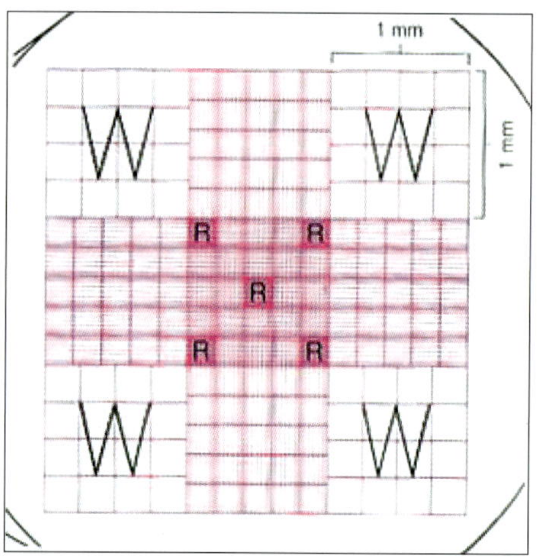

9 혈구계산반 R구역 5개의 넓이는?

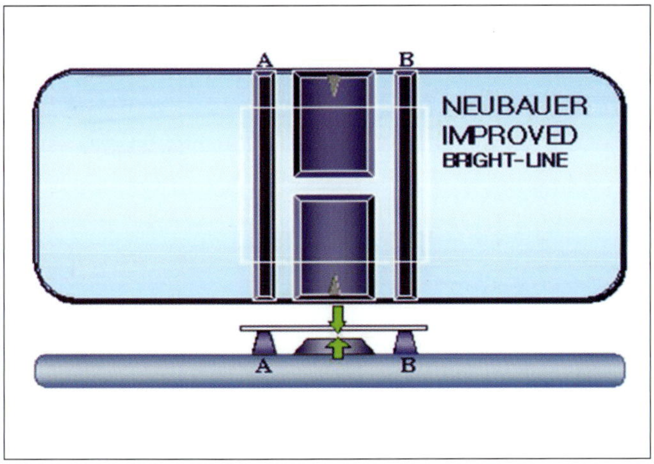

10 혈구계산실의 깊이는?

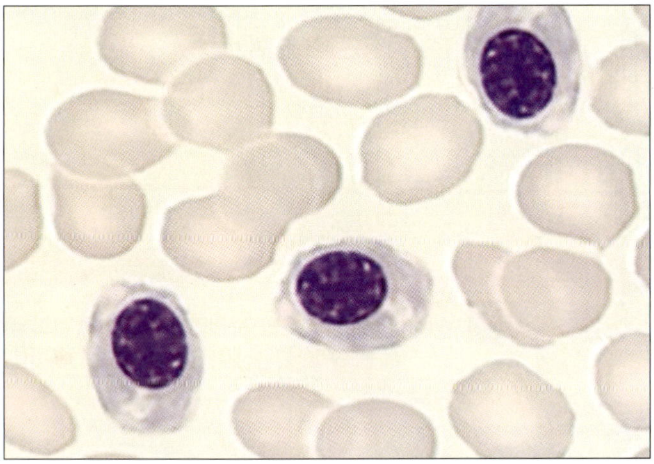

11 사진과 같은 유핵세포가 말초혈액 도말에서 관찰되었을 경우, 적절한 처리 방법을 설명하시오.

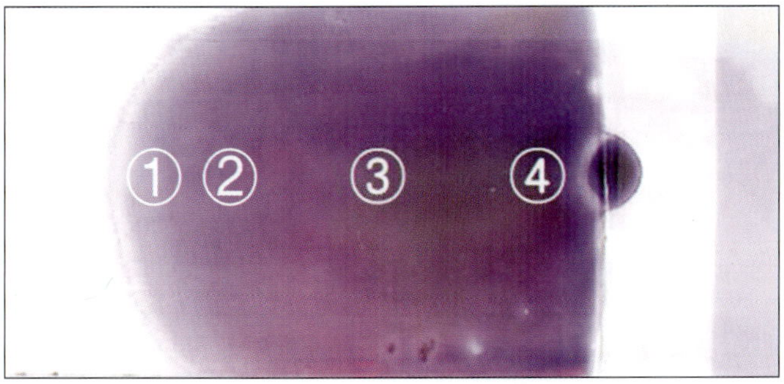

12 도말표본에서 혈구가 가장 많이 관찰될 것으로 예상되는 부위는?

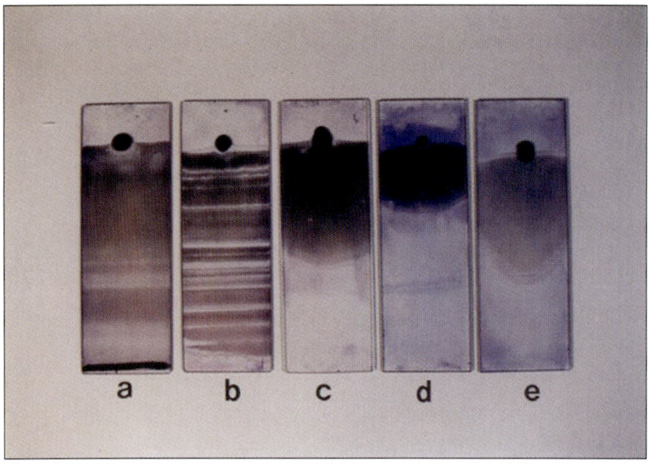

13 각 Slide의 도말 상태를 설명하시오.

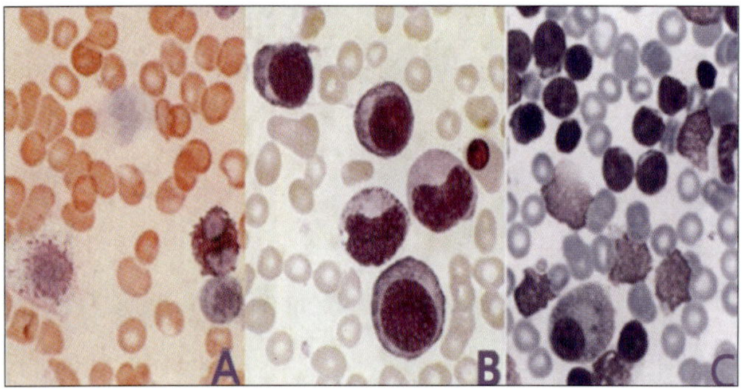

14 Wright 염색 후 A번 사진과 같은 관찰 결과를 얻은 경우, 우선 점검해야 할 시약은 무엇이며, 점검 내용은 무엇인가?

15 Wright 염색 후 C번 사진과 같은 관찰 결과를 얻은 경우, 우선 점검해야 할 시약은 무엇이며, 점검 내용은 무엇인가?

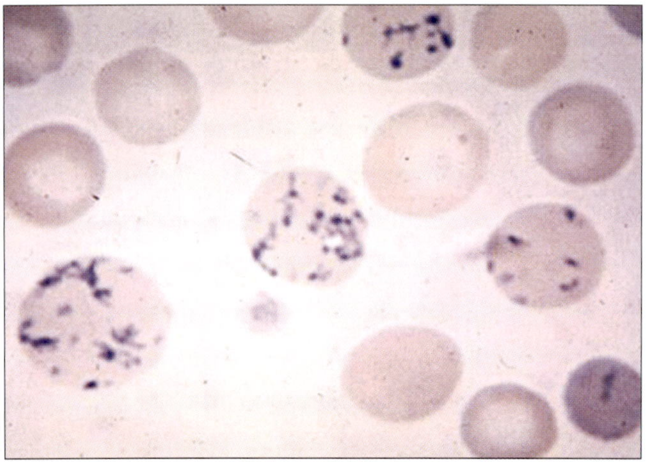

16 사진 속 적혈구 내 구조물은 무엇이며, 이를 관찰하기 위해 사용해야 할 염료의 이름은 무엇인가?

Patient	Sedi	Corr	Aspect	Tube	Time	Temp	Error
154	2	2	CLEAR	12	60	22	
345678	8	8	CLEAR	14	60	22	
32455	8	8	CLEAR	16	60	22	
23556	83	75	HAZY >25	17	60	23	
295	14	13	HAZY <10	18	60	23	
546	23	21	HAZY <25	19	60	23	
27909	4	4	CLEAR	20	60	23	
57678	31	28	CLEAR	22	60	23	
954	3	3	CLEAR	23	60	23	
845				24	60	23	No cells/plasma found
9654	6	6	CLEAR	25	60	23	
(EDTA option)			EDTA mode.				
89370	64	58	CLEAR	26	60	23	//EDTA
98351	4	4	CLEAR	27	60	23	//EDTA
89370	44	40	CLEAR	26	60	23	//EDTA
98351	34	31	CLEAR	27	60	23	//EDTA

17 이 표는 어떤 검사의 결과를 보여 주는 것인가?

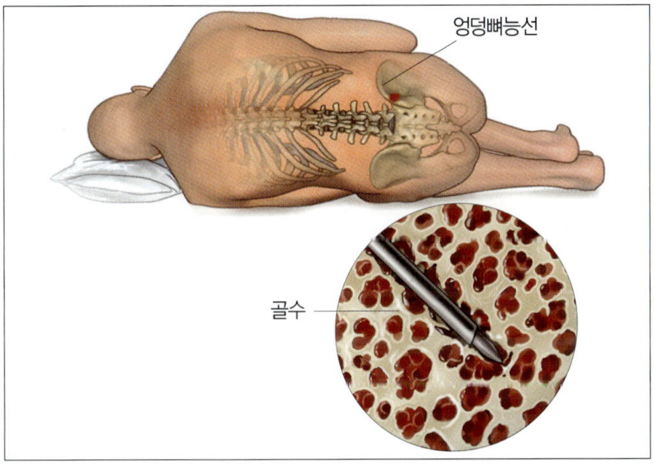

18 성인의 골수천자 부위를 쓰고, 골수천자를 통해 얻을 수 있는 검체 2가지를 쓰시오.

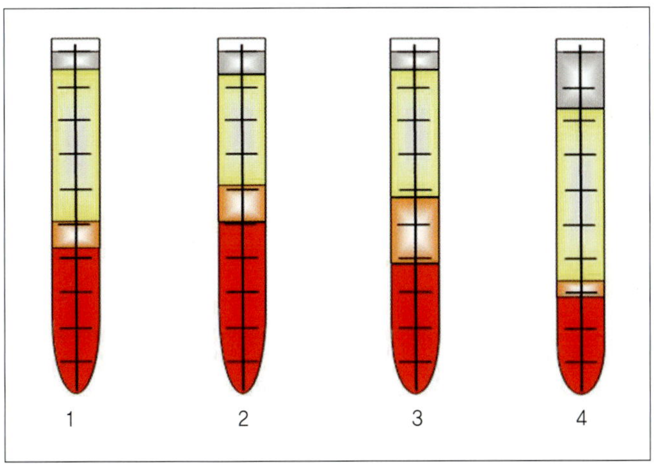

19 골수용적(myelocrit) 결과를 보여주는 시험관들이다. 분리된 층별로 구성물질을 쓰고, 각 시험관 별 특징을 서술하시오.

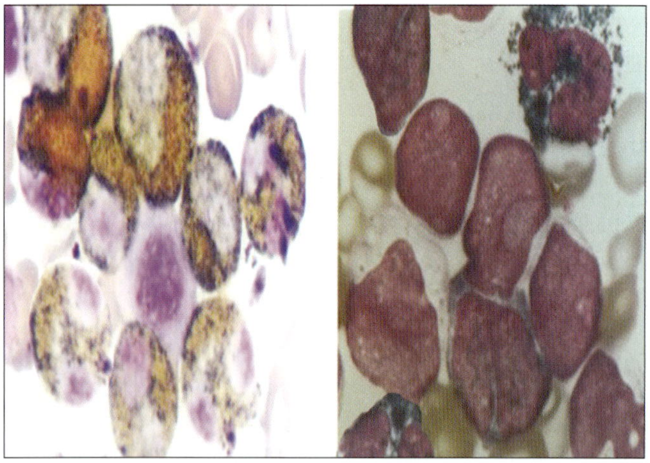

20 특수염색명은?

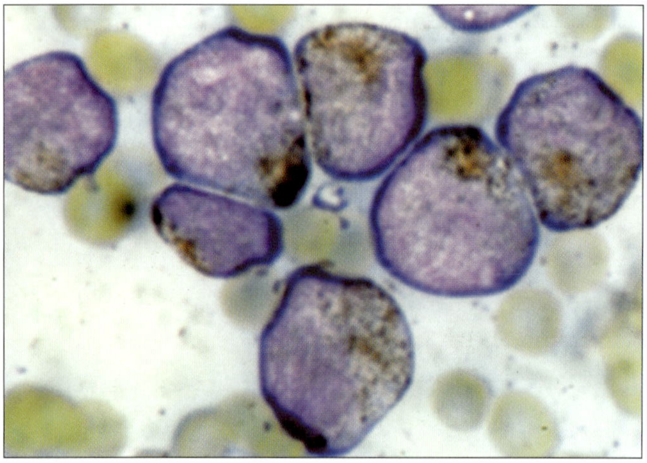

21 특수염색법과 세포명은?

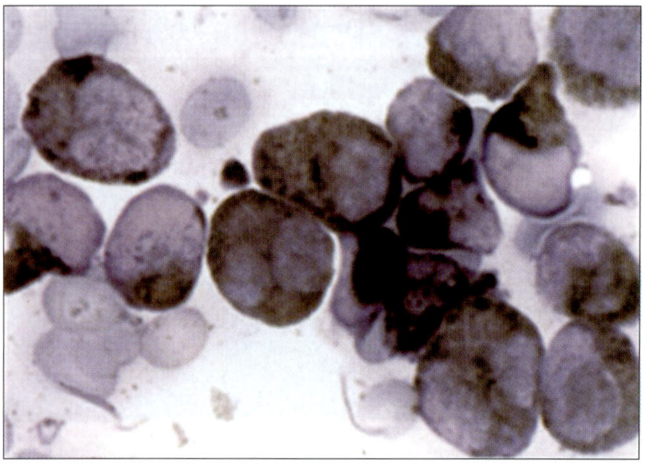

22 특수염색명은?

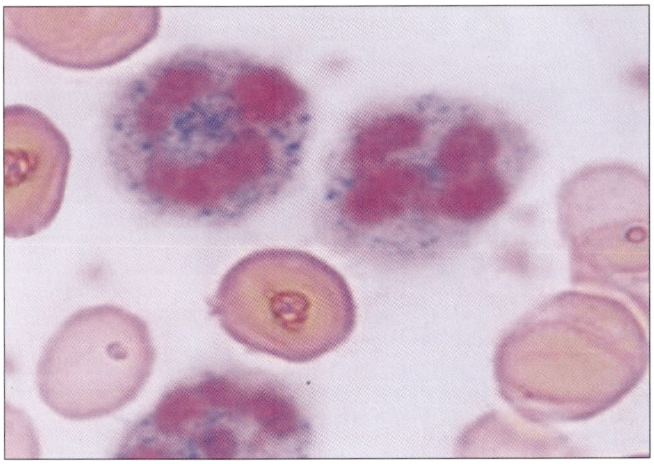

23 특수염색명과 목적은?

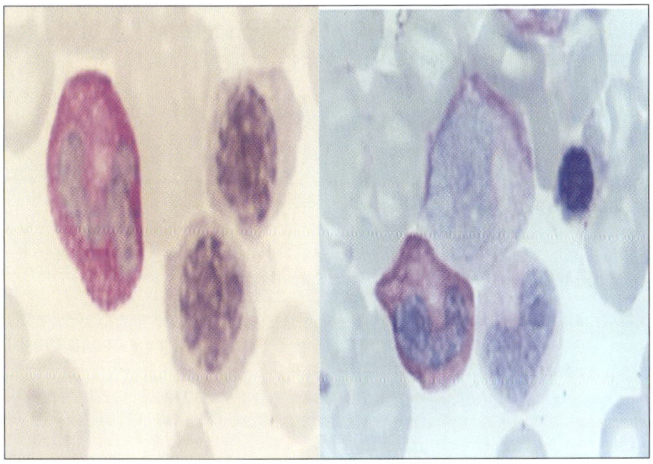

24 특수염색명과 목적은?

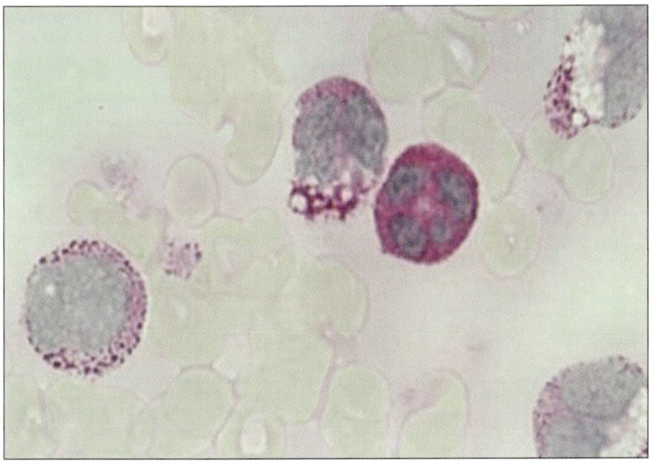

25 PAS 염색에서 양성과 음성으로 염색되는 세포는?

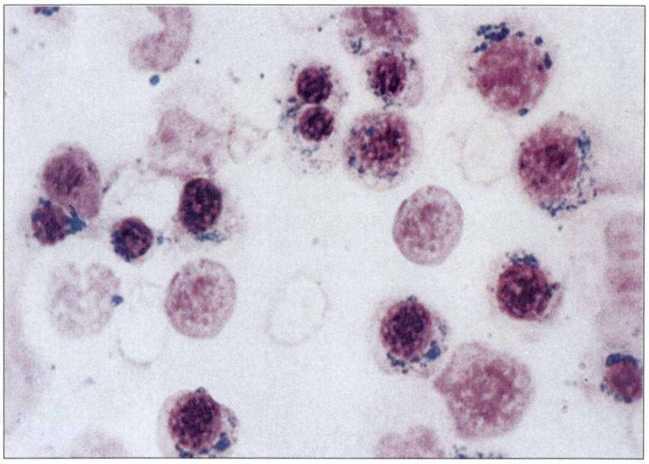

26 특수염색명은?

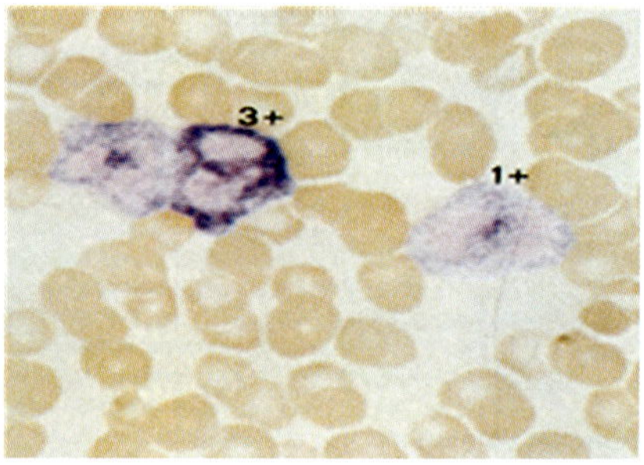

0 score	1 score	2 score	3 score	4 score
20	40	30	5	5

27 다음 표를 보고 LAP score를 계산하면?

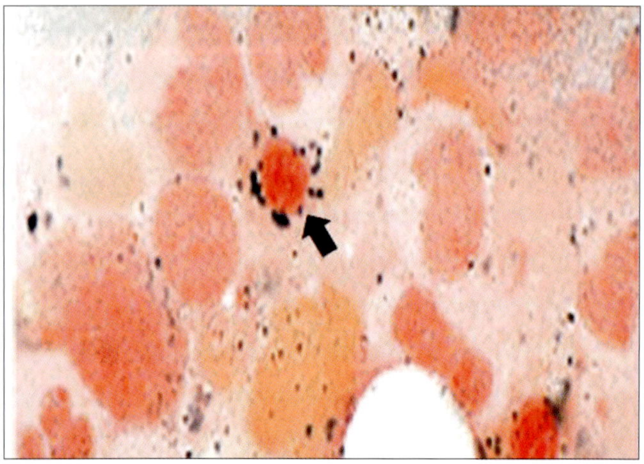

28 화살표가 가리키는 세포는?

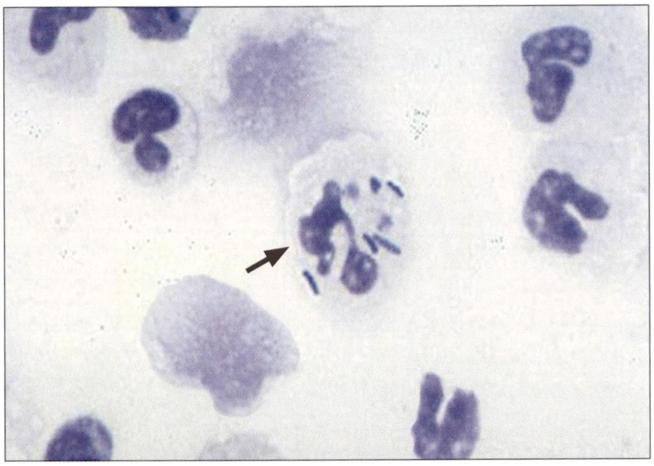

29 화살표가 가리키는 세포는?

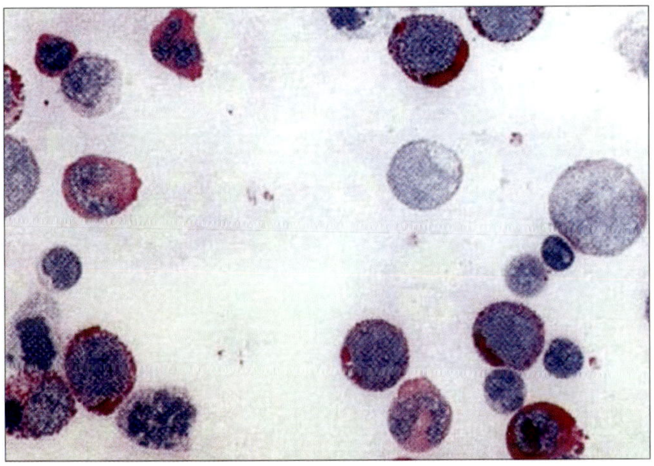

30 혈구세포의 염색목적은?

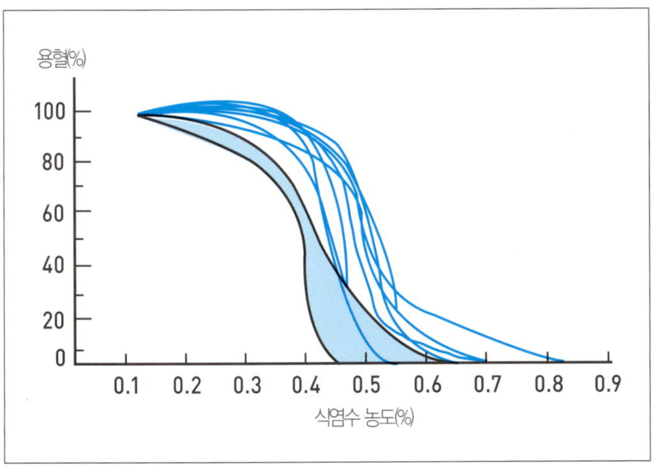

31 좌측의 사진과 같은 결과 값을 갖는 검사를 통해 진단 가능한 가장 적절한 적혈구 질환은?

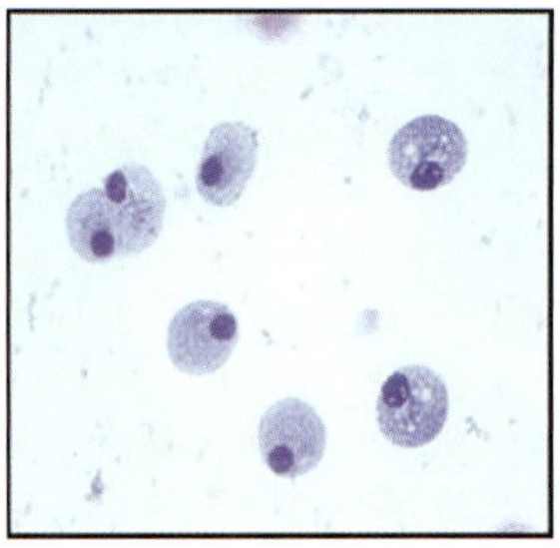

32 뇌척수액 검체의 염색표본 사진 중 유핵세포는 어떠한 세포인가?

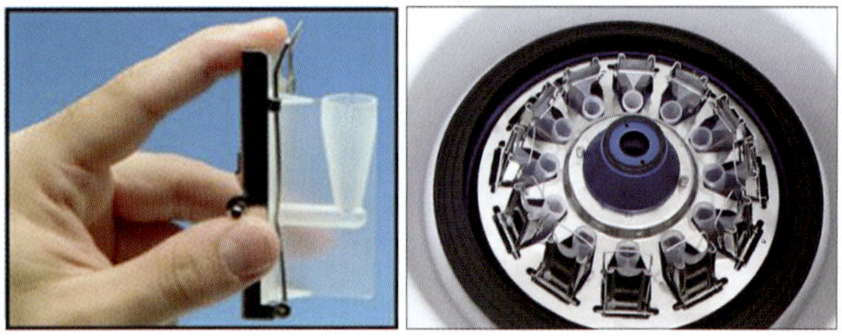

33 사진 속 기기와 도구의 이름은?

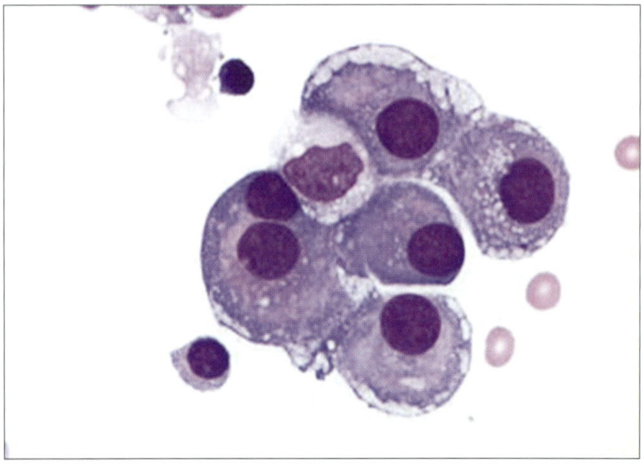

34 복막액 검사에서 나타난 세포이다. 세포의 이름은?

시험관 / 첨가성분	Tube 1	Tube 2 (control)
Fresh serum	0.05ml	0.05ml
Sucrose sol	0.85ml	-
Normal saline	-	0.85ml
환자의 50% 적혈구 부유액	0.1ml	0.1ml

35 어떤 질환을 검사하기 위한 검사법인가?

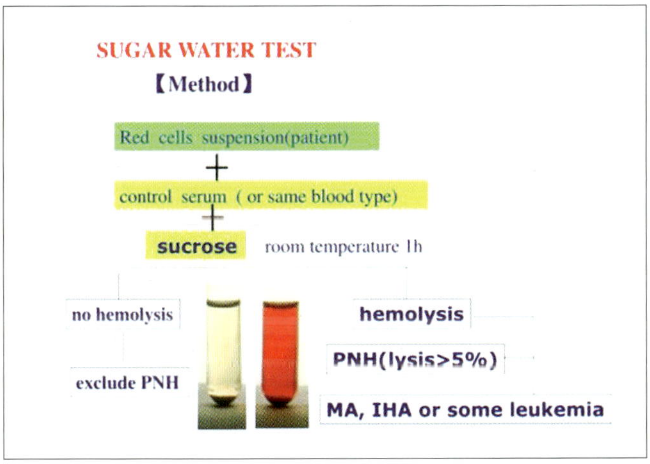

36 그림은 용혈성빈혈검사이다. 용혈이 일어나면 확인하는 검사는?

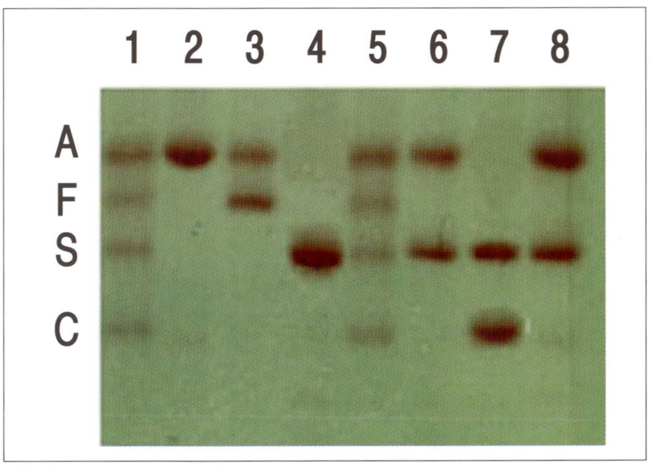

37 cellulose acetate 지지체의 혈색소 전기영동상인데, 낫적혈구빈혈 소질(sickle cell anemia trait)로 추정되는 환자는?

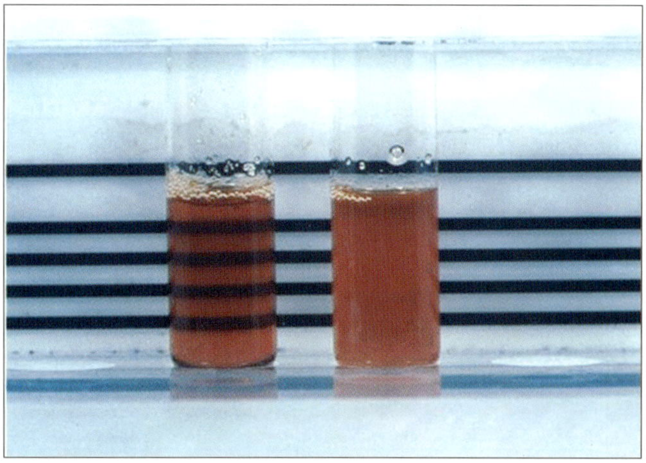

38 사진은 혈색소용해도 검사 결과를 보여준다. 어떠한 질환 진단을 위한 검사인가? 양성 결과는 어떠한 시험관인가? 사진과 같은 양성결과가 나타나는 원리는?

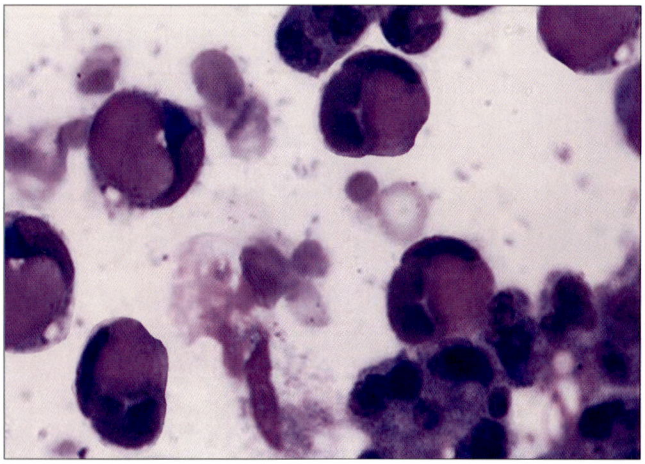

39 사진의 특징적인 세포와 관련된 질환은?

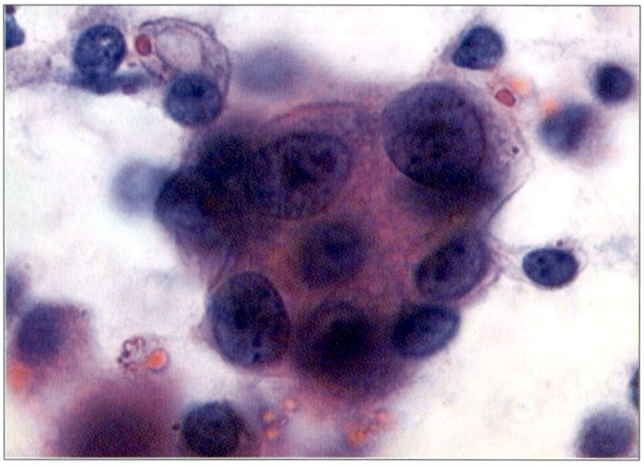

40 Cytospin 세포가 뭉쳐 있다면 해결방법은?

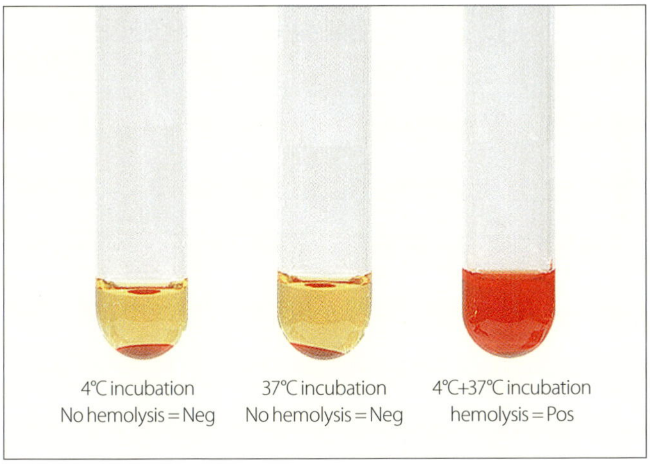

41 어떤 검사법인가?

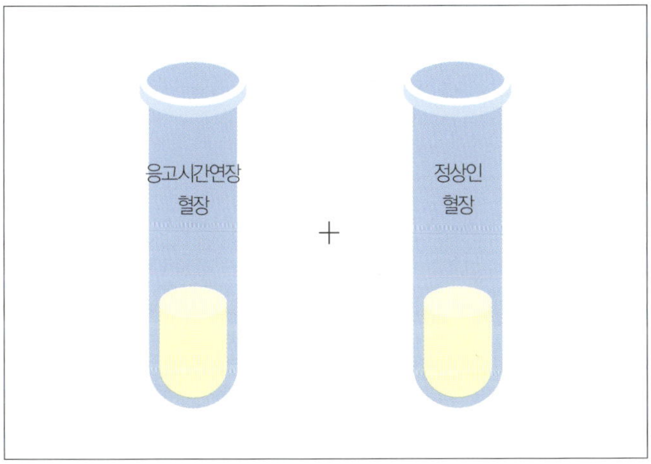

42 그림과 같이 응고시간연장 혈장과 정상인 혈장을 섞어 연장된 응고시간 교정 여부를 알아보는 검사는?

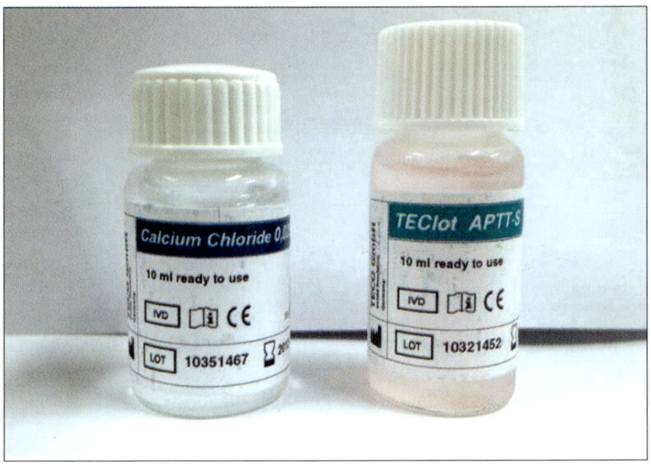

43 사진 속 시약을 이용한 검사를 통해 결핍 여부를 파악할 수 있는 응고경로는?

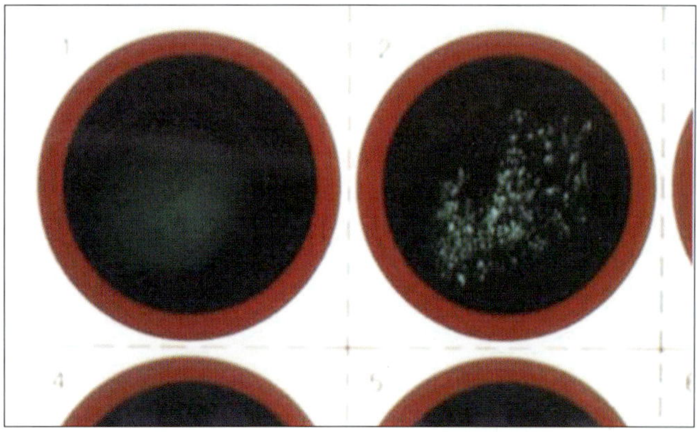

44 섬유소 용해 검사이다. 검사 원리는?

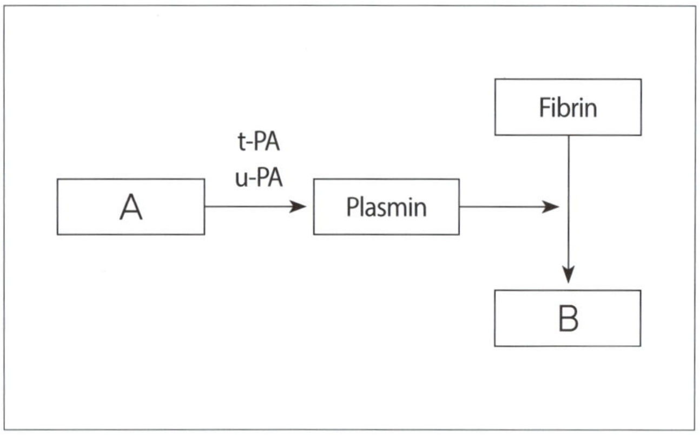

45 A, B는 각각 무엇인가?

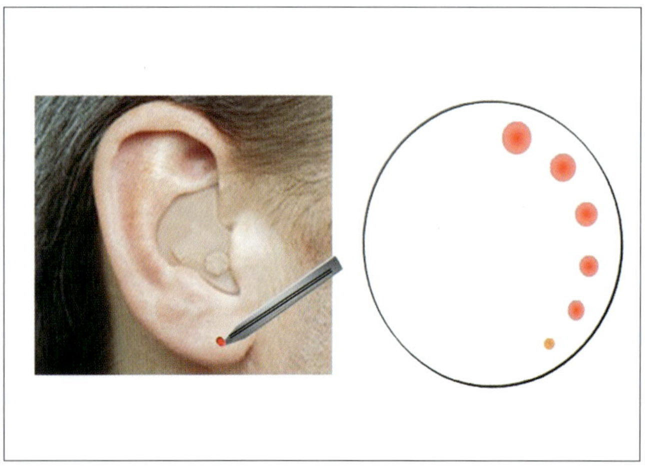

46 출혈시간은?

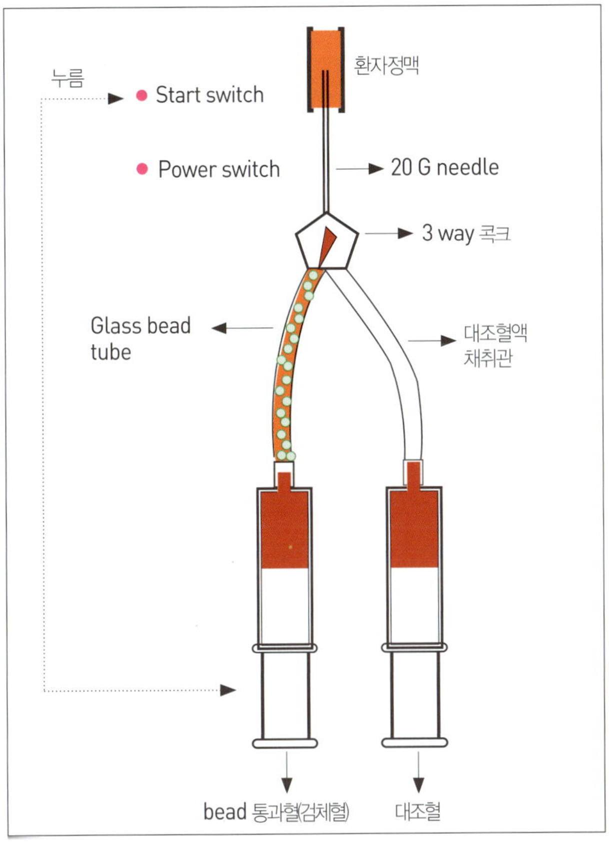

47 검사명과 목적은?

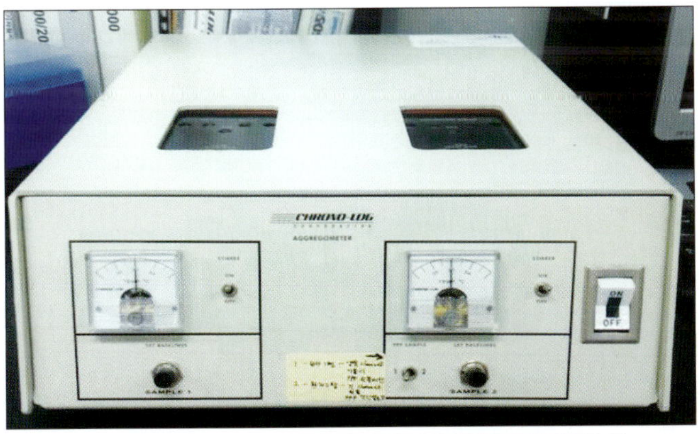

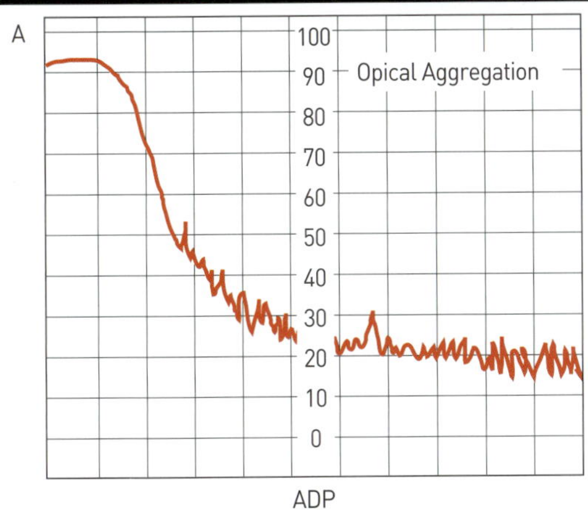

48 검사의 의의는?

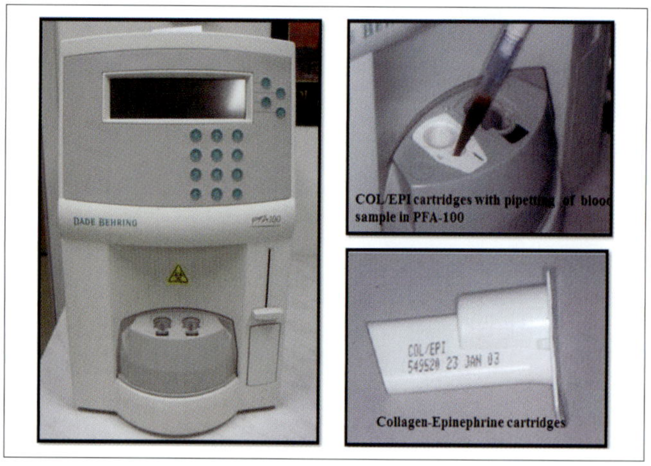

49 기기의 용도는?

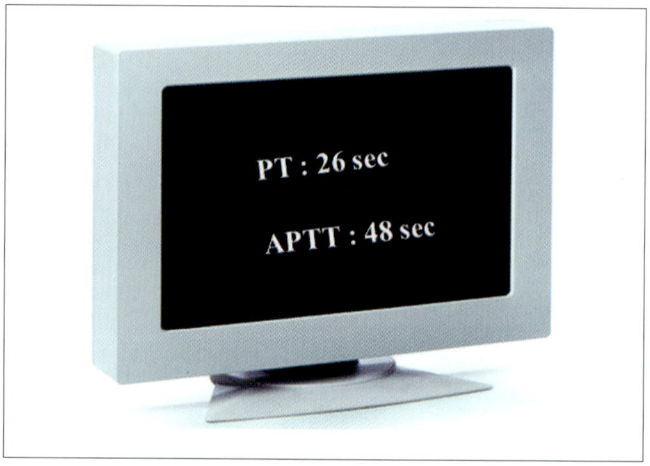

50 응고검사 결과가 사진과 같이 나왔다면?

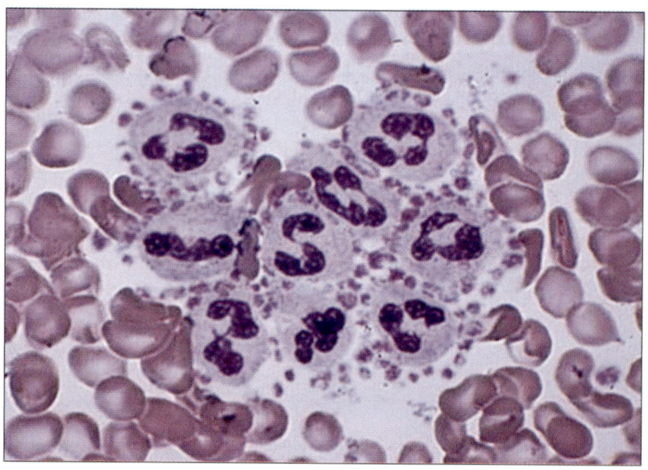

51 이와 같은 현상을 일으키는 항응고제는?

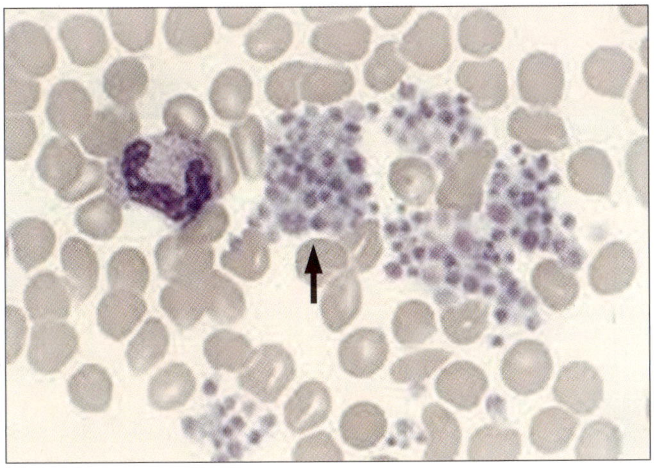

52 혈액도말에서 이러한 현상이 관찰되었다면 자동혈구계산기의 결과는?

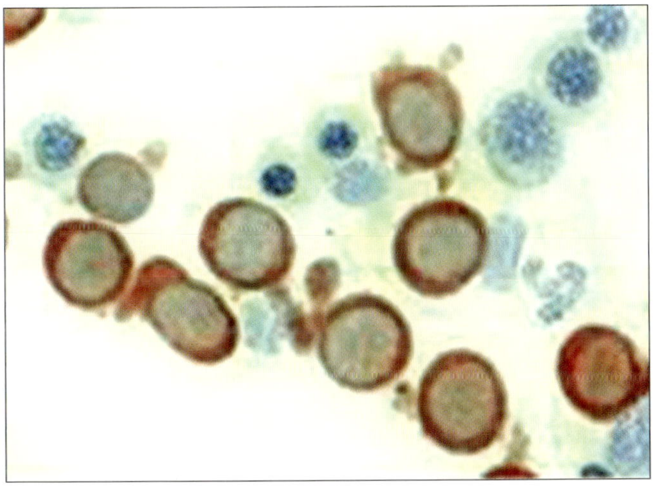

53 α–naphthyl butyrate esterase(non–specific esterase)염색에서 양성인 세포는?

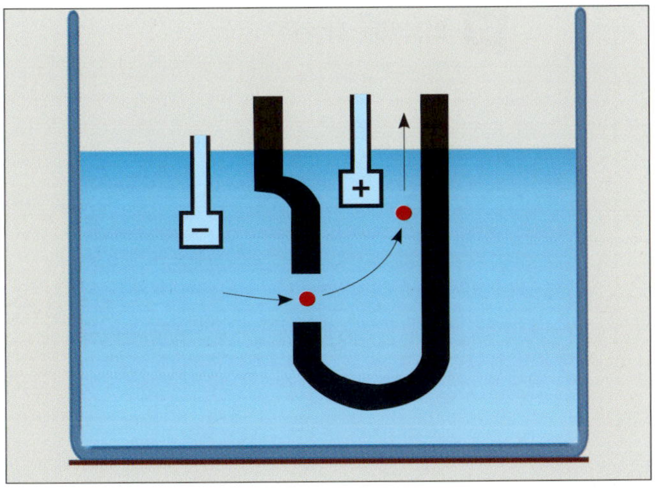

54 사진에서 보면 혈구세포가 미세공(aperture)를 통과하면서 전기저항이 발생되며 이는 그래프 상에서 pluse로 표현된다. pluse의 수와 크기가 의미하는 것은?

	%		#	
WBC	5.5			
NE	54.7		3.0	
LY	34.1		1.9	
MO	7.5		0.4	
EO	3.0		0.2	
BA	0.7		0.0	
RBC	4.28	L		
HGB	9.7	L		
HCT	29.9	L		
MCV	69.7	L		
MCH	22.6	L		
MCHC	32.4	L		
RDW	18.4	H		
PLT	331			
MPV	8.8			

55 예상되는 적혈구 형태는?

	%		#	
WBC	12.1	H		
NE	71.1	H	8.5	H
LY	15.9	L	1.9	
MO	3.3		0.5	
EO	0.5	L	0.1	
BA	8.7	H	1.1	H
RBC	2.69	L		
HGB	10.6	L		
HCT	31.6	L		
MCV	117.6	H		
MCH	39.6	H		
MCHC	33.7			
RDW	14.1			
PLT	578	H		
MPV	7.2	L		

56 의심되는 질환은?

	%		#	
WBC	9.5	H		
NE	70.4	H	6.7	
LY	21.3		2.0	
MO	5.7		0.5	
EO	1.8		0.2	
BA	0.8		0.1	
RBC	4.91			
HGB	14.8			
HCT	40.6	L		
MCV	82.6			
MCH	30.1			
MCHC	36.5	H		
RDW	16.5	H		
PLT	185			
MPV	9.4			

57 의심되는 질환은?

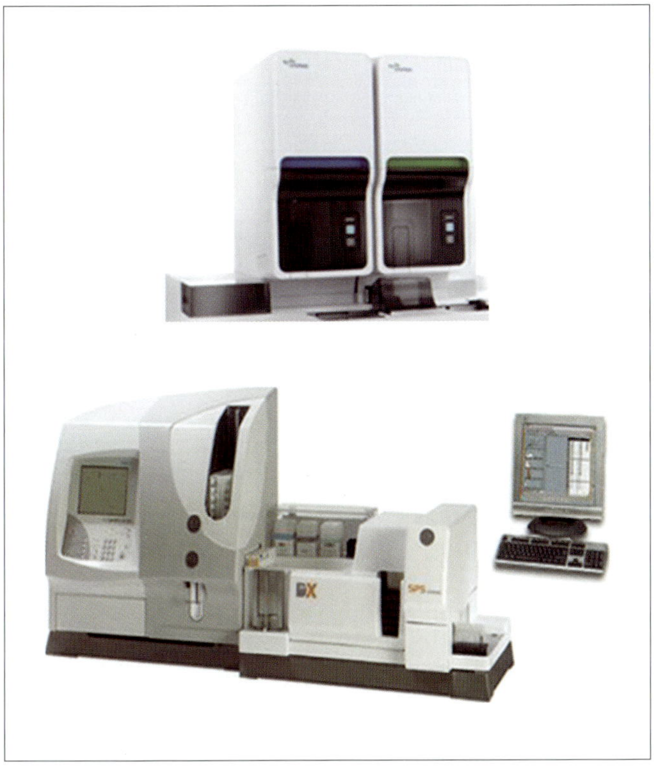

58 다른 종류의 혈액자동분석장비에서 같은 검체의 백혈구 백분율 결과가 다르게 나오면 어떤 조치를 취해야 하는가?

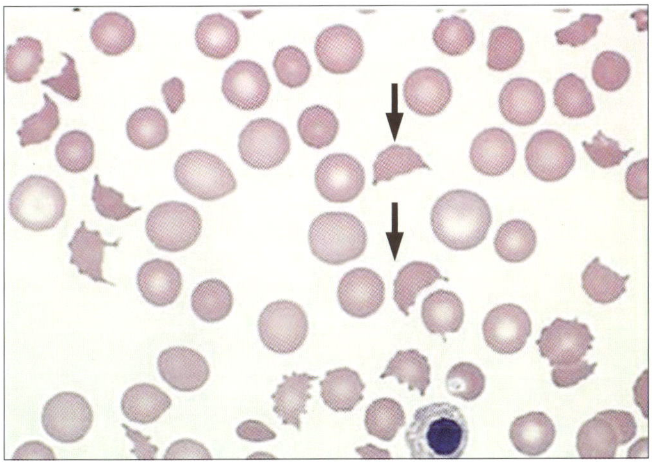

59 도말 표본에서 화살표의 세포가 관찰된다면 어떤 혈구세포 수 산출에 영향을 미치는가?

항목	참고치	[red box]		Delta(%)
		Low	High	
WBC	4,000–10,000	4,000	10,000	40
RBC	M 4.2~6.3 F 4.0~5.4			30
Hb	M 13~17 F 12~16	9.0	17	30
HCT	M 40~54 F 33~49			30

60 적색 박스 안에 들어 갈 용어는?

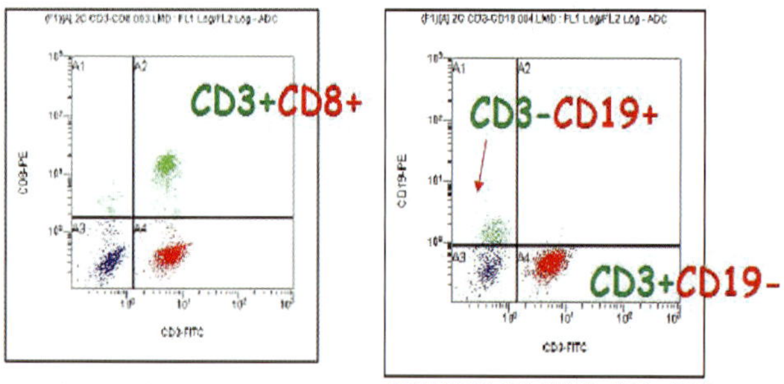

(F1)[A] 2C CD3-CD8 003.LMD : FL1 Log/FL2 Log

Region	Cells/	Number	%Gated	X-Mean	Y-Mea
ALL	1269	5254	100.00	4.47	3.62
A1	27	112	2.13	0.505	3.24
A2	303	1254	23.87	5.17	13.6
A3	319	1322	25.16	0.496	0.392
A4	620	2566	48.84	6.35	0.435

(F1)[A] 2C CD3-CD19 004.LMD : FL1 Log/FL2 Log

Region	Cells/	Number	%Gated	X-Mean	Y-M
ALL	1230	5249	100.00	4.33	0.59
A1	143	610	11.62	0.555	1.51
A2	10	44	0.84	7.63	1.05
A3	196	835	15.91	0.457	0.41
A4	881	3760	71.63	5.76	0.48

61 사진의 결과를 판독하면?

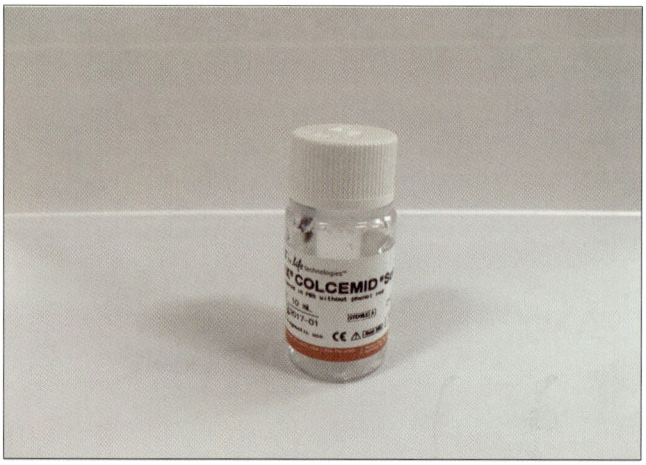

62 사진의 시약 용도는?

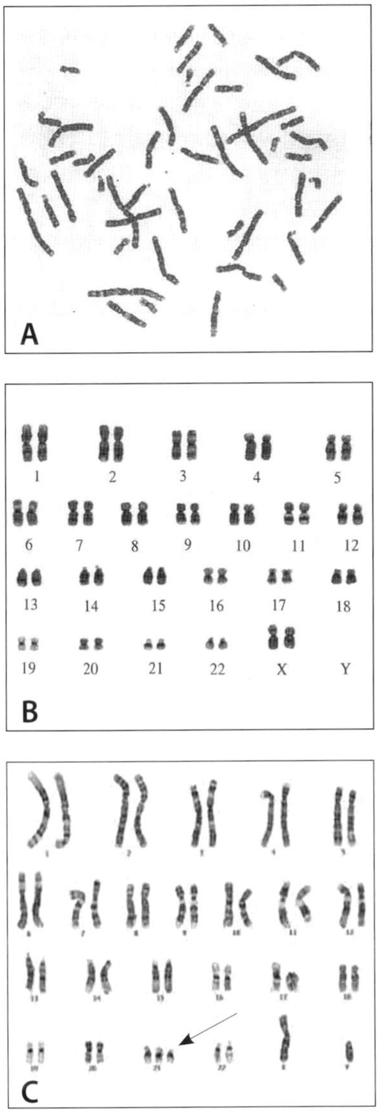

63 사진의 염색체 분석 사진들에 대한 설명은?

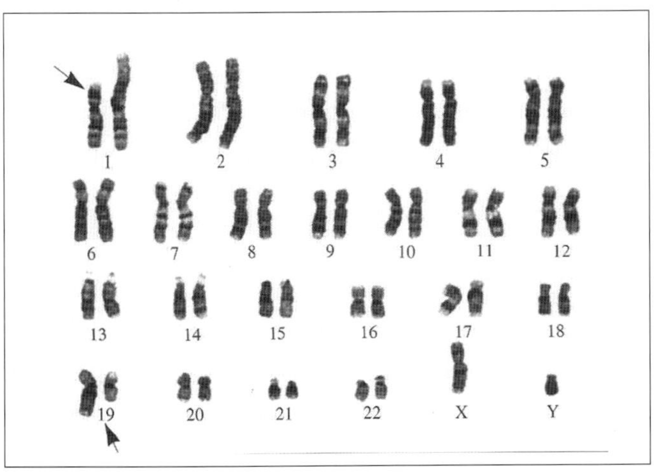

64 화살표로 표시한 염색체 이상은?

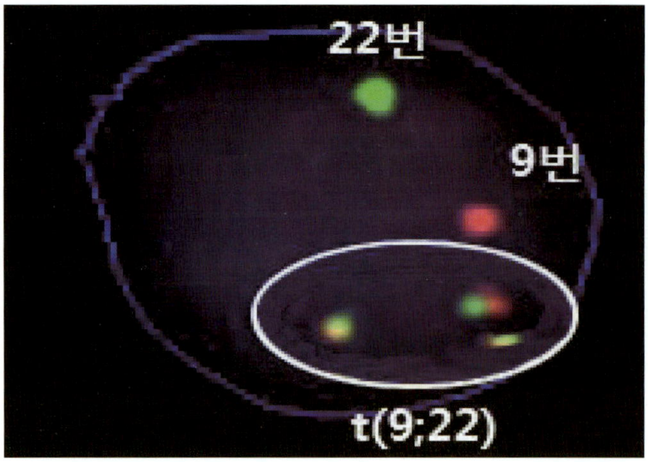

65 사진의 결과를 얻을 수 있는 검사기법 이름과 본 결과를 통해 진단할 수 있는 질환은?

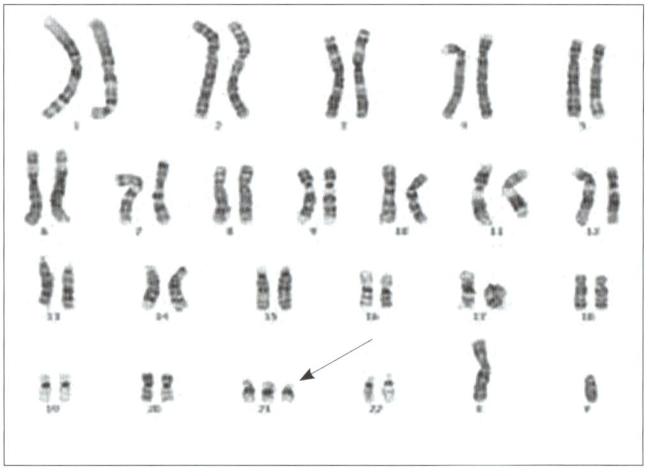

66 사진의 핵형분석 결과를 통해 진단할 수 있는 가장 적절한 질환은?

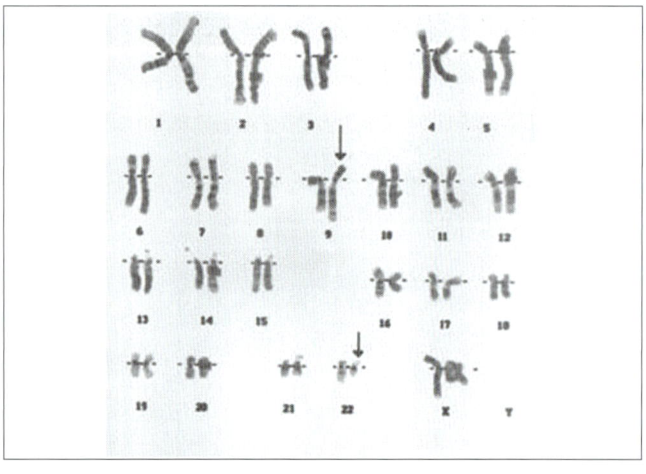

67 사진의 핵형분석으로 추론할 수 있는 질환은?

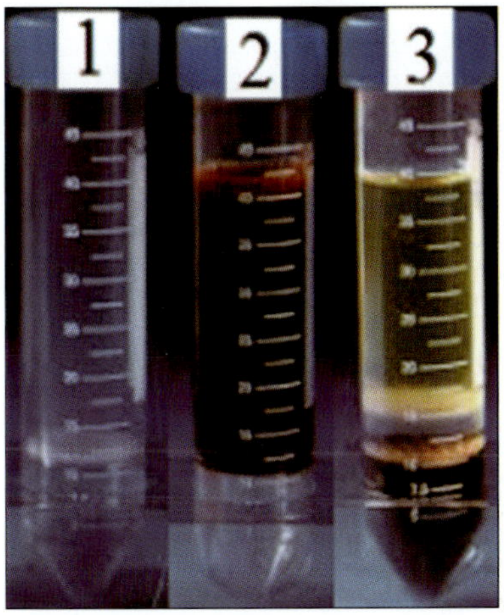

68 사진은 염색체 분석을 위해 무엇을 분리하는 과정인가?

제 III 부

수혈 검사 실기

제 12 장 수혈검사

수혈 검사 실기 문제

제 12 장

수혈검사

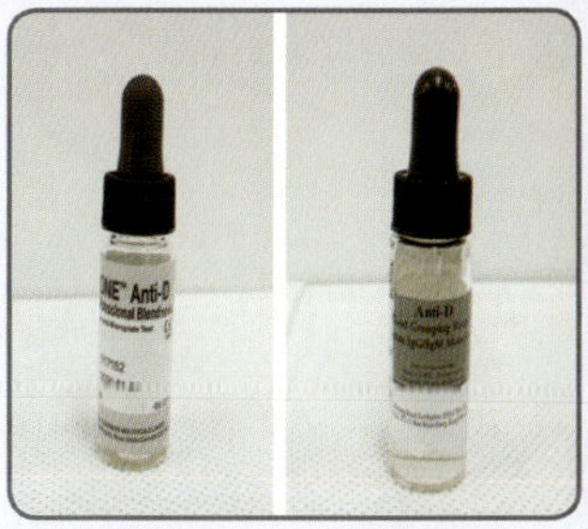

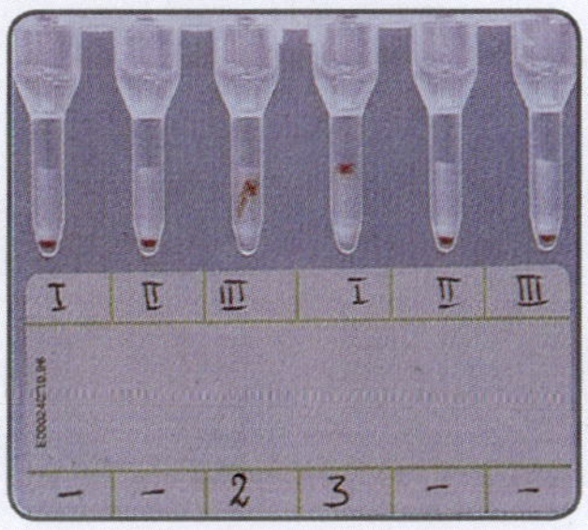

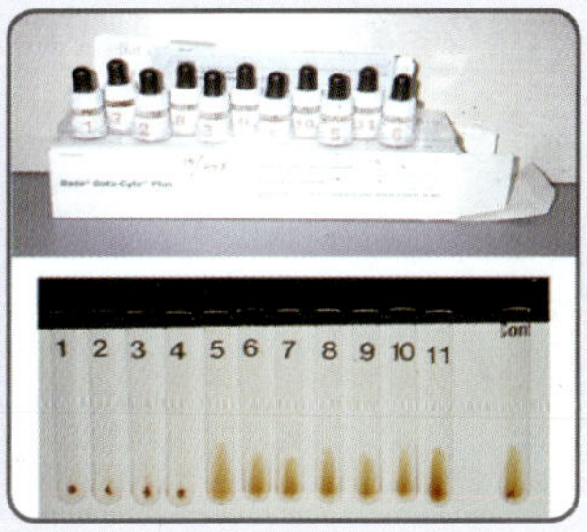

1. 검사개요

혈구응집반응을 이용하여 ABO혈액형(A형, B형, AB형, O형)을 확인하고 Rh혈액형 항원 중 D항원 존재여부를 확인하는 검사다. ABO혈액형 검사는 혈구형검사와 혈청형검사로 나뉜다. D항원 검사는 혈구형 검사를 실시한다.

2. ABO혈구형검사

1) 검사목적

환자적혈구에 ABO혈액형을 결정하는 A항원과 B항원의 존재 유무를 확인한다.

2) 시약

Anti-A(파란색), Anti-B(노란색), Anti-A, B(무색) 항체시약

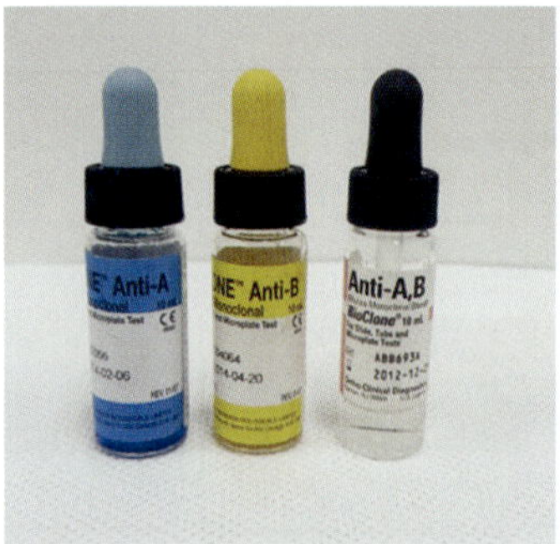

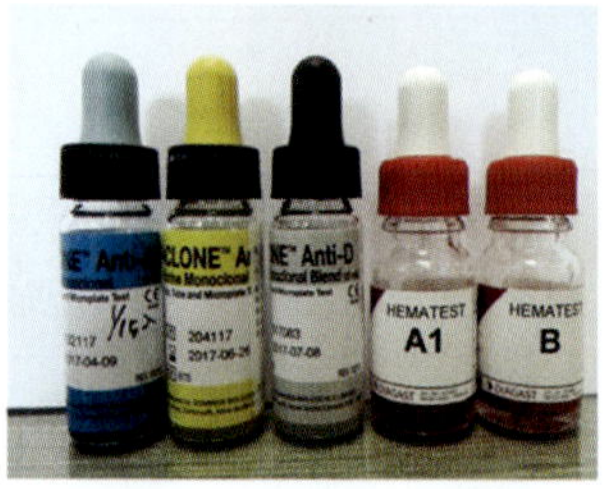

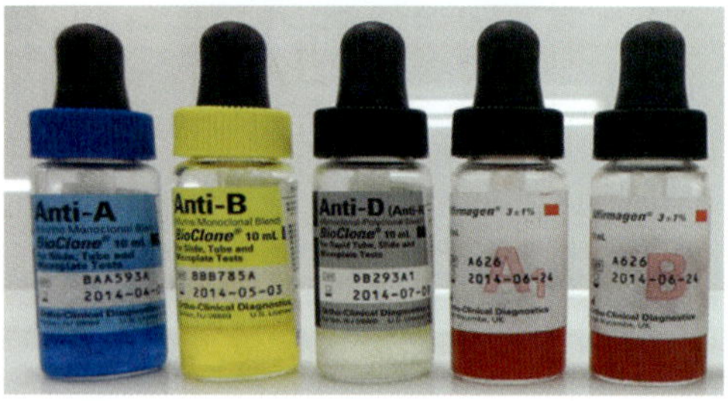

- Anti-A 시약이 파란색으로 보이는 것은 시약에 trypan blue가 첨가되어있기 때문이고 Anti-B 시약이 노란색으로 보이는 것은 시약에 acriflavin이 첨가되어 있기 때문이다.
- Anti-A, Anti-B 시약 역가는 256배 이상이어야 하며(최소역가 256배) 15초 이내 응집반응이 일어나야 한다.

3) 방법

일반적으로 사용하는 것은 슬라이드(slide)법과 시험관(tube)법이 있다. 슬라이드법은 검사 소요시간이 짧으나 특이도가 떨어지고 시험관법은 검사 시간은 슬라이드법 보다 많이 소요되지만 특이도는 높다.

- 검사할 환자 혈액은 EDTA tube에 채혈하고 실온(20-24℃)에서 판독한다.
- 혈구형 슬라이드법검사 시 적혈구부유액 농도는 30-45%가 적절하고 지름 2cm의 원안에서 2분 이내에 결과를 판독한다.
- 혈구형 시험관법검사 시 적혈구부유액 농도는 2-5%가 적절하다.

4) 결과

(1) 슬라이드법 결과 예시

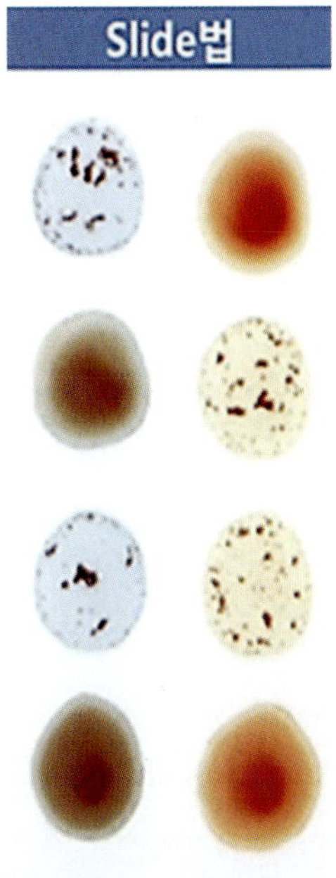

(2) 시험관법 결과 예시

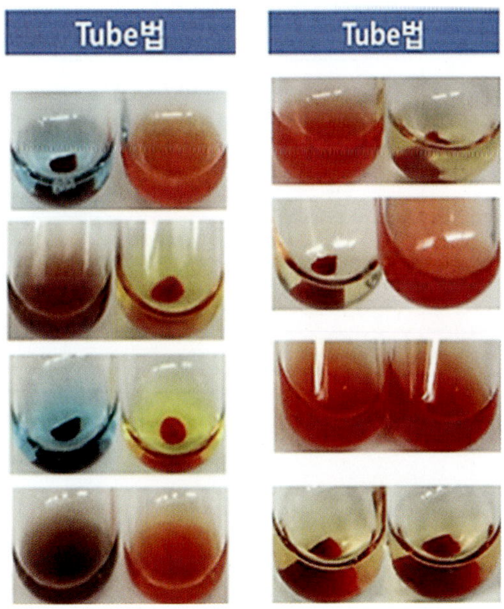

3. ABO혈청형 검사

1) 검사목적

환자의 혈청에 란드스테이너(Landsteiner)법칙에 맞는 항체존재 여부를 검사하여 혈구형검사 결과와 일치하는지 확인하기 위해 실시한다.

2) 시약

A형 시약적혈구, B형 시약적혈구

3) 방법

시험관법으로 실시한다.

•A형, B형 시약적혈구의 적혈구 부유액 농도는 2~5%가 적절하다.

4. ABO혈청형 검사

ABO 혈액형 검사 결과 판독					
ABO 혈액형	혈구형 검사			혈청형 검사	
	anti-A 시약 항체	anti-B 시약 항체	anti-A,B 시약 항체	A_1 시약 적혈구	B 시약 적혈구
A형	+	0	+	0	+
B형	0	+	+	+	0
O형	0	0	0	+	+
AB형	+	+	+	0	0

응집 (+) 비응집 (0)

5. Rh(D)항원 검사

1) 검사목적

적혈구에 D항원 유무를 확인하는 검사로 D항원이 존재하면 Rh(D)양성, D항원이 없으면 Rh(D) 음성으로 판정한다.

2) 시약

Anti-D 시약항체(IgM 타입 항체와 IgG 타입 항체가 혼합되어 있다)

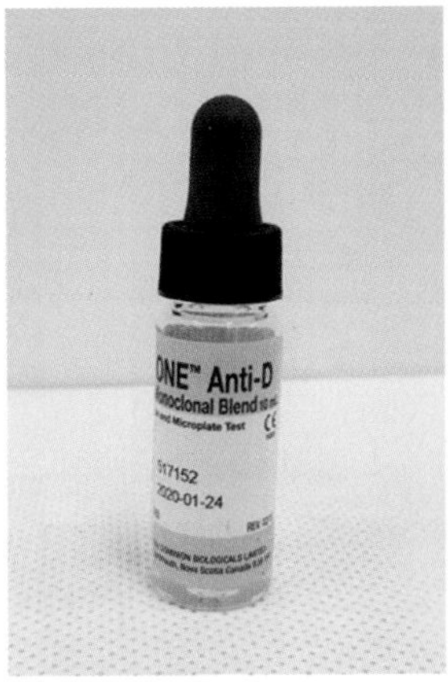

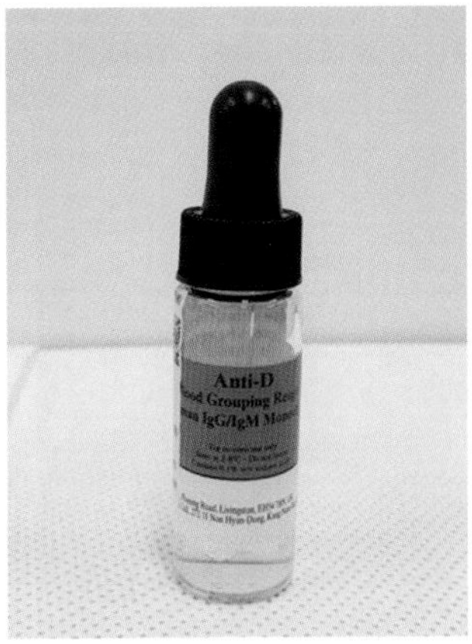

- Anti-D는 역가는 64배 이상이어야 하며(최소역가 64배) 60초 내 응집반응이 일어나야 한다.

3) 방법

(1) 슬라이드법과 시험관법이 있다.

(2) 슬라이드법검사는 30–50% 혈구부유액과검체와 anti-D를 전용판독판(37℃ view box)을 이용하여 검사하고 2분 이내에 응집유무를 관찰한다.

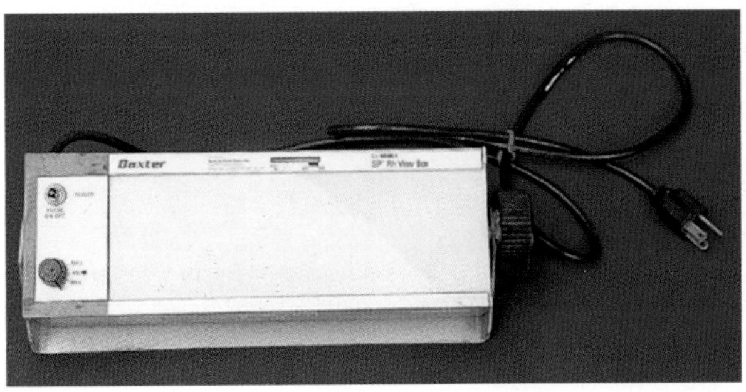

(3) 시험관법은 검사할 적혈구부유액과 Anti-D 항체시약을 혼합하고 즉시원침(immediate spin, 1,000rpm/1분 또는 3,400rpm/15초) 후 부드럽게 흔들면서(tapping) 응집여부를 관찰한다.

- 슬라이드법보다 시험관법이 민감도가 높아 슬라이드법에서 음성이 나오면 시험관법을 실시하여 음성여부를 재확인한다.
- Rh(D) 검사가 음성일 경우 반드시 약D(D^{U})검사를 시행하고 음성일 때 Rh(D) 음성으로 보고한다.

6. 슬라이드법, 시험관법 외 혈액형 검사방법

1) 원주응집법(카드법, 컬럼응집법, CAT)

원주(column) 안에는 고분자 덱스트란겔(dextran gel), 항체시약, 저이온강도식염수액(LISS, 반응증강제)이 들어있다. 원주카드(column cassette)에 검체를 넣고 반응시킨 후 원침하면 응집혈구는 여과효과에 의해 상부에 남고 비응집혈구는 침강하는 원리로 검사를 진행한다.

(1) ABO혈액형검사, Rh(D)검사, 기타 Rh혈액 검사, 항글로불린검사, 비예기항체선별검사, 비예기항체동정검사, 교차적합검사 등에 사용한다.

(2) 시약, 검체 분주의 표준화와 미량검체 사용, 반응이 장시간 안정적이며 판정이 쉽고 객관적인 장점이 있다.

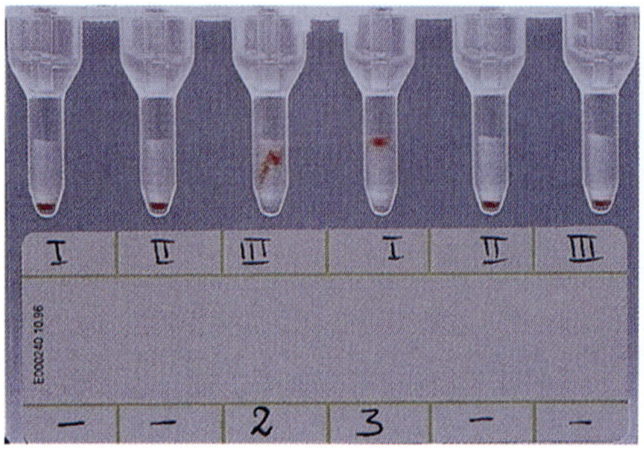

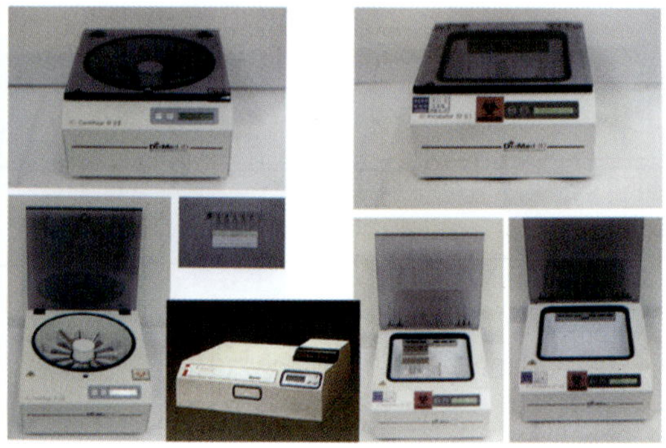

컬럼카드용 원심기, 가온기, 판독기

2) 자동혈액형분석기(시험관법, 원주응집법)

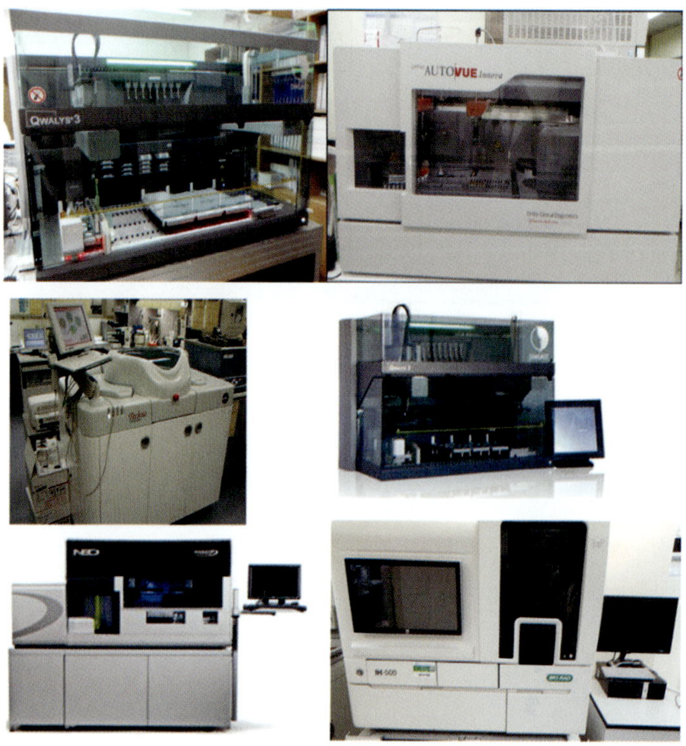

자동 혈액형 분석기

7. Weak D(D^u)검사

1) 검사목적

일부 환자는 D항원이 정상인보다 적게 발현되어 위에서 언급한 검사방법(적혈구부유액과 Anti-D 항체 혼합 후 바로 응집여부를 확인하는 슬라이드법과 시험관법)으로는 응집이 일어나지 않으며 이런 경우 시행하여 D항원 발현 여부를 판정하는 검사법이다.

- Weak D 혈액형인 사람이 공혈자일 경우 Rh(D)양성 환자에게만 수혈한다. 반면 Weak D 혈액형인 사람이 수혈자일 경우에는 Rh(D) 음성 혈액을 수혈 받는다.

2) 검사방법

(1) 검사용시험관(test tube)에는 검사할 환자적혈구부유액과 Anti-D항체, 대조용시험관(control tube)에는 환자 적혈구부유액과 22% 알부민 용액을 혼합한다. 37℃에서 일정시간(15-30분) 가온 후 응집을 확인한다. 검사용시험관에서 응집이 관찰되고 대조용시험관에서 비응집이면 약D(D^u)로 판정한다.

- 대조용시험관에는 Anti-D항체는 첨가하지 않고 22% 알부민용액(항원항체반응을 증진시키는 반응증강제)만 첨가하기 때문에 정상적으로는 어떠한 경우에도 응집이 관찰되어서는 안 된다. 응집이 관찰되면 모든 결과를 믿을 수 없게 되어 재검사를 실시해야 한다.

(2) 위의 검사에서 비응집이면 항글로불린시약을 혼합하여 항글로불린검사를 실시한다. 항글로불린시약 첨가 후 응집되면 Weak D로 판정하고 비응집이면 Rh(D)음성으로 최종 판정한다.

- 항글로불린시약 첨가 후 비응집이면 최종적으로 쿰스시약을 첨가하여 응집을 확인한다. 쿰스시약을 첨가하였을 때 응집이 되면 진음성으로 판독하고 만약 쿰스시약 첨가 시 비응집이면 결과를 믿을 수 없게 되어 재검사를 실시해야 한다.

8. D항원 검사결과 판독

D 항원 / Weak D 검사 결과 판독

검체 적혈구 + Anti-D 혼합 후 즉시 원심 후 응집 여부 확인		검체 적혈구 + Anti-D 혼합, 37°C incubation 후 원심 후 응집 여부 확인		검체 적혈구 + Anti-D 혼합, 37°C incubation 후 항글로불린 시약 첨가, 원심 후 응집 여부 확인		판독
Test 시험관	Control 시험관	Test 시험관	Control 시험관	Test 시험관	Control 시험관	
+	0					Rh(D) 양성
0	0	+	0			Rh(D) 양성
0	0	0	0	+	0	Weak D
0	0	0	0	0	0	Rh(D) 음성 (쿰스세포 첨가 후 응집 확인되면)

응집 (+) 비응집 (0)

1. 검사목적

수혈 전에 최종적으로 수혈에 적합한 혈액인지를 확인하는 검사로 1) ABO/혈액형 검사가 이상 없는지 재확인할 수 있으며 2) 항체선별검사 결과를 재확인할 수 있다. 크게 주교차시험과 부교차시험이 있다.

(1) 주교차시험: 공혈자의 적혈구와 수혈자의 혈청을 혼합하여 응집여부를 확인한다.

(2) 부교차시험: 공혈자의 혈청과 수혈자의 적혈구를 혼합하여 응집여부를 확인한다. 최근에는 수혈 전에 실시하는 비예기항체 선별검사가 부교차시험을 대체하는 추세다.

• 교차적합시험은 type & screen(T/S) 검사에 포함되지 않는다. type & screen 검사에는 ABO 혈액형검사, Rh 혈액형검사(D항원 검사), 비예기 항체선별검사가 포함된다.

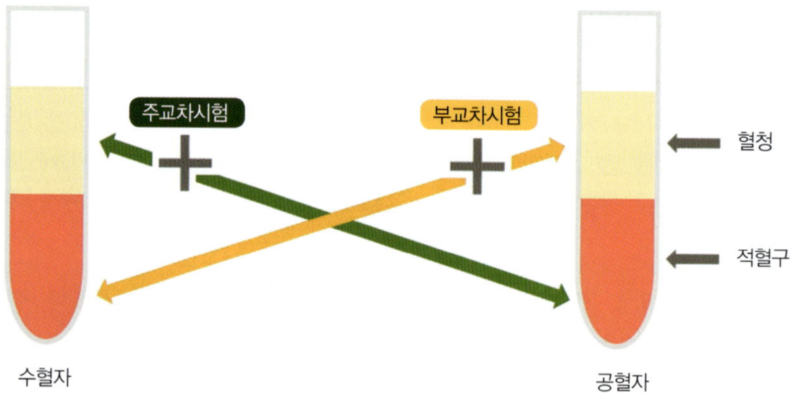

2. 검사 순서 및 판독

(1) 실온식염수법(RT): 공혈자의 적혈구(3% 부유액)와 수혈자의 혈청을 혼합 후 즉시원침(immediate spin, 1,000rpm/1분 또는 3,400rpm/15초)하여 응집여부를 확인한다.

• 응집이 관찰되면 ABO혈액형검사 결과가 잘못되었을 가능성이 있다.

(2) 알부민 가온법(37℃): 과정(1)의 결과가 확인된 각 시험관에 22% 소혈청단백(bovine serum albumin)을 1 방울 씩 첨가하고 37℃ 가온 후 원침하여 응집여부를 확인한다.

(3) 항글로불린법(AHG): 과정(2)의 결과 확인 후 모든 시험관의 검체를 생리식염수로 3회 세척하고 상층의 식염수를 완전히 제거 후 적혈구만 남은 각 시험관에 항글로불린시약 1방울씩 첨가하고 원침 후 응집여부를 확인한다.

• 응집되면 항체선별검사에서 검출되지 않은 비예기항체가 존재할 가능성이 있다.

1. 개요

1) 검사목적

쿰스검사(Coombs' test)라고도 하며, 적혈구에 IgG 타입 항체나 보체가 감작(결합)되어 있는지를 혈구 응집(agglutination) 또는 용혈반응(hemolysis)을 이용하여 확인하는 검사로 직접항글로불린검사와 간접항글로불린검사가 있다.

2) 시약

검사에는 항글로불린(AHG; antihuman globulin)시약을 사용하는데 항글로불린시약은 IgG에 특이적으로 결합하는 항체(anti-IgG)와 보체에 특이적으로 결합하는 항체(anti-C3b 또는 anti-C3d)로 쿰스시약(혈청)이라고도 한다.

(1) 다특이항글로불린(Polyspecific AHG)은 anti-IgG와 anti-C3b(또는 anti-C3d) 모두를 포함하는 시약이다.

(2) 단특이항글로불린(Monospecific AHG)은 anti-IgG 또는 anti-C3b(또는 anti-C3d) 중에 하나만을 포함하는 시약이다.

- 보체는 활성화되면 분절되는데, 크기가 작은 분절을 a로, 크기가 큰 분절을 b로 명명한다. 예를 들어, C3보체가 활성화되면 C3a와 C3b로 분절된다.
- 이 중 크기가 큰 C3b가 적혈구에 감작(결합)하는데, 시간이 경과하면 적혈구에 감작된 C3b의 일부분이 분절되어 소실된다. 최종적으로 적혈구에 감작(결합)되어 있는 분절을 C3d라 명명한다.

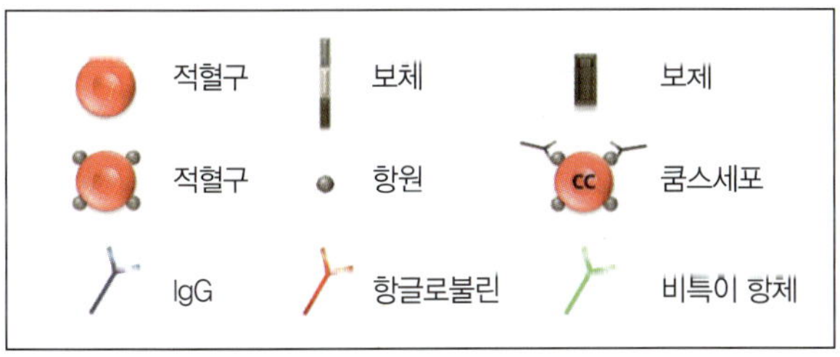

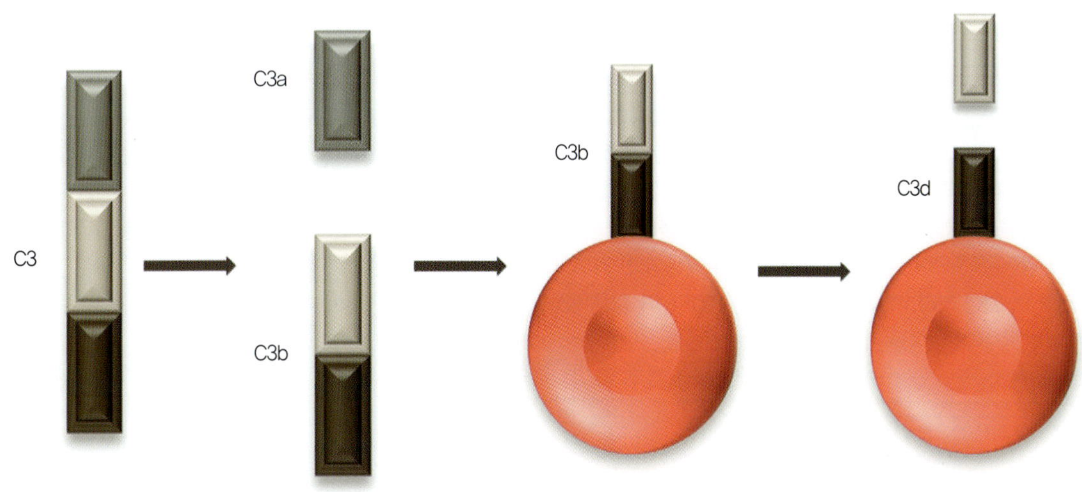

3) 판독

항글로불린시약을 첨가하면 IgG나 보체가 감작되어 있는 적혈구가 응집 또는 용혈되며, 응집 또는 용혈 여부를 통해 적혈구에 IgG나 보체의 감작(결합)여부를 판별할 수 있다.

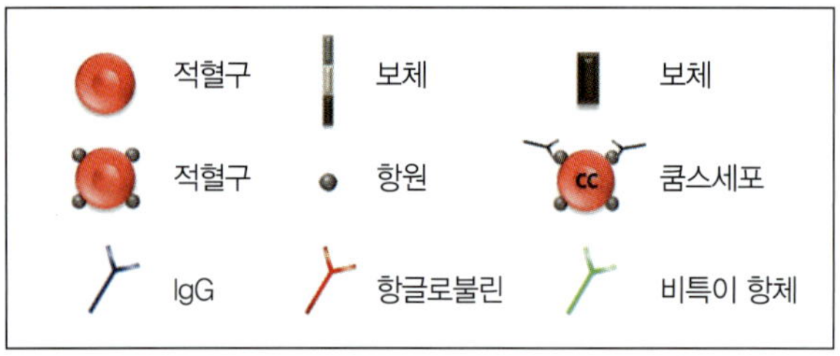

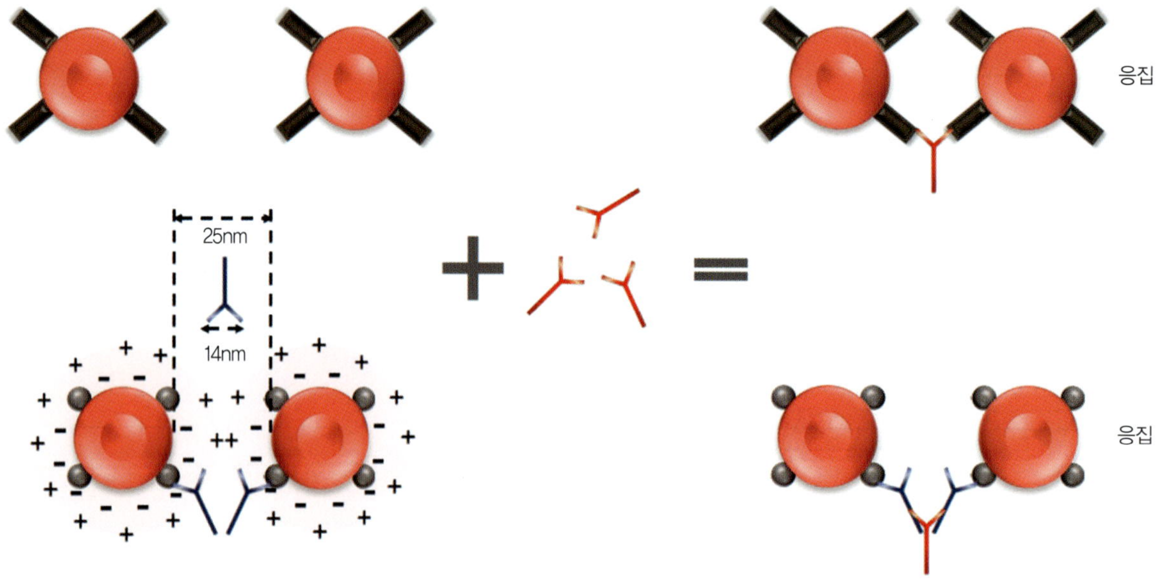

- 보체는 단독으로 두 개의 적혈구에 결합할 수 없어 적혈구와 적혈구를 응집시키지 못한다. IgG는 2개의 항원결합부위가 있으나 항원결합부위 사이의 거리(14nm)가 적혈구가 근접할 수 있는 최소거리(25nm)보다 적어 단독으로 적혈구와 적혈구를 응집시키지 못한다. 여기에 항글로불린시약을 첨가하면 보체나 IgG가 감작된 적혈구들이 응집하게 된다.
- 적혈구가 근접할 수 있는 최소거리가 생기는 이유는 적혈구 표면에 시알산(sialic acid)이 존재하고 이 물질이 음전하를 띠어 적혈구 막 주위에 양이온이 모여 일정 공간을 차지하기 때문이다. 외부의 일정 공간이 양이온으로 싸여있는 적혈구들은 서로 전기적으로 반발하게 되어 일정 거리 이상으로는 근접할 수 없다. 이 같은 힘을 전기적반발력(zeta potential)이라 하며 항원항체 반응강도를 높이기 위하여 전기적반발력을 감소시킬 수 있는 반응증강제(bovine albumin 등)를 가해 준다.

2. 직접항글로불린검사(DAT; direct antiglobulin test)

1) 검사목적

환자의 몸 안(체내)에서 IgG나 보체가 환자적혈구에 이미 감작(결합)되어 있는지를 확인 하기 위한 검사이다.

2) 직접항글로불린검사가 필요한 경우

(1) 부적합 수혈에 의한 수혈부작용(transfusion reaction)이 의심되는 경우

(2) 태아신생아용혈질환(hemolytic disease of fetus and newborn)이 의심되는 경우

(3) 자가면역용혈빈혈(autoimmune hemolytic anemia)이 의심되는 경우

(4) 잘못된 약물 투여에 의한 용혈(drug–related hemolysis)이 의심되는 경우

3) 검사순서

(1) 검사할 환자적혈구를 세척하여 미결합(unbound) 항체나 보체를 제거한다.

(2) 항글로불린시약을 첨가 후 원심침전(1,000rpm/1분 또는 3,400rpm/15초)한다.

(3) 적혈구 응집여부를 확인하며 음성의 경우 쿰스시약(Coombs' control cells 또는 IgG 감작 적혈구)를 가하여 음성을 확인한다.

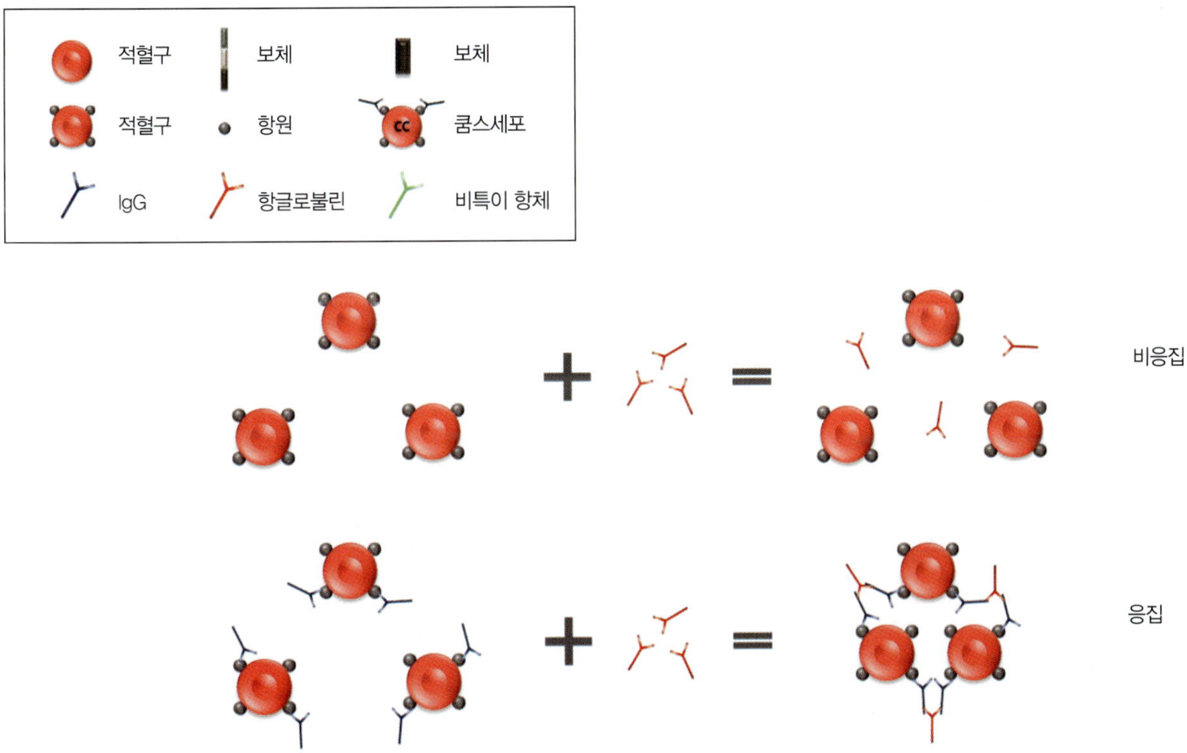

- 환자적혈구 부유액 농도는 2–5%가 적절하다.
- 검사의 모든 과정이 중요하지만 항글로불린검사에서는 적혈구 세척과정이 특히 중요하다.
- 세척이 불충분하면 적혈구에 결합하지 않은 미결합 IgG나 보체가 남게 된다.
- 이러한 경우에 첨가한 항글로불린시약이 미결합 IgG나 보체에 결합하여 적혈구에 감작되어 있는 IgG나 보체에는 결합하지 못해 적혈구가 응집되지 않아 위음성 결과가 나올 수 있다.

12-3 항글로불린검사(>> Antiglobulin test)

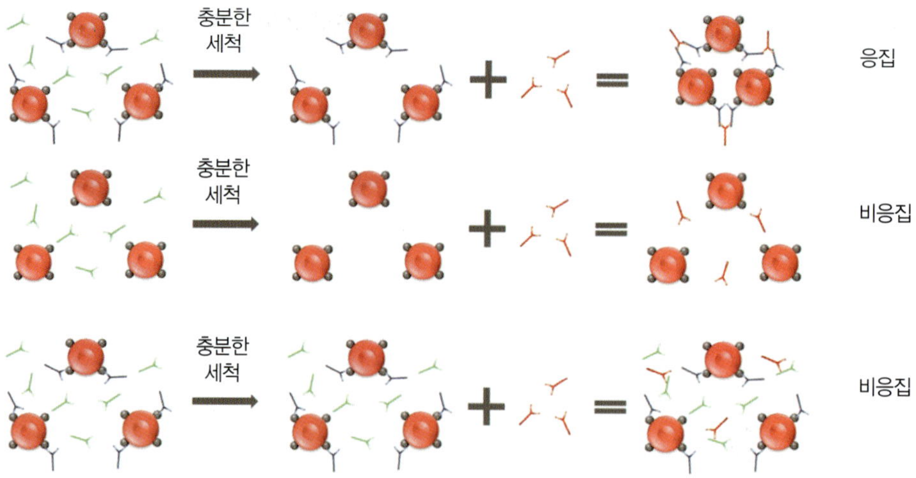

• 위의 이유로 항글로불린검사가 음성이 나오면 쿰스시약(Coombs'cell, check cell, IgG-sensitized cell)를 첨가하여 쿰스시약의 응집 여부를 확인하는 과정을 거쳐 음성인지 위음성인지 확인한다.

• 쿰스시약은 IgG를 이미 감작(결합)시켜 놓은 시약적혈구이다. 결과가 음성이면 검체에 미결합 항글로불린시약이 남아 있어 쿰스시약을 첨가하면 쿰스시약이 응집된다. 그러나 불충분한 세척으로 인하여 위음성이 나온 경우에는 첨가한 항글로불린시약이 미결합 IgG나 보체에 이미 결합되어 중화되는 효과가 나와 쿰스시약을 첨가하더라도 응집이 일어나지 않는다.

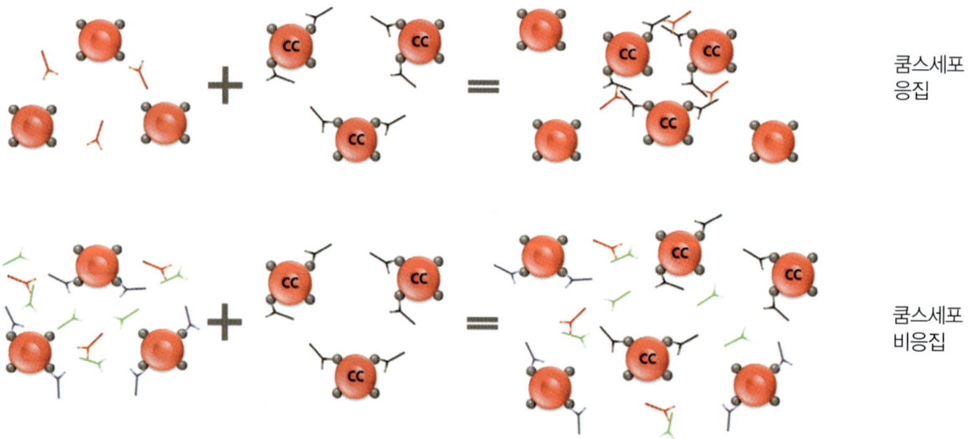

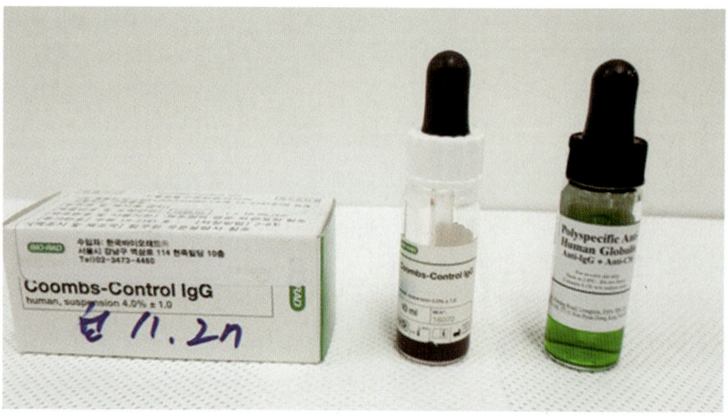

3. 간접항글로불린검사(IAT; indirect antiglobulin test)

1) 검사목적

체외에서 감작용 적혈구(O형, Rh+)와 환자혈청을 혼합한 후 적혈구에 IgG 타입 항체가 결합(감작)되는지 확인하는 검사로 혈액은행파트에서 진행되는 여러 주요검사의 과정 내에 포함되어 있다.

2) 간접항글로불린검사를 중간과정에 포함하는 검사

(1) 비예기항체 선별검사(antibody screeeing test)
(2) 비예기항체 동정검사(antibody identification test)
(3) 교차적합검사(cross-match)
(4) 약D(weak D, D[U])검사 등이 있다

3) 검사순서

(1) 검사할 혈청(IgG항체)과 감작용적혈구부유액을 혼합하여 37℃로 가온(incubation)한다(감작).
(2) 검사할 적혈구를 세척하여 미결합(unbound) 항체나 보체를 제거한다.
(3) 항글로불린시약을 첨가하고 원심침전(1,000rpm/1분 또는 3,400rpm/15초) 한다.
(4) 응집여부를 확인한다.

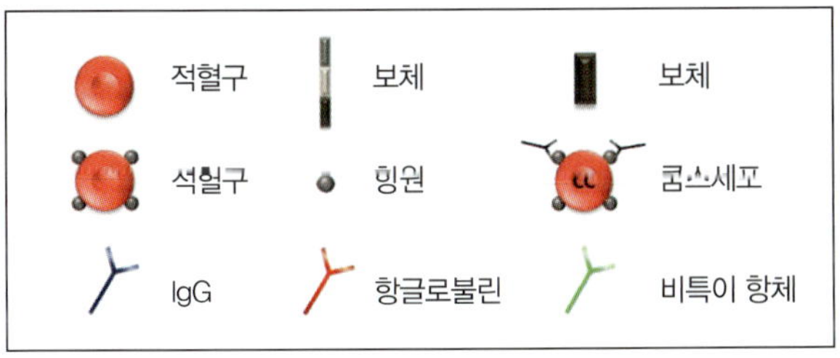

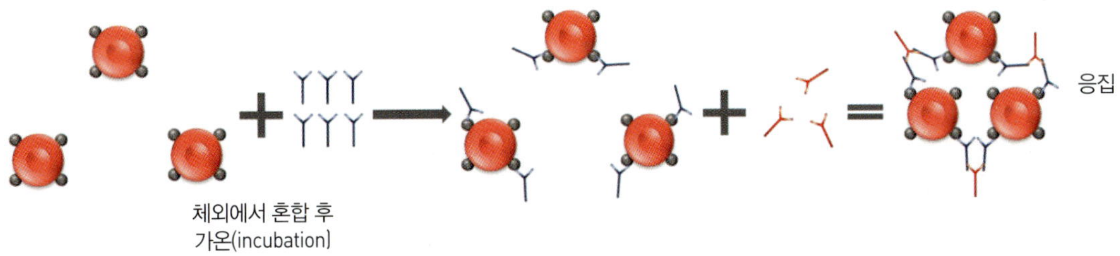

• 감작용 적혈구부유액 농도는 2~5%가 적절하다.
• 직접항글로불린검사와 차이점은 적혈구와 혈청(IgG항체)을 체외(in vitro)에서 혼합 후 incubation하는 감작(결합)반응 과정이 추가되었다는 것이다. 직접항글로불린검사는 환자 체내에서 적혈구에 IgG나 보체가 이미 감작되어 있는지를 확인하는 검사이므로 이러한 과정이 없다.

4. 항글로불린검사 위음성과 위양성 결과의 원인

1) 위음성 원인

(1) 불충분한 적혈구 세척
(2) 검사의 일시중단 또는 지연
(3) 항글로불린시약의 문제(항체역가 소실 등)
(4) 항글로불린시약 미 첨가
(5) 약한 원침
(6) 적혈구부유액 농도 부적절

2) 위양성 원인

(1) 검체에 이미 한랭항체(IgM)가 존재
(2) 초자기구에 불순물 오염
(3) 과도한 원침

1. 검사목적

1) 비예기항체 선별검사

과거에 수혈이나 임신/분만으로 인해 생성된 비예기항체가 환자의 혈액에 존재하는지 확인하기 위한 검사이다. 주로 수혈을 받아야 하는 환자에게 수혈 전에 시행하여 최적의 혈액제재를 선택, 수혈하여 수혈부작용을 예방하기 위해 시행하는 검사이다. 또한 용혈 등 수혈부작용이 의심되는 환자에게서 수혈부작용의 원인을 찾기 위해 시행하기도 한다.

2) 비예기항체 동정검사

비예기항체 선별검사에서 비예기항체의 존재가 확인되면 확인된 비예기항체가 어떤 항원에 특이도(specificity)를 가지는 항체인지를 확인하는 검사이다.

2. 시약

1) 비예기항체 선별검사: 선별혈구(screening cell), 항글로불린시약

• 선별용 혈구시약은 2–3종류의 선별혈구로 구성되어 있다.

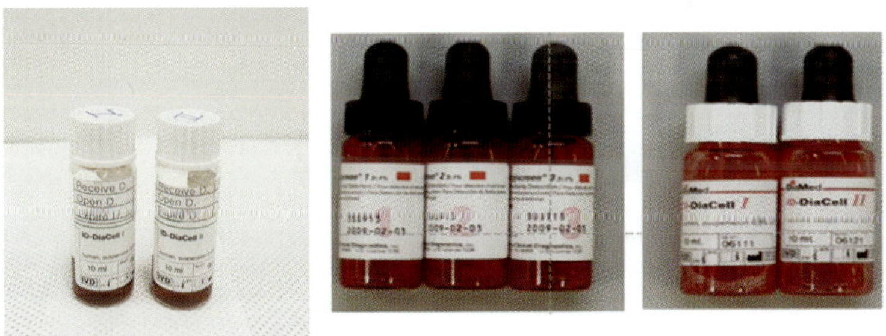

2) 비예기항체 동정검사: 동정혈구(panel cell), 항글로불린시약

• 동정용 혈구시약은 9–15종류의 동정혈구로 구성되어 있다.

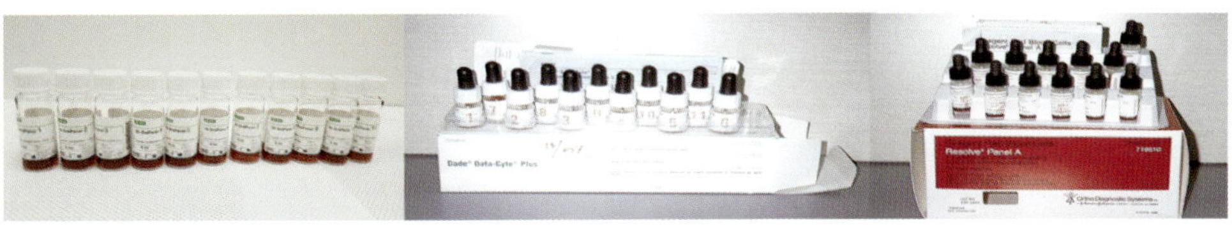

3. 검사 및 판독

(1) 시험관에 혈구 수와 동일하게 번호를 기록하고 각 시험관에 선별혈구/동정혈구와 환자의 혈청을 1방울 씩 혼합 후 즉시원침(immediate spin)하여 응집 여부 확인: 응집되면 선별 혈구/동정혈구에 존재하는 항원에 특이도를 가지는 IgM 타입의 비예기항체 존재를 예측할 수 있다.

(2) 과정(1)의 결과를 확인한 후 각 시험관에 22% 소혈청단백(bovine serum albumin)을 1방울 첨가하고 37℃ 가온 후 원침하여 응집여부 확인: 응집되면 선별/동정혈구에 존재하는 항원에 특이도를 가지는 IgM 또는 IgG 타입의 비예기항체 존재를 예측할 수 있다.

• 이 단계에서 일부 비예기항체(Lewis항원에 대한 항체)가 특징적으로 응집이 관찰된다.

(3) 과정(2)의 결과 확인 후 모든 시험관의 검체를 생리식염수로 3회 세척하고 상층의 식염수를 완전히 제거 후 혈구만 남은 각 시험관에 항글로불린시약 1방울 씩 첨가하고 원침 후 응집여부 확인: 응집되면 선별혈구/동정혈구에 존재하는 항원에 특이도를 가지는 IgG 타입의 비예기항체 존재를 예측할 수 있다.

• 선별혈구 또는 동정혈구를 구입하면 결과확인표(항원구성표; antigram)가 동봉되어 있는데, 선별혈구 또는 동정혈구 각각에 어떤 항원이 존재하는지를 기록한 용지이다.

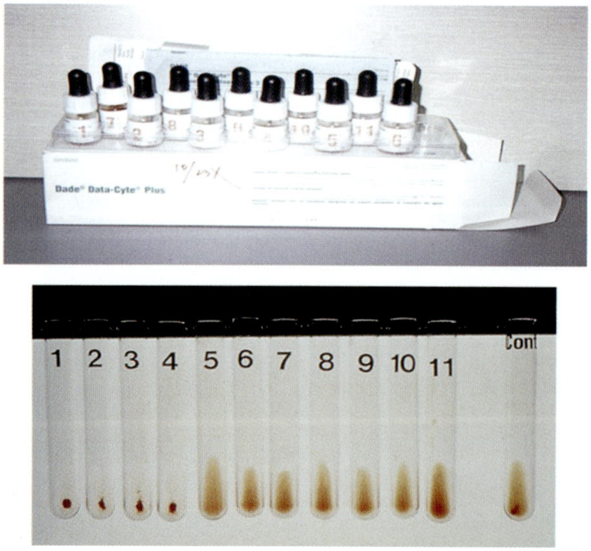

비예기항체 동정검사 시험관법으로 검사한 결과 사례

1) 비예기항체 선별혈구 결과확인표(항원구성표; antigram)

BIO-RAD Set ID-DiaPanel: 45161.23.x Set ID-DiaPanel P: 45171.23.x LOT 2018.01.01 V.I.P. Software: P35

ID-DiaPanel
ID-DiaPanel-P

Antigen-Tabelle / Antigen-Table / Table d'antigènes / Tabella antigenica / Tabla de antígenos / Tabela de antigénios

	Rh-hr		Spender Donor Donneur Donatore Donante Dador	Rh-hr						Kell						Duffy		Kidd		Lewis		P	MNS				Luth.		Xg		Spez. Antigene Special types Antigènes part. Antigeni particolari Otros Antigenos Tipos especiais	Resultat / Result / Résultat / Risultato / Resultado / Resultado		
				D	C	E	c	e	C^w	K	k	Kp^a	Kp^b	Js^a	Js^b	Fy^a	Fy^b	Jk^a	Jk^b	Le^a	Le^b	P_1	M	N	S	s	Lu^a	Lu^b	Xg^a	♀♂		IAT	Enzym	4° C
I	CCD.ee	R_1R_1	657644	+	+	0	0	+	0	+	0	0	+	nt	nt	+	+	+	0	+	0	+	+	0	+	+	0	+	+					
II	ccD.EE	R_2R_2	189901	+	0	+	+	0	0	0	+	0	+	nt	nt	+	0	+	+	0	+	0	0	+	0	+	0	+	+					
																															Eigenkontrolle / Autocontrol / Autocontrôle / Autocontrollo / Auto-control / Auto-control			

Antigen-Tabelle / Antigen-Table / Table d'antigènes / Tabella antigenica / Tabla de antígenos / Tabela de antigénios

	Rh-hr		Spender Donor Donneur Donatore Donante Dador	Rh-hr						Kell						Duffy		Kidd		Lewis		P	MNS				Luth.		Xg		Spez. Antigene Special types Antigènes part. Antigeni particolari Otros Antigenos Tipos especiais	Resultat / Result / Résultat / Risultato / Resultado / Resultado		
				D	C	E	c	e	C^w	K	k	Kp^a	Kp^b	Js^a	Js^b	Fy^a	Fy^b	Jk^a	Jk^b	Le^a	Le^b	P_1	M	N	S	s	Lu^a	Lu^b	Xg^a	♀♂		IAT	Enzym	4° C
I	CCD.ee	R_1R_1	657644	+	+	0	0	+	0	+	0	0	+	nt	nt	+	+	+	0	+	0	+	+	0	+	+	0	+	+			0	0	0
II	ccD.EE	R_2R_2	189901	+	0	+	+	0	0	0	+	0	+	nt	nt	+	0	+	+	0	+	0	0	+	0	+	0	+	+			2+	0	0
																															Eigenkontrolle / Autocontrol / Autocontrôle / Autocontrollo / Auto-control / Auto-control	0		

2) 동정혈구 결과확인표(항원구성표; antigram)

BIO-RAD IVD

ID-DiaCell I-II

	Rh-hr	Möglicher Genotyp Probable Genotype Genotype probable Probabile genotipo Genotipo probable Genótipo provável	Spender Donor Donneur Donatore Donante Dador	Rh-hr						Kell						Duffy		Kidd		Lewis		P	MNS				Luth.		Xg		Spez. Antigene Special types Antigènes part. Antigeni particolari Otros Antigenos Tipos especiais		Resultat / Result / Résultat / Risultato / Resultado / Resultado		
				D	C	E	c	e	C^w	K	k	Kp^a	Kp^b	Js^a	Js^b	Fy^a	Fy^b	Jk^a	Jk^b	Le^a	Le^b	P_1	M	N	S	s	Lu^a	Lu^b	Xg^a	♀♂			LISS / Coombs	Enzyme	4°C
1	$CCC^WD.ee$	$R_1{}^WR_1$	281242	+	+	0	0	+	+	0	+	0	+	nt	nt	+	0	+	+	+	0	+	0	+	0	+	+	+	+			1	-	-	
2	CCD.ee	R_1R_1	351553	+	+	0	0	+	0	+	+	0	+	nt	nt	0	+	0	+	0	+	+	0	+	0	+	0	+	+			2	-	-	
3	ccD.EE	R_2R_2	279112	+	0	+	+	0	0	0	+	0	+	nt	nt	+	+	0	+	0	+	0	+	+	+	+	0	+	0			3	2+	4+	
4	Ccddee	r'r	490560	0	+	0	+	+	0	0	+	0	+	nt	nt	+	+	+	+	0	0	+	+	+	0	+	0	+	+			4	-	-	
5	ccddEe	r''r	599449	0	0	+	+	+	0	0	+	0	+	nt	nt	+	0	+	0	0	+	+	+	0	+	0	0	+	+			5	2+	4+	
6	ccddee	rr	286466	0	0	0	+	+	0	+	+	0	+	nt	nt	+	0	+	0	0	+	+	0	+	0	+	0	+	0			6	-	-	
7	ccddee	rr	586395	0	0	0	+	+	0	0	+	0	+	nt	nt	0	+	0	+	+	0	0	+	0	+	0	0	+	+		Bg(a+)	7	-	-	
8	ccD.ee	R_0r	031041	+	0	0	+	+	0	0	+	0	+	nt	nt	0	0	0	+	+	0	+	0	+	+	0	0	+	+			8	-	-	
9	ccddee	rr	553314	0	0	0	+	+	0	0	+	0	+	nt	nt	0	+	+	0	0	+	+	0	+	0	+	+	+	+		Bg(a+)	9	-	-	
10	ccddee	rr	308507	0	0	0	+	+	0	0	+	0	+	nt	nt	+	0	0	+	0	0	+	+	+	+	0	0	+	+			10	-	-	
11	ccddee	rr	058304	0	0	0	+	+	0	0	+	+	+	nt	nt	0	+	+	+	0	+	+	+	0	0	+	0	+	+		Bg(a+)	11	-	-	
	Patient / Patient / Patient / Paziente / Paciente / Paciente																														Eigenkontrolle / Autocontrol / Autocontrôle / Autocontrollo / Autocontrol / Auto-controlo				

제Ⅲ부

수혈 검사 실기 문제

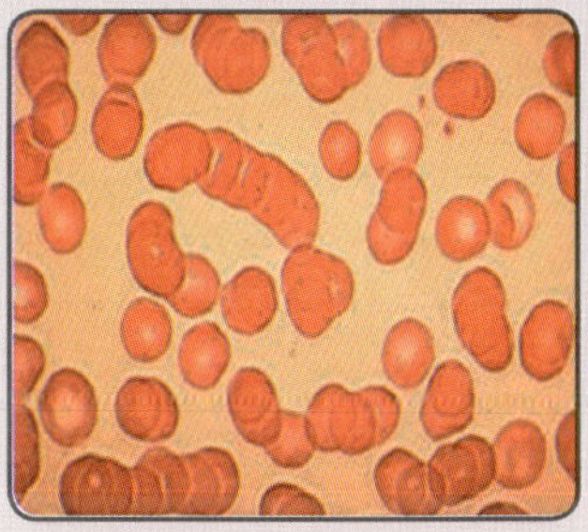
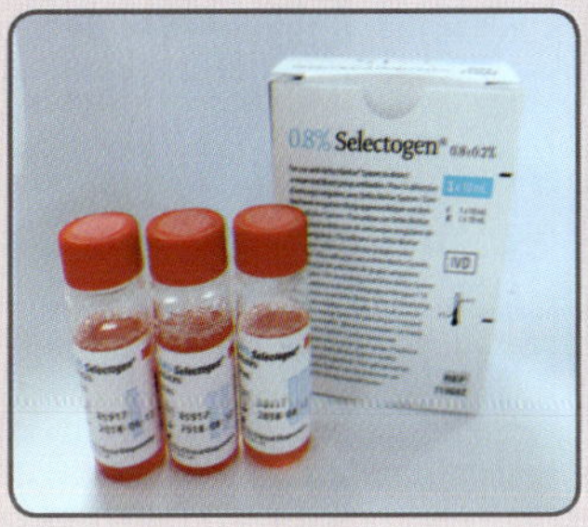

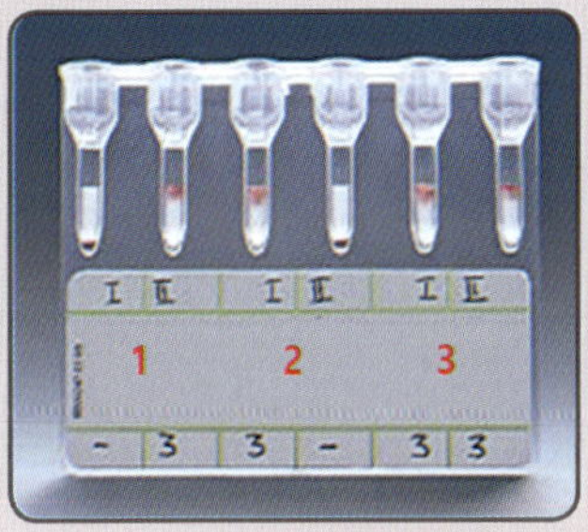

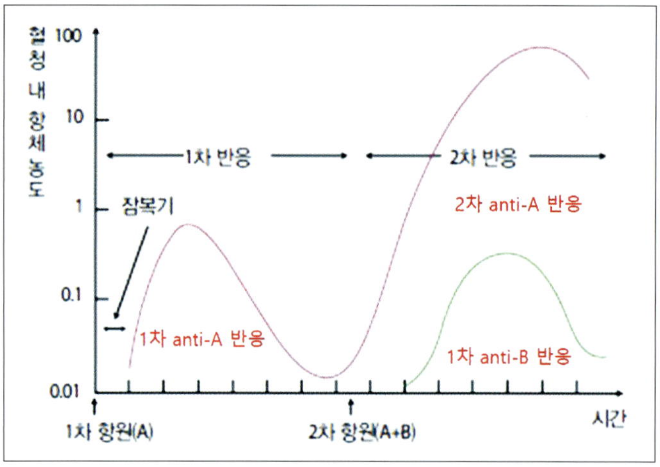

1 항원에 대한 1차(면역)반응에서 가장 빠르게 생성되는 항체는?

2 2차(면역)반응에서 주로 생산되는 항체는?

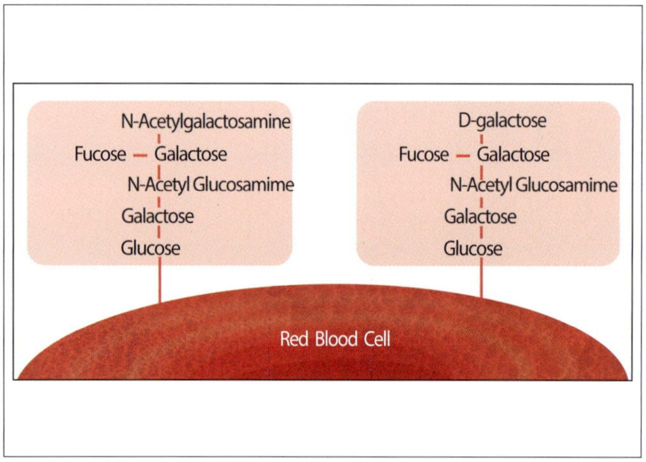

3 그림과 같은 분자구조의 적혈구 항원을 동시에 가진 혈액형은?

4 이 그림에서 D-galactose을 붙이는 것은?

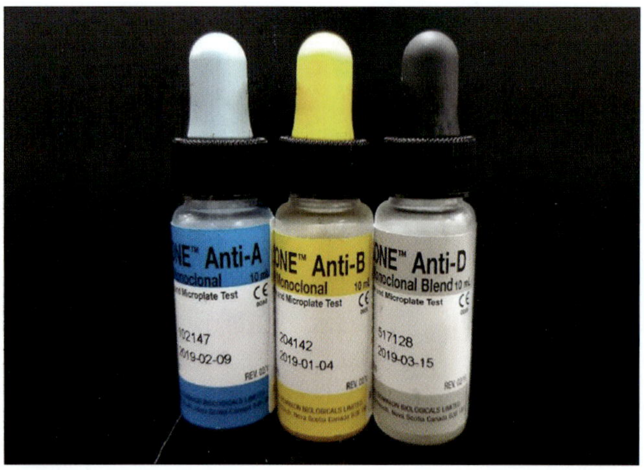

5 사진은 혈액형 검사시 사용하는 항혈청 시약이다. 혈구형 tube법으로 검사시 피검자의 혈구 부유액은 얼마가 좋은가?

6 사진에서 보이는 Anti-D 시약을 이용하여 Rh 혈액형 검사시 최소 역가는?

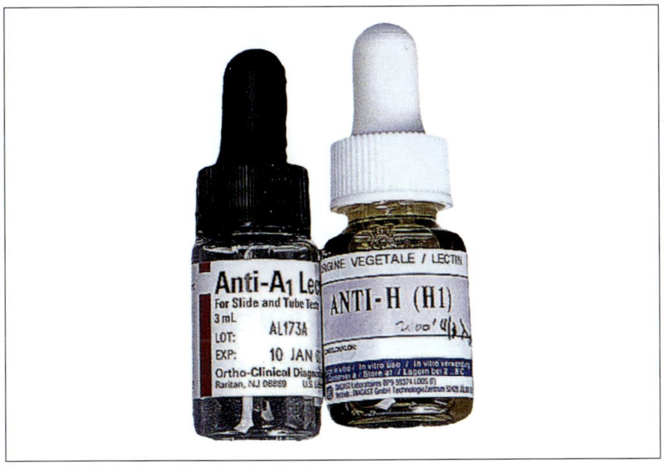

7 사진에서 보이는 Anti-A_1 Lectin 시약의 용도는?

8 사진에서 보이는 Anti-H Lectin 시약의 용도는?

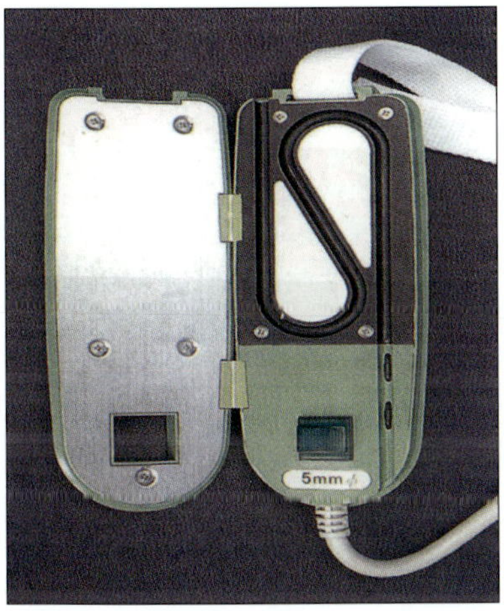

9 사진 장비의 용도는 무엇인가?

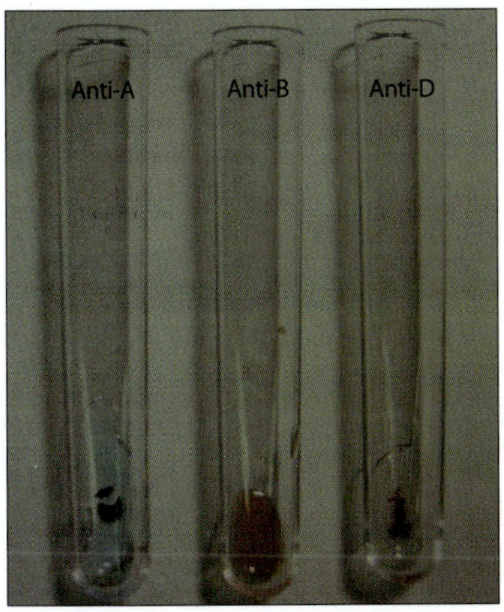

10 사진은 ABO 혈액형 검사결과이다. 혈액형은?

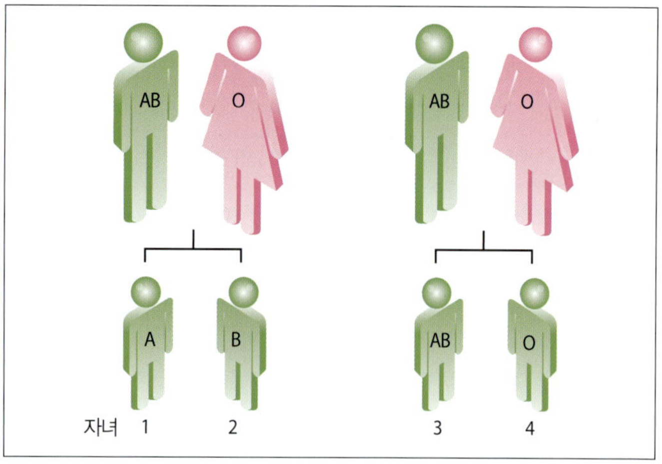

11 그림은 두 가족의 혈액형 가계도이다. 자녀 3의 혈액형은?

12 자녀 3 에게 적혈구 수혈이 필요할 경우 선택해야 할 혈액형은?

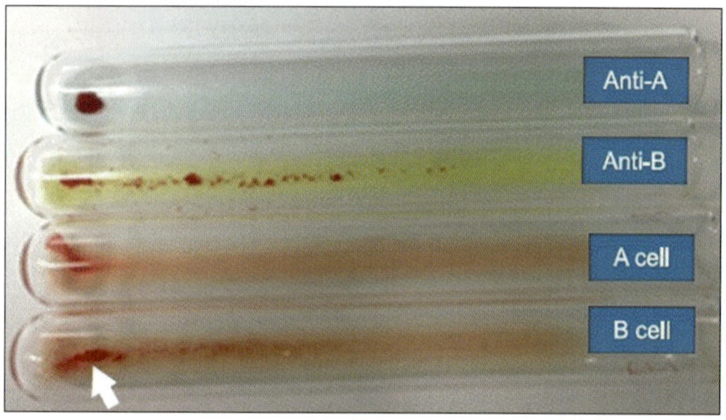

13 사진과 같은 ABO 불일치 결과가 나왔을 때 다음으로 진행해야 하는 검사는?

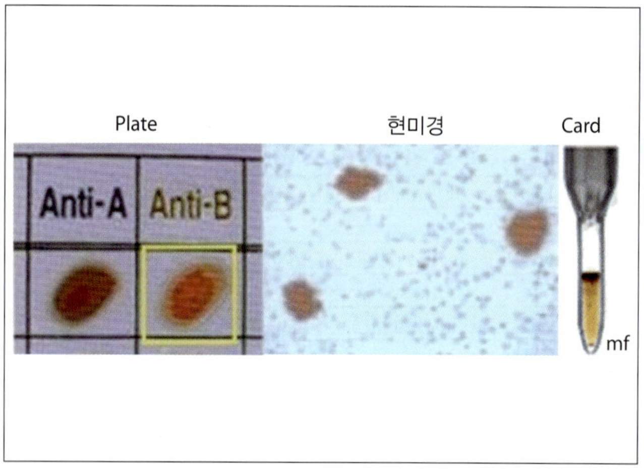

14 사진과 같은 반응을 보일 수 있는 혈액형은?

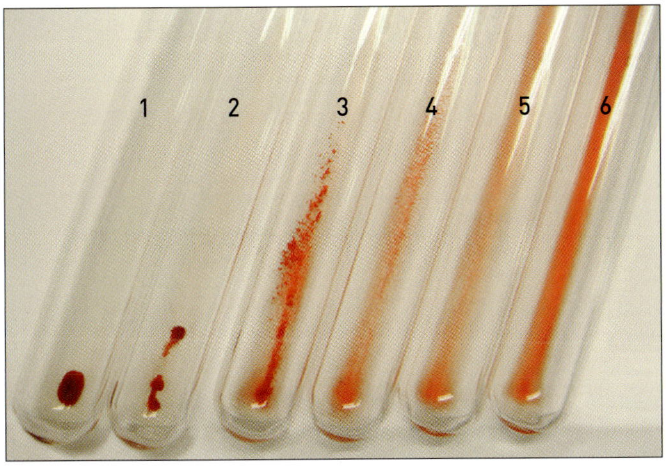

15 사진에서 응집반응 3+에 해당하는 tube는?

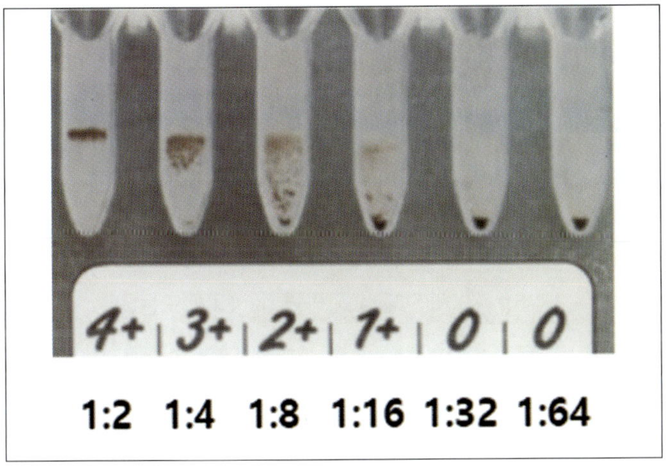

16 Rh 항체역가 검사 결과이다. 항체역가는?

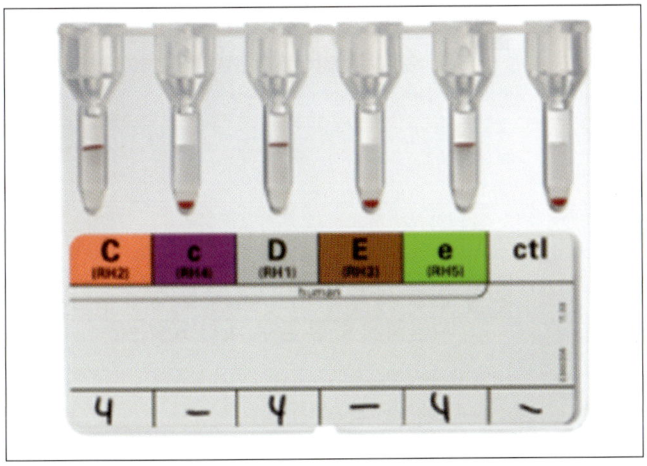

17 원주응집법을 이용한 Rh 표현형 검사이다. 표현형은?

18 17번 환자의 표현형을 가진 사람에게 표현형이 dCE의 적혈구를 수혈한 경우 생성될 수 있는 항체는?

19 사진 속 장비 명칭과 설정온도는?

20 장비에서 응집을 잘 일으키는 항체는?

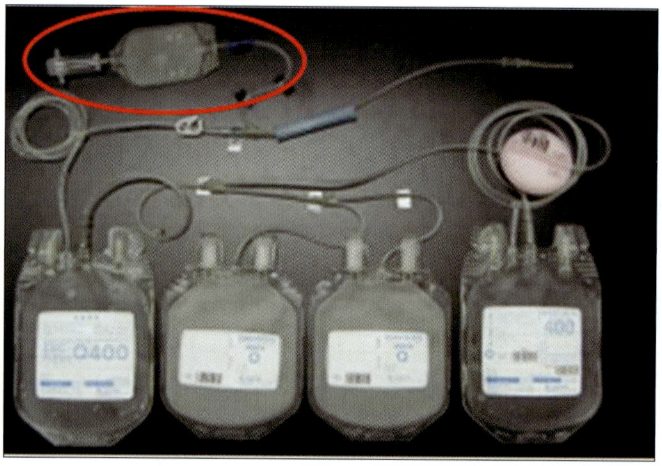

21 사진의 채혈백을 이용하여 제조가능한 혈액제제는?

22 사진에서 적색원 bag의 용도는?

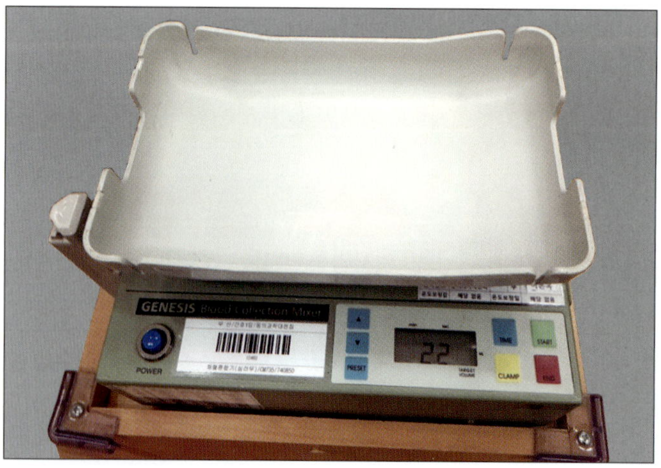

23 사진은 헌혈 시 사용하는 장비이다. 이 장비의 용도는?

24 헌혈 시 부득이한 사정으로 혈액 혼합기를 사용하지 못할 경우 대처 요령은?

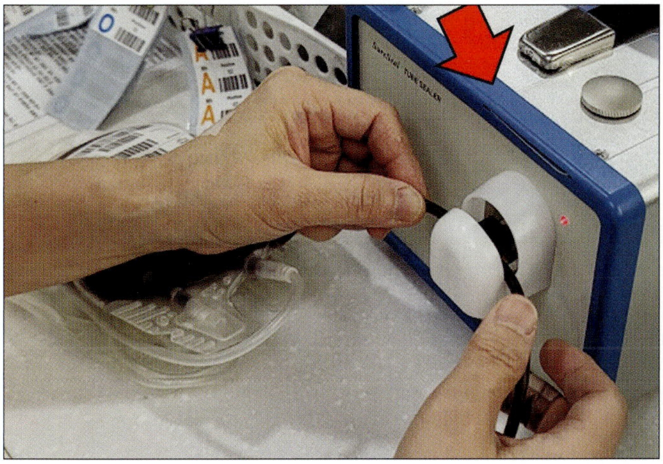

25 사진 속 장비의 명칭은?

26 사진 속 장비의 사용 용도는?

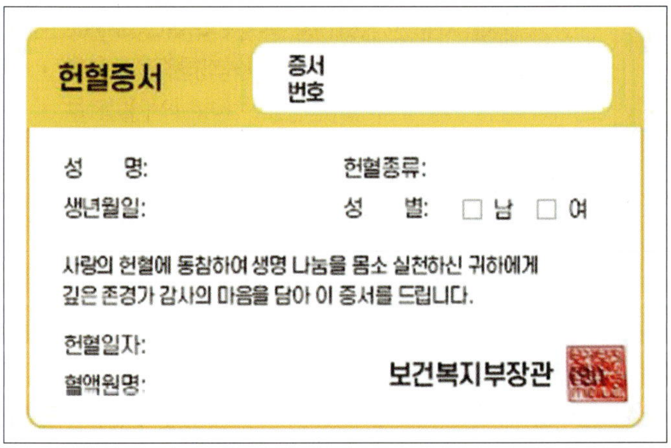

27 헌혈증서에 기재해야 할 기록사항은?

28 헌혈증서의 활용 및 발급에 대하여 설명하시오.

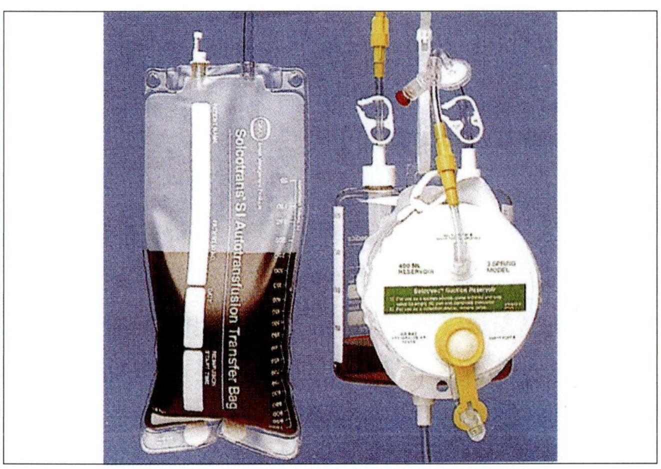

29 자가수혈(Autotransfusion Transfer)의 가장 큰 장점은?

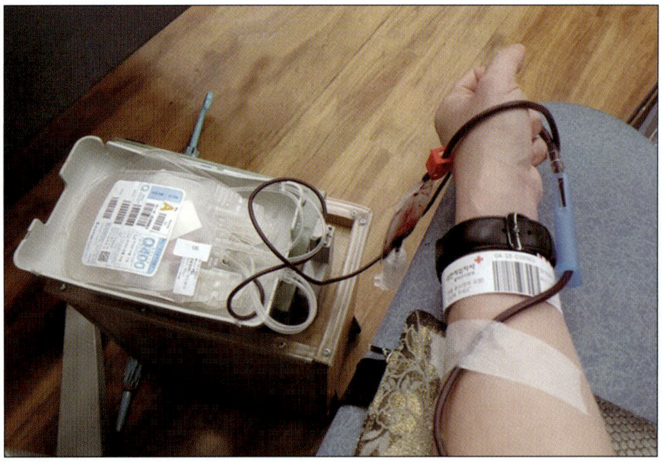

30 사진은 전혈헌혈 과정이다. 재헌혈 간격은?

31 사진에서 채혈 시 채혈백 내의 항응고 보존액의 종류와 혈액 100mL 당 항응고 보존액량은?

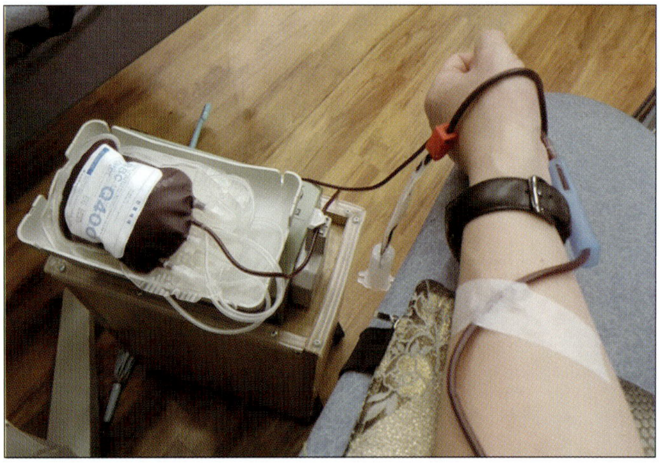

32 사진은 헌혈과정 중의 하나이다. 3중백으로 헌혈을 실시하였다. 제조 가능한 혈액성분제제는?

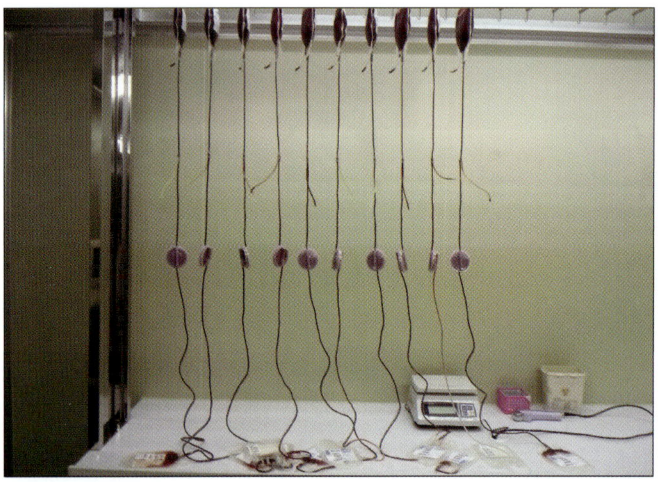

33 사진과 같은 장치로 제조할 수 있는 혈액성분제제는?

34 사진과 같은 장치로 만든 혈액성분제제의 보관온도와 유효기간은?

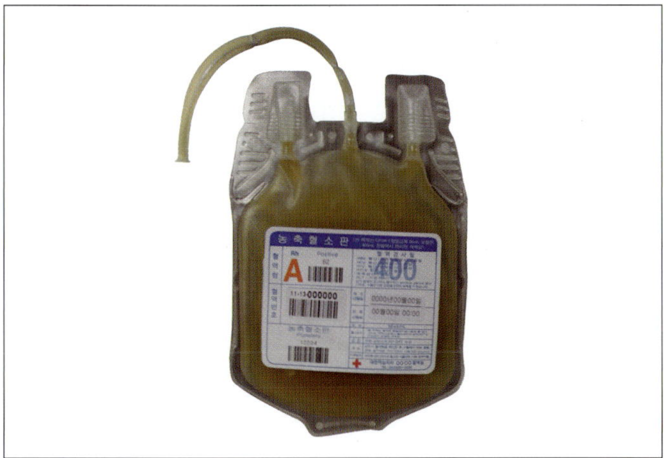

35 사진의 농축혈소판을 분리하기 위해 사용되는 헌혈백은?

36 사진의 농축혈소판의 보관온도 및 보관 시 유의해야 할 사항은?

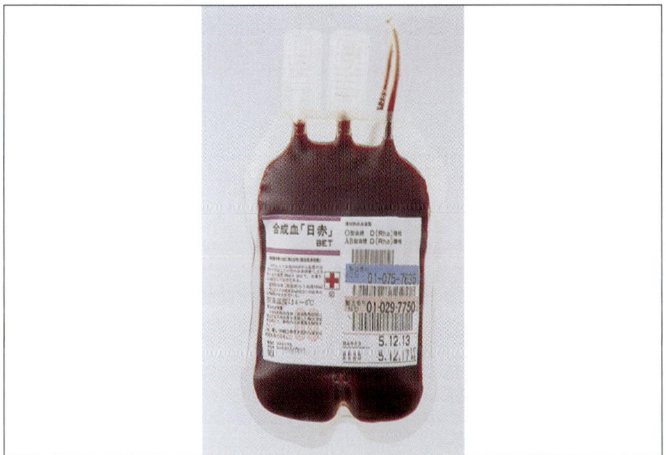

37 사진은 신생아교환수혈을 하기 위한 합성혈액이다. 이 혈액을 이용한 교환수혈의 목적은?

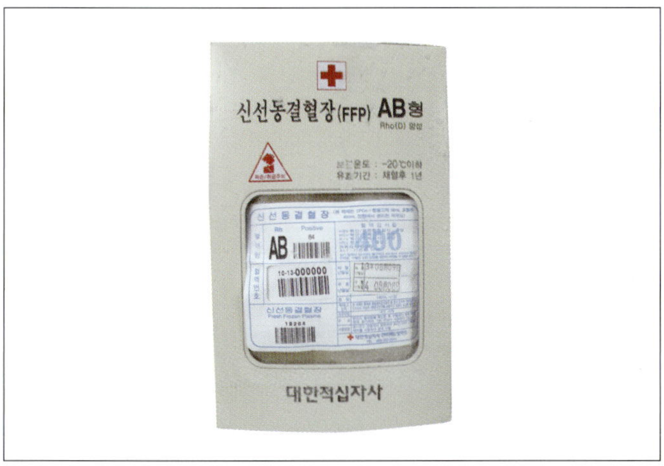

38 사진의 신선동결혈장을 분리하기 위해 채혈 된 전혈은 몇 시간 이내에 분리하여야 하는가?

39 사진의 신선동결혈장에 들어있는 유효성분은 무엇이며 어떤 환자에게 사용되는가?

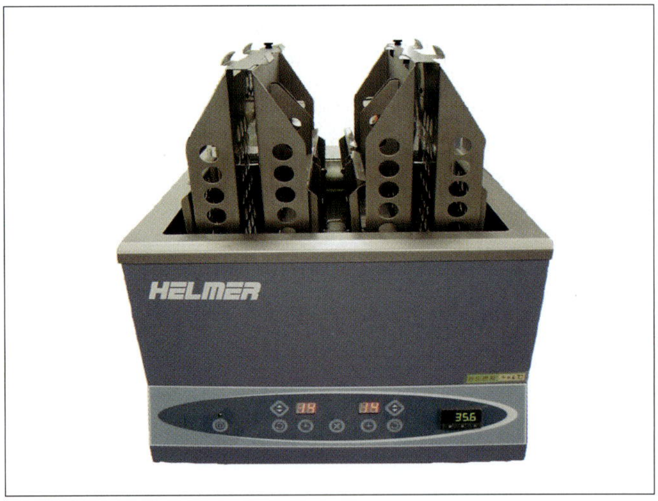

40 사진 속 장비를 이용하여 동결침전제제의 해동온도는?

41 해동된 동결침전 제제는 몇 시간 내에 사용해야 하는가?

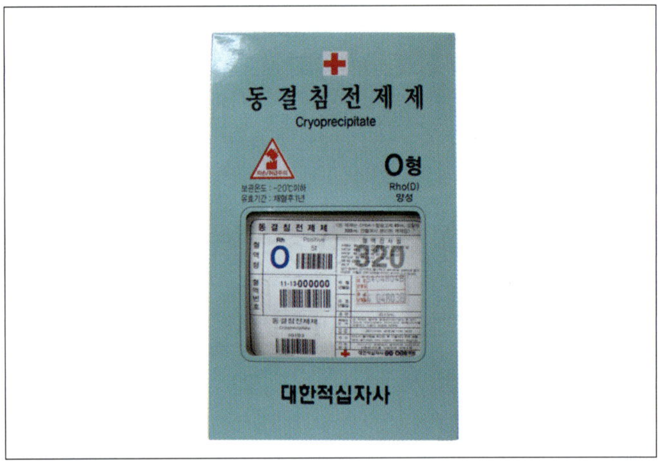

42 사진의 혈액성분제제를 만들 때 사용하는 신선동결혈장의 해동온도는?

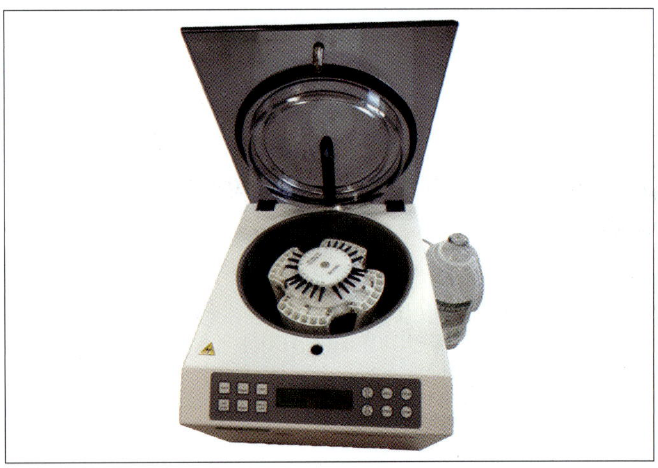

43 장비의 명칭은?

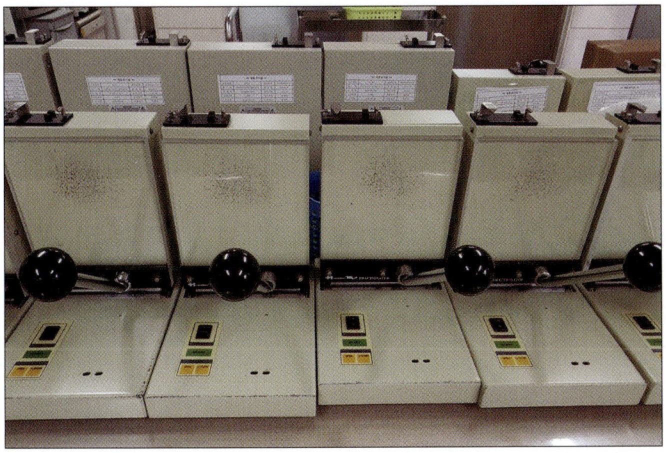

44 장비의 명칭은?

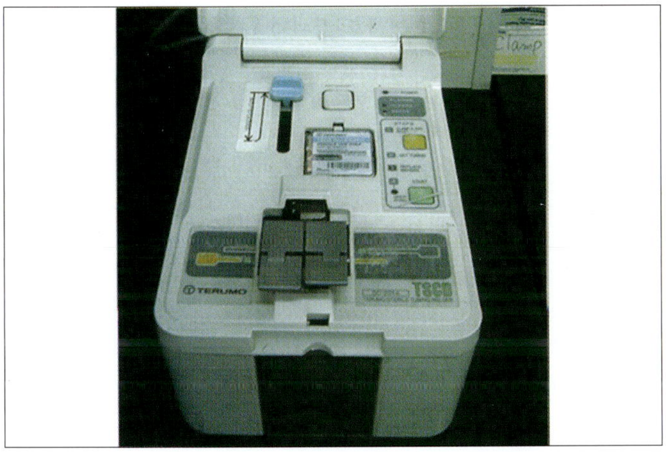

45 장비의 용도는?

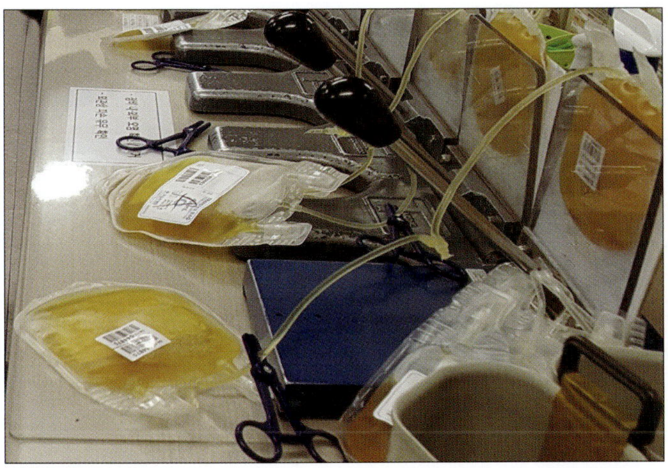

46 사진은 전혈에서 혈액제제를 만들 때 사용하는 장비이다. 농축적혈구 제조 시 알맞은 적혈구용적률(Hct)은?

47 헌혈 시 삼중백을 사용하여 채혈을 하였다. 이 사진에서 보는 장비를 사용하여 제조 가능한 혈액제제는?

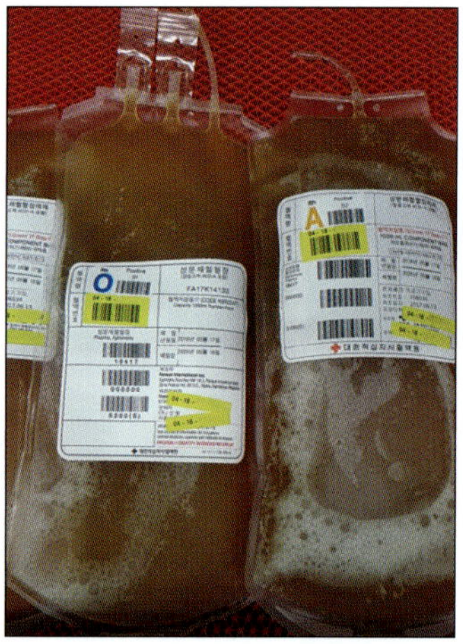

48 사진은 혈장성분제제의 하나이다. 채혈금지 대상자 개별기준으로 혈액비중과 혈색소의 기준은?

49 사진은 혈장성분제제의 하나이다. 이를 이용하여 제조되는 제제를 나열하시오.

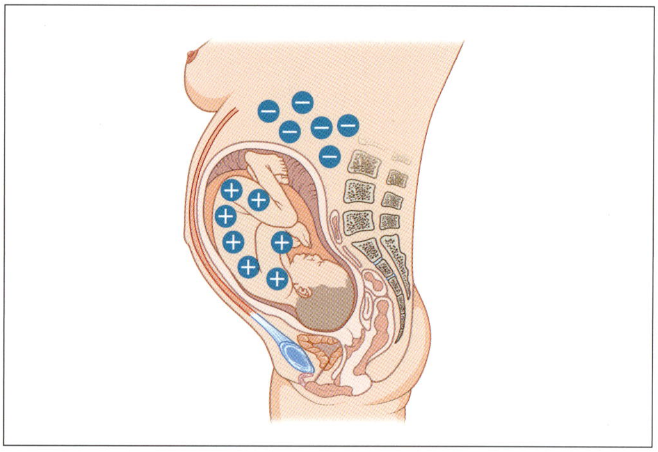

50 사진은 Rh 혈액형 D항원 음성인 산모가 Rh 혈액형 D항원 양성인 태아를 임신한 상태이며 산모는 과거 수혈을 통해 혈액에 anti-D 항체가 존재한다. 이때 발생하는 질환은?

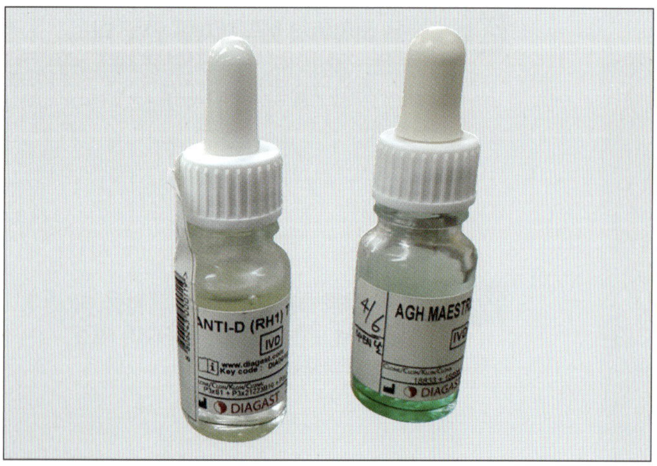

51 사진 속 시약을 모두 사용하여 실시하는 검사는?

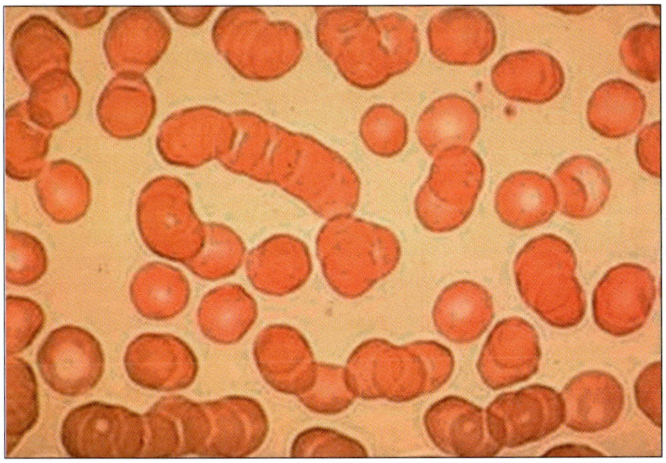

52 사진에서 보이는 현상이 관찰되었을 때 적절한 조치는?

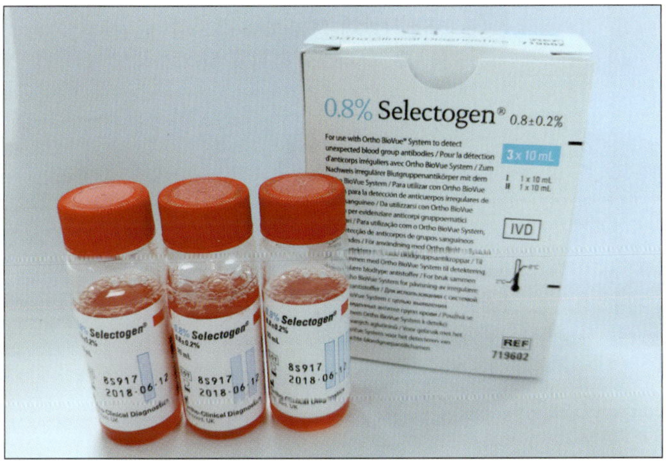

53 사진 속 시약의 용도는?

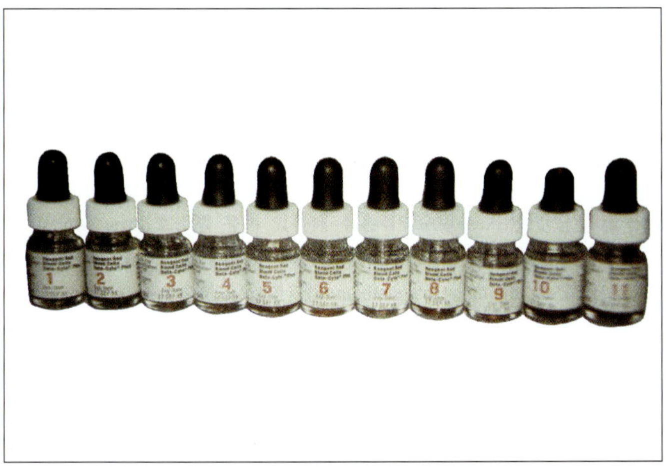

54 사진 속 시약의 용도는?

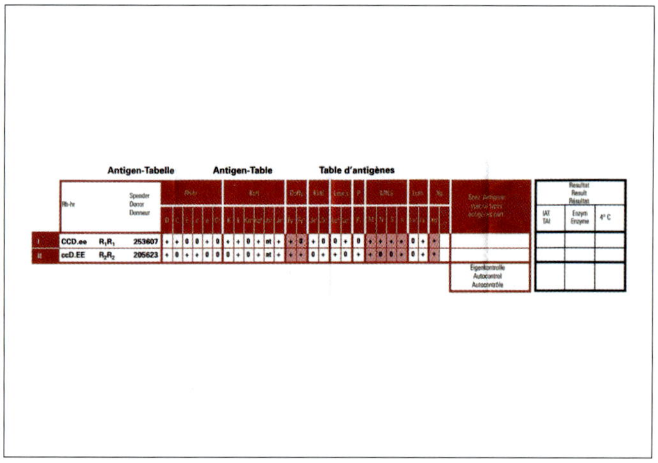

55 사진은 무슨 검사를 하기 위한 결과확인표(항원구성표)인가?

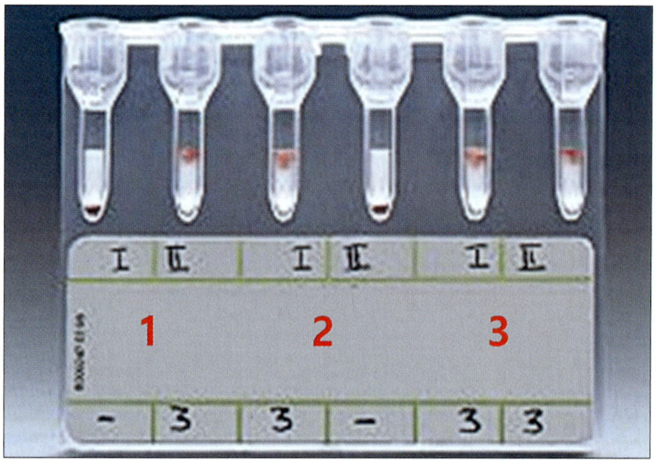

56 비예기항체 선별검사 결과이다. 환자1, 환자2, 환자3의 결과를 해석하시오.

57 사진의 결과를 보고 다음 시행하여야 하는 검사는?

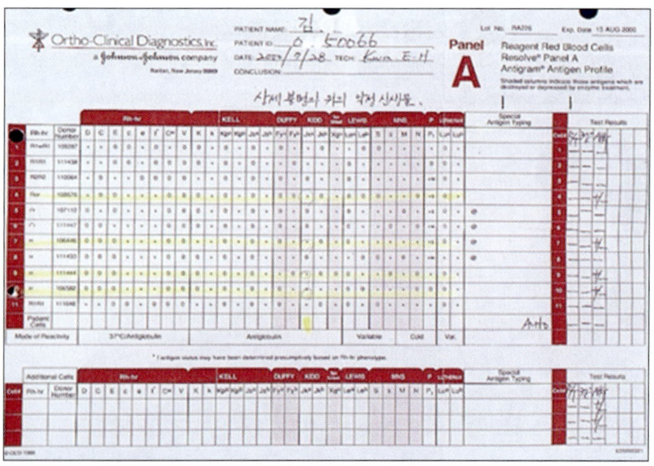

58 비예기항체 동정검사에서 항글로불린법보다 효소법에서 더 강한 응집반응이 일어나는 비예기 항체는?

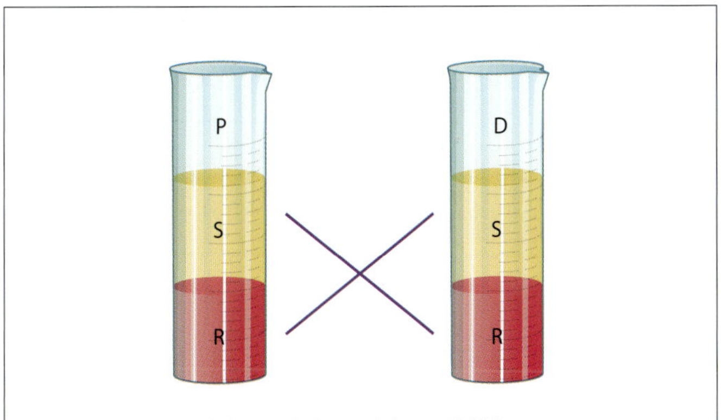

P: Patient, D: Donor, S: Serum, R: RBC

59 사진 속 검사법 중 생리식염수 단계에서 응집이 관찰되었다. 예상 원인은?

60 수혈 전에 사진 속 검사를 실시하는 이유는?

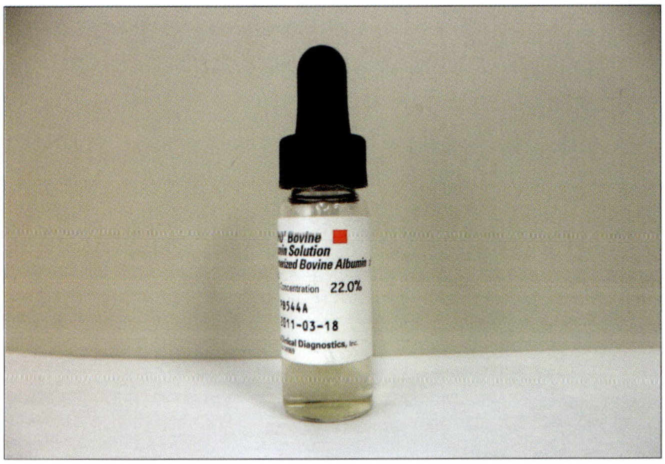

61 사진 속 시약을 교차적합검사에 사용하는 이유는?

62 교차적합검사에 사용하는 사진 속 시약의 농도는?

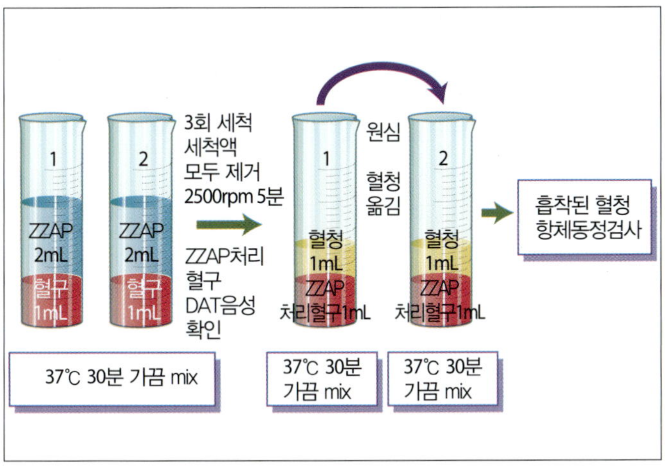

63 그림은 온난자가항체흡착검사 ZZAP법의 과정이다. 오른쪽 1, 2 시험관에서 혈청과 적혈구를 혼합하고 가온하는 목적은?

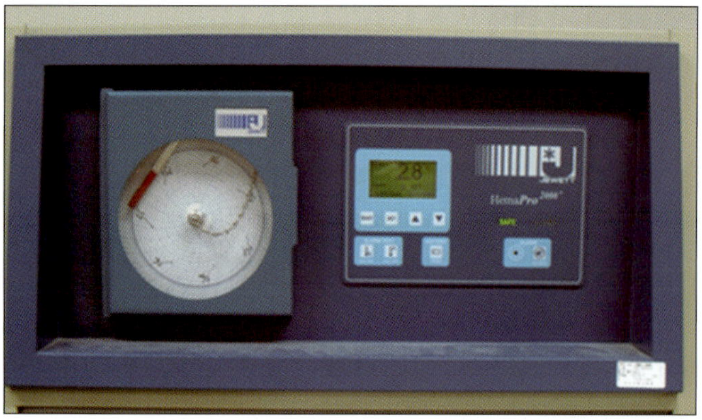

64 사진 속 장비는 혈액은행 냉장고에 부착된 온도기록 및 경고장치이다. 온도기록계의 점검주기는?

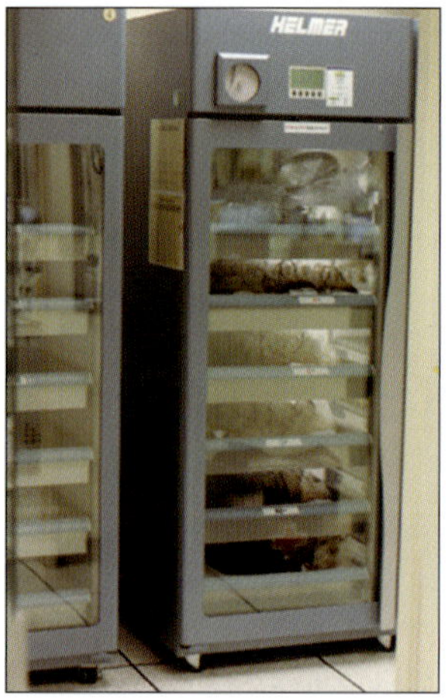

65 사진 속 장비는 혈액은행 전용 냉장고이다. 적정 온도는?

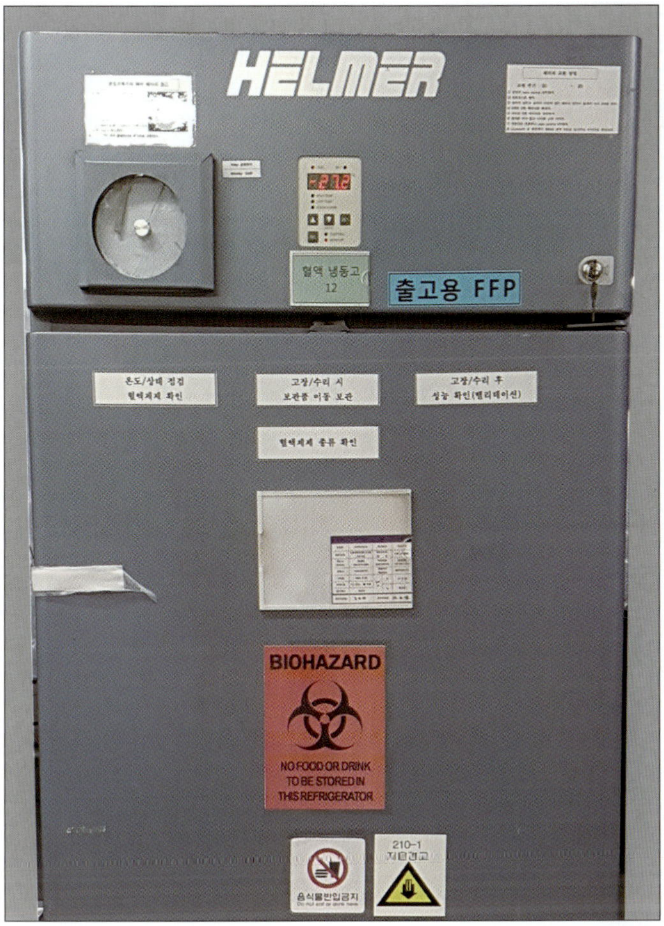

66 사진 속 장비에 보관하는 혈액제제의 종류와 보관 온도는?

67 사진 속 장비에 보관하는 혈액제제의 해동 온도는?

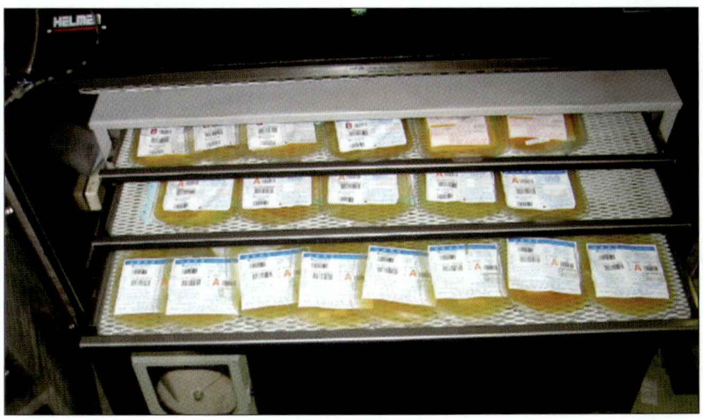

68 사진 속 장비의 용도는?

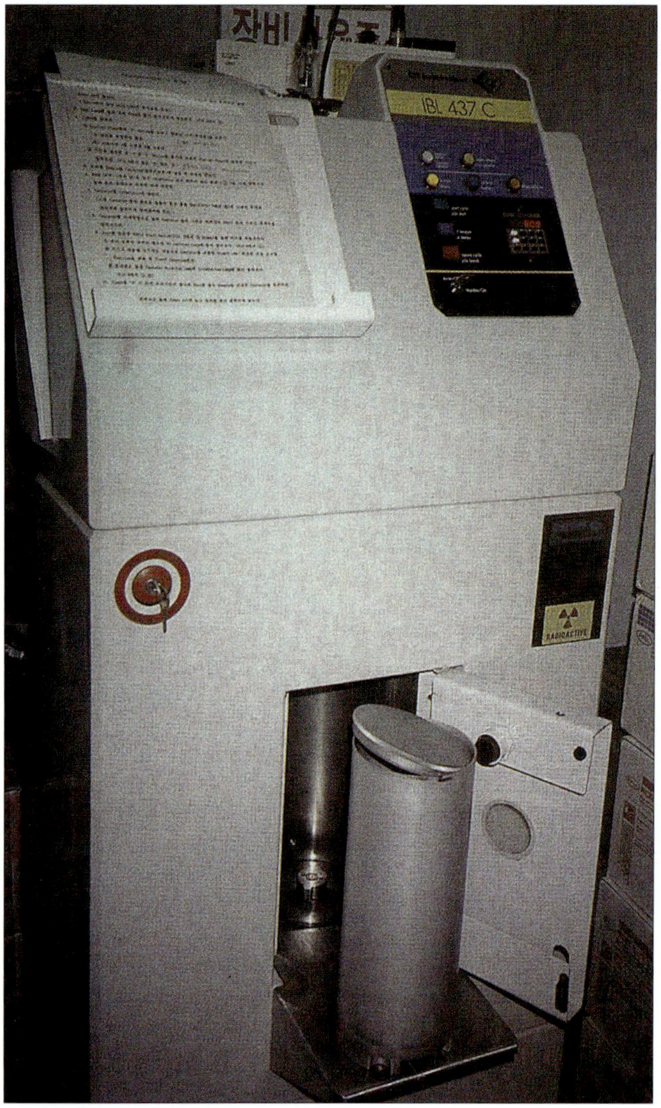

69 사진 속 장비의 명칭과 용도는?

70 사진 속 장비의 월별(monthly) 점검 항목은?

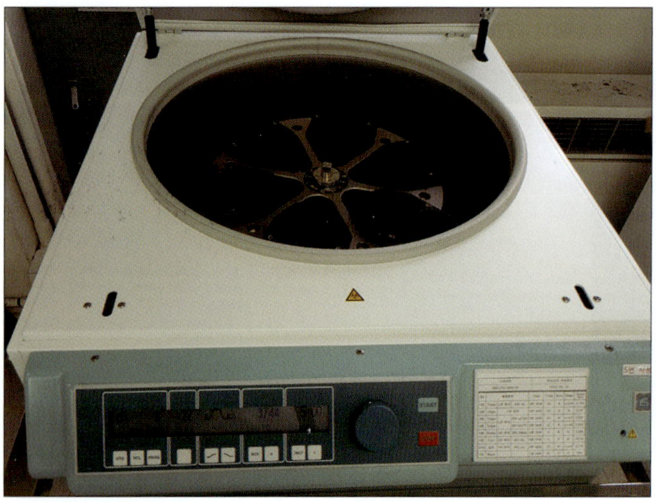

71 사진 속 장비의 점검주기는?

72 사진 속 장비의 정도관리 시 점검해야 하는 종목은?

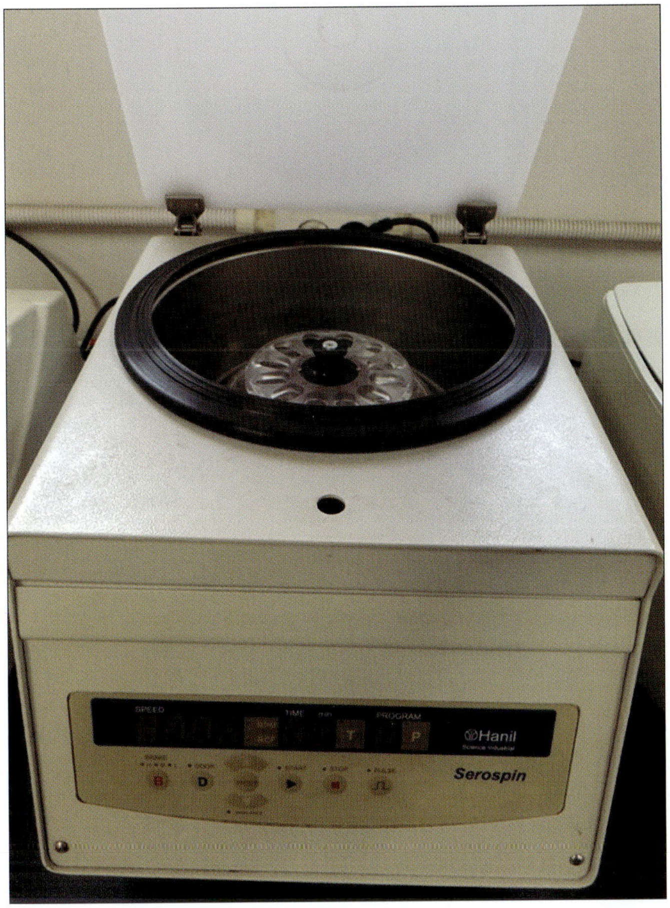

73 혈액은행에서 주로 사용하는 원심분리기로 원심속도 점검주기는?

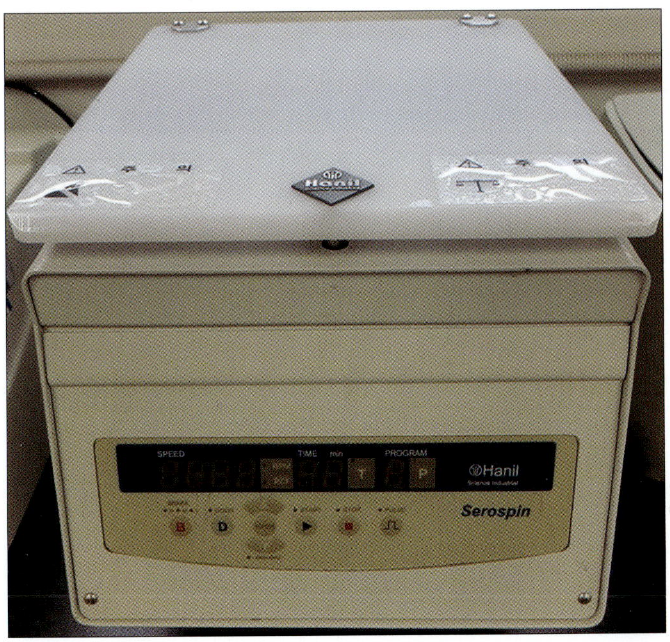

74 혈액은행에서 주로 사용하는 원심분리기로 교차적합검사 시 원심속도와 시간은?

문제해설

제 I 부 혈구 형태 실기 문제

제 II 부 혈액 검사 실기 문제

제 III 부 수혈 검사 실기 문제

제 I 부 혈구 형태 실기 문제

1

- A : Neutrophilic Band(띠호중구, 밴드호중구)로, 핵의 두께가 일정하게 늘어진 모양을 보이며, 정상 성인의 말초혈액에서 1~5% 정도로 나타난다. 증가되는 경우를 좌방이행(shift to the left)이라고 한다.
- B : Neutrophilic Segment(분엽호중구)로, 핵이 3분엽으로 보이고 정상은 2~5분엽으로 나타나며, 6분엽 이상일 때 과다분엽(hypersegmentation)으로 거대적혈모세포빈혈(megaloblastic anemia)에서 증가한다.

2

- A : Lymphocyte(림프구)로, 세포모양과 핵의 모양이 거의 둥글게 보이며, 세포질은 엷은 청색, 핵의 염색질은 거칠며 결절상이고, 크기는 중간 크기의 중림프구이다.
- B : Neutrophilic Segment(분엽호중구)로, 핵이 4분엽으로 보인다.

3

- A : Eosinophilic Segment(분엽 호산구)로, 핵이 2분엽으로 보이고 세포질내 과립은 선명한 등적색(yellowish-red)으로 세포질에 꽉차있고 정상은 1~4% 정도이다.
- B : Neutrophilic Segment(분엽호중구)로, 핵이 3~4분엽으로 보인다.

4

- A : Neutrophilic Segment(분엽호중구)로, 핵이 3~4분엽으로 보인다.
- B : Eosinophilic Segment(분엽 호산구)로, 핵이 2~3분엽으로 보인다.
- C : Basophilic Segment(분엽 호염기구)로, 세포질내 과립이 염기성 색소에 염색이 되어 암청색으로 보이며, 말초혈액 중에 0~1%로, 백혈구 중 제일 적게 나타나 보인다.

5

- 2개의 유핵세포는 모두 림프구로, 세포질의 넓이는 다르다.
- A는 소림프구이다. 세포질의 폭이 좁고, 푸른빛을 띤 염기성이 강하다. 핵의 염색질은 농축되었고, N/C는 높다.
- B는 세포질이 넓고 염기성도 약하여 비교적 밝게 염색된다. 10시와 5시 방향에 아주르과립도 있으며, 세포의 크기로 보아 중림프구에 해당된다.
- 정상 성인의 말초혈액 내 림프구의 백분율은 30~40% 정도이다.

6

- 2개의 백혈구는 모두 림프구로 혈구의 크기는 거의 같다.
- A 림프구는 세포질이 좁고, 푸른빛이 강한 소림프구이다.
- B 림프구는 세포질의 형태가 일정하지 않으며, 세포질 속에는 크기가 다른 아주르과립이 다수 존재하는 중림프구이다.

7

- A 백혈구는 3분엽의 핵을 가진 분엽핵호중구이다.
- B는 단핵구(monocyte)이다. 핵 형태는 말발굽모양이며, 염색질 양상은 마치 망사처럼 구멍이 송송 있는 느낌이 든다. 세포질은 풍부하며, 청회색으로 염색되었고, 작은 공포(7시 방향)도 있는 전형적인 단핵구의 특징을 보여주고 있다.
- 정상 성인의 말초혈액 내 단핵구의 백분율은 5~10% 정도이다.

8

- A는 소림프구이고, B는 단핵구이다.
- B 단핵구는 핵 형태가 일정하지 않고, 뇌 주름모양처럼 함몰되어 있다. A 림프구는 핵 크로마틴 구조가 거친데 비해, B 단핵구는 전체적으로 미세하고 엷은 느낌과 마치 망사같이 구멍이 보인다. 또한 세포질도 림프구에 비해 풍부하며, 공포(8시, 10시 방향)와 미세한 아주르과립(6시, 9시 방향)도 보인다.

9

- A : 핵분엽을 진행 중인 호중구
- B : 밴드호중구
- C : 다핵호중구
- 간상핵호중구의 핵은 소시지 모양, 띠 모양으로 보인다. 핵 크로마틴의 구조는 거칠고 강하게 농축된다. 세포질의 색조는 연한 청색 혹은 분홍색이며 과립은 가늘고 곱다.

10

- A : 다염적혈모세포이다.
- 핵은 원형이며 살짝 한쪽으로 치우쳐 있고, 핵 염색질 구조는 거칠고 진하며, 부염색질은 더욱 뚜렷해진다. 세포질은 풍부하고 청색, 담청색, 핑크색을 띤다.

11

- A : 다염적혈모세포
- B : 호염기적혈모세포
- 호염기적혈모세포의 핵은 원형이며, 핵염색질의 구조는 다소 엉성하다. 핵소체는 볼 수 없고 핵 주위에 엷은 테두리가 있다. 세포질은 짙은 청색이며, 세포질 외형에 작은 혀 모양의 돌기를 볼 수 있다.

12

- A : 전적혈모세포
- B : 호염기적혈모세포
- C : 다염적혈모세포
- 전적혈모세포의 핵은 원형~계란형이다.

핵염색질의 구조는 섬세한 과립이다.
핵소체 1~2개는 진하게 염색된다.
세포질의 양은 적고 짙은 청색이다.

핵과 세포질의 경계가 선명하다.

13

- A : 호염기적혈모세포이며, 세포질 일부는 선명한 헤모글로빈 합성이 관찰된다.
- B : 다염적혈모세포
- C : 정염적혈모세포

14

- A : 대형 세포는 핵이 미숙한 전적혈모세포이다.
- B : 핵 크로마틴의 농축 정도가 약한 것을 보아 다염적혈모세포이다.

15

- A : 이형림프구
- B : 정염적혈모세포
- 성숙 경향에 있는 적혈모구의 핵은 짙게 염색되며, 림프구의 핵과 비교하면 더욱 선명하게 짙다.

16

- A : 림프구
- B : 다염적혈모세포
- C : 형질세포

17

- A : 후골수구
- B : 2분엽핵호중구
- C : 다염적혈모세포

18

- A : 분엽핵호중구
- B : 소림프구
- C : 밴드(띠)호중구
- D : 다염적혈모세포
- E : 대림프구
  - 대림프구는 핵, 세포질의 형태가 크게 다르게 보인다.

19

- A : 형질세포
- B : 다염적혈모세포
- C : 2개의 림프구
- D : 분엽호중구

20

- A : 호중성골수구
- B : 호염기적혈모세포
- C : 전적혈모세포
- D : 호중성후골수구
- E : 밴드호중구

21

- A : 후골수구
- B : 골수구
- C : 밴드(띠)호중구
- D : 분엽핵호중구

22

- A : 밴드호중구
- B : 호중성골수구
- C : 2개의 림프구
- D : 인공적으로 생긴 세포의 파괴상

23

- A : 림프구
- B : 호중성골수구
- C : 밴드호중구

24

- A : 형질세포
- B : 호중성후골수구
- C : 분엽핵호중구

25

- A : 형질세포
- B : 다염적혈모세포
- C : 림프구

26

- A : 핵과 세포질의 성숙도가 다르게 관찰되는 다염거대적혈모세포
- B : 다염적혈모세포

27

- A : 호중구
- B : 단핵구
- C : 다염적혈모세포

28

- A : 후골수구
- B : 호산성골수구

29

- A : 밴드(띠)호중구
- B : 소림프구
- C : 호중성골수구로, 공포는 인공산물로 추정되지만 이 하나의 세포로는 단정하기가 어렵다.
- D : 호산구

30

- A : 림프구
- B : 호산성골수구

- C : 전적혈모세포
- D : 림프구
- E : 분엽호중구

31

- A : 호산성골수구
- B : 호중성후골수구
- C : 호중성골수구
- D : 다염적혈모세포
- E : 정염적혈모세포

32

- A : 비정상적으로 분화된 골수모세포
- B : 호산성골수구
- C : 밴드호중구
- D : 소림프구

33

- A : 호산성골수구
- B : 간상호중구
- C : 정염적혈모구
- D : 호염기구
- E : 3분엽의 호중구

34

- A : 호염기성골수구
- B : 정염적혈모구
- C : 호중성골수구
- D : 호중성후골수구
- E : 혈소판응집상

35

- A : 골수모구
- B : 단핵구
- C : 호염기성골수구
- D : 림프구

36

- A : 전골수구
- B : 2~3분엽의 성숙 호중구
- C : 호중성골수구
- D : 호산성골수구
- E : 분엽핵호중구

37

- A : 분엽핵호중구
- B : 전골수구
- C : 림프구

38

- A : 다염성적혈모구
- B : 단핵구
- C : 호중성후골수구
- D : 밴드(띠)호중구

39

- A : 전골수구
- B : 소림프구

40

- A : 분엽핵호중구
- B : 골수모구
- C : 전골수구
- D : 정염적혈모구

41

- A : 골수모구
- B : 골수구
- C : 밴드(띠)호중구
- D : 분엽호중구

42

- A : 9시 방향에서 면역반응의 중심세포인 림프구(lymphocyte)가 관찰된다.
- B : 골수구(myelocyte)로, 핵의 편재되어 있고, 세포질내 일부 1차 과립과 다수의 2차 과립이 출현(사진에서는 관찰되지 않음)하고, 핵소체는 관찰되지 않는다.
  - N/C ratio = 2 : 1
- C : 전골수구(Promyelocyte)로, 타원형의 핵과 핵소체는 있거나 불분명하다. Auer body가 출현할 수 있으며, 이러한 경우 AML M3에서 faggot cell형태로 출현하기도 한다.
- D : myeloblast(골수모구)로, 세포의 표면이 매끄럽고 N/C ratio가 보통 8 : 1, 핵소체는 1~5개까지 관찰되는 경우도 있다. 급성백혈병에서 Auer body 를 관찰할 수 있으며, 표면항원표지자(surface membrane of antigen markers)로, CD34, CD33, CD13 등이 이용된다.

43

- A : 단핵구(monocyte)로, 핵의 모양이 알파벳 "B"자 형태나 신장형태를 보이며, 핵소체는 관찰되지 않는다. 세포질내 공포가 형성(Vacuolation)되는 경우가 많이 관찰되며, 세포질은 풍부하고 회청색으로 염색된다. 과립의 경우 드물게 적은 먼지(fine dustlike) 모양으로 일부 출현하기도 하며, 정상인의 순환 말초혈액에서 가장 큰 세포이다.

44

- A : 핵이 그물구조이며, 세포질 속에는 탐식물이 보이는 세포질의 가장자리가 불명확한 큰포식세포(대식세포, macrophage)이다.

■ B : 분엽핵호중구
■ C : 골수모구
■ D : 림프구

45

■ A : 다염적혈모구
■ B : 세포분열상
  • 다염적혈모구(Polychromatic normoblast)가 분열중기에서 분열 후기로 이행하는 형태

46 **A : 큰포식세포(대식세포, Macrophage)**

■ 미세한 탐식물을 세포 속에 포함하고 있는 큰포식세포이며, 세포질의 가장자리는 담염성을 나타내고 있다.
■ 크기는 15~80μm이며, 핵은 편재성, 콩팥형, 난형 들쑥날쑥한 모양으로, 핵소체는 1~2개이고, 염색질은 미세하게 분산된다.
■ 세포질의 가장자리가 불규칙하고 풍부하며, 이물질을 탐식한 것과 공포가 출현되며, 많이 거친 아주르(azurophilic)과립이 나타난다.
■ 대식세포는 골수, 지라, 간, 폐 등의 조직에 존재하며, 심한 패혈증에서는 말초혈액에서 드물게 나타난다.

47 **A : 뼈(골)모세포(Osteoblast)**

■ 세포는 타원형으로 핵이 한쪽으로 몰려 있으며, 형질세포와 유사하지만, 핵 주위 테두리가 보이지 않는 것에 주의하면 잘못된 판정을 할 일이 없다.
■ 크기는 30μm이며, 혜성(comet) 또는 올챙이 모양으로, 일부가 세포질 밖으로 밀려난 것처럼 끝에 치우친 1개의 둥근 핵을 볼 수 있고, 핵에서 떨어진 곳에 비염색(chromophobic) 공간과 풍부한 세포질이 나타난다. 뼈 생성기능을 가지고 있다.

48 **뼈파괴(파골)세포(Osteoclast)**

■ 세포질 속에는 호아주르성의 비교적 큰 과립이 다수 보이며, 같은 크기의 원형 핵이 다수 관찰되며, 본 뼈파괴세포는 4개의 핵이 존재한다.
■ 1시 방향에는 뼈파괴세포 가까이에 있는 다염적혈모구세포가 보이지만, 세포 형태는 뚜렷하지 않다.
■ 크기는 >100μm로서 매우 크고, 불규칙한 주름판 모양의 다핵은 원형 또는 타원형으로 분리되어 있으며, 세포질은 약한 호염기성~심한 호산성까지 다양한 거친 과립이 존재한다. 뼈의 재흡수 기능이 있고, 거핵구와 혼동을 조심해야 한다.

49, 50 **Sea-blue 조직구**

■ Sea-blue 조직구 증가증(Sea-blue histiocytosis)은 지방의 축적 때문에 저장병으로 분류된다. 그러나 정확한 원인은 모르지만 Nieman-Pick병의 변종으로 보고 있다. 이 장애를 가진 환자들은 간과 비장의 확대와 혈소판 감소증을 가진다.
■ Sea-blue 조직구는 골수에서 그리고 가끔은 간과 비장에서 발견된다. 이 세포는 직경 20~60um로 크며, 하나의 핵인을 가진 핵이 편재되어 있고, 수많은 과립을 가지고 있는 세포질은 wright's 염색을 하였을 때 청색 내지는 청록색으로 염색된다.

51, 52 **Niemann-Pick 세포(Foamy cell)**

■ Niemann-Pick병은 주로 유아에게 침범하는 것으로, sphingomyelinase라는 효소에 의해 sphingomyelin의 축적이 일어나서 생기는 병이다. 합성된 phospholipid의 분해에 기인하며, 콜레스테롤과 monoamino-phosphatides도 증가한다. 이 환자들은 간의 확대를 보이며, 심한 정신 발육의 손상을 갖는다. 대개는 진단을 받고 몇 달 이내 죽음을 맞이하는데, 대부분의 환자들은 2~3세에 죽고, 아주 드물게 20세가 넘도록 살기도 한다.
■ 염색된 도말표본에서, 림프구와 단핵구의 세포질에 공포가 있는 것을 볼 수 있다. Niemann-Pick 세포는 골수와 지라에서 발견된다. 고쉐세포와 아주 비슷한 크기를 가지며, 핵은 하나로 한쪽으로 편재되어 있고, 세포질은 포말상(foamy)을 나타낸다.

53

■ 골수염색표본으로 지방조직이 약 10% 정도, 골수구는 90% 정도로 세포밀도가 매우 높다(hypercellularity).
■ 시야에 관찰되는 세포는 핵 담염성 세포가 주를 이루지만 핵이 짙게 염색된 소형세포(적혈모구)도 다수 보인다.
■ 시야 중에 거대핵세포계 세포는 보이지 않는다.
■ 이 같은 염색표본은 급성골수구백혈병(AML)의 FAB 분류단계에서 M6로 급성적백혈병(acute erythroleukemia)일 가능성이 높다.

54

■ 골수염색으로, 지방조직과 골수구 조직의 비율이 대략 50 : 50인 것으로 관찰된다(normocellularity). 정상인의 골수 염색상으로 보인다.
■ A : 거대핵세포

55

■ 골수염색으로 지방조직이 약 90% 정도, 골수구는 약 10% 정도로 세포밀도가 매우 낮다(hypocellularity).
■ 시야 중에 거대핵세포계 세포는 보이지 않는다.
■ 이와 같은 염색상은 재생불량성 빈혈 같이 모든 계통(적혈구계, 백혈구계, 혈소판계)의 모구가 감소하는 경우에 관찰할 수 있다.
■ 백혈병 환자에게 화학요법 처치 후 골수를 염색했을 때에도 모든 계통의 모세포가 감소하여 이런 염색상을 관찰할 수 있다.

56 **용혈빈혈 증가 시 관찰된다.**

■ 뉴메틸렌블루 염색된 그물적혈구 증가가 관찰된다.
■ 용혈빈혈이 증가되면 말초혈액 내 그물적혈구가 증가한다.
■ 뉴메틸렌블루는 RNA를 염색한다.
■ 저세포성 골수가 특징인 재생불량빈혈 같은 질환에서 그물적혈구 증가는 관찰되기 어렵다.
■ 과분엽호중구는 거대적혈모구빈혈 시 관찰된다.

57

- 골수조직에 섬유화(콜라겐 증가로 세포외 기질이 증가)로, 골수구(조혈모세포)가 감소한 것이 관찰된다.
- 골수구(조혈세포)는 섬유화된 골수조직 사이사이에 분산되어 있는 것이 관찰된다.
- 이와 같은 염색상은 원발성 골수섬유증 환자의 골수염색상에서 관찰할 수 있다.

58 **A : 다염거대적혈모세포**

- 세포질의 염색성은 혈색소 합성이 진행되데 반해, 핵의 성숙이 진행되지 않아서 악성 빈혈의 소견을 보이고 있다.

59

- 초염색 후 Wright 염색을 복염색하였고, 대략 15개의 적혈구 중 5개에서 망상이 관찰된다.

60

- 적혈구의 연전 현상이 뚜렷하여 다발골수종이 의심된다.

61

- 중앙의 큰 세포의 크기는 주위의 백혈구보다 엄청 크고, 세포질의 가장자리에서 혈소판의 분리가 관찰되는 거대핵세포(megakaryocyte)이다.

62

- 버킷림프종으로, 우리나라 비호지킨림프종의 약 2% 차지한다.
- 종양 세포 크기는 중간 정도롤, 핵은 원형 또는 타원형으로 미세한 응축을 보이며, 뚜렷한 핵소체가 2~5개 관찰된다.
- 세포질은 다양한 호염기성으로, 파이로닌 염색 친화성, 지질로 가득한 공포를 가지고 있다.

63 **급성전골수구백혈병**

- 골수계열 혈액종양 중 염색체 이상
- 자리옮김(translocation)에 해당하며 염색체 15번과 17번의 자리옮김은 FAB 분류상 급성전골수구백혈병(APL)에서 전형적으로 나타난다.
- 15번 염색체 관련 유전자 : PML
- 17번 염색체 관련 유전자 : RARα(retinoic acid receptor−α)

64 **급성전골수구백혈병 골수도말**

- 아우어 소체 출현, 특히 10시 방향, 3시 방향, 6시 방향에 Faggot cell이 보인다.
- 유전자 검사에서 t(15;17)(q22;q12) 자리옮김이 보인다.
- 골수세포형과산화효소(MPO) 염색에 강한 양성
- 면역표현형 검사결과 CD13, CD33 양성, CD34, CD15, HLA-DR 음성

65

- 구형적혈구(spherocyte)와 큰적혈구(macrocyte), 작은적혈구(microcyte)가 혼재하여 적혈구부동증(anisocytosis)이 보인다.

66 **호중구핵 과(다)분엽(hypersegmentation)**

- 핵의 분절이 5개 이상을 나타내는 상태이다.
- 비타민 B_{12}나 엽산 결핍에 의해 발생하는 거대적혈구빈혈과 악성빈혈 등에서 많이 나타난다.
- 호산구나 호염기구에서도 관찰된다.

67 **Malaria 원충(*P.falciparum*)**

- ring form(반지형, 윤상체)
- 말라리아 기생충의 초기 영양형
- 1개의 붉은 핵과 반지모양인 푸른 세포질이 적혈구 안에 보인다.

68 **호지킨씨병(Hodgkin's disease)**

- 중앙을 중심으로 아래쪽 방향으로 Reed−sternberg 세포가 존재한다.
- 이 세포는 50~100μm 이상의 크기로 아주 큰 세포이다.
- 세포질은 불규칙한 가장자리가 있고 세포질은 풍부하다.
- 핵은 큰 핵인을 가지며, 하나 또는 다분엽으로 된다.

69 **털세포(hairy cell)**

- 세포질이 섬모모양으로 마치 머리카락(모발상돌기)처럼 뻗어 있다.
- 이 세포는 원형(난원형)의 15~30μm의 큰 직경을 갖는 핵을 가진다.
- 만성 B−림프구 백혈병에서 관찰된다.
- 말초혈액 도말염색으로 온혈구감소증을 동반한다.
- Tartrate−resistant acid phosphatase(TRAP)염색에서 주석산에 대한 내성을 보인다.

70

- 고쉐세포(Gaucher' cell)는 20~80μm의 매우 큰 조직구로, 핵은 작고 한쪽으로 편재되어 있으며, 세포질은 지방으로 가득 차 있다.
- 이 세포는 β−glucocerebrocidase 효소의 결핍으로 세포질내 당지질이 축적되는 Gaucher'병을 유발한다.

71

- Myeloblast, Promyelocyte, myelocyte, Metamyelocyte, band, segmented neutrophil, basophil까지 모든 성숙단계가 관찰된다.
- 만성골수구백혈병(CML)이 의심된다.

72

- Myeloblast는 세포의 크기가 15−20μm로 크고, 핵의 염색질이 미세하며, 핵소체가 2~3개 관찰되고, 핵과 세포질의 비(N/C ratio)가 7 : 1이며, 세포질의 가장자리가 짙은 염기성으로 염색된다.
- 과립은 없으며 Auer body가 나타나기도 한다.
- 이와 같은 세포는 AML의 분류단계에서 Myeloblast가 >90% 이상으로 M1로 분류하며, 급성골수구백혈병(AML)이 의심된다.

73

- 절대호중구가 증가하는 호중구증가증(Neutrophilia)과 혈소판 증가증이 관찰된다.
- 급성염증(세균성 급성염증) 및 감염증
- 각종 약물, 독소, 대사이상
- 화상, 외상 등의 조직괴사
- 암, 골수증식 종양
- 스트레스, 운동, 임신 등의 생리적 이상

74

- 다발골수종 또는 형질세포증가증 등을 의심할 수 있다.
- 도말상에 형질세포가 다수 관찰된다.

75

- 미세한 탐식물을 세포 속에 포함하고 있는 대식세포가 관찰된다.
- 탐식성림프조직구증가증(hemophagocytic lymphohistiocytosis)에서 자주 나타난다.

76

- 혈소판 생성 거대핵세포(megakaryocyte)의 모습
- 골수(×500)
- 크기 : 20~200μm, 1개의 거핵구당 약 4000개 혈소판 생성

77

- 적혈구와 비슷한 크기의 대혈소판이 관찰된다.
- 대혈소판 : 지름 5μm 이상의 적혈구 크기의 혈소판.
- 자동혈구분석시 거대혈소판으로 인한 림프구의 증가 오류가 관찰된다.

78 **연전(rouleaux)형성**

- 이상 단백질 증가로 인한 경우가 가장 흔하다. 혈액내 알부민보다 글로불린의 양이 더 많을 때 발생한다. 연전형성 시 혈청 및 소변의 단백전기영동을 시행하여 단세포감마글로불린병증(monoclonal gammopathy) 여부를 확인해야 한다.
- 포도 모양 덩어리 형태의 응집(agglutination)과 구별해야 한다. 응집은 저온응집병(cold agglutinin disease) 및 다발성 골수종(multiplemyeloma) 등에서 주로 관찰된다.

79 **혈액을 37℃로 가온한다.**

- 마이코플라즈마 감염 후 한냉응집소(cold agglutinin)가 출현하여 적혈구 응집이 발생한다.
- 한랭응집소의 활성은 37℃ 가온 시 사라진다.

80

- A : Howell Jolly 소체
- B : 호염기반점(basophilic stippling)
- C : 윤상체(ring form)
- D : 철과립(iron granule)

81 **열대열 말라리아 감염 환자의 적혈구**

- 사진에서 4개의 적혈구 내에 윤상체가 관찰된다. 가운데 적혈구는 1핵 단수기생, 11시, 3시, 4시 방향의 적혈구는 2핵 단수기생 윤상체가 관찰된다.
- 7~8시 방향에 자성 생식모체가 관찰된다. 웅성 생식모체에 비해 더 가늘고 길며(반월체), 더 짙게 염색되는 핵 내부의 염색질은 더 복잡하고 중심성을 나타낸다.

82 Howell–Jolly 소체가 형성된 적혈구

- 적혈구 속에 정염적혈모세포의 핵과 같은 적자색으로 염색된 1~2μm의 농축된 소체로 관찰된다.
- 핵질의 부산물로 거대적혈모세포빈혈, 용혈빈혈 등의 고도 빈혈 시 말초혈액에서 관찰된다.
- 지라절제 후에 정규적으로 관찰되며, 지라 위축 시 지방변증이나 엽산결핍증이 동반될 경우 관찰 빈도가 증가한다.

83

- A : 중앙에 적혈구보다 지름이 더 큰 거대혈소판이 관찰된다.
- 거대혈소판은 선천성으로 Bernard Soulier 증후군이나 May–Hegglin 이상에서 자주 출현한다.
- 후천성으로는 만성골수구백혈병(CML)이나 골수이형성증후군(MDS) 등이 골수 증시 질환에서 출현한다.
- 비타민 B_{12}나 엽산 결핍이 원인인 거대적혈모세포빈혈에서도 거대혈소판이 출현하지만 이 사진에서의 적혈구는 정상 크기로 보이므로 거대적혈모세포빈혈은 아닐 것으로 추측된다.

84

- A : 세포질 염색성이 청색이고, 비특이 아주르과립(1차 과립)이 보이므로 전골수구
- B : 호중성 2차 과립이 관찰되는 골수구
- C : 호중성후골수구
- D : 2분엽호중구, 4분엽호중구
- E : 골수모세포
- CML에서 증식한 과립구계 세포, 특히 호중구계는 유약한 골수모세포에서 성숙 호중구까지 일련의 성숙 과정에 있는 세포가 말초혈액 도말표본 관찰에서 다수 출현한다.

제 Ⅱ 부 혈액 검사 실기 문제

1

- A 번 채혈관 → Sodicum citrate 항응고제, 혈액응고 및 적혈구침강속도 검사

2

- E번 채혈관 -> EDTA 항응고제

3

- 검체를 거절하고 다시 채혈한다.
  용혈이 발생한 검체와 지방성분이 함유된 검체는 검사에 이용할 수 없으므로, 거절한다.

4

- 재채혈 한다.

5

- Westergran 법으로 ESR을 측정할 경우 검체와 항응고제 간의 비율은 4:1이다. 그러므로, 항응고제량은 100 ㎕ 이다.

6

- 적혈구 용적률(hematocrit, Hct)를 측정할 때 사용하는 원심분리기이다.

7

- 적혈구용적률(hematocrit, Hct) 수치 상승, 적혈구 수 수치 상승, 혈색소 수치 상승 등의 결과가 나타날 수 있다. 상대적으로 혈장량이 낮기 때문에 응고계검사 시 항응고제 비율을 1:9로 맞추기 위해 항응고제의 양을 줄여서 사용해야 한다.

8

- 신생아의 발꿈치 채혈로 적당한 곳 – A
- 발뒤꿈치 측면부위가 가장 적당하다.

9

- W구역의 가로, 세로 길이가 각각 1 mm 이므로, R구역의 가로, 세로 길이는 1/5 mm (0.2 mm) 이다. 하나의 R구역 넓이는 0.04 mm^2 (0.2 × 0.2=0.04) 이며, 5개의 R구역 넓이는 0.2 mm^2 이다.
- **혈구계산반** : 가로, 세포 3mm씩 전체 구획 $9mm^2$ 정사각형
- **W(대구획)** : 백혈구 계산용
  - 가로, 세로 1mm씩 전체 $1mm^2$ 정사각형
  - 16개의 중구획으로 구성됨
- **R** : 적혈구 계산용
  - 가로, 세로 1mm씩 전체 $1mm^2$ 정사각형
  - 25개의 중구획($1/25mm^2$)으로 구성됨
  - 각 중구획은 다시 16개의 소구획으로 구성됨

10 혈구계산실 깊이

- Neubauer chamber와 cover slide 사이는 0.1mm이다.

11

- 사진의 유핵세포는 유핵적혈구임. 유핵적혈구(미성숙적혈구)를 관찰했을 시, 백혈구 수를 교정해야 한다. 백혈구 100개당 10개 이상의 유핵적혈구가 관찰되면, 아래 공식에 따라 백혈구 수를 교정해 준다.

공식 미보정 백혈구 수 × 100/백혈구 100개당 유핵적혈구 수 + 100

12

- 도말이 시작되는 부위에서 끝부분으로 갈수록 세포의 밀도가 감소한다. 그러므로, 가장많은 세포를 관찰할 수 있는 부위는 4번이다.

13

- a. 혈액도말 중간에 멈춤
- b. 도말속도가 일정하지 않음
- c. 혈액의 양이 많고, 도말각도가 큼
- d. 속도가 빠르고 spreader의 각도가 큼
- e. 도말이 잘 됨

14

- A 사진은 과도하게 붉은색으로 염색된 결과를 보여준다. 이는 염색 환경이 산성화 되었을 때 나타나는 현상인데, 인산완충액이 염색 환경에 가장 큰 영향을 준다. 그러므로, 인산완충액의 pH를 점검하여 적절한 pH(6.4 ~ 6.8)를 맞춰야 한다. 다른 원인으로 불충분한 염색시간, 과도한 세척 등이 있다.

15

- C 사진은 과도하게 파란색으로 염색된 결과를 보여준다. 이는 염색 환경이 염기성화 되었을 때 나타나는 현상인데, 인산완충액이 염색 환경에 가장 큰 영향을 준다. 그러므로, 인산완충액의 pH를 점검하여 적절한 pH(6.4 ~ 6.8)를 맞춰야 한다. 다른 원인으로 과도한 염색시간, 도말이 두꺼울 때, 불충분한 세척 등이 있다.

16

- 그물적혈구. 잔여핵산물질(주로 RNA)로써 이들을 염색하기 위해서는 Brilliant cresyl blue 혹은 new methylene blue를 사용한다.

17 ESR

- 실온 22~23℃에서 Time 60분 측정, 침강속도와 보정침강속도 결과가 보인다. 빈혈과 같은 ESR에 영향을 주는 인자가 있는 경우 보정한다.

18

- 뒤엉덩뼈능선(posterior iliac crest)을 천자하여 골수생검 검체와 흡인 검체를 얻는다.
  - 앞엉덩뼈능선(anterior ilias crst) : 골반의 앞엉덩뼈능선

• 바로 누울 수밖에 없는 환자
• 복장뼈(sternum) : 흡입은 가능, 중심생검은 위험
• 정강뼈(tibia) : 2살이하의 어린이, 흡인만 가능

19

- 지방층, 혈장층, 유핵세포층, 적혈구층
- 1번 튜브
  - 지방층(1~3%)
  - 혈장성분(50%)
  - 유핵세포층(5~8%)
  - 적혈구층(40%)
- 2번 튜브 : 적혈구층의 증가와 혈장성분의 감소가 있다.
- 3번 튜브 : 적혈구층의 감소와 유핵세포층의 증가로 혈장성분의 감소가 있다.
- 4번 튜브 : 적혈구층의 감소, 유핵세포층감소, 혈장성분층, 지방층의 증가가 있다.

20 **peroxidase 염색**

- 왼쪽 사진 : 양성
  - 양성혈구 : 성숙단계의 과립구(호중구, 호산구, 호염기구)
- 오른쪽 사진 : 음성
  - 음성혈구 : 단핵구, 림프구계, 적혈모세포계

21

- 염색의 결과가 황갈색인 peroxidase 염색. AML과 ALL을 구분하는 특수염색이다.
- 왼쪽 세포는 강양성, 오른쪽 세포는 약양성의 염색성

22 **지질을 염색하는 Sudan Black B 염색 결과**

23 **Leukocyte Alkaline phosphatase(LAP) 염색**

- 말초혈액의 성숙호중구 세포질에 청색 과립의 정도를 관찰하여 LAP효소활성을 scoring하고 감소 및 증가에 따라 질환을 감별하는 진단보조검사이다.
- 양성지수(score)로 표현하기 위해 양성과립에 따라 0점에서 4점을 부여한다.
- 만성골수구백혈병(CML)에는 양성지수가 감소하고, 유백혈병반응(Leukemoid reaction)에는 양성지수가 증가한다.

24 **Periodic acid Schiff(PAS) 염색**

- 혈구에 있는 다당류(polysaccharide : 글리코겐)는 Periodic acid Schiff 시약과 반응하여 적색의 복합물을 형성한다.
- 급성백혈병에서 AML은 대부분 음성, ALL은 양성을 나타낸다.
- 거대적혈모세포의 거적아구는 음성, 적백혈병(M6)의 적혈모세포는 양성을 나타낸다.
- 과립구의 아구를 제외한 호중구 성숙단계세포 모두 양성(성숙호중구는 강한 양성–왼쪽 사진, 간상호중구 양성–오른쪽 사진)
- 정상적 적혈모세포 음성(왼쪽 사진)

25

- 미성숙과립구 및 정상적 적혈모세포계 세포에서 glycogen 함량이 적다.
- AML(Acute Myeloid Leukemia)의 골수모세포, 전골수구 대부분 음성
- 악성빈혈의 거대적혈모세포 음성
- 정상의 적혈구, 거대적혈모세포 음성

26 **철염색(iron stain)**

- 철염색은 말초혈액이나 골수의 도말표본, 혹은 조직에 있는 저장철인 3가 철 (Fe^{3+}, ferric iron)을 검출하기 위한 염색법이다. 이온화된 철은 acid ferrocyanide와 반응하여 prussian blue reaction을 일으켜 파랗게 염색된다.
- 3가 철은 정상적으로 골수와 지라에서 소량 발견된다.
- 감소 : 철결핍빈혈
- 증가 : 철적혈모세포빈혈, 재생불량빈혈, 지중해빈혈

27 **135점**

- $(1 \times 40) + (2 \times 30) + (3 \times 5) + (4 \times 5) = 135$
- LAP score: Leukocyte alkaline phosphatase stain : LAP score는 말초혈액도말표본을 염색하여 성숙한 호중구 내의 alkaline phosphatase의 활성을 점수로 산정하는 검사이다. 호중구 100개를 관찰하여 세포질의 염색 정도에 따라 0점~4점으로 산정한다.
- 검체는 신선혈액이나 헤파린 혈액을 사용한다.
- 정상치 : 13~130
- 감소 : 만성골수구백혈병, PNH, 적백혈병, 재생불량빈혈
- 증가: 유백혈병반응(leukemoid reaction), 진성적혈구증가증, 골수섬유증
- 만성골수구백혈병과 유백혈병반응 감별 시에 사용한다.

28 **환상철적혈모세포(ringed sideroblast)**

- 철 과립이 핵 둘레를 반지모양으로 둘러싸고 있는 것을 환상철적혈모세포라고 한다.
- 환상철적혈모세포는 충분한 철을 가지고 있으나 헴 합성효소 결핍 등의 원인으로 헴 합성에 철이 이용되지 못할 경우 적모구의 미토콘드리아 내에 철이 축적되어 형성된다.
- 철적혈모세포(sideroblast)는 정상적으로 보이지만 환상철적혈모세포는 철적혈모세포빈혈, 골수형성이상증후군(MDS)의 철적혈모세포불응빈혈 등의 병적인 상태에서 보인다.

29 **NBT가 환원된 호중구 양성세포**

- NBT 환원시험은 호중구의 탐식기능과 세포내 살균기능을 보는 검사이다.
- 호중구가 미생물을 탐식하면 활성산소의 생성이 증가하면 산화환원반응으로 NBT가 환원되어 세포질내 흑청색 침착물이 생성된다(활성산소 생성능으로 호중구의 탐식능 확인).
- 만성육아종성 질환 진단법의 하나이다.

30 **양성세포는 적백혈병(M6형)의 적모구**

- PAS 염색은 다당류를 증명하는 염색법이다.

■ 급성백혈병중 AML(골수모세포는 PAS 음성)과 ALL(림프모세포는 강한 양성 ; 조대과립이 농축된 환형모양)을 구별하는 데 PAS 염색이 이용된다.
■ 적백혈병(M6)의 적혈모세포(강한 PAS 양성)와 거대적혈모세포빈혈의 적혈모세포(PAS 음성)의 구별을 위해서도 PAS 염색이 이용된다.

31

■ 적혈구삼투취약성 검사(erythrocyte osmotic fragility test)이며, 구형적혈구에 의한 용혈성빈혈 진단에 유용하다.
- 적혈구를 저장식염수에 넣으면 수분을 흡수하여 팽창되어 구형으로 되어 막이 쉽게 파괴되어 용혈을 일으키고, 고장식염수에 넣으면 수분이 빠져나가 수축된다.
- 구형적혈구는 적혈구 용적에 비해 표면적이 작기 때문에 정상 적혈구보다 저장식염수에서 쉽게 용혈된다.

■ **결과 해설**
- **정상 참고치** : 용혈개시–0.44%~0.40%, 용혈완료–0.33~ 0.30%.
- 그래프의 오른쪽 파란선은 정상적혈구보다 삼투취약성이 증가(저항성 감소)하는 질환인 구상적혈구증, ABO 용혈질환에서 보여진다(우방이행).
- 그래프의 좌방이행은 표적적혈구나 낫적혈구가 나타나는 간질환, 지라절제, 낫적혈구빈혈, 철결핍빈혈 등의 삼투취약성이 감소(저항성 증가)하는 질환에서 보여진다.
- **Sanford 변법(정성법)** : 1% NaCl 사용.
- **Giffin Sanford 법** : 0.5% NaCl 사용.
- 용혈개시와 용혈완료 두 가지 모두 진단에 중요하다.

32

■ 사진속 유핵세포는 중피세포이다.
■ 뇌척수액의 Diff Count에서 정상의 경우 mm^3당 성인은 5개 이하이며, 신생아는 30개 이하를 보이고, 주로 림프구와 단핵구를 보이며, 드물게 호중구가 나타난다. 그 외 Piaarachnoid mesotherial cell(중피세포)도 보이는데, 임상적으로 크게 의의는 없다.
■ 호중구의 증가는 bacterial meningitis를 의심, 림프구의 증가는 viral meningitis를 의심, 호산구는 기생충감염 의심, Carcinoma cell 또는 Leukemic blasts는 수막에 전이된 경우에 관찰이 가능하다.

33

■ 왼쪽의 그림은 Cytospin을 위한 Iron Holer에 Slide를 놓고 그 위에 Cytofilter card와 Plastic chamber를 setting한 그림이다.
■ cytospin. 체액검사에 사용되는 원심분리기로 체액내의 세포를 잘 펴서 한곳으로 모으는 역할을 한다.

34 중피세포(mesothelial cell)

■ 중피세포는 장막강(흉막강, 복막강, 심막강)을 덮고 있는 세포로, 체액검사에서 자주 관찰된다.

35

■ **발작야간혈색소뇨(Paroxymal Noctural Hemoglobinuria, PNH) 검사**
- X염색체에 위치한 PIG–A 유전자의 체성 돌연변이에 의한 조혈모세포의 클론성 질환으로 이 유전자 돌연변이로 세포막에 존재하는 보체로부터 세포를 보호하는 막단백인 CD55, CD59가 결핍된 질환이다.

■ **결과 해설**
- 왼쪽의 표는 PNH 진단법 중 자당용혈시험(Sucrose hemolysis tes)의 검사방법으로 Sucrose를 첨가하여 Medium의 이온강도를 감소시켜 보체 활성화 후 적혈구의 용해를 증명하는 검사법이다.
- PNH 진단방법은 Ham's test와 Sucrose hemolysis test가 있으나 예민도와 특이도가 낮아 CD55/CD59 항원의 막단백 성분 단클론항체와 유세포분석기를 이용하여 민감도와 정확도를 높인 검사를 확진법으로 이용하고 있다.

36 Ham test

■ 이 검사는 sucrose water test로 PNH의 선별검사이다. 선별검사에서 용혈은 양성이며 선별검사에서 양성으로 나오면 확인검사는 Ham test를 시행한다. Ham test는 혈청을 산성화시켜 용혈을 확인한다.

37

■ **혈색소 전기영동** : 이상혈색소 확인 시 가장 정확한 방법이다.
■ **그림 해설**
- 1번, 5번 : 표준물질(Size Marker)
- 2번 : 정상 성인(Hb A)
- 3번 : 정상 신생아(Hb A, Hb F)
- 4번 : 겸상적혈구성 빈혈(Hb S)
- 6번, 8번 : 겸상적혈구 형질(Hb A, Hb S)
- 7번 : SC혈색소 빈혈(Hb S, Hb C)

■ **정답** : 6번, 8번

38

■ **Dethionite 시험관법 : 낫적혈구빈혈 진단법**
- 시약 중의 Saponin과 Hb S(또는 non–Hb S 겸상화 Hb)가 만나면 용해도가 낮은 액상결정 형성.

■ **그림 해설**
- 왼쪽 시험관 : 액상결정이 형성되지 않아 맑은 용혈액 형성, 정상인.
- 오른쪽 시험관 : Hb S(또는 non–Hb S 겸상화 Hb)의 존재로 불용성의 액상 결정이 형성되어 뒷면의 가로줄이 보이지 않는다. 낫적혈구빈혈 또는 낫적혈구소질 환자.

■ **정답** : 41 → 낫적혈구빈혈 또는 낫적혈구소질 환자. 양성 결과는 우측 시험관. 혈색소S의 불용성

39 **SLE(systemic lupus erythematosus), 기타 자가면역질환, 결합조직질환**

- 중앙을 중심으로 왼쪽 3개의 세포와 12시 방향 그리고 5시 방향에 있는 5개의 세포가 LE 세포이다.
- LE 세포는 말초혈액 염색 시에 나타나지 않고 LE 세포 형성시험을 통해 관찰한다.
- 환자의 혈청에 LE factor 존재 시에 노출된 백혈구의 핵에 결합하고 보체가 활성화되고 호중구가 이를 탐식하여 나타난다.

40

- Cytospin 후 세포관찰 시 세포가 뭉쳐 있다면 검체를 희석액으로 희석하여 다시 cytospin 후 표본을 제작한다.
- Cytospin 시 tapping을 충분히 하면 뭉침현상을 방지할 수 있다.

41 **Donath–Landsteiner 검사**

- 발작한냉혈색소뇨증과 면역성 용혈빈혈을 감별할 때 사용하는 검사이다.
- 환자는 혈색소혈증 또는 혈색소뇨를 보이며, 혈청에서 한냉자가항체(anti–P)가 나타난다.
- 4℃와 37℃ incubation 과정을 연속적으로 하면 용혈이 일어난다.

42 **혼합검사(mixing test) 그림**

- 응고시간이 연장된 환자의 혈장에 정상인의 혈장을 혼합하여 검사한다.
- 혼합검사 결과 보정이 되면 해당 응고인자 결핍을 의미한다.
- PT, aPTT 보정시험 응고인자 감별

PT/APTT 검사 결과	결핍인자	정상인 흡착 혈장 첨가		정상인 혈청 첨가	
		+	−	+	−
PT 정상 APTT 연장	VIII, IX, XI, XII	XII, XI, XII	IX	IX, XI, XII	VIII
PT 연장 APTT 정상	VII	−	VII	VII	−
PT 연장 APTT 연장	I, II, V, X	I, V	II, X	X	I, II, V

※ + : 보정, − : 보장 안 됨

43

- 칼슘과 aPTT 시약을 이용한 aPTT 검사는 내인계 응고경로의 응고인자 결핍 유무를 선별할 수 있다.

44 **섬유소 용해 검사**

- 섬유소가 플라스민에 의해 가수분해 되어 생성된 피브리노겐 분해산물(fibrinogen degradation product; FDP) 또는 D–이량체(D–dimer)를 측정하는 검사이다.
- 라텍스 응집검사(latex agglutination test)기법을 이용한 검사로, 라텍스에 항섬유소원 또는 항–D–이량체 항체를 결합시키고, 혈장을 혼합하여 응집여부를 확인한다.

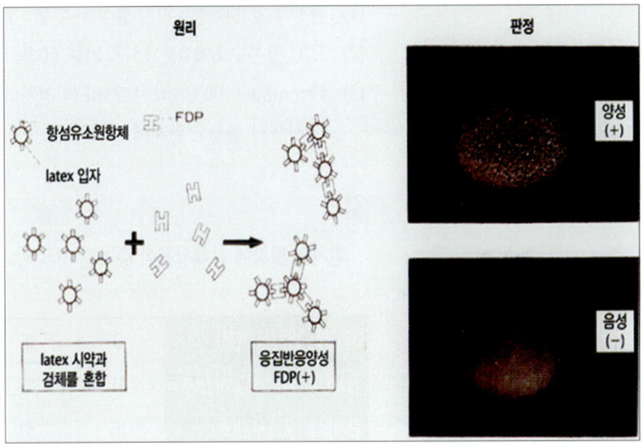

45 **A: plasminogen B: FDP**

- t–PA와 u–PA는 플라스미노겐 활성화인자로 plasminogen을 plasmin으로 활성화시킨다. 또한 fibirin(섬유소)는 plasmin에 의해 섬유소분해(fibrinolysis) 과정이 일어나서 FDP를 형성한다.

46

- 귓불을 천자하여 혈액이 나오면 초시계를 누르고 30초 간격으로 여과지를 가볍게 접촉하여 측정한다.
- 혈소판의 수 및 기능 이상 유무, 아스피린 복용, von Willebrand 질환을 확인할 수 있다.
- 참고치는 1~3분이며, 결과는 3분으로 정상이다.

47 **혈소판 부착능 검사**

〈Salzman 법〉

- 대조혈액과 유리구슬을 통과한 혈액의 혈소판수로 혈소판 점착능을 산출한다.
- 혈소판 점착능의 계산

$$\frac{\text{대조혈액의 혈소판 수} - \text{검체혈액의 혈소판 수}}{\text{대조혈액의 혈소판 수}} \times 100$$

- 검체혈액 : 유리 구슬이 들어 있는 관을 통과한 혈액.
- 대조혈액 : 유리 구슬이 들어 있지 않은 관을 통과한 혈액.

- 참고치 : 10~51%

48 **혈소판 응집능 검사**

- 혈소판 풍부혈장에 혈소판의 응집을 자극시키는 물질을 가하여 실시간으로 혈소판의 응집반응을 기록한다.
- 혈소판 결핍 혈장을 맹검으로 하여 투과광의 그래프로 기록한다.
- 이러한 검사를 통하여 von Willebrand 질환, Bernard–Soulier 증후군, Glanzmann's 혈소판무력증의 진단 및 구분을 할 수 있다.
- 질환별 혈소판 응집능 결과

Typical Aggregating Pattern in Platelet Disorders				
Platelet Disorders	Collagen	ADP	Epinephrine	Ristocetin
Normal	2° wave only	1° and 2° wave	1° and 2° wave	1° and 2° wave
von Willebrand disease	Normal	Normal	Normal	No response
Bernard–Soulier syndrome	Normal	Normal	Normal	No response
Glanzmann' thrombasthenia	No response	No response	No response	Normal
Storagepool disease	No response	1° wave only	1° wave only	Normal
Aspirin ingestion	No response	1° wave only	1° wave only	Normal

49 PFA–100검사

- 목적 : 혈소판(Thrombocyte)의 기능부전 선별검사
- 원리 : 전혈이 모세관을 통과하여 collagen과 혈소판 활성물질이 코팅된 구멍을 통과하게 되고 이 과정에서 전혈중 혈소판이 collagen에 부착되고, 활성화된 혈소판은 서로 응집을 일으켜 구멍이 폐쇄될 때까지의 시간(closure time)을 측정
- 검체 : 전혈(whole blood)
- closure time연장 : vWD, Bernard soulier syndrome, Asprin복용

50

- PT와 aPTT가 연장(Prolong)된 검사결과를 보일 경우 aPTT Mixing검사를 통해 응고인자의 결핍 혹은 억제인자의 존재에 의한 것인지를 추가적으로 확인할 필요성이 있다.
- PT검사
  - 외인계 인자 결핍측정
  - Warfarin치료 monitoring
  - 시약 : Tissue thromboplastin
  - 검체 : PPP (혈소판결핍혈장)
  - PT 참고범위 : sec10~15초/ activity 80~100% /INR 1.0~1.3
  - INR = (PT환자 /PT정상혈장)ISI
- aPPT검사
  - 내인계 응고인자 결핍 측정(Factor 3,7,13 제외)
  - Heparin 치료 monitoring
  - Activator : Celite, Kaolin 사용
  - aPTT 참고범위 : 25~40초

51

- 위성현상을 일으키는 항응고제는 EDTA로 말초혈액도말표본에서 호중구를 중심으로 혈소판부착 이상을 보이는 현상이다.
- 위혈소판감소증(Pseudo thrombocyto penia)의 원인이 되며, 문제 해결을 위해서는 vortexing 혹은 sod.citrate 항응고제를 이용하여 재채혈 후 검사한다.

52

- 혈소판 감소가 나서, flag message상에서 'Pseudo thrombocytopenia'가 나타난다. 혈소판 응집(clumping)이 나타난 경우 ganamycin을 처리하고, 안 되는 경우 EDTA에서 다른 항응고제로 재채혈 한다. 응고제의 변화에서도 이러한 현상이 계속 관찰되면 채혈 후 즉시 검사해야 한다.

53 단핵구

- 단핵구는 non–specific esterase(비특이적 에스터라제 염색)에 강한 양성이며 NaF를 첨가하면 음성이다

54 pulse의 수는 세포수, pulse의 크기는 세포크기를 의미

- 자동혈구 분석기의 검출기 실내에는 내부전극(+)과 외부전극(–)이 들어 있어서 일정한 정전류가 흐르고 있다.
- 희석된 혈구부유액이 정전류가 흐르고 있는 검출기의 미세공(aperture)을 통과할 때 혈구라고 하는 저항물이 들어가기 때문에 순간적으로 혈구 하나하나에 대해 전기저항이 생기게 되고, 이것이 전기적 전압 변화(pulse)로 나타난다.
- 이와 같이 pulse의 수가 세포수가 되고, pulse의 크기가 세포 크기로 나타난다.

55 소구성저혈색소성 적혈구

- HGB(헤모글로빈량), HCT(헤마토크릿/적혈구용적률), MCH(평균 적혈구 혈색소량), MCV(평균 적혈구 용적)가 감소되어 있으므로 소구성저혈색소성빈혈임을 알 수 있다.
- 소구성저혈색소성빈혈의 종류에는 악성종양과 같은 만성질환빈혈, 철결핍빈혈, 지중해빈혈, 철적혈모세포빈혈이 있다.
- 이 중에서 RDW(적혈구 분포폭) 증가를 보이는 것은 철결핍빈혈, 철적혈모세포빈혈인데 철적혈모세포빈혈의 경우 HCT이 20%까지 떨어지는 매우 심한 빈혈이므로 철결핍빈혈을 예상 할 수 있다.

56 CBC 검사 결과

- 적혈구 수, 혈색소, 헤마토크리트의 현저한 감소로 빈혈이 관찰된다.
- 평균적혈구용적(MCV)과 평균혈색소농도(MCHC)가 증가하여 대구성, 고색소성 적혈구가 예상된다.
- 백혈구 수 증가, 호중성구증가, 호염기성구 증가, 혈소판 증가가 관찰된다.
- CBC 결과 하나만으로는 정확한 진단을 할 수는 없으나 빈혈로 의심되며, 빈혈의 종류는 평균적혈구용적(MCV)과 평균혈색소농도(MCHC)가 증가하여 대구성 빈혈인 거대적아구성빈혈이 의심된다.

57 CBC 검사결과

- 호중성구 증가가 관찰된다.
- 헤마토크리트(HCT)와 평균적혈구용적(MCV)가 약간 감소된다.
- 평균혈색소농도(MCHC)의 증가와 적혈구분포폭(RDW)의 증가

가 관찰된다.

■ 적혈구분포폭(RDW)의 증가로 보아 적혈구 대소부동이 예상된다.

■ HCT와 MCV가 약간 감소되고, MCHC의 증가로 보아 소구성이며, 고색소성 적혈구인 공모양(구상)적혈구가 의심된다.

58

■ 2종류의 혈액자동분석장비에서 백혈구 백분율 결과가 다르게 나올 경우 숙련된 2명의 병리사가 혈액도말염색을 실시하여 현미경으로 백혈구 백분율을 수기로 검사하여 나온 중간값을 보고한다.

■ 수기법으로 백혈구 백분율 검사를 실시한다.

59

■ 왼쪽 사진의 화살표가 나타내는 양상의 세포는 분열적혈구(schistocyte)이다.

■ 이와 같은 세포는 기계적인 장애를 받아 손상, 파괴된 적혈구로, 작고 2~3개의 뾰쪽한 말단을 갖는 half-disc모양을 보이는 부정형 파편으로 나타나며, 파종혈관내응고(DIC), 혈관염, 심장판막증, 콩팥염, 중증화상 등의 질환에서 출현하는 경향이 있다.

■ 도말 표본에서 이와 같은 세포가 관찰된다면 정상적인 적혈구가 손상, 파괴된 것으로 인하여 세포 수 산출에서 적혈구는 감소하는 양상으로, 파괴된 적혈구의 조각이 혈소판으로 계수될 수 있으므로 혈소판은 증가하는 양상으로 나타난다.

60

■ 왼쪽 도표의 네모 안에 들어갈 용어는 Panic value(경고치 검색)이며, 이는 환자의 생리적인 변동값을 참고하여 상한값과 하한값을 정한 후, 현재 검사결과가 생명이 위험할 정도로 정상치에서 크게 벗어난 수치를 나타내어 줌으로써 검체 체취의 잘못, 검사의 오류 여부 등을 확인하고 즉시 주치의에게 통보함으로써 환자 진료에 도움을 주고자 고안된 정도관리 체계를 말한다.

■ Panic value에 대한 기준은 검사실마다 정해져 있어야 하고, 각 검사실 체계에 따라 경고치 보고를 시행하는데, 이 때 검사실은 경고치를 불필요하게 많이 지정하여 검사실이나 임상의에게 부담이 되지 않도록 주의해야 한다.

■ 예를 들어, 왼쪽 도표의 항목에서 WBC수의 Panic value를 보면 하한선이 4000, 상한선이 10000이므로, 환자 혈액의 WCB수가 4000개/ul 미만이거나, 10000개/ul 초과할 경우에 보고하여 원인 조사 및 재검의 과정을 거쳐 상태를 확인해야 한다.

61

■ **왼쪽 그림의 결과 판독**

- 자동혈액분석기는 특정 항체마다 각기 다른 형광물질을 세포 표면에 붙여 혈액 세포에서 특정 항체를 발현하는 세포의 수가 어느 정도 있는지를 계수할 수 있도록 돕는 기계이다.
- CD3는 CD4(helper T cell)와 CD8(Cytotoxic T cell)을 포함하는 pan T cell marker이다.
- 왼쪽 그림에서 CD3는 FITC 형광이 붙어있는 항체를 이용하였고, CD8은 PE 형광이 붙어있는 항체를 이용하여 혈액에 동시에 항원-항체반응을 일으켜 결합된 세포의 수를 계수한 그림이다.
- A1, A2, A3, A4 분획은 각각의 항체가 발현하는 것을 표현한 것이다.
  - A1 : CD3는 발현하지 않고 CD8는 발현하는 세포의 빈도를 의미한다. gate 한 population에서 2.13%를 보인다.
  - A2 : CD3와 CD8가 둘 다 발현하는 세포를 의미한다. gate한 population에서 23.87%를 보인다.
  - A3 : CD3와 CD8이 둘 다 발현하지 않는 세포를 보이는 구획이다. gate 한 population에서 25.16%를 보인다.
  - A4 : CD3는 발현하지 않고 CD8만 발현하는 세포의 빈도로 이 구획은 잠정적으로 CD4를 의미한다. gate 한 population에서 48.84%를 보인다.
- 이 네 분획의 %를 합하면 100%를 이룬다.

$$2.13 + 23.87 + 25.16 + 48.84 = 100$$

■ **오른쪽 그림의 결과 판독**

- CD19는 B cell marker이다. 이것은 PE가 붙어있는 항체를 사용하고, CD3는 FITC가 붙어있는 항체를 사용하여 세포의 수를 계수한다.
- A1, A2, A3, A4 분획은 각각의 항체가 발현하는 것을 표현한 것이다.
  - A1 : CD3는 발현하지 않고 CD19는 발현하는 세포, 즉 T 세포가 아닌 B 세포의 빈도를 의미한다. gate 한 population에서 11.62%를 보인다.
  - A2 : CD3와 CD19가 둘 다 발현하는 세포를 의미한다. 세포의 수가 거의 없는데, 이는 T 세포이면서 B 세포이기도 한 세포는 존재하지 않기 때문이다. gate한 population에서 0.84%를 보인다. 거의 발현이 없다고 보아도 무방하다.
  - A3 : CD3와 CD19이 둘 다 발현하지 않는 세포를 보이는 구획이다. 이 세포들은 T 세포나 B 세포가 아닌 혈액 내 다른 세포를 의미하는 Negative 구획이다. gate한 population에서 15.91%를 보인다.
  - A4 : CD3는 발현하나 CD19는 발현하지 않는 세포의 빈도로 이 구획은 T 세포를 의미한다. gate한 population에서 71.63%를 보인다.
- 이 네 분획의 %를 합하면 100%를 이룬다.

$$11.62 + 0.84 + 15.91 + 71.63 = 100$$

62 **염색체 분열정지제**

63

■ A. G-banding(G분염기법) : 배양 3일 후 유사분열 중기(metaphase)가 최고일 때 G-banding으로 염색체를 분석한 것이다.

- B. Karyotyping(핵형분석) : 정상염색체로 핵형 46, XX(여성)이다.
- C. Karyotyping(핵형분석) : 상염색체 이상증(Trisomy; 다운증후군)으로 핵형 47, XY, +21이며, 다발성 기형을 동반한다.

64 구조적이상(결실)

- 상염색체 중 1번염색체의 단완말단부위의 결실과 19번 염색체의 장완말단부위의 결실이 관찰된다.

65

- 형광제자리부합법(Fluorescence In–Situ Hybridization, FISH), 만성골수성백혈병

66 다운증후군(Down syndrome)

- 염색체 이상은 수적 이상과 구조 이상으로 크게 구분할 수 있으며, 수적 이상의 대표적인 예는 다운증후군(21번 염색체 3개), Patau 증후군(13번 역색체 3개), Edward 증후군(18번 염색체 3개), Turner 증후군(45,X), Klinefelter 증후군(XXY) 등이 있다. 그림은 21번 염색체가 정상보다 많은 Trisomy의 Down 증후군을 나타내며, 올바른 핵형은 표기는 47(염색체수), XY(성염색체), +21(+를 염색체 번호 앞에 표기하여 나타냄)이다.

67 만성골수구백혈병(CML)

- 염색체 이상으로 9번 염색체에는 abl 유전자, 22번 염색체에는 BCR 유전자가 존재한다.
- 9번 염색체와 22번 염색체가 전위를 일으켜 t(9 : 22) PhiladelPhia 염색체를 만든다.
- 이 PhiladelPhia 염색체에는 전위의 결과로 생긴 BCR/ABL 융합유전자가 존재한다. 이 BCR/ABL 융합유전자로부터 만들어진 단백질은 강한 tyrosine kinase 활성을 갖고 있으며, 이것이 백혈병 세포의 자율적인 증식기능에 관여하고 있다.

68 염색체 분석을 위한 림프구 분리과정

- G–band 분염법에 이용되는 말초혈액 내 림프구를 얻기 위한 방법이다.
  ① 1 번 tube에는 림프구 추출을 위한 Hypaque–Ficoll이 담겨 있다.
  ② 2번 tube에는 1번 tube에 Heparin 처리한 전혈이 담겨 있다.
  ③ 3번 tube는 2번 tube를 원심분리(600g×20분)한 사진으로 혈구와 혈장 경계면에 림프구 층이 형성된다.
- 림프구 추출 후 다음의 과정을 거친다.
  ① PHA를 넣고 배양한다.
  ② Colcemid를 처리하여 세포주기가 분열 중기에서 중지되도록 한다.
  ③ 분열 중기 세포를 저장액에 처리하여 세포 팽창 유도
  ④ 슬라이드 제작 후 염색하여 현미경을 통해 핵형 분석

제 Ⅲ 부 수혈 검사 실기 문제

1 IgM

■ 면역계가 항원에 노출된 경우 면역반응이 유도되고 항원에 대응하는 항체가 생성된다. 하지만 처음 항원에 노출되었을 때 반응과 같은 항원에 다시 노출되었을 때의 반응은 양적, 질적으로 다르다. 처음 항원에 노출되었을 때 항체반응을 1차 면역반응이라고 한다. 1차 반응의 주된 항체는 IgM이다. 1차 면역반응에서 항원에 노출되면 항체가 생성되기 까지 일정한 시간(보통 5~10일)의 유도기 또는 잠복기를 거친다. 병원체의 Ti 항원(예, 다당류)은 B세포를 활성화하고 증식과 분화를 통하여 IgM을 생성한다. IgM 계열의 항체는 보체 활성화, 실온에서 응집반응을 잘하며 태반은 통과하지 못한다. 혈액형 항체 중에는 Anti-A, Anti-B가 주로 해당한다.

2 IgG

■ 면역계가 1차 면역반응을 유발한 같은 항원에 다시 노출되었을 때 나타나는 반응을 2차 면역반응이라고 한다. 1차 면역반응에 의해 생성된 기억 B세포의 작용으로 유도기가 짧고 동형전환(isotype switching)이 일어나 IgG 계열의 항체들이 생성된다. 따라서 2차 면역반응의 주된 항체는 IgG 계열의 항체이다. IgG 계열의 항체는 37℃에 응집반응이 잘 일어나며 태반 통과성이 있다. 혈액형 항체 중에는 Rh 계열의 항체가 대표적이다.

3 AB형

■ ABO 혈액형은 A, B, H의 세 가지 항원으로 구성된다 . H 항원은 적혈구 막의 난백질 또는 시질 성분에 부착되어 있는 올리고당사슬(oligosaccharide chain)에 당전이효소의 작용으로 L-fucose가 부착되어 완성되고 ABO 혈액형 항원의 기본 구조를 형성한다. 이러한 기본 구조인 H 항원만을 가진 경우 O형이라고 한다. H 항원에 A형 또는 B형을 결정하는 당이 결합하여 A형, B형, AB형을 결정한다. A항원 N-Acetyl galactosamine이 결합한 경우 A형, B항원 D-galactose가 결합한 경우 B형, 이러한 구조를 모두 가지고 있는 경우 AB형 이라고 한다.

4 갈락토오스 전이효소(galactosyl transferase)

■ ABO 혈액형을 결정하는 항원은 9번과 19번 염색체에 존재하는 *ABO* 유전자와 *H* 유전자에 의해 생성되는 당전이효소에 의해 결정된다. H 항원은 19번 염색체에 존재하는 *H*유전자에 의해 만들어지는 L-fucosyl transferase의해 생성된다. 전구물질인 H항원에 N-acetyl-D-galactosyltransferase의 작용으로 N-acetylgalactosamine이 결합하면 A형, D-galactosytransferase의 작용으로 D-galactose가 결합하면 B형이 된다.

5 2~5%

■ 혈구가 들어 있는 시험관의 부유액 농도는 통상 2~5% 정도로 cell typing용으로 사용한다

6 64 이상

■ Anti-D 의 최소역가 64 이상이며, 60초 이내에 응집되어야 한다.
■ Anti-A 및 Anti-B 최소역가 256 이상이며, 15초 이내 응집되어야 한다

7 A_1형과 A_2형을 구별

■ anti-A_1 렉틴(렉틴: 탄수화물과 특이적으로 결합하는 단백질의 총칭)은 *Dolichos biflorus*라는 식물의 씨앗에서 추출한 식물성 단백질로 A_1형하고만 특이적으로 응집한다. 일반적으로 A_1형과 A_2형은 혈액형 시약 anti-A와 3~4+의 응집강도를 보이므로 anti-A 시약으로는 A_1형과 A_2를 구별할 수 없다. 따라서 이를 구별하기 위해 A_1형에만 응집하는 anti-A_1렉틴 시약을 사용한다.

8 O형을 제외한 A, B, AB 아형의 구분

■ H항원과 특이적으로 응집하는 anti-H 렉틴은 *Ulex europaeus*라는 식문의 씨앗에서 추출한 식물성 단백질이다. anti-H 렉틴은 O형을 제외한 A, B, AB 아형을 구분하는데 사용한다. O형을 제외하고 정상적인 A, B, AB형의 경우 적혈구 표면에 무수한 A항원, B항원이 H항원 위를 덮고 있어 anti-H와 응집반응을 나타내지 않으나 아형의 경우 항원의 결정기 수의 감소로 anti-H와 응집반응을 한다. 따라서 anti-H와 반응하는 경우 아형으로 판독해도 무리가 없다.

9 혈액가온기

① 차가운 혈액을 빠른 속도로 수혈할 경우 심장에 부담을 줄 수 있으나 1~3단위의 혈액을 수시간에 걸쳐 천천히 투여하는 환자에 있어서는 혈액을 가온하여 사용할 필요는 없다.
② 온혈기(blood warmer) 사용의 적응증은 다음과 같다.
1) 성인에게 시간당 50 mL/kg 이상의 수혈을 하는 경우
2) 소아에게 시간당 15 mL/kg 이상으로 수혈하는 경우
3) 교환수혈
4) 한랭응집소(cold agglutinin)를 가진 환자에게 수혈하는 경우
5) 중심정맥도관(central catheter)을 통하여 빠르게 수혈하는 경우
③ 온혈기 사용 시 혈액의 온도는 42℃를 넘지 않도록 주의하며 한 단위의 혈액을 4시간 이상 가온하면 안 된다.

10 A형, Rh 양성

■ 사진은 혈구형 검사로, 2~5% 혈구액을 만들고 anti-A, anti-B, anti-D를 첨가한 후 3400rpm에서 15초간 원심침전 후 판독한 결과이다. anti-A 양성, anti-B 음성, anti-D 양성 결과를 보였으므로 A형, Rh 양성 혈액이다.

11 Cis-AB형

■ Cis-AB형은 유전자 교차나 돌연변이 등에 의해 A 및 B 유전자가 한쪽 염색체에 치우쳐서 유전되는 혈액형이다.

12 동일한 Cis-AB형 적혈구

■ Cis-AB형 수혈 시 첫 번째 선택은 동일한 Cis-AB형 수혈이며, 두 번째 선택은 O형 세척 적혈구 또는 저역가 O형 적혈구이다.

Cis–AB는 anti–B 항체를 지니는 경우가 대부분이므로 대응하는 항원이 없는 혈액을 선택해야 한다.

13 Anti–A_1 Lectin과 Anti–H Lectin으로 아형 검사를 실시하고 환자의 가계조사를 시행

- 사진의 결과를 보면 anti–B와의 반응이 2+로 B 항원이 약하게 나타나고, B cell과의 반응은 1+로 anti–B가 존재하는 것으로 보인다. 이럴 경우 Cis–A_2B_3를 의심할 수 있다. Cis–A_2B_3는 유전자 교차와 돌연변이 등에 의해 A및 B 유전자가 한쪽 염색체에 치우쳐서 유전되는 혈액형으로 혈구형 검사에서 A와 B항원이 모두 존재하나 B항원은 약하게 나타나고 혈청형 검사에서는 anti–B가 존재한다. Cis–A_2B_3로 확진하기 위해서는 Anti–A_1 Lectin과 Anti–H Lectin으로 아형 검사를 실시하고 Cis–A_2B_3는 유전되므로 환자의 가계조사를 시행한다. Anti–A_1 Lectin과의 반응은 음성, Anti–H Lectin과의 반응은 2+의 결과를 보이고 환자의 가족에게서도 동일한 검사결과를 보이면 Cis–A_2B_3로 확진한다.

14 A_3, B_3형, Cis–A_2B_3

- 혼합시야반응은 혈구가 응집되지 않은 적혈구가 전체적으로 보이고 부분적으로 적혈구가 응집되는 현상으로 혈액형 중에서는 A_3나 B_3형에서 관찰될 수 있다. 그 외에도 이형수혈, 백혈병, Chimera 현상, Tn 다응집인 경우에도 보일 수 있다.

15 2번째 tube

- 1+: 육안상 작은 응집들이 관찰되며 선명한 배경
- 2+: 육안상 크고 작은 응집들이 관찰됨
- 3+: 육안상 여러 개의 큰 응집들이 관찰됨
- 4+: 육안상 하나의 응집덩어리가 관찰됨
- 5±: 육안 및 현미경상 미세한 작은 응집이 관찰됨
- 6–: 육안 및 현미경상 응집이 관찰되지 않음

16 1:16

- 1+ 응집 양성 반응을 보이는 최고희석배수를 응집소 역가로 한다.

17 DCe

- 원주응집법에서 컬럼의 윗부분에 응집이 관찰되는 경우 양성, 아랫부분에 응집이 관찰되는 경우 음성으로 판독한다. 따라서, 표현형은 DCe이다.

18 anti–E

- 17번 환자의 표현형이 DCe이므로 dCE의 적혈구가 수혈될 경우 환자에게 없는 E에 대한 항체가 생성될 수 있다. d는 항원이 없는 무정형이므로 항체가 생성되지 않는다.

19 View box, 45~50℃

- View box의 온도가 45~50℃를 유지하여야 slide 표면은 37℃를 유지하게 된다. 즉, Rh형 슬라이드법 검사에서 응집반응 적정온도 37℃를 유지하게 된다.

20 IgG 항체(anti–Rh)

- View box는 slide 표면을 37℃로 유지하기 위한 장비이다. 37℃에서 응집반응을 일으키는 온난항체(IgG 항체, anti–Rh)의 슬라이드법 검사에 이용된다.

21 백혈구제거적혈구, 신선동결혈장, 농축혈소판

- 그림은 사중채혈백(quadruple bag)이다. 기존의 삼중채혈백에 백혈구제거 필터가 부착된 채혈백이 추가되어 있다. 사중채혈백의 목적은 혈액원의 제조 단계에서부터 백혈구제거적혈구(폐쇄형)을 생산하여 환자의 발열성수혈부작용을 예방하기 위해서이다. 기존 병원에서 제조되는 백혈구제거적혈구는 유효기간이 24시간이지만 폐쇄형(혈액원 제조)은 유효기간이 35일로 적혈구농축액과 동일하다. 기본적으로 백혈구제거적혈구, 신선동결혈장, 농축혈소판을 만들기 위해 고안되었다.

22 혈액 채혈

- 원안의 bag은 BSD bag(blood sample device bag)이라고 하며 헌혈 혈액의 혈액검사에 필요한 검체를 무균적으로 채취하는 장치이다.

23 헌혈 시 혈액과 항응고제가 잘 섞이도록 하는 장비(혈액응고방지)

- 장비의 이름은 채혈 혼합기이다. 채혈하는 동안 혈액이 응고되는 것을 방지하기 위해 채혈백을 혈액 혼합기에 올려 놓고 기계를 작동시켜 혈액과 항응고제가 잘 섞이도록 한다.

24 혈액백을 자주 흔들어 주어 항응고제와 혈액이 잘 혼합되도록 한다.

- 혈액백을 자주(30~40초당 1회) 흔들어 주어 항응고제와 혈액이 잘 혼합되도록 한다.

25 혈액백 봉합기

- 서로 연결된 혈액백의 tube를 전기로 열을 내어 봉합 분리한다. 채혈백의 관분절(segment)를 만들 때 사용한다. 병원에서 헌혈혈액의 ABO & Rh 검사, 교차적합성 검사에 사용하도록 제작된다.

26 백과 백 사이의 tube를 분리하기 위해 혈액백 봉합기를 이용하여 봉합하는 장비

- 연결된 혈액백을 분리하고, 혈액백을 안전하게 봉합한다.

27 성명, 생년월일, 성별, 헌혈의 종류, 헌혈일자, 혈액원명

- 헌혈과정을 완전히 마치면 헌혈증서에 인적사항 등을 빠짐없이 기재한다.

28

- 헌혈 후 헌혈증서를 수령한다. 발급된 헌혈증서는 1회 재발급이 가능하다. 헌혈자는 헌혈증서를 양도할 수 있으며 수혈시 혈액비용 대신 헌혈증서를 내고 혈액제제를 무사으로 제공 받을 수 있다.

29 수혈전파성질환의 예방이 가능 (AIDS, HBV, HCV and CMV)

- 자가수혈이란 수혈이 예정된 환자가 수술 예정인 1개월 전부터 1주일 간격으로 자신이 혈액을 미리 채혈하여 예치해 두었다가 수술 시 수혈을 받는 것을 목적으로 함
- 가장 큰 장점은 수혈질환의 전파성 예방과 혈구나 단백질에 의한 동종면역을 예방할 수 있다는 것과 동종항체에 의한 용혈성, 발열성 및 알레르기성 반응 등의 수혈부작용을 예방 할 수있음
- 만 16세 미만의 청소년도 가능

30 2개월

- 전혈헌혈은 2개월, 성분헌혈은 2주가 경과하면 재헌혈이 가능하다.

31 CPDA–1, 14mL

- 현재 사용하고 있는 채혈백은 Adenine이 첨가되어 유효기간이 35일로 길어졌고, CPDA–1, 100mL당 14mL의 항응고 보존액이 들어 있다.

32 농축적혈구, 신선동결혈장, 농축혈소판

- 헌혈 시 3중백을 사용하여 농축적혈구, 신선동결혈장, 농축혈소판의 제조가 가능하다.

33 백혈구여과제거적혈구

- 농축적혈구에서 백혈구를 제거하여 백혈구항원 또는 혈장단백에 의한 발열성 비용혈수혈부작용, 동종면역, 거대세포바이러스 등을 예방하기 위하여 사용한다.

34 1~6℃, 개방형여과는 제조 후 24시간 이내, 폐쇄형여과는 전혈과 동일(35일)

- 발열성 수혈부작용, 혈소판수혈불응증, 가대세포바이러스의 감염을 예방하기 위하여 사용된다. 사중채혈백을 이용하여 혈액원에서 제조된 경우 폐쇄형이라고 하며 유효기간이 전혈과 동일하며 농축적혈구를 백혈구제거 필터를 이용하여 병원에서 제조한 경우 개방형여과라고 하며 제조 후 24시간 이내의 유효기간을 가진다.

35 삼중백 또는 사중백

- 전혈을 1차 원심분리하여 농축적혈구와 혈소판풍부혈장으로 분리한 후 혈소판풍부혈장이 들어있는 혈액백을 2차 원심분리하여 상층액을 3번 혈액백으로 옮긴다. 이때 2번의 원심분리 후 2번째 백의 하단부에 혈소판이 농축되게 된다.

36 20~24℃, 혈소판 보존기 위에서 수평으로 천천히 흔들어 주며 보존한다.

- 혈소판이 응집되는 것을 방지하기 위해 지속적으로 약하게 흔들어 준다.

37 태아신생아용혈성질환 증상 완화위해

- 환아의 적혈구와 혈장을 적합한 것으로 교환, 비포합빌리루빈을 낮추어 핵 황달 예방
- 비결합항체의 농도를 저하하기 위함. 교환수혈 기준 : 혈청빌리루빈 20mg/dL↑
- 교환수혈 : AB형 혈장+Rh음성 O형 적혈구(합성혈액) (Hct. 40~50%) 재부유액 사용

38 8시간

- 8시간이 이내에 혈액에서 분리된 혈장을 동결시키면 신선동결혈장이다.

39 혈장단백과 혈액응고인자 / 간질환, DIC, 대량수혈에 의한 응고장애, vitamin K 흡수장애

- 혈장성분에 해당하는 혈장단백과 혈액응고인자가 포함되어 있고, 혈액응고인자의 보충을 필요로 하는 질환에 사용된다.

40 37℃

- 신선동결장은 –18℃에서 보관하여, 보존기간은 채혈 후 1년이다. 그리고 사용 시 해동온도는 37℃이다.

41 1시간 내

- 동결침전제제는 영하18℃에서 보관하여, 보존기간은 채혈 후 1년이다. 그리고 사용시 해동온도는 37℃이며, 해동 후 실온에서 보존하며 1시간 이내에 사용할 것을 권한다. 다만, 20~24℃에서 보관하는 경우 6시간까지 사용 가능, 해동 후 실온보관

42 1~6℃

- 신선동결혈장을 1~6℃에서 녹이면 혈장 속에 흰색의 침전물이 생기는데, 이것을 원심침전하여 상층액을 제거한 후 만든 것이 동결침전제제이다. 혈우병 A환자들은 혈액응고인자 중 VIII인자의 결핍에 의해 일어난 혈액응고관련 질병으로, 그 치료법 중의 하나로 동결침전제제를 수혈받는다.

43 혈구세척기

44 혈장분리기

- 혈액제조 과정에서 혈장분리기를 사용하여 농축적혈구제제를 만들 수 있다. 이때 전혈구용적률은 70% 내외로 맞추되 80%는 넘지 않도록 한다.

45 무균연결장치

- 소아의 백혈구제거적혈구 요청시 반드시 무균연결장치를 사용
- 세척적혈구 제조 시 멸균된 생리식염수로 3회 세척 후 생리식염수로 다시 부유시킨 것을 말함
- 제조방법의 마지막 단계는 세균오염 등을 방지하기 위하여 상층액을 제거하고 혈액백을 무균연결장치를 사용하여 무균적으로 봉합함

46 70±5%

- 전혈에서 농축적혈구 제조 시 혈장성분을 제거하여 적혈구용적률(Hct)이 70±5% 정도 되게 만든다. 이 때 80%를 초과되어서는 안 된다.

47 농축적혈구, 신선동결혈장, 농축혈소판

■ 삼중백을 사용하여 채혈 시 전혈로부터 농축적혈구, 신선동결혈장, 농축혈소판 제조가 가능하다.

48 혈액비중 1.052 미만, 혈색소량 12.0 미만

■ 혈장성분채혈의 채혈금지 대상자 기준으로 17세 미만인 자 또는 70세 이상인 자, 혈액의 비중이 1.052 미만 또는 혈액 100밀리리터당 혈색소량이 12.0그램 미만인 자

49 혈액응고인자, 알부민제제, 면역글로불린제제 제조

■ 채집된 혈장으로부터 혈장분획제제인 혈액응고인자, 알부민제제, 면역글로불린 등이 만들어진다.

50 태아신생아용혈질환(hemolytic disease of fetus and newborn and fetal)

■ IgG 인 anti-D항체가 태반을 통해 산모에서 태아로 들어가면 태아의 적혈구에 있는 D항원과 결합하고 anti-D항체로 감작(sensitization)된 태아 적혈구는 지라에 있는 대식세포에 의해 파괴되어 태아신생아용혈질환이 발생한다.

51 Weak-D 검사

■ Anti-D 검사에서 음성으로 판정 시 AHG 시약을 사용하여 Weak-D 검사를 시행한다.

52 생리식염수 투여 후 연전 해제 확인

■ 연전현상은 생리식염수에 의해 해리된다.

53 비예기항체 선별검사

■ 혈청 중에 존재하는 비예기항체의 존재유무를 검사하고, 고빈도 항원이 표현되는 Rh 양성 O형 혈액을 사용한다.

54 비예기항체 동정검사

■ Screening cell은 10여 종의 O형 cell로 구성된 동정용 혈구로, 비예기항체의 동정에 사용된다.

55 비예기항체 선별검사

■ 비예기항체 선별검사 시 사용되는 혈구의 항원 정보가 들어있는 검사지(sheet)이다.

56 환자 1,2,3 번 모두 비예기항체 선별검사가 양성이다

■ gel technology법에 의한 항체선별검사결과로, 1번 환자는 시약 II에서, 2번 환자는 시약 I, 3번 환자는 모두에서 양성 결과를 보인다.

57 비예기항체 동정검사

■ 비예기항체 선별검사에서 양성이 나오면 수혈을 위한 적합한 혈액을 선택하기 위해 비예기항체 동정검사는 필수적으로 시행하여야 한다.

58 anti-Rh, anti-Kidd

■ 비예기항체 동정검사에서 효소법에 의해 응집반응이 강하게 일어나는 비예기항체: anti-Rh, anti-Kidd

■ 항글로불린법에서 응집반응이 일어나는 비예기항체: anti-Rh, anti-Fy, anti-Kidd, anti-Kell

59 ABO 부적합, anti-M, anti-N, anti-P, anti-Le^{a}, anti-Le^{b} 등 실온에서 검출되는 한랭항체로 인해

■ 교차적합시험은 생리식염수단계, 37℃ 알부민단계, AHG(anti-human globulin)단계와 같은 3단계까지 시행한다. 1단계인 생리식염수 단계에서는 답에서 제시된 한랭항체에 의한 응집반응이 일어날 수 있으며, 2단계 37℃ 알부민단계에서는 anti-D, anti-E, anti-K 등의 비예기항체를, 3단계인 AHG(anti-human globulin) 단계에서는 anti-Rh계, anti-Duffy, anti-Kell, anti-Kidd 등의 비예기항체가 원인이 되어 응집반응이 일어날 수 있다.

60 비예기항체 등에 의한 수혈부작용을 예방하고 환자와 헌혈혈액의 ABO 혈액형을 재확인하기 위한 것이다.

■ 교차적합시험에는 실온식염수법, 알부민가온법, 항글로불린법, 저이온강도식염수법, 효소법 등이 있으며 폴리부렌법, 폴리에틸렌글리콜법 등이 추가로 이용되기도 한다.

61 항원-항체반응 증강

■ 교차적합검사에서 2단계에서 알부민을 사용하는 이유는 항원-항체반응을 증강시키기 위해 사용한다.

62 22%

■ 교차적합검사 중 2단계법으로 항원-항체 반응의 증강을 위해 22% 알부민을 첨가한 후 37℃에서 15~30분간 항온한다.

63 적혈구에 온난자가항체를 흡착시키기 위해

■ 환자의 체내에 자가항체와 동종항체가 공존하는 경우 동종항체가 무엇인지 확인(동정)을 위해서는 혈청 속에 존재하는 자가항체를 흡착으로 제거해야 한다.

64 7일

■ 냉장고에 부착된 온도기록지가 7일동안 돌아가면서 온도감응 전자펜에 의해서 냉장고의 온도를 기록하므로 정도관리는 기록지를 교체하는 7일 단위로 실시한다. 냉장고 내부에 막대온도계를 별도로 비치하고, 온도 점검은 경보가 울리기 전에 체크해야 한다.

65 1~6℃

■ 전혈이나 농축적혈구 보존을 위한 혈액은행냉장고는 적정온도가 1~6℃이다.

66 신선동결혈장 제제, 동결 침전 제제, -18℃ 이하

■ 신선동결 혈장은 혈액 응고인자의 활성 감소를 막기 위해 해동 후 3시간 이내에 사용을 권장하고 있으며, 해동 후 1~6℃에서 보관하는 경우 24시간까지 수혈용으로 사용할 수 있다.

67 37℃

■ 신선동결혈장과 동결 침전 제제는 37℃를 유지하는 혈장 해동기에서 완전 해동 후 출고하며, 1시간 이내에 사용을 권장하고, 사용 전

에 실온에서 6시간까지 보관이 가능하다. 한 번 녹인 후는 다시 동결할 수 없다.

68 혈소판 제제의 보관

- 20~24℃에서 교반하면서 보관하며, 실온에서 보관하므로 특히 세균 오염에 주의하여야 한다. 유효기간은 혈소판 전용백을 사용하는 경우 5일이다.

69 방사선 조사기, 혈액제제에 방사선 조사

- 혈액에 방사선을 조사하는 것은 전혈, 농축적혈구, 농축혈소판, 성분헌혈제제 등에 포함되어 있는 T 림프구의 증식을 억제하기 위해서이다. 방사선 조사는 수혈관련이식편대숙주병(transfusion associated graft versus host disease)을 예방할 수 있다. 임상적 적응증에는 친족간 수혈, 수혈을 위한 신선한 혈액, 면역저하 환자의 수혈 등이 있다.

70 오염도 및 방사선 누출여부

- 1달에 1번 오염도 및 방사선누출여부를 점검한다.

71 분기별

- 냉장원심분리기의 원심속도와 온도를 3개월(분기)에 한 번 점검한다.

72 원심속도, 온도

- 냉장원심분리기는 3개월(분기)에 한 번씩 원심속도와 온도를 점검한다.

73 분기별

- 분기별(3월, 6월, 9월, 12월)로 하루를 정하여 원심분리기의 원심속도를 Tachometer를 이용하여 점검하고, timer도 점검한다.

74 3,400rpm/15초 또는 1,000rpm/60초

- 응집반응판정에서 원심속도와 시간은 매우 중요하다.

한국임상병리학과교수협의회 혈액 · 수혈학연구회

김예운	인제대학교	**백영두**	대구보건대학교	**이정치**	광주보건대학교
김원식	대전보건대학교	**서민영**	광주보건대학교	**이지숙**	원광보건대학교
김윤석	연세대학교	**서충원**	동의과학대학교	**이혜자**	신성대학교
김은영	송호대학교	**서혜경**	신한대학교	**장정현**	대구한의대학교
김은재	전주기전대학교	**송창섭**	송호대학교	**조영국**	서영대학교
김인식	을지대학교(의정부캠퍼스)	**심문정**	안산대학교	**조윤경**	동남보건대학교
김정현	경복대학교	**원 란**	동서대학교	**조장은**	대구보건대학교
김지로	제주한라대학교	**유충헌**	대전보건대학교	**조현정**	건양대학교
김혜정	경운대학교	**이동하**	남서울대학교	**주영돈**	김천대학교
문 철	세명대학교	**이미영**	대전과학기술대학교	**진현우**	부산가톨릭대학교
박미영	수원과학대학교	**이민정**	서영대학교(파주캠퍼스)	**최병걸**	호남대학교
박상정	호서대학교	**이석준**	청주대학교	**최세묵**	진주보건대학교
박상현	경남정보대학교	**이성원**	상지대학교	**황석연**	대전대학교
박희철	혜전대학교	**이용우**	인제대학교		

가나다 순

저자와의 협의로 인지생략

임상병리학 전공자를 위한

NEW 핵심

혈액 · 수혈학 실기

발 행 일 2025년 3월 7일 초판 인쇄
2025년 3월 15일 초판 발행
저 자 한국임상병리학과교수협의회 혈액 · 수혈학연구회
발 행 인 김재민
발 행 처 정문각 JMK
서울특별시 마포구 백범로 104, 봉화빌딩 4층
출판등록 2011년 1월 19일 제 2011-000035호
전 화 02)713-0421~3
팩 스 02)704-6265
전자우편 jmk@jmkp.co.kr
홈페이지 www.jmkp.co.kr

정 가 **42,000원**

ISBN 979-11-6260-424-3 93510